Fred Saad
Mario A. Eisenberger

Humana Press

去势抵抗性前列腺癌

Management of Castration Resistant Prostate Cancer

主　编　〔加〕弗雷德·萨阿德
　　　　〔美〕马里奥·A. 艾森伯格
主　译　王海涛　牛远杰

天津出版传媒集团
天津科技翻译出版有限公司

著作权合同登记号:图字:02-2015-84

图书在版编目(CIP)数据

去势抵抗性前列腺癌 / (加) 弗雷德·萨阿德
(Fred Saad), (美) 马里奥·A.艾森伯格
(Mario A. Eisenberger) 主编; 王海涛, 牛远杰主译
. — 天津: 天津科技翻译出版有限公司, 2021.7
书名原文: Management of Castration Resistant
Prostate Cancer
ISBN 978-7-5433-4033-6

Ⅰ. ①去… Ⅱ. ①弗… ②马… ③王… ④牛… Ⅲ.
①前列腺疾病-癌-治疗 Ⅳ. ①R737.250.5

中国版本图书馆 CIP 数据核字(2020)第 125661 号

授权单位:Springer-Verlag GmbH
出　　版:天津科技翻译出版有限公司
出 版 人:刘子媛
地　　址:天津市南开区白堤路 244 号
邮政编码:300192
电　　话:(022)87894896
传　　真:(022)87895650
网　　址:www.tsttpc.com
印　　刷:高教社(天津)印务有限公司
发　　行:全国新华书店
版本记录:787mm×1092mm　16 开本　20.25 印张　400 千字
2021 年 7 月第 1 版　2021 年 7 月第 1 次印刷
定价:128.00 元

(如发现印装问题,可与出版社调换)

译者名单

主　译　王海涛　牛远杰

译　者　（按姓氏汉语拼音排序）

陈艳芳（天津医科大学第二医院）
杜　君（天津医科大学肿瘤医院）
冯　曼（山东省医学科学院）
郭占军（天津医科大学第二医院）
胡海龙（天津医科大学第二医院）
李常颖（天津医科大学第二医院）
李绪斌（天津医科大学肿瘤医院）
刘洪淼（天津医科大学第二医院）
刘利维（天津医科大学第二医院）
刘冉录（天津医科大学第二医院）
卢炳新（天津市南开医院）
王国文（天津医科大学肿瘤医院）
王丽丽（天津医科大学第二医院）
杨　阔（天津医科大学第二医院）
姚艳红（河北联合大学附属医院）
周礼鲲（天津医科大学肿瘤医院）

编者名单

Emmanuel S. Antonarakis, MD The Sidney Kimmel Comprehensive Cancer Center, Johns Hopkins Hospital, Baltimore, MD, USA

Andrew J. Armstrong, MD, MSc Department of Medicine, Duke Cancer Institute, Duke University Health System, Durham, NC, USA

Romualdo Barroso-Sousa, MD, PhD Department of Medical Oncology, Instituto do Cancer do Estado de Sao Paulo – ICESP, São Paulo, Brazil

Himisha Beltran, MD Department of Medicine, Weill Cornell Medical College, New York, NY, USA

Heather H. Cheng, MD, PhD Department of Medicine, Seattle Cancer Care Alliance and University of Washington Medical Center, Seattle, WA, USA

Steve Y. Cho, MD Division of Nuclear Medicine, Department of Radiology, Johns Hopkins University School of Medicine, Baltimore, MD, USA

Johann S. de Bono, MBChB, FRCP, MSc, PhD The Royal Marsden HNS Foundation Trust, Drug Development Unit, Sycamore House, Sutton, Surrey, UK

Ellen S. de Morrée, MSc Department of Urology, Erasmus University Medical Center, Rotterdam, The Netherlands

Ronald de Wit, MD, PhD Department of Medical Oncology, Erasmus MC Cancer Institute, Rotterdam, The Netherlands

Seyed S. Dianat, MD Department of Radiology, Johns Hopkins Hospital, Baltimore, MD, USA

Charles G. Drake, MD, PhD Department of Oncology, Johns Hopkins Hospital, Baltimore, MD, USA

Robert Dreicer, MD Solid Tumor Encology and Urology, Cleveland Clinic, Cleveland, OH, USA

Mario A. Eisenberger, MD R.Dale Hughes Professor of Oncology, Professor of Urology, The Sidney Kimmel Comprehensive Cancer Center at Johns Hopkins, The Johns Hopkins University, Baltimore, MD, USA

Leigh Ellis, PhD Department of Pharmacology, Roswell Park Cancer Institute, Buffalo, NY, USA

Jarett L. Feldman, MD Department of Pharmacology, Memorial Sloan Kettering Cancer Center, Genitourinary Oncology Service, New York, NY, USA

Jorge A. Garcia, MD, FACP Solid Tumor Encology and Urology, Cleveland Clinic, Cleveland, OH, USA

Benjamin A. Gartrell, MD, Department of Medical Oncology, Montefiore Medical Center, the Albert Einstein College of Medicine, Bronx, NY, USA

Daniel J. George, MD Department of Medicine, Duke University Medical Center, Durham, NC, USA

Martin Gleave, MD Department of Urologic Sciences, UBC, Vancouver General Hospital, Vancouver, Canada

Petros D. Grivas, MD, PhD Department of Internal Medicine (Hematology/ Oncology), University of Michigan, Ann Arbor, MI, USA

Hans J. Hammers, MD, PhD The Sidney Kimmel Comprehensive Cancer Center, Johns Hopkins Hospital, Baltimore, MD, USA

Gurveen Kaur, MD Department of Medicine, Weill Cornell Medical College, New York, NY, USA

William Kelly, DO Division of Solid Tumor Oncology, Department of Medical Oncology, Thomas Jefferson University, Philadelphia, PA, USA

Myriam Kossai, MD Department of Pathology, Weill Cornell Medical College, New York, NY, USA

Sheng-Yu Ku, MS Roswell Park Cancer Institute, Pathology and Cancer Prevention, Buffalo, NY, USA

Elena Lasorsa, PhD Department of Pharmacology, Roswell Park Cancer Institute, Buffalo, NY, USA

Brian Lewis, MD Tulane Hospital, Hem/Onc, New Orleans, LA, USA

Katarzyna J. Macura, MD, PhD Department of Radiology, Johns Hopkins University, Baltimore, MD, USA

Jacob A. Martin, BA Icahn School of Medicine at Mount Sinai, Tisch Cancer Institute, New York, NY, USA

Joaquin Mateo, MD, MSc The Royal Marsden HNS Foundation Trust, Drug Development Unit, Sycamore House, Sutton, Surrey, UK

Aaron Mitchell, MD Duke University Hospital, Internal Medicine, Durham, NC, USA

Bruce Montgomery, MD Department of Medicine, Seattle Cancer Care Alliance and University of Washington Medical Center, Seattle, WA, USA

Michael J. Morris, MD Department of Medicine, Memorial Sloan Kettering Cancer Center, Genitourinary Oncology Service, New York, NY, USA

David M. Nanus, MD Department of Medicine, Weill Cornell Medical College, New York, NY, USA

William G. Nelson, MD, PhD Sidney Kimmel Comprehensive Cancer Center at Johns Hopkins, Baltimore, MD, USA

William K. Oh, MD Division of Hematology and Medical Oncology, Icahn School of Medicine at Mount Sinai, Tisch Cancer Institute, New York, NY, USA

Aurelius Omlin, MD Royal Marsden HNS Foundation Trust, Section of Medicine, Sycamore House, Sutton, Surrey, United Kingdom

Channing J. Paller, MD Department of Medical Oncology, Johns Hopkins Hospital, Baltimore, MD, USA

Carmel Pezaro, MBChB, DMedSc, FRACP Royal Marsden NHS Foundation Trust and The Institute of Cancer Research, Prostate Cancer Targeted Therapy Group, Sutton, UK

Kenneth J. Pienta, MD Department of Urology, Johns Hopkins University, Baltimore, MD, USA

Roberto Pili, MD Department of Medicine, Roswell Park Cancer Institute, Buffalo, NY, USA

Dana Rathkopf, MD Department of Medicine, Memorial Sloan Kettering Cancer Center, Genitourinary Oncology Service, New York, NY, USA

Charles J. Ryan, MD Department of Hematology/Oncology, University of California, San Diego, San Francisco, CA, USA

Fred Saad, MD, FRCS Professor and Chief, Division of Urology, Director of Urologic Oncology, U of M Endowed Chair in Prostate Cancer, University of Montreal Hospital Center, Montreal, QC, Canada

Oliver Sartor, MD Tulane Cancer Center, Tulane Hospital, Hem/Onc, New Orleans, LA, USA

Adam Siegel, MD Division of Hematology/Oncology, Department of Medicine, UCSF Helen Diller Comprehensive Cancer Center, San Francisco, CA, USA

David C. Smith, MD Department of Internal Medicine, University of Michigan, Ann Arbor, MI, USA

Thomas J. Smith, MD, FACP, FASCO, FAAHPM Johns Hopkins Medical Institutions, Sidney Kimmel Comprehensive Cancer Center, Baltimore, MD, USA

Cora N. Sternberg, MD, FACP Department of Medical Oncology, San Camillo and Forlanini Hospitals, Rome, Italy

Scott T. Tagawa, MD Department of Medicine, Weill Cornell Medical College, New York, NY, USA

Robert J. van Soest, MD Department of Urology, Erasmus University Medical Center, Rotterdam, The Netherlands

Timothy A. Yap, BSc (Hons), MBBS, MRCP, PhD The Royal Marsden HNS Foundation Trust, Drug Development Unit, Sycamore House, Sutton, Surrey, UK

Tian Zhang, MD Division of Medical Oncology, Department of Medicine, Duke University Hospital, Durham, NC, USA

Amina Zoubeidi, PhD Vancouver General Hospital, Urologic Sciences, UBC, Vancouver, Canada

中文版前言

前列腺癌是泌尿生殖系统最常见的肿瘤之一，在恶性肿瘤的诊治中是最具有挑战性的。在西方国家，前列腺癌发病率超过肺癌，在癌症相关死亡原因中占前三名。关于前列腺癌诊治方面的争论已经成为焦点。大多数前列腺癌初治是有效的。但经过一段时间（12~18 个月）的治疗后，几乎所有接受治疗的患者都将逐渐发展为去势抵抗性前列腺癌（CRPC）。去势抵抗是大多数前列腺癌患者的主要死亡原因。所以，寻找新的治疗靶点和方法势在必行。尽管最近出现了许多新的治疗方法，但大多数患者除了雄激素去势治疗和支持治疗也没有接受其他治疗方法。

最近几年，我国前列腺癌的总体发病率呈现显著增长的趋势。大多数前列腺癌患者在发现时已经为转移性前列腺癌，经治疗后最终发展为去势抵抗性前列腺癌。

随着对去势抵抗性前列腺癌的生物学研究越来越深入，患者可选择的有效治疗方案越来越多，对于前列腺癌治疗方案选择的难度也在日益增加。

本书汇集了相关领域的研究者们对于去势抵抗性前列腺癌最新的研究结果，所有的资料都让人耳目一新。这本书分析了最近几年关于去势抵抗性前列腺癌的分子生物学、临床诊断、分期治疗和预后因素的变化。其中治疗方法的更新包括激素治疗、骨靶向治疗、免疫治疗和化学治疗。综合治疗和新的靶向治疗也在综述范围之内。本书还介绍了基于现有知识体系和国际指南的循证医学治疗策略。

我们相信本书可以为治疗前列腺癌的临床医生、感兴趣的研究者及前列腺癌患者提供一个非常宝贵的资源。

2020 年 11 月 16 日

前 言

在恶性肿瘤的诊治过程中，前列腺癌是最具有挑战性的。在西方国家中，有关前列腺癌检测和治疗的争论已经成为研究者们关注的焦点。虽然每年都有许多新诊断的前列腺癌患者，并且被认为患的是“微不足道的癌症”。这就导致许多专业人员甚至一些医学专家都忽略了前列腺癌在西方国家相关死亡原因中占前三名。大多数前列腺癌患者的死亡原因为去势抵抗。最近虽然出现了新的治疗选择，但仍很有限，以至于多数患者除了接受雄激素去势治疗和支持治疗以外，没有接受任何治疗。最近几年，随着对去势抵抗性前列腺癌的生物学研究越来越深入，出现了新的治疗靶点，这就使患者有了更有效的选择。我们考虑在了解疾病发展过程方面所有的新资料都非常重要，这就需要汇集相关领域最重要的研究者们针对去势抵抗性前列腺癌的资料进行更新。本书回顾了新的关于去势抵抗性前列腺癌的分子生物学、分期及预后因素。关于治疗的选择也是经过深入研究的，包括对激素治疗、骨靶向治疗、免疫治疗和化疗的综述。综合治疗和新的靶向治疗通路也在综述范围内。本书还包括基于现有知识体系和国际指南的循证医学治疗策略。

我有幸成为本书的主编，我的同行也都认真编写了各自的章节，都做出了很大贡献。我们相信本书可以作为前列腺癌专科医生和对其感兴趣的研究者们的一个很有用的资源。我们也将这本书提供给前列腺癌患者，希望能进一步延长他们的生存期，提高他们的生活质量。

诚挚感谢 Springer 团队，尤其要感谢 Michael Griffin 先生，使这本书顺利出版。

Fred Saad, MD, FRCS

Mario A. Eisenberger, MD

目 录

第1部分

去势抵抗性前列腺癌：临床和生物学表现

第1章

简介——去势抵抗性前列腺癌：与日俱增的临床病例和新的治疗模式

Mario A. Eisenberger, Fred Saad

前列腺癌尤其是去势后病情仍进展的晚期前列腺癌，目前在临床诊疗、生物学行为及治疗方面均取得了实质性的进展。本书主要阐明去势抵抗性前列腺癌（CRPC）最新的生物学研究及临床治疗进展。CRPC是指前列腺癌患者经过去势后病情仍持续进展的一种疾病状态。以前这种疾病被称为雄激素抵抗的前列腺癌。在过去的几十年中，这个领域在许多概念和定义方面经历了非凡的变化，也使本病在诊治方面取得了长足的进步。近年来，许多能提高进展期前列腺癌患者生存和生活质量的治疗方法被广泛认可。不断发展的疾病管理模式，无疑对前列腺癌的临床治疗前景也产生了影响。常规检测前列腺特异抗原（PSA）水平对分析了解前列腺癌的临床特征起到了重要作用。通过普及PSA的检测，可以提高与急剧上升的年龄相关性的前列腺癌患者及一部分早期的临床前列腺癌患者的检出率[1,2]。在一个相对较短的时间（仅仅20年）内，人们对前列腺癌的进展程度及最初诊断前列腺癌的分期方面有了一个明确的转变，从而使得前列腺癌发生周围、远处转移的初诊患者的数量急剧下降。在临床处理决策过程中，对血清PSA的日常依赖也深刻地影响着前列腺癌的治疗。人们普遍认为，传统分期分组（TNM分期）并不能充分代表复发性前列腺癌的临床现状[3]。随着新的有效治疗方法及治疗设备的出现，晚期前列腺癌患者在生存和生活的各个方面都要明显高于以往（前PSA时代）。

转移性去势抵抗性前列腺癌的动力学和自然发展史

本章通过对转移性去势抵抗性前列腺癌（mCRPC）临床模型的临床特征和生物标志物的动力学数据的研究，可能会给前列腺癌患者带来个体化的治疗方案。临床合适的治疗过程和临床或实验性标志（如新标志物、循环肿瘤细胞、新的成像技术等）是跨越到一个更合理的治疗的途径及选择（测试），成为更有前途的治疗去势抵抗性前列腺癌患者的方法的关键。

CRPC的临床治疗范围与临床实践中出现的治疗模式呈平行发展（图1.1）。早期监测激素、连续常规监测PSA并联合临床、影像学系统对生化复发的晚期前列腺癌患者的诊断及判断预后要明显优于经验治疗。这也很好地解释了约翰·霍普金斯医院中部分患者虽然定期监测PSA、每年全身常规骨扫描且经过正规内科治疗，但是仍发生了生化复发。当然，有些患者直到被确诊为前列腺癌远处转移也没有接受过正规、系统的治疗。同时，M+期的前列腺癌患者具体生存时间被定为82个月（图1.2）。这些前列腺癌患者都仅有局限性的转移性疾

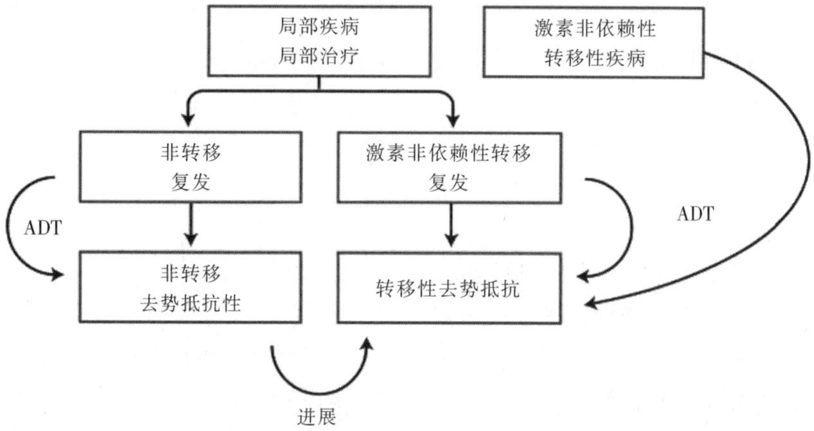

图 1.1　以进展期和 mCRPC 的雄激素去势治疗为基础的动态管理。（见彩插）

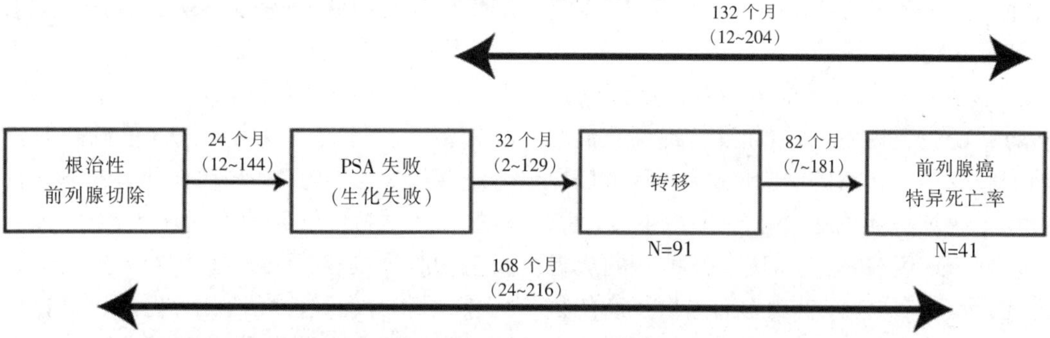

图 1.2　生化复发后密切随诊的 mCRPC 患者的生存率：约翰·霍普金斯经验(from Makarov et al.[4])。（见彩插）

病，并有良好的预后特征，如正常的血红蛋白水平和无症状的转移性病灶[4]。

某些复发性前列腺癌患者在发生远处转移前，就已经接受抗雄激素药物治疗的比例增加，最后仅表现为 PSA 上升但没有任何临床（放射学）依据。这一亚群的患者被归类为非 mCRPC。但是这些患者的临床过程是非常易变的。有些因素可以解释处于 M0 期 CRPC 患者的预后，包括初始的 ADT 标准（PSADT，格林森评分，从接受正规治疗到生化复发的时间）、初始激素治疗时的反应、复发时的 PSADT 和去势状态下的 PSA 水平[5]。

目前，不到 5%的前列腺癌患者是通过发现远处转移而确诊的。在过去的 20 年中，新诊断出发生远处转移的前列腺癌患者的生存时间发生了显著变化，这说明参与临床试验的患者存在显著差异。从 1985—1986 年（前 PSA 时代），由 NCI 赞助的组间比较，研究醋酸亮丙瑞林在新诊断出激素依赖性前列腺癌患者的效果。发现组合（最佳组）的中位生存期为 31 个月。从 1989—1993 年，SWOG 对 1387 名新诊断出的前列腺癌患者进行双侧睾丸切除术或氟他胺抗雄激素（SWOG 8894，双盲安慰剂对照试验）治疗，结果发现，实验组和对照组中位生存期均为 33 个月[4]，无显著统计学意义。从 1995—2009 年，SWOG 进行了一项研究（SWOG9936），采用 GnRH 类似物比卡鲁胺来治疗实验组，在连续 ADT 治疗后，患者的中位生存期为 49个月[6]。同时发现，SWOG9936 的死亡风险显著低于

SWOG8894(HR 为 0.77–0.6–0.8–P<0.0001)，这也暗示比卡鲁胺可以将前列腺癌患者的死亡风险降低 30%[6](图 1.3)。SWOG9936 组在不良预后因素基线以下的患者所占比例(病变范围、有无疼痛和基线 PSA 值)显著低于 SWOG8894 组[6]。

mCRPC 存活的数据是以临床试验数据为基础的。这些中位生存期患者被随机分配到名为“化疗前空间”的两个随机研究中，其中位生存期仍然超过 30 个月。这可以和 10 年前维持了 19 个月的“激素难治性疾病”的会议上报道的 tax–327 多西他赛研究，以及 20 世纪 90 年代 3 期米托蒽醌少于 12 个月的研究相提并论了。

本书的一个重要章节涉及围绕新的成像方式的广泛性研究，这无疑将提高我们对前列腺癌早期转移的诊断能力，并且可以更形象地描述肿瘤的综合性特征。在第 4章，Cho、Dianat 和 Macura 描述了一种新的成像方式，为我们在诊疗疾病方面提供了新的机遇。作者指出，虽然早期诊断和治疗不一定延长发生转移患者的生存期，但是研究这个主题可以为早期转移患者的识别提供一个极好的诊治机会。此外，新的成像方式有助于临床引入新的端点，从而更充分地评估临床转移，以及在转移病灶的评估上引入新的标准。

生物学行为及治疗

前列腺癌的生长主要是由雄激素受体(AR)驱动的。人们对 AR 信号通路下游的AR基因调节的认识，不但增加了靶向治疗的机会，同时也促成了一类新的靶向治疗药物的产生，这些药物可以明显延长 mCRPC 患者的生存期。因此，即使性腺充分抑制后，AR信号通路仍然是调节前列腺癌生长的重要调节因子。在第 3 章，由 Nelson 和 Pienta 回顾分析了参与前列腺癌生长分子机制的现有研究和未来导向。并预计伴随着对前列腺癌的生物学特性研究的不断深入，将源源不断地为临床提供新的治疗方案。在最近的“温热尸体解剖”这项研究中，再次认可和强调了前列腺癌的分子异质性的价值。越来越清楚的是 mCRPC 的大量生物学特征将被用

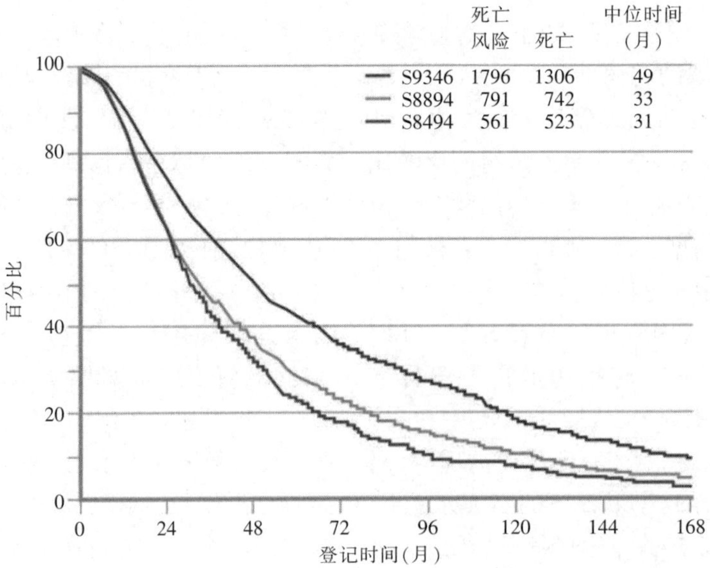

图 1.3 西南肿瘤组开展的 3 项研究中的新诊断的转移性和未经激素治疗的前列腺癌患者的 Kaplan–meier **生存曲线**(reprinted from Tangen et al.[6])。**(见彩插)**

来更好地筛查病例，且能提供个体化治疗策略。在评价临床疗效的分子标志物的相关研究中，如反应和毒性，都有可能成为 mCRPC 患者开发新药的理论依据。

在 mCRPC 患者的治疗中，能够建立一个药物开发和干预的模型，可以给非转移癌到早期转移癌的临床转化评价提供很好的机会。目前这对于包括 AR 靶向药物治疗、骨靶向治疗、非传统的细胞毒性药物治疗及以免疫为基础的治疗方法特别有吸引力。因此，早期应用这些干预措施会影响疾病进展的速度，从而使复发性疾病患者的治疗得到相应的改善。

目前部分 mCRPC 的临床治疗恰好能说明新的治疗方法是怎样从实验室发展到医院的。AR 靶向治疗就是一个非常好的例子。Cheng 和 Montgomery（第 5 章）对 AR 信号的生物学讨论和关键流程的逻辑学分析做了更新。Feldman、Rathkopft、Morris（第 6 章）、Siegel 和 Ryan（第 7 章）描述了双靶向 AR 拮抗剂进一步减少了雄激素合成。这些靶向药物的临床发展相当迅速，如美国食品药品监督管理局（FDA）为 mCRPC 患者批准的恩杂鲁胺、阿比特龙等。它们的临床数据和未来发展方向都被很好地论述过。多西他赛是第一个被 FDA 批准的细胞毒性药物，相比于米托蒽醌+泼尼松，它可以显著改善 mCRPC 患者的主要临床症状，并延长生存期。Van Soest、Morree、Sternberg 和 de Wit（第 8 章）提供了一个关于如何提高紫杉烷类药物对 mCRPC 患者治疗效果的最新研究。

在第 9 章，Barroso-Sousa 和 Drake 提供了一个关于机体的快速生长对前列腺癌有特异性免疫的描述。通过实验室和临床资料研究，FDA 批准了对 2010 例患者的骨转移，微小转移或无转移的 mCRPC 患者进行树突状细胞靶向治疗和细胞免疫为基础的治疗。作者提供了令人信服的论点，免疫疗法作为一种代表性的治疗方式，将进一步影响前列腺癌患者的发病率和死亡率。Gartrell 和 Saad（第 10 章）提出了基础和临床信息对 mCRPC 的处理有很高的相关性。由于某些药物如骨二磷酸盐和 RANK 配体对骨骼有靶向性，因此可在临床实践中使用。这些药物的优点超出了抗雄激素对骨健康的作用效果。成骨细胞、破骨细胞与其他几个分子途径参与前列腺癌转移的治疗，已被临床广泛支持和采用，并且它的潜在作用也为骨靶向治疗提供了支持依据。Sartor 和 Lewis（第 11 章）进一步描述了放射性药物等骨靶向治疗的现状以及 FDA 批准的 ^{223} 镭的作用。关于 mCRPC 患者常规姑息治疗方法结合 α 粒子、^{223} 镭与单纯姑息治疗对比，患者的生存期有显著性差异。这些临床资料为此类药在 mCRPC 患者中的作用提供了强有力的支持。

第 12~20 章致力于 mCRPC 患者新的治疗目标和新的药物研发。在这些章节中对一些比较有前景的治疗方法进行了详细的讨论，包括肿瘤血管的生成，应激状态下细胞的生存过程，一些特殊的传导通路，如 PI3K（AKT，mTOR，PARP）、CMET（VEGF），表观遗传学以及相关的治疗机会。

识别和开发一些有前途的药物，选择最好的治疗方法，这些措施不单纯是针对前列腺癌患者，而是对所有的疾病都具有里程碑式的意义。这些内容由 Omlin、Pezaro、de Bono、Garcia 和 Dreicer 都详细地论述过。在分子医学时代，对每一个患者的致病基因、基因产物进行识别和鉴定是非常有必要的，它可以使我们在临床治疗中获得巨大收益。这些在其他疾病的例子都已经被描述过，从而在分子遗传学疾病基础上选择合适的治疗方案是非常有价值的。基于这些，FDA 已经在实体肿瘤及恶性血液疾病中批准了一些分子靶向药物。在循环系统中获得转移瘤组织的肿瘤标志物的想法也被广泛地讨论。Beltran、Kaur、Mossai、Nanus 和 Tagawa 对未分化前列腺癌的诊治做了系统描述(第 21章)。这些患者常常不表达 AR 受体,对 ADT 无反应从而使得这些肿瘤生长迅速、伴有内脏受累且生存期很短。另外,这种类型的前列腺癌常表达神经内分泌功能，具有独特的生理、病理及临床特点。如小细胞未分化癌对放疗和化疗的中度敏感类似于肺小细胞癌。Drs Paller 和 Smith(第 22 章)讨论了患者的生存质量及预后问题，这些对 mCRPC 患者的临床管理至关重要。

最后,Martin 和 Oh 概括出了一个合理的治疗方法,在临床实践中也被越来越多地应用。最近 FDA 批准了一些新的靶向药物应用于临床,旨在解决这些药物的实验监管标准,但不能解决这些药物在临床实践中能够被很好地应用。因此,基于患者的具体临床特征不同,前瞻性随机实验仍需要强调针对不同的患者采用不同的最佳治疗方案。

(卢炳新 译)

参考文献

1. Cooperberg MR, Lubeck DP, Meng MV, et al. The changing face of low-risk prostate cancer: trends in clinical presentation and primary management. J Clin Oncol. 2004;22:2141–9.
2. Loblaw DA, Virgo KS, Nam R, et al. Initial hormonal management of androgen-sensitive metastatic, recurrent, or progressive prostate cancer: 2006 update of an American Society of Clinical Oncology practice guideline. J Clin Oncol. 2007;25:1596–605.
3. Scher HI, Heller G. Clinical states in prostate cancer: towards a dynamic model of disease progression. Urology. 2000;55:323–7.
4. Makarov DV, Humphreys EB, Mangold LA, et al. The natural history of men treated with deferred androgen deprivation therapy in whom metastatic prostate cancer developed following radical prostatectomy. J Urol. 2008;179:156–61.
5. Smith MR, Saad F, Oudard S, Shore N, Fizazi K, Sieber P, Tombal B, Damiao R, Marx G, Miller K, van Veldhuizen P, Morote J, Ye Z, Dansey R, Goessi C. Denosumab and bone metastasis-Free survival in men with nonmetastatic castration resistant prostate cancer: exploratory analyses by baseline prostate specific antigen doubling time. J Clin Oncol. 2013;31:3800–6.
6. Tangen CM, Hussain MA, Higano CS, Eisenberger MA, Small EJ, Wilding G, Donnelly BJ, Shelhammer PF, Crawford ED, Vogelzang NJ, Powell IJ, Thompson IM. Improved survival trends of men with newly diagnosed M1 prostate cancer; A SWOG phase III trial experience (S8494, S8894 and S9346). J Urol. 2012;188:1164–9.

第 2 章

临床疾病的进展和去势抵抗的临床特点

Tian zhang, Andrew J. Armstrong

背景

在 2014 年,每年有超过 233 000 前列腺癌新发病例,并且超过 29 400 名患者死亡,前列腺癌仍然是一个高致死率的疾病,而且它还是美国男性恶性肿瘤[1]死亡率占第二位的肿瘤。前列腺癌患者常常有着不同的临床病程,然而一些患者进行积极的监测,另一些患者则进行了如手术和放射性治疗等的局部治疗。一部分前列腺癌患者成为转移癌患者或者是发展成侵袭性前列腺转移癌,尽管他们接受了最好的局部治疗和挽救性治疗。高致死性的前列腺转移癌仍是一个很高的异质性疾病,然而他们的预后从数月到数年不等。因此需要明确复发性和抵抗性前列腺癌的临床病程,提供预后及治疗方案的预测,而治疗方案的制订可能基于进展性前列腺癌的临床特性。

Huggins 和 Hodges 在 1941 年通过对临床症状缓解的观察和生物标志物的控制,发现激素依赖性前列腺癌出现去势抵抗的情况并进行了最初的描述,这些激素依赖性前列腺癌患者接受了睾丸切除术治疗并随后进行了肾上腺切除术[2]。去势抵抗状态长期以来受人关注,然而直到半个世纪以后,进展性前列腺癌的去势治疗在生物学基础上仍没有证据。

索耶斯实验室奠定了基石,他们证实在类似去势状态下,非雄激素依赖性前列腺癌异种移植连续传代细胞的雄激素受体反应性显著上调[3]。去雄激素治疗的抵抗有多种机制[4],这些机制解释在低雄激素水平暴露下疾病的持续和逃逸,包括雄激素受体的持续激活并通过突变、放大、活化因子及抑制因子的改变、羧基端接口处的变异以及后天获得的合成或利用雄激素前体的能力[5-9]。这些机制表明在最初雄激素抵抗性前列腺癌(CRPC)在进展期继续依赖雄激素受体[10],而且使 CRPC 替代了激素难治型前列腺癌,这是考虑到在疾病状态下活性雄激素靶向药物的清除。另外,在临床前列腺癌标本中的雄激素水平比血浆高,足以激活雄激素受体。这些组织雄激素水平是通过前列腺癌自分泌和旁分泌上调类固醇合成酶来增强的,通过模拟肾上腺器官的内分泌功能来适应去势状态[11,12]。CRPC 强调前列腺癌经去势治疗(代表性的结果为血清中的睾酮含量<50ng/dL)的抵抗而且并不关注对 AR 信号的传导或者异常的雄激素合成。因此,特别是鉴于一些像恩杂鲁胺一样定位于 AR 本身和像醋酸阿比特龙一样定位于雄激素的合成的新药(他们都对进展期 PCa 有效),CRPC 是在生物学上更准确地定义而且被广泛应用。然而考虑到这些药不能治愈疾病和阻止耐药情况的出现,在生物学进展机制上重新定义前列腺癌的疾病状态就显得很有必要,可能会使治疗方案的选择更理性。

在 2008 年,前列腺癌临床试验第二工作组(PCWG2)基于表现类型和扩散方式明确了 5 种类别,分别包括:①局限型的 CRPC;

②仅有前列腺特异性抗原(PSA)升高的CRPC；③有骨转移(有或者没有淋巴结转移)；④只有淋巴结转移的CRPC；⑤实质性脏器转移的CRPC[13]。在那时能够用于全身化疗的药物只有多西他赛和米托蒽醌，临床医生在治疗前列腺癌上受到更多的限制。在2013年，全身化疗的药物变得更加广泛，FDA批准了更多的药物，包括免疫（如T细胞疫苗）治疗，雄激素受体靶向药物(如恩杂鲁胺胶囊)治疗，抑制雄激素合成的药物(如醋酸阿比特龙)治疗，二线化疗药物(如卡巴他赛注射液)治疗，骨保护剂(如 ^{223} 镭、唑来膦酸、地诺塞麦)治疗。随着新型化疗药物的到来，也促进了对进展性CRPC的生物学基础的了解，根据新进展性的CRPC分类，前列腺癌的临床病程已经出现意义重大的改变。

随着治疗药物的广泛扩展，药物治疗前列腺癌变得可行，CRPC的表现也在快速地改变，而且当前列腺癌患者发展成为去势抵抗时，明确目前他们处于何种状态非常重要。更新以前临床模式是非常需要的，要考虑：①提高对CRPC的生物学认识；②最近被认可的活跃药物被先于或者代替化疗应用；③症状、组织学和转移传播的重要性以决定治疗顺序和适应证的适用；④评估预后多种指标的改进，指标可以将CRPC进行更好的风险分层。在这一章节中，我们强调CRPC的临床状态，基于暴露先于治疗、癌转移的位置、组织学、血清标志物和临床症状(表2.1)。我们将在最后建议用分子分类法，这就需要临床背景而且要联系那些临床表现型。

前暴露治疗

目前的CRPC临床分型仍是通过转移类型来确定的，但是现在更多地依靠前暴露疗法(图2.1)，因为在2008年治疗没有被批准，PCWG2并没有强调这个问题。由于本书章节的目的，我们不讨论局限性疾病，局部治疗后的PSA上升(生物化学性地再发)或者自发激素的前列腺转移癌。我们主要会集中在CRPC的转移位置和前暴露疗法。另外，对于每一个临床类型，我们将会讨论独立预后因素的重要性，包括组织类型、血清和血液生物标志物、症状和与CRPC进展相关的分子改变。

当更多的系统治疗变得对CRPC患者可行时，记住前暴露疗法也变得很重要。关于一些新的交叉耐药已经被观察和认同，前面的治疗将会预示接下来治疗策略的预后和反应。暴露在新的激素药物的治疗下抵抗增加可能是克隆选择、肿瘤突变的结果。因此，理解一个患者对于一系列系统治疗的预接触将会更容易在临床上得到理性的结论和预测一系列治疗的临床效果。

新的治疗药物阿比特龙和恩杂鲁胺起初被试验是在患者用多西他赛化疗后。然而基于更大的剂量[14,15]、PSA持续下降和症状控制，要清楚的是这些因子可能对于使用多西他赛化疗前的去势抵抗性前列腺癌更有效。例如，阿比特龙醋酸盐对于使用多西他赛化疗后的去势抵抗性前列腺癌患者中PSA反应率和无进展生存期分别是50%和8个月，然而在使用多西他赛化疗前的去势抵抗性前列腺癌患者中PSA的反应率和无进展生存期分别为70%和16个月。在恩杂鲁胺临床试验Ⅰ~Ⅱ期，65名未经过化疗的患者相比于75名化疗后(无进展生存期中位数没有达到化疗前的组相比于经过27周化疗的组)[15]的患者有更好的PSA无进展生存期(增加高于PSA基线的25%)。这样的原因可能与多西他赛化疗前有更少的疾病负担相关，但是也可能与激素治疗和多西他赛的交叉抗药性相关。最近的研究表明，多西他赛可能有一种潜在的激素机制，破坏雄激素在微管上的核内运输。因此，一个生理原理可

表 2.1　去势抵抗性前列腺癌的临床分型与预后的关联及在临床护理中的重要性

临床分型	意义
转移方式	观察的项目没有生物化学的复发，补救放射治疗或者是激素治疗 预测生存率 生存率恶化顺序：淋巴结转移 > 骨转移 > 器官转移（肺 > 肝脏）
格利森分级	总体生存率的预测 对于多西他赛治疗敏感性的预测
神经内分泌组织学	总体生存率差的预后状况 激素治疗缺乏敏感性 光激酶 A 和 *n-myc* 基因表的关联 可能预测光激酶 A 抑制作用
疼痛	预测生存率 可能预测 T 细胞疫苗缺乏效果
贫血	预测生存率
身体状况	预测生存率
PSA 水平	预测生存率 在治疗后，患者的生存状况的变化是可以预测的 预测 PSA 的动态改变 高 PSA 水平可能预测激素治疗和治疗反应的效果[雄激素受体（AR）信号通路] 低水平 PSA，尽管 mCRPC 可能是神经内分泌性前列腺癌，而且对激素治疗无效 低 PSA 水平可能预测免疫疗法效果（例如，T 细胞）
碱性磷酸酶	预测治疗前和治疗期间的生存率 可能预测 ^{223} 镭治疗的反应
乳酸脱氢酶	预测生存率 在神经内分泌性前列腺癌中升高
循环的肿瘤细胞计算	预测生存率 在一系列治疗后，患者的 CTC 下降是可以预测的 评估生物标记代用品 循环的肿瘤细胞生物标记可能预测特殊治疗的信息

能解释多西他赛和激素治疗的临床交叉抗药性。所以认为，治疗前的暴露对于预测在接下来治疗的临床收益是必须的。

阿比特龙醋酸盐的 I 期临床试验包括 19 名已经提前使用酮康唑的患者，其中 9 名被记录为 PSA 水平下降超过 50%[16]。因此，出现阿比特龙对去势抵抗性前列腺癌的患者，甚至在已经提前使用酮康唑的患者出现抵抗作用。这些患者中的许多人并不具有酮康唑抵抗性，因此，阿比特龙在具有酮康唑抵抗作用的患者中如何发挥作用并不清楚。恩杂鲁胺的研究已经在没有提前使用酮康唑或是阿比特龙的患者中进行，因此，交叉性抵抗是否存在目前并不清楚。然而目前的回顾系列清晰地显示，当使用恩杂鲁胺或是阿比特龙在已经使用另一种药之后出现更低的反应率和反应时间[17-19]。因此，治疗的周期化和程序化能准确地决定疾病对治疗的反应，并且对于决定临床的疾病情况是必须的。

回顾性的研究表明，在恩杂鲁胺和阿比特龙醋酸盐之间存在临床性的交叉性抵抗。一个回顾性研究检测了 35 名使用过多西他赛的去势抵抗性前列腺癌的患者，这些患者已经先后接受阿比特龙和恩杂鲁胺的

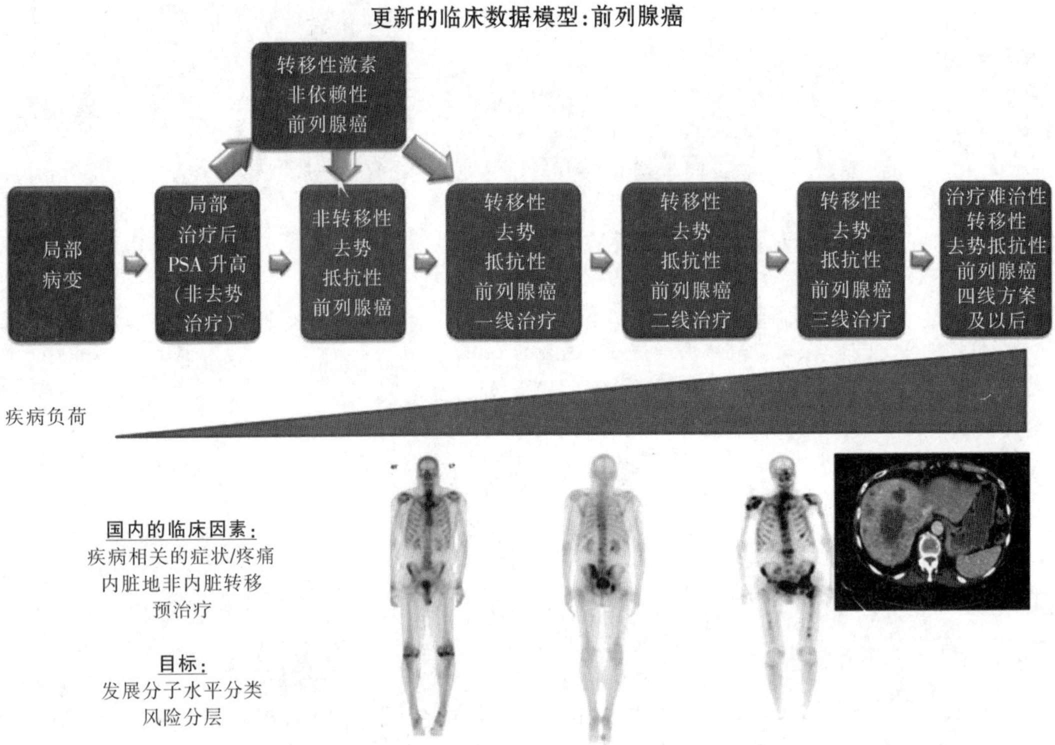

图 2.1 前列腺癌临床状态演变的描述。(见彩插)

治疗[19]。在这项研究中,40%的患者以 PSA 升高作为对于恩杂鲁胺抗药性治疗的反应。在对于恩杂鲁胺反应(定义为使 PSA 下降的价值)的患者中,在第二次对恩杂鲁胺抵抗形成之前,中位进展时间只有 4 个月。另外两个回顾性研究检测在使用过多西他赛和恩杂鲁胺之后。一个有 30 名在使用恩杂鲁胺后接受阿比特龙醋酸盐治疗的去势抵抗性前列腺癌患者的研究发现[17],这些患者中位进展时间为 15.4 周。仅有 3 名患者对阿比特龙醋酸盐有 PSA 反应。另外的回顾性研究调查 38 名在使用多西他赛和恩杂鲁胺后进展的,再使用阿比特龙醋酸盐治疗的去势抵抗性前列腺癌患者[18],只有其中的 10 名(约占 26%)有 PSA 反应,中位无进展生存期仅有 2.7 个月。这些数据表明,提前使用阿比特龙醋酸盐或是恩杂鲁胺治疗可能会促进相互间的交叉抵抗。然而这种交叉抵抗的机制是推测的,它可能与雄激素突变的发展或是导致碱基独立和对治疗无反应的碱基缺失变异有关。

由于系统治疗药物的新奇,关于交叉性抵抗和潜在的机制不充足的预测数据已经形成,目前在临床上缺乏可能确定这些机制的生物标志物。我们目前的疾病状况确定依据治疗前的暴露和反应,直到雄激素和雄激素活动的生物标志物对临床样本有效。

CRPC 的转移方式

M0 期

CRPC 出现转移以及转移的部位是决定患者生存的独立因素。转移性 CRPC(mCRPC)中的大部分患者都会经历 M0 期,但其中少数患者(3%~5%)在疾病进展过程中没有经历 M0 期[1]。相比 mCRPC 患者,非转移性 CRPC 有一个相对普遍、明确、无痛的病史[20,21]。M0 期前列腺癌的典型表现是无明确症状，主要通过血清 PSA 升高的水平、速度以及 PSA 倍增时间来监测。这两种因素能够可靠地预测前列腺癌转移的起始时间和发展速度。如 PSA 倍增时间少于 4 个月的患者进展到骨转移的时间为 6~12 个月，而 PSA 倍增时间较慢的患者骨转移在6~10 个月之间发生。M0 期的患者疾病进展速度较慢，很多患者 2~3 年内未出现转移[22]。对于 M0 期患者的治疗目的是尽量阻止或延缓疾病进展到有症状的阶段，避免在治疗过程中产生过量的毒性，提高患者的总体生存质量。非转移性 CRPC 或者局部进展的 CRPC 是 CRPC 的一个明确的临床阶段[13]。目前，关于激素受体抑制剂（恩杂鲁胺雄激素受体 N-509）的实验已经进入临床Ⅲ期，即评估该药在延缓疾病进展方面的临床价值。

最近，一项关于使用特异性靶向核因子κB 受体活化因子配体（RANKL）的单克隆抗体（地诺单抗）的实验，研究那些未出现肿瘤转移，但 PSA>8 μg/L 或 PSA 倍增时间少于 10 个月[23]的患者骨转移的时间。使用地诺单抗能将初次骨转移的平均时间从 29.5 个月延缓到 33.2 个月（HR 为 0.84；P=0.032），能将无骨转移存活时间从 25.2 个月提高到 29.5 个月（HR 为 0.85；P=0.028）。然而实验组与对照组的总体生存相比无明显差异，两组骨转移的时间对比没有太大的临床意义，因此，地诺单抗未被允许优先用于影像学明确诊断的 mCRPC。然而这项实验为我们提供了关于 M0 期 CRPC 自然病程的数据库和未来在这方面进行进一步研究的框架。

现在越来越多的治疗方法应用于 CRPC 的转移和术后化疗，它们被评估作为一线治疗方法，优于多西他赛，疗效和毒性都在可接受的范围内。如恩杂鲁胺目前正在未使用多西他赛的 mCRPC 患者中试验，同时，使用恩杂鲁胺的多中心随机对照研究也正在进行。CRPC 的 M0 期是一个重要的分期，给予患者和医生尽量延缓肿瘤转移时间的希望。

淋巴结转移

在诊断出前列腺癌转移时，约 10%的患者有淋巴结转移[24]。相比于无淋巴结转移的患者，接受手术的淋巴结呈阳性的患者预后更差。但是在不接受任何治疗的条件下，仍然有 11 年的平均生存时间；在接受激素治疗的患者中，平均生存时间为 13 年[25]。Mayo 诊所的一项回顾性研究，在 3463 例前列腺癌患者中，322 例有淋巴结转移，患者 10 年实际无进展生存率（PFS）为 64%，10 年肿瘤特异生存率为 83%[24]。2013 年，纪念斯隆·凯特琳癌症中心的一项回顾性研究表明，369 名淋巴结转移的前列腺癌患者，10 年肿瘤特异性生存率为 72%[26]。

与出现骨转移或脏器转移的患者相比，仅有淋巴结转移的 CRPC 患者有更长的肿瘤实际无进展生存期和肿瘤特异性生存期[27]。TAX-327 研究，1006 名 mCRPC 患者，随机接受多西他赛或者米托蒽醌治疗，总体生存取决于肿瘤转移的部位[27]（图 2.2），仅有淋巴结转移的 CRPC 患者有最长的总体生存时间，为 35 个月；而骨转移的患者总体生存时间为 19.5 个月；内脏转移的患者总体生存时间最短，为 14.5 个月（P<0.0001）[27]。因此，仅有淋巴结转移的 PC 患者和 CRPC患者有相对更好的预后，因此，肿瘤转移的部位对预后有独立的影响。

骨转移

超过 95%的致命性 CRPC[28]患者有骨转移，与仅有淋巴结转移的患者相比，骨转移的患者总体生存更差，原因取决于肿瘤细胞血道转移和淋巴道转移的机制不同、前列腺

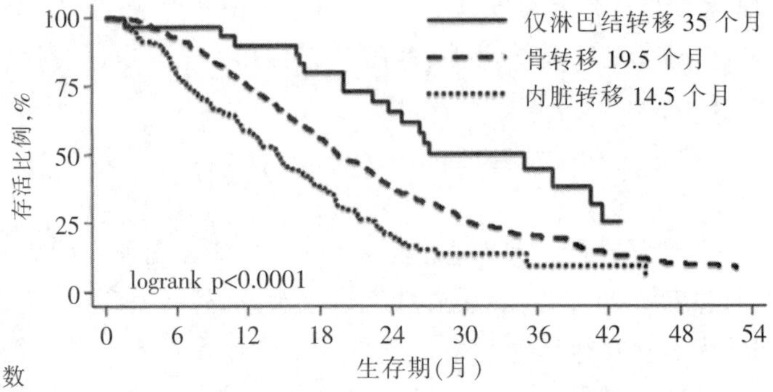

风险例数										
仅淋巴结转移	30	29	27	23	18	11	7	4	0	0
骨转移	470	435	352	250	140	80	43	25	19	0
内脏转移	150	118	88	53	19	7	2	2	0	0

图 2.2 TAX 试验中患者的 Kaplan Meier 总生存率估计值，按淋巴结转移、骨转移、内脏转移分类[27]。

癌骨转移后骨硬化对药物治疗的高度抵抗力和疾病负担的加重。这种机制取决于肿瘤细胞的表型改变，趋于间叶组织转化或者骨拟态，拥有了侵入血管的能力，然后侵入骨髓，这个过程被定义为上皮-间叶转化(EMT)，导致肿瘤细胞定植于骨，在 mCRPC 患者中发现外周血循环肿瘤细胞[29-33]。趋化因子、炎症因子、骨基质、间叶细胞、干细胞样祖细胞和其他一些因素来调节这个过程，肿瘤细胞固有的致癌机制同样促使骨转移的发生[29,34-36]。一旦肿瘤细胞位于骨髓微环境，它们就通过转化生长因子(TGFβ)、血管内皮生长因子(VEGF)、特异性靶向核因子-κB 受体活化因子配体(RANKL)等物质之间的分子信号相互作用，形成类似骨的原始表型[29]，并与造血干细胞竞争骨髓微环境，导致骨髓被破坏[29,37]。在骨转移过程中，观察到了 CRPC 肿瘤细胞的可塑性或上皮-间叶分化特性和外周血循环肿瘤细胞，表明在骨转移的过程中，分子信号通路调节多能性、异型性、可塑性的重要性[30,33,38]。所以，一旦发生骨转移，这种机制就有重要的临床意义。然而在局限性前列腺癌中缺乏可信的生物标志物来预测骨转移的发生。

骨转移的 CRPC 患者能从骨微环境靶向治疗中获益，包括二磷酸盐类，如唑来膦酸、地诺单抗和 ²²³ 镭。一项随机对照研究表明，有 1904 名骨转移 CRPC 的患者，都采用地诺单抗或唑来膦酸治疗，而采用地诺单抗的患者发现新骨转移点的平均时间为20.7 个月，比唑来膦酸组提高了 3.6 个月，唑来膦酸组为 17.1 个月(HR 为 0.82；P=0.0002)[40]。

最近新的放射性元素 ²²³ 镭被用来治疗骨转移的 CRPC 患者。ALSYMPCA Ⅲ期实验包含 921 名仅有骨转移的患者，分为 2 组，1 组使用过多西他赛，1 组未使用过[43]。实验组用 ²²³ 镭(50 kBq/kg，每 4 周静脉注射 1次)共 6 次，发现总体生存时间平均值为 14.9 个月，高于对照组的 11.3 个月，实验组出现新的第一个骨转移点的时间延长到 15.6 个月，而对照组为 9.8 个月[42]。因此，骨转移情况在治疗方案的选择中有着决定性作用，骨靶向药物在骨外的疗效目前还不清楚。预测骨转移的生物标志物还需要进一步研究，从而研究出相关的治疗方法来阻止骨转移的发生。

内脏器官转移

当 CRPC 肿瘤转移到内脏器官上时，如肺或肝，肿瘤的侵袭性和恶性程度要比淋巴转移和骨转移更高(图 2.2)。肺或肝转移的

CRPC 患者能从新疗法中取得不错的疗效，如恩杂鲁胺和阿比特龙醋酸盐，同时传统的化疗如多西他赛的疗效也不错。然而内脏转移的患者生存率更低，特别是肝转移。因为内脏转移的患者在接受一些系统治疗上有限制，如 223 镭照射。而且目前的 NCCN 指南不建议对肝转移的患者使用自体 T 细胞免疫疗法，这些患者预后很差，同时内脏转移的患者被排除在Ⅲ期 T 细胞免疫疗法的临床研究外。

来自 TAX-327 实验的数据表明，肝转移的 CRPC 患者预后最差，平均生存时间为 10 个月，肺转移的患者平均生存时间为 14.4 个月[43]。在 2013 年 ASCO 年会上的一幅图表表明，肺转移的 CRPC 患者平均总体生存时间为 15.5 个月，肝转移或肝肺联合转移的患者平均总体生存时间为 7.7 个月[46]。因此，在设定 mCRPC 临床分型时，内脏转移的类型同样也是需要被考虑进来的一个重要因素。

前列腺癌的病理归类

前列腺癌的病理通常起源于腺体的上皮细胞，而前列腺癌细胞的原型存在争议，可以是前列腺的基底细胞，管腔细胞种群的子集或是两者都根据实际情况来确定。典型的前列腺癌是腺癌，由腺结构不同程度的分化损失组成。正常男性的前列腺细胞异常增殖，但切除后可以存活和再生。然而随着时间的推移，累积突变和损伤，前列腺的癌细胞获得不断增殖的能力，AR 的消除也不起作用，同时癌细胞拥有侵入性的表型[3]。1966 年，格林森分级制度[47]出现，并在 1974 年[48]被评为明尼阿波利斯退伍军人管理局的预后措施。该分级制度于 2005 年进行了更新，与患者预后[49]更紧密地对应。作为多种细胞、腺破坏、疾病的异质性、基底膜中断和去分化前列腺癌的一个评分，格林森评分反映出个体前列腺癌的侵袭性。格林森总结仍然是去势抵抗性前列腺癌独立的预后数据，如前列腺癌生存期多列线图的反复论证[44,50]。在 TAX-327 试验中，格里森总结，对多西他赛比对米托蒽醌治疗的反应和灵敏性具有潜在的预测性[51]。在这种分析中，较高等级的肿瘤（格林森评分≥7）使用多西他赛治疗比米托蒽醌[51]具有更明显的生存获益。因此，较高的格林森评分既可以预测生存率，也可能更大程度地体现多西他赛治疗的潜在效果。这需要确认，肿瘤分级可以对不稳定的基因组提供替代的生物标志物、增殖和去分化，这些可能被临床利用并提供独立的预后信息。

腺癌是前列腺癌的主要组织学形态，占 95%[52]。剩下的 5%由导管、黏液、小细胞和未分化癌组成，其每一种都由一个更具攻击性的变体组成，这一变体可能更快速地发展成 CRPC，并表现为高等级的肿瘤。在国家SEER 数据库中，每年每 10 000 名患者中有 61 名为黏液癌，49 名为导管癌，35 名为未分化或神经内分泌癌[53]。黏液癌相对腺癌也有类似的 5 年生存期（OS）（75.1%比 76.5%），导管癌有一个更具攻击性的病程和 61.7%[53]的 5 年生存期（OS）。与此不同，神经内分泌前列腺癌（NEPC）更具攻击性，也只有 12.6%[53]的 5 年生存期（OS）。NEPC 从一开始就表现出低血清前列腺异性抗原（PSA）水平及有梗阻症状，并且在诊断时经常发生远端转移，更常见的是去甲肾上腺素预处理涌现作为前列腺癌治疗继发性的亚型。NEPC 是独立的 AR 信号，并且是去势抵抗机制（见表 2.2）。NEPC 往往具有过量的嗜铬粒蛋白 A 和突触小泡蛋白，其生物标志物可在血清中检测[54]。许多分子改变积聚在 NEPC 中，包括扩大的极光激酶 A 和原癌基因[55]，（组蛋白甲基化转移酶）*EZH2*[55]，视网膜母细胞瘤（Rb）的损失[56]，以及 PI3 激酶途径[57]，这些代表潜在的治疗靶点。在极光激酶 A 抑制剂治疗期间，

表 2.2 基于雄性激素和 AR 依赖性的前列腺癌分类

基于雄激素配体和 AR 活性的前列腺癌分类	举例
雄激素配体依赖，雄激素受体依赖	野生型雄激素受体，AR 突变，雄激素受体扩增，雄激素自动合成
雄激素配体依赖，雄激素受体结合	糖皮质激素受体，其他混杂配体
雄激素非依赖，雄激素受体依赖	雄激素受体变异，雄激素受体缺失，不规范的 AR 激活
雄激素配体非依赖，雄激素受体非依赖	神经内分泌前列腺癌，茎状前列腺癌，上皮细胞间充质转化

这些肿瘤到腺癌的特征，表明了组织学的可塑性[55]。这种现象模拟什么是小细胞和非小细胞肺癌之间的可逆转变观察[58]。这种切换效果提高了前列腺癌细胞的内在可塑性，并规避了治疗压力，又因其内在可塑性，改变了病理亚型。

神经内分泌前列腺癌（NEPC）与不良临床的预后有关系[53]。21 例 NEPC 患者以顺铂为基础化疗，对肺部小细胞癌进行治疗，其临床生存期（OS）为 9.4 个月（1~25 个月）[59]。接受细胞毒性化疗的 120 例神经内分泌前列腺癌患者的Ⅱ期实验阶段，后续治疗的患者首先用卡铂和多西他赛（CD），其次是顺铂和依托泊苷（EP）[60]，主要终点包括反应率和进展时间，只有 74 例患者能接受同时使用两种治疗方案。这些患者中，50%受益于两种方案，34%对卡铂和多西他赛有反应，但对顺铂和依托泊苷无反应；9%对顺铂和依托泊苷有反应，对卡铂和多西他赛无反应；7%对任一种方案都无反应。生存期（OS）为 16 个月[60]。因此，尽管化疗使用了多种铂类药物，NEPC 的预后仍呈现不良的情况。NEPC 固有的新生物差异转换虽然表明分子靶向治疗，可能对特定这种疾病能产生具体的作用。极光激酶抑制剂 MLN-8237 目前正处于Ⅱ期临床试验阶段，这一阶段积极招收了多个 NEPC 的患者来评估药物效果和预测生物标志物（政府临床试验编号 NCT01799278）。因此，NEPC 代表一个独特的前列腺癌组织学和分子实体。目前的障碍包括定义男性前列腺癌 NEPC 基因型的临床特点。

CRPC 的临床症状

疼痛

CRPC 患者经常感到疼痛，但转移后却并不表现出疼痛。疼痛常常随着前列腺癌骨转移或者迟钝的疼痛感，逐渐发展成刺痛，比阑尾疼痛的区域要大得多。然而许多患者发生多种转移性疾病时，疼痛会消失。在 TAX-327 试验中，一半的患者通过骨扫描发现多个区域转移，并没有疼痛；而另一半要求用鸦片类药物来控制疼痛（未公布的数据）。系统治疗还可能诱发疼痛，但却没有 PSA 反应[61,62]。疼痛的测量应该客观明确，使用患者可靠和有效的调查或报告结果。CRPC 预后型显著疼痛是指需要鸦片类药物镇痛的疼痛。

尽管疼痛没有与转移发生直接的关联，临床上表现出的巨大疼痛和预后指标相对独立，但也能在 CRPC 的患病过程中表明生存期（OS），同时在当前的生存诺谟图中有所显示[44,45]。在 TAX-327 实验中，经历止痛治疗的患者有 18.6 个月的平均生存期（OS），而未经历止痛治疗的患者平均生存期为 12.5 个月[61]。同样，美国国立癌症研究所（NCI）协作组的试验大量分析男性 CRPC 还表明，更严重的疼痛与生存期缩短有关（低疼痛的生存时间为 17.6 个月，高疼痛的生存时间为

10.2 个月[63])。这些结果已多次在阿比特龙醋酸盐的研究中出现,因此,新的激素制剂也可以改变疾病的临床表现并提升预后[64]。疼痛和 CRPC 症状目前被列入美国食品药品管理局(FDA)批准的分类和美国国立癌症综合网络(NCCN)指南中,目的是判断疫苗-T(没有显著的症状)和 ^{223} 镭(存在症状)。因此,疼痛对前列腺癌患者将来的生活质量、治疗选择等具有意义深远的影响。

疼痛缓解和预防具有临床意义。对疼痛的反映导致美国食品药品管理局批准用米托蒽醌化疗[65],而预防骨骼相关疾病的发生使其批准唑来膦酸和狄诺塞麦的使用[39,40]。正在对 CRPC 患者疼痛缓解进行的血管内皮生长因子(VEGFR2)/蛋白(c-MET)抑制剂卡博替尼Ⅲ期实验,作为批准的终点,提供了与提升预后和临床意义相关的内容。因此,疼痛是临床上一个有意义的表现,并且能够预示预后不良。治疗的选择可以取决于疼痛的严重程度和反应,治疗的顺序,可能会由于临床疼痛的预期效果而不同。

贫血

与贫血有关的疲劳是 CRPC 患者[66,67]亚型的复杂症状。贫血可由多种原因产生,包括慢性贫血疾病、雄激素剥夺疗法、化疗毒性、肾疾病、弥散性血管内凝血(DIC)、失血或骨髓中前列腺癌细胞的渗透。骨髓渗透来源于前列腺癌细胞获取干细胞样并带走造血干细胞[29]的骨髓利基。贫血表明骨髓中渗透癌细胞并最终使骨髓衰竭,这可直接导致患者的死亡。

男性 CRPC 患者的贫血是一个独立的预后标志,而这种情况表示预后更差。它显现在多变量的分析中,这种多变量分析是所有公布的列线图的一个重要特征[44,45,50,66,68]。TAX-327 数据库的数据:贫血的平均生存期(OS)为14.9 个月,无贫血则为 21.7 个月(图 2.3)。

尽管红细胞生成素刺激血红细胞的产生,且已被证明能增加血红蛋白水平,并提升某些[69,70]患者的生活质量,科克伦数据库分析最终表明,实体瘤患者高血压、血小板减少症和静脉血栓栓塞的红细胞生成素的增加速率,可能会加速肿瘤进展中的几种癌症类型的发展[71]。因此,只有经过讨论同意,仅仅在血红蛋白持续小于 10g/dL 时,给予促红细胞生成素,用于小于 10g/dL 的适应证治疗以提升血红蛋白水平。在骨髓渗透肿瘤的情况下,贫血通常提高前列腺癌的治疗效率,包括化疗和激素疗法,也可以反向凝血。

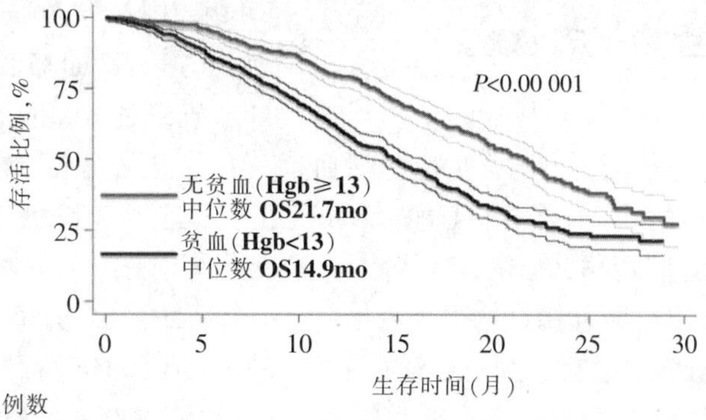

风险例数							
无贫血	428	411	364	228	137	48	6
中位数	578	510	389	215	93	27	6

图 2.3　TAX-327 试验中贫血(血红蛋白 < 13g/dL)患者与无贫血(血红蛋白 > 13g/dL)患者的 Kaplan-Meier 总体生存评估(Date is based on Armstrong et al.[44])。**(见彩插)**

体力情况

卡氏体力状态(KPS)已被确立为多列线图中一个重要的预后因素，以及 mCRPC 多变量分析男性存活的情况[44,45,50,68]。KPS 往往取决于患者当时表现的状态。KPS 会受到并发症和以前医疗条件的影响，而且能够反映出其他症状，如癌症诊断后疼痛、贫血、情绪困扰和情绪变化。因此，功能状态是确定预后和引导患者，以及为提供者选择特定治疗手段最重要的一个方面。然而，KPS 在男性无症状 mCRPC 或 M0 型 CRPC 或更早的疾病状态功能活动方面，仍然是一个粗浅的衡量标准。功能活动的其他测试，如运动耐受或老年功能评估量表，可以为生理储备提供更大的评估。新激素制剂如恩杂鲁胺、阿比特龙醋酸盐以及 ^{223}镭，能提高 CRPC 的存活率和动作状态，这开创了大多数男性几种重要的治疗方案，并成为前列腺癌治疗方面重要的里程碑[14,42,72]。然而，这些激素类药物由于肌肉质量和代谢的收益损失紊乱和脂肪量[73]，也可能损害男性无症状前列腺癌的功能状况。因此，注意CRPC 功能状态在选择治疗的评估，应对和毒性反应方面是极其关键的。

CPRC 临床生物标志物状态

多个血清或以血液为基础的生物标志物在前列腺癌的临床上有预后意义，包括血清 PSA、碱性磷酸酶(AP)、乳酸脱氢酶(LDH)以及蛋白和除电荷转移错合物循环肿瘤细胞计数外[74]。除电荷转移错合物循环肿瘤细胞计数，大多数这些生物标志物已被证明在列线图与多变量分析方面独立于患者预后，存活以及选择治疗。同时，电荷转移错合物循环肿瘤细胞计数也独立于 mCRPC 的死亡率[75]。例如，雄激素受体(AR)信号传导调节的血清 PSA 结果，增加的血清 PSA 水平可以表现出 AR 途径的依赖，而低血清前列腺特有抗原(PSA)水平与转移进展 NEPC 的发展无关，能解释雄激素受体依赖性前列腺癌(ARIPC)。患者完整的突变型 AR 依赖于 AR 信号并适合雄性激素受体(AR)靶向疗法。然而那些发展剪接变体的 AR 和 C 端缺失的患者，不会从 AR靶向疗法中受益。此外，患者的ARIPC 可以进一步发展，其中细胞增殖不再依赖于 AR 的信号。在这些 ARIPC 的案例中，细胞毒素制剂可能更好。骨骼的生物标志物，如 AP 可能会重新反映骨内肿瘤负荷和骨靶向治疗肿瘤的收益。

前列腺特异性抗原

PSA 可用于筛查和诊断前列腺癌，以及追踪其对治疗方法的反应。虽然 PSA 是有争议的筛选工具，但仍被广泛认定为是对监控疾病的复发和局部反应以及系统治疗效果有用的工具。在前列腺癌(包括 M0 和 M1 前列腺癌[20,45])的各个阶段，PSA 水平和 PSA动力学考量生存率都是独立于预后的。至少 30%或 50%化疗期间的 PSA 下降程度与生存期(OS)改进有关[61]。例如，在 TAX-327 试验最初 3 个月的化疗期间，前列腺特异性抗原(PSA)首次至少降低 30%，平均生存期(OS)为 21.6 个月，而降低少于 30%，OS 为 13.0个月。与相对温和的疗法[61]相比，这与患者生存有着很大关联。减少 PSA 与生存能力之间的关联会产生降低生存率的现象，这种情况是系统治疗开始时瞬间升高的。初期化疗 3~4 个月，PSA 的瞬间升高可发生在 15%~20%的男性 CRPC 患者身上，可能是巨大的幅度(已报道 60%~400%上升)，并通常由 3~4 个化疗周期解决[62]。PSA 的短暂升高，没有预后的意义。临床医生需要继续治疗，观察 PSA 在初期阶段的变化。

针对 AR 数据轴，如标准的三磷酸腺苷二钠片（ADT）和抗雄激素，恩杂鲁胺和阿比特龙醋酸盐全身治疗可导致所有 PSA 的下降。然而由于 PSA 和射线疗法的临床变化经常互相不平行，同时 PSA 可在没有明显临床效果的情况下，持续相对长（3~6 个月）的时间向上增长，不应该仅根据 PSA 的变化[76]来决定停止系统制剂。对于特定制剂，生存与 PSA 水平没有直接关系。例如，疫苗-T 和 223 镭等免疫疗法可改善 OS，但不改变 PSA 的水平，同时多西他赛和贝伐珠单抗制剂的组合可以唤起大量短期 PSA 的下降，但对生存却没有效果[77,78]。因此，PSA 水平可以获知预后，并且可以改善预后，PSA 水平本身可以表明潜在的肿瘤生物学。例如，具有较低肿瘤负荷的男性能更好地受益于疫苗-T，这种低肿瘤负荷证明了，在疫苗-T 治疗前，前列腺特异性抗原（PSA）水平为 20ng/mL 的患者将获得巨大生存益处。因此，PSA 是 AR 轴活性、肿瘤负荷、预后的生物标志物，同时可以预测某些上下关联。PSA 的改变作为生物标志物在前列腺癌治疗的过程中反映其治疗状态，为下一步治疗提供参考。

碱性磷酸酶

骨方面的生物标志物碱性磷酸酶经常出现在男性骨 mCRPC 中，其血清碱性磷酸酶（AP）水平与生存情况独立相关[44,50]。哈金斯和霍奇斯在他们最初有关前列腺癌对激素依赖的论文里，描述了睾丸切除术[80]后血清 AP 的短暂升高。在 TAX-327 试验中，男性多发骨转移病灶，只有 60%的患者血清AP 升高，表明血清 AP 是独立于转移性疾病负担之外的（未公布数据）。该试验也表明，升高血清AP 水平预后是最差的。血清 AP 水平高于 200 IU/dL 的患者，平均 OS 为 21 个月；而低于 200 IU/dL 的患者，平均 OS 为 14.7 个月（图 2.4）。此外，血清 AP 水平可能暂时上升，然后在有效的系统治疗时下降，如多西他赛治疗。这些血清 AP 跌幅对预后很重要。血清 AP 的化疗标准化，如对生存率有 20%的相对意义，这些都是独立于 PSA 减少的[81]。上述数据表明，血清 AP 水平对一个重要的疾病表型和 CRPC 重要的预后状态做出了报道。

骨生物标志物，如血清碱性磷酸酶（AP）、C-或 N-端肽的水平，与生存和改变治疗方案预后有关。这些生物标志物预测患者从远程

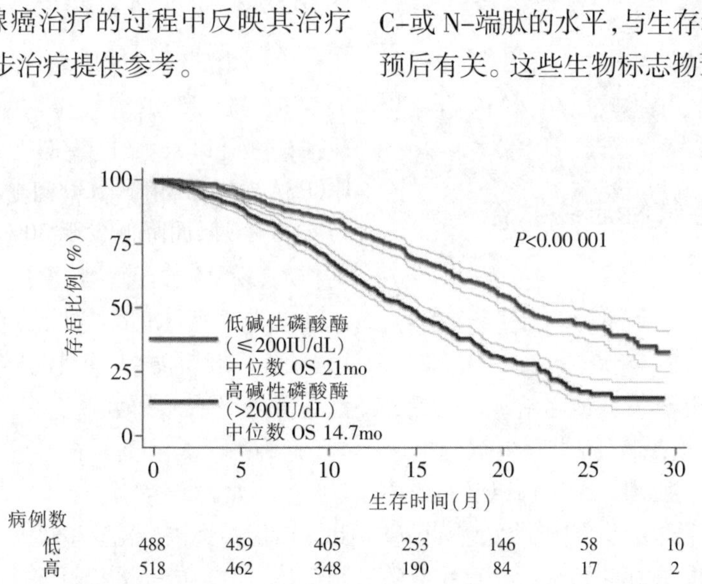

图 2.4　在 TAX-327 试验中，碱性磷酸酶（AP）升高（＞200IU/dL）的 mCRPC 患者与 AP 正常（≤200IU/dL）患者的 Kaplan-meter 总体生存评估。（Date is bated on Armstrong et al[44]）。（见彩插）

的系统治疗,即骨靶向治疗和多西他赛治疗中受益[81,82]。尿检 N-端肽升高或降低与骨事件有关，骨事件包括需要辐射或手术的疼痛、脊髓压迫和病理性骨折[83]。患者较高血清 AP 水平更能从 ^{223}镭中[41]受益。

在 ^{223}镭Ⅲ期临床试验中,使用 ^{223}镭治疗的患者,基线血清 AP>220 U/L 的有一个较长平均 OS,(HR 为 0.62;95% CI 为 0.49~0.79;*P*<0.001),而那些正常的血清碱性磷酸酶(AP)对生存没有明显的益处[42]。这一试验表明高血清 AP 水平可能预测出 ^{223}镭靶向疗法对 OS 的益处,但是研究具体的潜在机制和预测价值临界值需要前瞻性实验[42]。同样,^{223}镭治疗后，反应为较低的高血清 AP 水平已经被证明对预后提高生存率有显著效果[84]。相近的改变也在骨髓生物标志物唑来磷酸盐和狄诺塞麦高度相关的结果中呈现[82]。因此,血清 AP 和骨生物标志物升高是重要的临床特点,这些特点在 CRPC 患者发生骨转移的报道中出现,选择治疗手段时,一定要牢记,尤其是那些对骨微环境具有直接影响的。然而目前使用这些骨靶向制剂不限于以骨生物标志物为基础的骨转移的患者。临床医生需要对这些骨骼的生物标志物做一种前瞻性的对照评价,根据这个结果,来指导骨调节剂的应用。

乳酸脱氢酶

乳酸脱氢酶,一种葡萄糖代谢的活性酶,发生多细胞转移或者繁殖时，经常会升高,当然也会表现出成倍的变化或者缺氧（坏死)。乳酸脱氢酶不是组织特定的生物标志物,它会在红细胞疾病、肌肉组织疾病以及心肌梗死时升高。乳酸脱氢酶水平升高在 CRPC 患者中较为常见，具有独立的预后生存率低的特点,因此,乳酸脱氢酶水平升高表明疾病的侵袭性强[50]。实际上,乳酸脱氢酶水平升高是前列腺癌最差的预后且辨别特征之一，它存在内在转移和疼痛，反映出临床实验和生物标志物策略的重要性。这种情况与很多致命的恶性肿瘤相似,包括乳腺癌、肾癌、黑色素瘤和淋巴瘤。同样,NEPC 患者身上,乳酸脱氢酶水平升高和白蛋白水平降低已与相关较差的疾病生存率紧紧相关。美国安德森癌症中心的一批 NEPC 患者表现出这样的情况,乳酸脱氢酶水平升高和白蛋白水平降低的患者平均生存期为 4.1 个月,而其他不存在这种情况的患者则为 13.1 个月[85]。因此,选择治疗方式的时候，应加以考虑伴随着疾病侵袭过程的血清高乳酸脱氢酶的预后。虽然乳酸脱氢酶不是预测治疗效果最有效的手段，但在最近的研究表明，乳酸脱氢酶水平是预测肾癌治疗手段有效与否的生物标志物，乳酸脱氢酶可能是致癌途径活性的生物标志物，并能帮助选择分子靶向药物。因此,乳酸脱氢酶是一个重要的长期预后生物标志物，并定义着特殊攻击性时期 CRPC 的疾病状态。

嗜铬粒蛋白 A 和突触小泡蛋白

神经内分泌前列腺癌(NEPC)也偶尔会分泌神经肽,如嗜铬粒蛋白 A(CGA),烯醇化酶(NSE)和突触,这些都会在血清和组织中升高。前列腺癌的其他间变性变体可以产生癌胚抗原(CEA)。这些生物标志物可以在治疗的过程中进行监测。血清铬素 A 的水平被认为是男性 CRPC 患者独立预后生存结果差的一项特征[86]。但目前还不清楚血清铬素 A 到达什么水平可以说明患有 NEPC。此外,血清铬素 A 升高是否可用于从其他系统疗法(例如,基于铂的化疗),同样未知。因此，血清神经内分泌标志物可用于预后和监测个体 NEPC 或在治疗过程中发生情况变化的患者,但是对于治疗决策的执行,这些生物标志物需要更为前瞻性的研究。

循环肿瘤细胞计数

除了上述血清生物标志物，细胞检测分析的循环肿瘤细胞计数也是男性 mCRPC 的独立预后因素[75]。该测定法使用磁珠抗上皮细胞黏附分子（EpCAM）来捕获周边血液的肿瘤细胞。所捕获的细胞是从白细胞排除细胞 CD45 分化出来，进一步手工计数而得出。使用这种方法定义，循环肿瘤细胞计数是具核的，大于 4μm，细胞角蛋白阳性，CD45 阴性。通过细胞检测分析，循环肿瘤细胞计数常常在男性 mCRPC 中出现。前列腺癌患者每 7.5mL 的循环肿瘤细胞计数<5，OS 为21.7 个月，变为每 7.5mL 血液的循环肿瘤细胞计数≥5，OS 降低到 11.5 个月，$P<0.0001$[75]。此外，循环肿瘤细胞计数能够在血清前列腺特异性抗原（PSA）下降之前改变，这种情况在治疗过程以及评估治疗反应[75]时可能更敏感。治疗后降低的循环肿瘤细胞计数也是高预后，且循环肿瘤细胞计数可以基于四氯化碳的预后。然而传统细胞检测方法是很多 CRPC 患者在经过放疗和临床治疗后，循环肿瘤细胞计数消失，这表明当前对循环肿瘤细胞计数的检测是不充分的，需要开发较新的方法。例如，只有约 40%的男性 mCRPC 患者，每 7.5mL 的全血检查结果为循环肿瘤细胞计数>5，其在无症状的前列腺癌中不经常发现，更别说发现疾病的缓慢进展以及转移情况。

细胞检测的后续分析获得的循环肿瘤细胞计数，患者似乎具有上皮细胞黏附分子呈阳性的表现。上皮细胞黏附分子消失，因此循环肿瘤细胞计数能够躲过当前的分析技术，这一现象在脑转移患者和乳腺转移患者中都出现过[87-89]。此外，患者的内脏转移和 mCRPC 的循环肿瘤细胞计数偏低，但整体预后不良[90]。mCRPC 患者通常在循环肿瘤细胞计数方面，同时表现出上皮和间叶细胞标志物，表明上皮和其他细胞表面标志物可能是有用的，用来检测间叶细胞的循环肿瘤细胞丢失的上皮细胞黏附分子[30]。男性前列腺癌患者的循环肿瘤细胞计数水平与存活率独立相关，并且与血清 AP和血清 PSA 水平或疼痛无关，这表明这种临床表现不能用来预测当前其他临床特征的情况[90,91]。基于血清 PSA 或者前列腺特异性膜抗原（PSMA）表现的循环肿瘤细胞计数也用来表示 CRPC 病程发展的多样性[92]。为更好地理解和描述循环肿瘤细胞计数，并促使更多灵敏检测方法的诞生，还有待于进一步研究。循环细胞肿瘤计数研究的真正潜力在于利用循环细胞肿瘤计数的生物标志物，作为一种非侵入性可实时检测肿瘤生物学情况的手段，从而直接预测生物标志物与特定治疗手段之间的关联。用全基因组核糖核酸（RNA）和脱氧核糖核酸（DNA）的方法来描述循环肿瘤细胞计数分子，包括AR 阶段和抑癌基因（*PTEN*）缺失期间其他分子转变的致癌损伤检测，以发现更多的治疗靶点，并了解 CRPC 的耐药机制。这些研究将有助于更好地去定义和分类 CRPC，并允许临床表型和结果研究与基因型的合并。

CRPC 的分子变化

CRPC 的临床特点、生存率、分子变化没有发现与临床疾病的发展和预后有什么关联。CRPC 临床阶梯状的发展已经清晰，但目前还不清楚疾病发展过程中哪些病变是先发生的和哪些是后发生的。然而，在 CRPC 中，多分子的改变是其特征。这些融合包括在所述 ETS-家族转录因子的克隆融合（TMPRSS2-ERG）[93,94]，肿瘤抑制基因的异质损失，如抑癌基因（*PTEN*）[95]、*p53* 和视网膜母细胞瘤（Rb）[56]，以及活化 *PI3K*[57]和

Ras 通路，另外还有扩增 AR 和原癌基因的扩大[96-98]、常见的损失或转录因子，如组蛋白甲基化转移酶（EZH2）、髋关节发育不良（CHD1），SPOP、SP-INK 以及其他，这些说明了男性 CRPC 的损伤与关联组织变化对治疗的反应和生存率有关。

全基因组分析显示，7 个最近的前列腺癌研究发现，每个癌症基因都是众多染色体重组和基因融合的结果，且平均值达到 90[93]。在 ETS 转录因子家族的基因重组（尤其是 ERG）融合，通常是由雄激素受体（尤其跨膜丝氨酸蛋白酶 TMPRSS2）[94]调节的，这是最常见基因组的改变。跨膜丝氨酸蛋白酶（TM-PRSS2）的临床病程，ERG 融合还不是很清楚，尤其一旦 CRPC 发展，使用生化疗法[99-101]的主要结果是一些回顾性患者行前列腺切除术后，产生好坏参半的效果。融合似乎促进了早期癌症的发展和侵入。因此，在 CRPC 发生时，这些融合物的存在并不一定起决定性作用。

57 例前列腺癌患者的另一个基因组分析表明，遗传改变以协调的方式演变而来，这被称为染色体异常[98]。通过前列腺癌的基因组分析，AR 信号经常发现被改变，包括AR 基因点突变，AR 扩大或 AR 的剪接变异体[96,97,102]点突变。几组 AR 辅酶因子的突变，包括混合性白血病（MLL2）、转录因子 *FOXA1*、*UTX* 和 *ASXL1-3*[93,103,104]。纤维化基因 *SPINK1*、蛋白激酶 CDK12、肾素 RAS/RAF 蛋白和 SPOP 突变也已表明与许多前列腺的肿瘤相关[93,103,104]。这说明不同的前列腺癌基因型缺乏 ETS 融合。未来研究的重点应将这些基因型链接到临床表型、治疗性干预和临床疗效上。

在 CRPC 中，还发现几个其他的靶向病变（表 2.3）。这些包括肿瘤抑制基因的缺失，如抑癌基因（*PTEN*）[95]、*RB1* 或总蛋白 53（*TP53*）[98]，同时还包括活化致癌 *PI3K/Akt* 信号和 *Ras* 通路[57]的激活。未来的挑战仍然是在与临床环境相关的临床表型以及潜在的治疗目标[如 PI3K 抑制剂，细胞周期关卡抑制剂，（为 *Rb* 突变型的患者）]上。

如上所述，40%的 NEPC 具有扩大的基因符号（*AURKA*）和 *MYCN* 基因，这些扩大的成分只在 5%的前列腺癌中被发现[55]。这促进了极光激酶 A 抑制剂疗法的发展，目前在Ⅱ期临床试验中，用于治疗 NEPC 患者。

NEPC 患者经常有损失的视网膜母细胞瘤和遗传调节的组蛋白甲基化转移酶（EZH2）表现，表明他们的基因复杂性和治疗策略合并时的需求相似[56]。

最后，循环肿瘤细胞计数也用于研究 CRPC 的基因组[96]。具体来说，存佛罗里达州研究的一种新颖的分离技术已被用于从 9 名患者隔离前列腺的循环肿瘤细胞计数，从而激活细胞分类。基因分析组紧接着发现获得了 8q，缺失了 8p，*AR*基因[96]扩大。这些突变表明循环肿瘤细胞计数有可能提供治疗患者肿瘤基因的无创方法。

虽然关于 CRPC 有很多基因组和基因信息的表现，仍有必要通过病理亚型、疾病过程和系统治疗之后的结果进行编目分类。这些分子畸变是目前 CRPC 的临床状态的背景下产生的，但目前在临床用于没有预测出对治疗的反应，因此，不会对目前治疗的选择或排序产生影响。男性 CRPC 研究下一阶段的挑战在于分子链接改变的与临床前列腺癌患者的状态，这有助于潜在的分子分类学预后生存和预测生物标志物的合理治疗选择方面的发展。

总结

大多数人患 mCRPC 的患者具有逐步通过前列腺癌的临床状态的过程，这一过程从非转移型疾病到转移型疾病，从非系统治疗

表 2.3 去势抵抗性前列腺癌抵抗的种类、生物靶点和潜在的治疗策略

CRPC 基于持续激素信号途径的抵抗类型	生物靶点举例	信号传导临床研究策略
雄激素配体持续合成或者降解下降，导致雄激素受体持续激活	新的雄激素合成酶:STAR、CYP17A1、AKR1C3、HSD3B2、SRD5A1/2、CYP11A1、RLHSD、RODH4 新的雄激素分解代谢酶:AKR1C1/2、UGT2B15、CY3A5/A7	高剂量阿比特龙、阿比特龙与食物(CYP17、HSD3B2)、其他的 CYP17 抑制剂(orteronel、TOK001)、他汀类药物、维生素 D3、CYP27 激活 吲哚美辛及类似物:AKR1C3、雌激素类药物、他汀类药物 抗孕激素药物:CYP11A1 抑制剂、米非司酮、分解代谢酶的靶向传递
雄激素受体持续激活 • 野生型雄激素受体持续激活和雄激素受体扩增 • 雄激素受体突变 • 雄激素受体缺失变异 • C 末端剪接变异体 • 雄激素受体催化剂抑制剂复合物的转换 • 雄激素受体核转位 • 雄激素受体功能区下游效应器的改变 • 雄激素受体上游非雄激素诱导因子或使因子发生改变	野生型雄激素受体 F876L 拮抗剂 N 末端雄激素受体或者 DNA 结合区域 ASF/SF2,U2AF65 微管和马达蛋白 AR/AR-v 感受器:扩增(UBE2C)、侵袭(N- 钙黏着蛋白)、雄激素受体翻译后修饰 ERG、PARP、Rb、PI3K/Akt、β－连环蛋白、src、FOXA1、HER2/3、EZH2、DAB2IP	ARN-509,ODM-201 选择性雄激素降能器(SARDs)(如 galeterone,其他) DR103,DR105,DR106 N 末端雄激素受体抑制剂:EPI-001 和类似物、D2、混合物-30、siRNA 雄激素受体剪接体抑制剂 辅激活因子抑制剂 紫杉醇,动力蛋白抑制剂,热休克蛋白-90 或者热休克蛋白-27 抑制剂 N-钙黏着蛋白抗体,可塑性抑制剂,细胞周期检查点抑制剂(CDK4/6),RE-VERB-A,HDAC-3,HOXB13,或 IncR-NA,雄激素受体磷酸化,乙酰化,甲基化 PI3K/Akt/mTOR 抑制剂、达沙替尼、拉帕替尼、PARP 抑制剂、ERG 抑制剂、EZH2(non-PRC2)抑制剂、Rb/E2F 抑制剂、copper 运输
雄激素受体转录组的劫持	糖皮质激素受体	特异性转运到肿瘤细胞中的选择性糖皮质激素受体拮抗剂
非核的雄激素受体功能(细胞液 / 细胞膜)	Src 激酶	达沙替尼或 Src 激酶抑制剂
雄激素受体非依赖途径	N-myc 或 AURKA 扩增	NEPC 的铂类细胞毒性疗法

到每一层面的顺序治疗。转移型疾病当前的诊断在血清 PSA 筛查的时代是罕见的,但是这可能会成为从业者降低前列腺癌筛查的一种病态。整个前列腺癌患者的临床情况、临床特点、相对于原来的治疗方法、转移的位点、组织学亚型、症状表现和血清生物标志物,应当被用于提供给患者做预后和预测临床的信息。这些临床状态还表明临床研究试验的设计和新前列腺癌工作组的指导方针。随着病情的发展,从激素依赖型前列腺癌到 ARIPC,用生物标志物的发展,定义这些新的转变和状态的工具都将是当务之急(表 2.2)。通过多个列线图预测前列腺癌生存结果的这些临床特点,往往具有预后的影响,并可能有助于指导基于预期的病程和侵略性的治疗选择。其中的一些临床特点,如格林森分级、血清前列腺特异性抗原(PSA)水平、神经内分泌亚型、骨生物标志物和乳

酸脱氢酶(LDH)水平也可能对响应特定治疗制剂有一定价值。

CRPC 近年来已经发展为特点显著的癌症,但我们缺乏足够的数据分子链接突变和临床状态,这一点和其他实体瘤不同,CRPC 的分子变化尚未与治疗手段之间产生很好的关联。未来研究的挑战将是预后的分子分类以及相应治疗制剂的选择。

(刘利维　刘洪森　译)

参考文献

1. Siegel R, Ma J, Zou Z, Jemal A. Cancer statistics, 2014. CA Cancer J Clin. 2014;64:9–29.
2. Huggins C, Hodges CV. Studies on prostatic cancer: I. The effect of castration, of estrogen and of androgen injection on serum phosphatases in metastatic carcinoma of the prostate. 1941. J Urol. 2002;168:9–12.
3. Chen CD, Welsbie DS, Tran C, et al. Molecular determinants of resistance to antiandrogen therapy. Nat Med. 2004;10:33–9.
4. Antonarakis ES, Armstrong AJ. Emerging therapeutic approaches in the management of metastatic castration-resistant prostate cancer. Prostate Cancer Prostatic Dis. 2011;14:206–18.
5. Stanbrough M, Bubley GJ, Ross K, et al. Increased expression of genes converting adrenal androgens to testosterone in androgen-independent prostate cancer. Cancer Res. 2006;66:2815–25.
6. Montgomery RB, Mostaghel EA, Vessella R, et al. Maintenance of intratumoral androgens in metastatic prostate cancer: a mechanism for castration-resistant tumor growth. Cancer Res. 2008;68:4447–54.
7. Mostaghel EA, Marck BT, Plymate SR, et al. Resistance to CYP17A1 inhibition with abiraterone in castration-resistant prostate cancer: induction of steroidogenesis and androgen receptor splice variants. Clin Cancer Res. 2011;17:5913–25.
8. Li Y, Alsagabi M, Fan D, Bova GS, Tewfik AH, Dehm SM. Intragenic rearrangement and altered RNA splicing of the androgen receptor in a cell-based model of prostate cancer progression. Cancer Res. 2011;71:2108–17.
9. Li Y, Hwang TH, Oseth LA, et al. AR intragenic deletions linked to androgen receptor splice variant expression and activity in models of prostate cancer progression. Oncogene. 2012;31:4759–67.
10. Nelson PS. Molecular states underlying androgen receptor activation: a framework for therapeutics targeting androgen signaling in prostate cancer. J Clin Oncol. 2012;30:644–6.
11. Geller J, Albert J, Loza D. Steroid levels in cancer of the prostate–markers of tumour differentiation and adequacy of anti-androgen therapy. J Steroid Biochem. 1979;11:631–6.
12. Mohler JL, Titus MA, Bai S, et al. Activation of the androgen receptor by intratumoral bioconversion of androstanediol to dihydrotestosterone in prostate cancer. Cancer Res. 2011;71:1486–96.
13. Scher HI, Halabi S, Tannock I, et al. Design and end points of clinical trials for patients with progressive prostate cancer and castrate levels of testosterone: recommendations of the Prostate Cancer Clinical Trials Working Group. J Clin Oncol. 2008;26:1148–59.
14. Ryan CJ, Smith MR, de Bono JS, et al. Abiraterone in metastatic prostate cancer without previous chemotherapy. N Engl J Med. 2013;368:138–48.
15. Scher HI, Beer TM, Higano CS, et al. Antitumour activity of MDV3100 in castration-resistant prostate cancer: a phase 1–2 study. Lancet. 2010;375:1437–46.
16. Ryan CJ, Smith MR, Fong L, et al. Phase I clinical trial of the CYP17 inhibitor abiraterone acetate demonstrating clinical activity in patients with castration-resistant prostate cancer who received prior ketoconazole therapy. J Clin Oncol. 2010;28:1481–8.
17. Noonan KL, North S, Bitting RL, Armstrong AJ, Ellard SL, Chi KN. Clinical activity of abiraterone acetate in patients with metastatic castration-resistant prostate cancer progressing after enzalutamide. Ann Oncol. 2013;24:1802–7.
18. Loriot Y, Bianchini D, Ileana E, et al. Antitumour activity of abiraterone acetate against metastatic castration-resistant prostate cancer progressing after docetaxel and enzalutamide (MDV3100). Ann Oncol. 2013;24:1807–12.
19. Schrader AJ, Boegemann M, Ohlmann CH, et al. Enzalutamide in castration-resistant prostate cancer patients progressing after docetaxel and abiraterone. Eur Urol. 2014;65(1):30–6.
20. Smith MR, Kabbinavar F, Saad F, et al. Natural history of rising serum prostate-specific antigen in men with castrate nonmetastatic prostate cancer. J Clin Oncol. 2005;23:2918–25.
21. Smith MR, Cook R, Lee KA, Nelson JB. Disease and host characteristics as predictors of time to first bone metastasis and death in men with progressive castration-resistant nonmetastatic prostate cancer. Cancer. 2011;117:2077–85.
22. Smith MR, Saad F, Oudard S, et al. Denosumab and bone metastasis-free survival in men with nonmetastatic castration-resistant prostate cancer: exploratory analyses by baseline prostate-specific antigen doubling time. J Clin Oncol. 2013.
23. Smith MR, Saad F, Coleman R, et al. Denosumab and bone-metastasis-free survival in men with castration-resistant prostate cancer: results of a phase 3, randomised, placebo-controlled trial. Lancet. 2012;379:39–46.
24. Cheng L, Zincke H, Blute ML, Bergstralh EJ, Scherer B, Bostwick DG. Risk of prostate carcinoma death in patients with lymph node metastasis. Cancer. 2001;91:66–73.
25. Messing EM, Manola J, Yao J, et al. Immediate ver-

sus deferred androgen deprivation treatment in patients with node-positive prostate cancer after radical prostatectomy and pelvic lymphadenectomy. Lancet Oncol. 2006;7:472–9.
26. Touijer KA, Mazzola CR, Sjoberg DD, Scardino PT, Eastham JA. Long-term outcomes of patients with lymph node metastasis treated with radical prostatectomy without adjuvant androgen-deprivation therapy. Eur Urol. 2014;65(1):20–5.
27. Armstrong AJ, Tannock IF, de Wit R, George DJ, Eisenberger M, Halabi S. The development of risk groups in men with metastatic castration-resistant prostate cancer based on risk factors for PSA decline and survival. Eur J Cancer. 2010;46: 517–25.
28. Shah RB, Mehra R, Chinnaiyan AM, et al. Androgen-independent prostate cancer is a heterogeneous group of diseases: lessons from a rapid autopsy program. Cancer Res. 2004;64:9209–16.
29. Shiozawa Y, Pedersen EA, Havens AM, et al. Human prostate cancer metastases target the hematopoietic stem cell niche to establish footholds in mouse bone marrow. J Clin Invest. 2011;121:1298–312.
30. Armstrong AJ, Marengo MS, Oltean S, et al. Circulating tumor cells from patients with advanced prostate and breast cancer display both epithelial and mesenchymal markers. Mol Cancer Res. 2011;9: 997–1007.
31. Zhau HE, He H, Wang CY, et al. Human prostate cancer harbors the stem cell properties of bone marrow mesenchymal stem cells. Clin Cancer Res. 2011;17:2159–69.
32. Putzke AP, Ventura AP, Bailey AM, et al. Metastatic progression of prostate cancer and e-cadherin regulation by zeb1 and SRC family kinases. Am J Pathol. 2011;179:400–10.
33. Tanaka H, Kono E, Tran CP, et al. Monoclonal antibody targeting of N-cadherin inhibits prostate cancer growth, metastasis and castration resistance. Nat Med. 2010;16:1414–20.
34. Bitting RL, Schaeffer D, Somarelli JA, Garcia-Blanco MA, Armstrong AJ. The role of epithelial plasticity in prostate cancer dissemination and treatment resistance. Cancer Metastasis Rev. 2014. Pubmed ID 24685058.
35. Wang R, Sun X, Wang CY, et al. Spontaneous cancer-stromal cell fusion as a mechanism of prostate cancer androgen-independent progression. PLoS One. 2012;7:e42653.
36. Lue HW, Yang X, Wang R, et al. LIV-1 promotes prostate cancer epithelial-to-mesenchymal transition and metastasis through HB-EGF shedding and EGFR-mediated ERK signaling. PLoS One. 2011;6:e27720.
37. Ibrahim T, Flamini E, Mercatali L, Sacanna E, Serra P, Amadori D. Pathogenesis of osteoblastic bone metastases from prostate cancer. Cancer. 2010;116: 1406–18.
38. Domingo-Domenech J, Vidal SJ, Rodriguez-Bravo V, et al. Suppression of acquired docetaxel resistance in prostate cancer through depletion of notch- and hedgehog-dependent tumor-initiating cells. Cancer Cell. 2012;22:373–88.
39. Saad F, Gleason DM, Murray R, et al. A randomized, placebo-controlled trial of zoledronic acid in patients with hormone-refractory metastatic prostate carcinoma. J Natl Cancer Inst. 2002;94:1458–68.
40. Fizazi K, Carducci M, Smith M, et al. Denosumab versus zoledronic acid for treatment of bone metastases in men with castration-resistant prostate cancer: a randomised, double-blind study. Lancet. 2011;377:813–22.
41. Nilsson S, Franzen L, Parker C, et al. Two-year survival follow-up of the randomized, double-blind, placebo-controlled phase II study of radium-223 chloride in patients with castration-resistant prostate cancer and bone metastases. Clin Genitourin Cancer. 2013;11:20–6.
42. Parker C, Nilsson S, Heinrich D, et al. Alpha emitter radium-223 and survival in metastatic prostate cancer. N Engl J Med. 2013;369:213–23.
43. Pond GR, Sonpavde G, de Wit R, Eisenberger MA, Tannock IF, Armstrong AJ. The prognostic importance of metastatic site in men with metastatic castration resistant prostate cancer. Eur Urol. 2014; 65(1):3–6.
44. Armstrong AJ, Garrett-Mayer ES, Yang YC, de Wit R, Tannock IF, Eisenberger M. A contemporary prognostic nomogram for men with hormone-refractory metastatic prostate cancer: a TAX327 study analysis. Clin Cancer Res. 2007;13:6396–403.
45. Armstrong AJ, Garrett-Mayer E, de Wit R, Tannock I, Eisenberger M. Prediction of survival following first-line chemotherapy in men with castration-resistant metastatic prostate cancer. Clin Cancer Res. 2010;16:203–11.
46. Loriot Y, Fizazi K, De Bono JS, Forer D, Hirmand M, Scher HI. Outcomes in patients with liver and/or lung metastatic castration-resistant prostate cancer (mCRPC) treated with enzalutamide: results from the phase 3 AFFIRM trial. In: ASCO annual meeting, 2013.
47. Gleason DF. Classification of prostatic carcinomas. Cancer Chemother Rep. 1966;50:125–8.
48. Gleason DF, Mellinger GT. Prediction of prognosis for prostatic adenocarcinoma by combined histological grading and clinical staging. J Urol. 1974; 111:58–64.
49. Epstein JI, Allsbrook Jr WC, Amin MB, Egevad LL, Committee IG. The 2005 International Society of Urological Pathology (ISUP) Consensus Conference on Gleason Grading of Prostatic Carcinoma. Am J Surg Pathol. 2005;29:1228–42.
50. Halabi S, Small EJ, Kantoff PW, et al. Prognostic model for predicting survival in men with hormone-refractory metastatic prostate cancer. J Clin Oncol. 2003;21:1232–7.
51. van Soest RJ, de Morree ES, Shen L, Tannock IF, Eisenberger MA, de Wit R. Initial biopsy gleason score as a predictive marker for survival benefit in patients with castration-resistant prostate cancer

treated with docetaxel: data from the TAX327 study. Eur Urol. 2013.
52. Walsh PC, DeWeese TL, Eisenberger MA. Clinical practice. Localized prostate cancer. N Engl J Med. 2007;357:2696–705.
53. Marcus DM, Goodman M, Jani AB, Osunkoya AO, Rossi PJ. A comprehensive review of incidence and survival in patients with rare histological variants of prostate cancer in the United States from 1973 to 2008. Prostate Cancer Prostatic Dis. 2012; 15:283–8.
54. Yao JL, Madeb R, Bourne P, et al. Small cell carcinoma of the prostate: an immunohistochemical study. Am J Surg Pathol. 2006;30:705–12.
55. Beltran H, Rickman DS, Park K, et al. Molecular characterization of neuroendocrine prostate cancer and identification of new drug targets. Cancer Discov. 2011;1:487–95.
56. Tzelepi V, Zhang J, Lu JF, et al. Modeling a lethal prostate cancer variant with small-cell carcinoma features. Clin Cancer Res. 2012;18:666–77.
57. Wu C, Huang J. Phosphatidylinositol 3-kinase-AKT-mammalian target of rapamycin pathway is essential for neuroendocrine differentiation of prostate cancer. J Biol Chem. 2007;282:3571–83.
58. Sequist LV, Waltman BA, Dias-Santagata D, et al. Genotypic and histological evolution of lung cancers acquiring resistance to EGFR inhibitors. Sci Transl Med. 2011;3:75ra26.
59. Amato RJ, Logothetis CJ, Hallinan R, Ro JY, Sella A, Dexeus FH. Chemotherapy for small cell carcinoma of prostatic origin. J Urol. 1992;147:935–7.
60. Aparicio AM, Harzstark A, Corn PG, et al. Platinum-based chemotherapy for variant castrate-resistant prostate cancer. Clin Cancer Res. 2013;19:3621–30.
61. Armstrong AJ, Garrett-Mayer E, Ou Yang YC, et al. Prostate-specific antigen and pain surrogacy analysis in metastatic hormone-refractory prostate cancer. J Clin Oncol. 2007;25:3965–70.
62. Berthold DR, Pond GR, Roessner M, et al. Treatment of hormone-refractory prostate cancer with docetaxel or mitoxantrone: relationships between prostate-specific antigen, pain, and quality of life response and survival in the TAX-327 study. Clin Cancer Res. 2008;14:2763–7.
63. Halabi S, Vogelzang NJ, Kornblith AB, et al. Pain predicts overall survival in men with metastatic castration-refractory prostate cancer. J Clin Oncol. 2008;26:2544–9.
64. Logothetis CJ, Basch E, Molina A, et al. Effect of abiraterone acetate and prednisone compared with placebo and prednisone on pain control and skeletal-related events in patients with metastatic castration-resistant prostate cancer: exploratory analysis of data from the COU-AA-301 randomised trial. Lancet Oncol. 2012;13:1210–7.
65. Tannock IF, de Wit R, Berry WR, et al. Docetaxel plus prednisone or mitoxantrone plus prednisone for advanced prostate cancer. N Engl J Med. 2004;351: 1502–12.
66. Berry WR, Laszlo J, Cox E, Walker A, Paulson D. Prognostic factors in metastatic and hormonally unresponsive carcinoma of the prostate. Cancer. 1979;44:763–75.
67. Rana A, Chisholm GD, Rashwan HM, Salim A, Merrick MV, Elton RA. Symptomatology of metastatic prostate cancer: prognostic significance. Br J Urol. 1994;73:683–6.
68. Smaletz O, Scher HI, Small EJ, et al. Nomogram for overall survival of patients with progressive metastatic prostate cancer after castration. J Clin Oncol. 2002;20:3972–82.
69. Johansson JE, Wersall P, Brandberg Y, Andersson SO, Nordstrom L, Group EP-S. Efficacy of epoetin beta on hemoglobin, quality of life, and transfusion needs in patients with anemia due to hormone-refractory prostate cancer–a randomized study. Scand J Urol Nephrol. 2001;35:288–94.
70. Winquist E, Julian JA, Moore MJ, et al. Randomized, double-blind, placebo-controlled trial of epoetin alfa in men with castration-resistant prostate cancer and anemia. J Clin Oncol. 2009;27:644–6.
71. Tonia T, Mettler A, Robert N, et al. Erythropoietin or darbepoetin for patients with cancer. Cochrane Database Syst Rev. 2012;12, CD003407.
72. Scher HI, Fizazi K, Saad F, et al. Increased survival with enzalutamide in prostate cancer after chemotherapy. N Engl J Med. 2012;367:1187–97.
73. Smith MR, Saad F, Egerdie B, et al. Sarcopenia during androgen-deprivation therapy for prostate cancer. J Clin Oncol. 2012;30:3271–6.
74. Armstrong AJ, Eisenberger MA, Halabi S, et al. Biomarkers in the management and treatment of men with metastatic castration-resistant prostate cancer. Eur Urol. 2012;61:549–59.
75. de Bono JS, Scher HI, Montgomery RB, et al. Circulating tumor cells predict survival benefit from treatment in metastatic castration-resistant prostate cancer. Clin Cancer Res. 2008;14:6302–9.
76. Scher HI, Morris MJ, Basch E, Heller G. End points and outcomes in castration-resistant prostate cancer: from clinical trials to clinical practice. J Clin Oncol. 2011;29:3695–704.
77. Kantoff PW, Higano CS, Shore ND, et al. Sipuleucel-T immunotherapy for castration-resistant prostate cancer. N Engl J Med. 2010;363:411–22.
78. Kelly WK, Halabi S, Carducci M, et al. Randomized, double-blind, placebo-controlled phase III trial comparing docetaxel and prednisone with or without bevacizumab in men with metastatic castration-resistant prostate cancer: CALGB 90401. J Clin Oncol. 2012;30:1534–40.
79. Schellhammer PF, Chodak G, Whitmore JB, Sims R, Frohlich MW, Kantoff PW. Lower baseline prostate-specific antigen is associated with a greater overall survival benefit from sipuleucel-T in the Immunotherapy for Prostate Adenocarcinoma Treatment (IMPACT) trial. Urology. 2013;81:1297–302.
80. Huggins C, Hodges CV. Studies on prostatic cancer. I. The effect of castration, of estrogen and of andro-

gen injection on serum phosphatases in metastatic carcinoma of the prostate. 1941. J Urol. 2002;167: 948–51.

95. Krohn A, Diedler T, Burkhardt L, et al. Genomic deletion of PTEN is associated with tumor progression and early PSA recurrence in ERG fusion-positive and fusion-negative prostate cancer. Am J Pathol. 2012;181:401–12.
96. Magbanua MJ, Sosa EV, Scott JH, et al. Isolation and genomic analysis of circulating tumor cells from castration resistant metastatic prostate cancer. BMC Cancer. 2012;12:78.
97. Taylor BS, Schultz N, Hieronymus H, et al. Integrative genomic profiling of human prostate cancer. Cancer Cell. 2010;18:11–22.
98. Baca SC, Prandi D, Lawrence MS, et al. Punctuated evolution of prostate cancer genomes. Cell. 2013; 153:666–77.
99. Nam RK, Sugar L, Yang W, et al. Expression of the TMPRSS2:ERG fusion gene predicts cancer recurrence after surgery for localised prostate cancer. Br J Cancer. 2007;97:1690–5.
100. Saramaki OR, Harjula AE, Martikainen PM, Vessella RL, Tammela TL, Visakorpi T. TMPRSS2:ERG fusion identifies a subgroup of prostate cancers with a favorable prognosis. Clin Cancer Res. 2008;14:3395–400.
101. Attard G, Clark J, Ambroisine L, et al. Duplication of the fusion of TMPRSS2 to ERG sequences identifies fatal human prostate cancer. Oncogene. 2008;27:253–63.
102. Knudsen KE, Scher HI. Starving the addiction: new opportunities for durable suppression of AR signaling in prostate cancer. Clin Cancer Res. 2009;15:4792–8.
103. Barbieri CE, Baca SC, Lawrence MS, et al. Exome sequencing identifies recurrent SPOP, FOXA1 and MED12 mutations in prostate cancer. Nat Genet. 2012;44:685–9.
104. Grasso CS, Wu YM, Robinson DR, et al. The mutational landscape of lethal castration-resistant prostate cancer. Nature. 2012;487:239–43.

第 3 章

去势治疗后前列腺癌进展的分子机制

William G. Nelson, Kenneth J. Pienta

几乎所有前列腺癌在疾病发展的过程中都会产生雄激素依赖。在正常的前列腺中，睾酮(T)转换为更有效的双氢睾酮(DHT)以促进腺体的分泌。前列腺分化对雄激素的调节依赖DHT与细胞内雄激素受体(AR)结合，然后触发一系列反应，最终将相应的受体转移到细胞核内并反式激活关键的基因，包括*KLK3*基因［编码前列腺特异性抗原(PSA)］和*TMPRSS2*基因[1-3]。前列腺癌细胞依赖上述信号通路，通过AR获得恶性的生物学行为。在这个过程中，前列腺癌细胞依旧维持分泌型细胞的相应特性分泌PSA，但分泌的PSA并不进入到精液中，而是分泌到血液中。同时，癌细胞能利用雄激素受体来逃脱终末分化的限制。因此，降低体内雄激素水平治疗，如双侧睾丸切除术、雌激素及促性腺激素释放激素(GnRH)类似物长期以来用于晚期前列腺癌的治疗[4]。几乎所有患者都能够通过这种治疗使血清PSA水平下降并改善相应的症状。然而几乎所有患者最终将发展为CRPC。新的证据表明，CRPC包含一些异质性的类型，其中一些AR信号依赖性CRPC有望应用新的药物(如阿比特龙醋酸盐和恩杂鲁胺)进行治疗，另外一些则为AR信号非依赖性CRPC[5]。在这一章中，我们将对这些CRPC亚型发生的分子机制逐一叙述。

基因融合和雄激素受体依赖性前列腺癌

染色体易位和缺失引起的基因融合在前列腺癌细胞突破AR依赖性终末分化的过程中起重要作用，而这会促使AR信号激活癌细胞的生长和存活、侵袭和转移。近一半的前列腺癌患者中存在*TMPRSS2*与ETS两个基因的融合[6-8]。ETS是*ERG*家族转录因子基因，*ERG*基因表达失调将直接提高前列腺癌细胞侵袭性等恶变能力[9,10]。此外，*ERG*基因还可在特定的基因组位点与AR相互作用来间接破坏AR依赖性分化，也可通过激活EZH2蛋白以促进AR的反式阻碍并抑制其反式激活作用，而EZH2是一种多梳蛋白抑制复合体的核心蛋白，具有H3K27甲基转移酶的活性[11]。从本质上分析发现，ERG的功能并不会抑制AR信号通路的作用与功能，ERG反而可增强AR信号通路的功能与表达，上述机制可以通过*PTEN*缺失后前列腺细胞中*AR*靶基因的表达明显受到抑制加以证实[12,13]。

*ETS*转录因子高表达所引起的*PTEN*基因表达紊乱将会导致小鼠发生高浸润侵袭性腺癌[13]。在这种情况下，*ETS*转录因子与AR协同调控，影响到许多调控侵袭/转移、血管生成和细胞死亡的基因表达[13]。因此，融合基因产生能够调控*AR*的*ETS*转录因子以微调的方式干扰前列腺癌细胞中的AR信号通路，并在阻止细胞终末期分化的同时，促进与肿瘤相关基因的激活。通过这种方式，前列腺癌细胞对AR产生依赖，而*AR*对于ETS融合基因的表达和其他癌基因的协同调控是必须的。显然这种依赖很难改变，

*AR*与 *ETS* 转录因子的联合可能大大提高了前列腺癌细胞对其他正常基因发生缺陷所引起的不良后果的耐受力，例如参与 PI3K 信号通路的 *PTEN* 基因的缺失，这种对正常细胞来说是难以耐受的现象，而这对前列腺癌的进展甚至发展至 CRPC 可能是至关重要的。

ERG 转录因子并不在前列腺上皮细胞中自然表达，它的出现基本上反应的是正常的基因突变。前列腺癌细胞中染色体移位和缺失会引起 *AR* 介导的 *ERG*（及其他癌基因）的表达，深层次的分子机制是将 *TMPRSS2*（及其他 AR 调控基因）的启动子和增强子区域内雄激素反应元件（ARE）序列插入 *ERG* 基因编码序列，使 ERG 能够持续地表达[6,8]。值得注意的是，似乎是 AR 自身引起了这些染色体的重组。通过产生一种转录复合物配体，结合 AR 为启动靶基因的转录，这种复合物能够形成共激活因子，同时也会改变染色体的结构。过程之一就是 AR 与一种 DNA 拓扑异构酶 TOP2B 结合，以防止DNA 模板成环及迁移至细胞核转录"工厂"过程中发生缠绕[14]。TOP2B 的功能对 AR 基因位点的转录起始过程十分重要，当 *TOP2B* 基因表达下调或抑制 TOP2B 酶活性时，都会抑制 AR 依赖性基因的表达[14]。当它招募 TOP2B 到类似 *TMPRSS2* 这种基因的转录调控区时，AR 将促使 TOP2B 介导的 DNA 双链断裂，上述断裂的基因将作为底物通过非同源末端连接（NHEJ），以这种不合乎常理的方式进行基因断裂的修复[14,15]。TOP2 触发的 DNA 双链的断裂参与基因融合的调控，其中包括在治疗急性髓系白血病（t-AML）过程中产生 MLL 融合基因（*t-AML*[16]）。在这种情况下，TOP2 靶向抗肿瘤药物的特点导致了相关的酶功能失调。然而，前列腺癌细胞中染色体重组可能由于一系列的内源性易错过程的发生而导致的。在前列腺癌细胞模型的研究中，AR 激活的 TOP2B 活性可以促进 AR 靶基因位点上或其附近位点上基因序列的重组，并形成 *TMPRSS2-ERG* 转录融合复合物[14]。

AR 和雄激素信号通路在恶变前列腺癌细胞中的作用也不能被夸大。AR 通过诱导染色体移位和缺失产生了基因融合的现象[14]。在前列腺癌疾病进展的过程中，融合基因表达失调的产物可破坏 AR 相关的细胞终末分化，与 AR 结合后能够激活致癌通路，还可防止由于肿瘤应急导致的细胞死亡，并且能够增加前列腺癌进展所需要的 AR 转录产物[9-13]。因此，AR 提高了遗传的不稳定性，并促使恶变产生，而融合基因通过促进 AR 信号增加来维持癌症表型。这种机制类型显示，干扰 AR 功能可能会抑制前列腺癌细胞的生长，同时进一步证实了前列腺癌去势治疗的优势。CRPC 的进展可通过两种途径：①通过一系列方式保持 AR 信号通路稳定；②在 AR 的基础上形成一系列分子逃逸机制（表 3.1）。

AR 的分子生物学功能

AR 是一种配体依赖性的转录因子，它是由染色体 Xq11-12 上的 8 个外显子组成的一个基因所编码。AR 是核受体超家族成员之一，还包括糖皮质激素、盐皮质激素和孕激素受体等 3 位成员[17]。AR 中多聚谷氨酰胺和多聚甘氨酸的可变重复序列可使其正常蛋白的体积大小在个体间存在显著差异。这些差异不仅可能会影响 AR 的功能，还影响了转录的反式激活作用，以及出现含有较短的多聚谷氨酰胺重复序列的 AR，增加了前列腺癌的发病风险[18,19]。AR 的结构由一些功能性结构域所在位置决定，其中包括一个配体结合结构域（LBD）以确保雄激素的选择活性、一个接点结构域、一个 DNA 结

表 3.1 CRPC 的分子机制

类型	分子基础	机制	结果
AR 依赖型	肾上腺或肿瘤内雄激素合成	产生足量的雄激素激活 AR	对雄激素生物合成抑制剂和选择性 AR 拮抗剂治疗有效
	AR 突变	改变配体特异性，增加配体混杂性触发拮抗剂至激动剂开关	对选择性 AR 拮抗剂治疗可能有效
	AR 过度表达	增加配体的敏感性,增加配体的混杂性	常对选择性 AR 拮抗剂有效
	AR 剪接变体	增加配体非依赖性受体功能	对 AR 拮抗剂治疗无效
	AR 翻译后改变	受体激活增加	对 AR 拮抗剂治疗可能有效
AR 非依赖型	神经内分泌前列腺癌	*N-MYC*、*AURKA* 和其他基因所驱动	对 AR 拮抗剂或雄激素生物合成抑制剂治疗无效
	其他	仍未知	对 AR 拮抗剂或雄激素生物合成抑制剂治疗无效

合结构域(DBD)、可选择性结合 ARE 序列和一个 N 端结构域,对转录的反式激活起关键作用的区域位于 LBD 和 N 端结构域[1]。当雄激素缺乏时 AR 与伴侣蛋白结合,存在于细胞质内。雄激素结合 AR 后将会触发一个级联反应,该反应从 AR 结构开始改变,并引起伴侣蛋白的释放、二聚体的形成及进入细胞核内[1]。

随着配体结合、活化,细胞核内的 AR 吸引了大量的转录共调因子,包括组蛋白酰基转移酶、组蛋白去甲基酶、SWI/SNF 蛋白、聚腺苷酸二磷酸核糖转移酶(PARP)和之前所提到的 TOP2B,以及由 200 个左右甚至更多的蛋白质组成的一些复合物[1,14,20,21]。这些复合物通过修改染色质蛋白以形成一个能在靶基因处运载 RNA 聚合酶Ⅱ的特殊染色体结构,活化的 AR 直接参与含一个 FxxLF 氨基酸序列的共调控蛋白与配体结合,促使LBD 上 12 个螺旋体移动形成一个疏水环(AF-2[22])。AR 自身的 N 端结构域内有一段 FQNLF 氨基酸序列,当雄激素与 AR 结合时,可通过 FQNLF 序列与 LBD 上暴露的疏水结构相互作用,并激活一个从 N 端结构域到 C 端结构域的二聚体结构[20]。AR 复合物与 DNA 结合位点不仅存在于启动子近端的 ARE 序列上,还存在于上游的增强子、内含子和 3’的非翻译区上[23]。一旦进入细胞核,活化的 AR 可以调控一些基因组的功能,包括易化某些基因的激活和抑制并促进 DNA 复制起点的活化[24]。值得注意的是,与配体结合及活化后细胞质内残留的 AR,可与某些激酶(如 SRC)相互作用并激活额外的信号通路[25]。这种转录过程致使正常前列腺细胞中的 AR 活化,参与此过程的分化基因包括 *KLK2*、*KLK3* 和 *TMPRSS2*,而在 CRPC 细胞中,AR也能促进如 *CDC20*、*UBE2C*、*CDK1* 和 *ANAPC10* 细胞周期基因的表达[23]。

多个案例 CRPC 中维持 AR 依赖型的分子机制

尽管早期持续的雄激素剥夺治疗能降低血循环中的睾酮水平至<50ng/mL，并且有着良好的控制肿瘤效果,但 CRPC 往往最后还是会发生和进展,并最终危及患者生命。有趣的是,血清 PSA 的进行性升高常预示着 CRPC,而 PSA 这种生物标志物是通过在前列腺癌细胞中被激活的 AR 所调控产生的[26]。这就意味着在前列腺癌的发展过程中,AR 信号转导持续存在,提示前列腺癌会持续产生 AR 依赖[5]。这种依赖机制是如何持续的呢? 一种机制认为,尽管阻断雄激素生物合成,但肾上腺或是癌细胞本身还是会持续产生雄激素[27,28]。在肿瘤组织中,依然能通过肾

上腺雄激素的转化或通过 CYP17 酶介导的合成途径，从而合成足够量的 T 和 DHT 来激活 AR[27,28]。这个过程能被大剂量的酮康唑所拮抗，阿比特龙醋酸盐联用（一种孕烯醇酮）也能抑制 CYP17。在随机临床试验中，阿比特龙醋酸盐能延长患者生存期，因而被批准用于治疗 CRPC[29]。第二种机制为 CYP17 抑制剂 Orteronel（又称 TAK-700），目前还处于临床试验阶段[30]。

另一种 AR 依赖型的 CRPC 表型源于新的 AR 基因突变，其编码的受体可改变配体的特异性，而上述突变不会导致疾病的临床表现差异。在一些病例里，应用第一代抗雄药物，如氟他胺和比卡鲁胺会导致"抗雄激素撤退"综合征，在临床表现为联合应用去势治疗和抗雄激素治疗的疗效要比单纯应用去势治疗的疗效要好，尽管应用前者后仍然存在病情的进展情况[6,31,32]。在单纯雄激素剥夺的去势治疗中不容易产生 AR 基因突变。即使没有 AR 基因突变的 AR 依赖型的 CPRC 中，通过生长因子信号途径产生翻译后修饰的或者共同活化的 AR，也可导致持续性 AR 活化[1,5,26]。

在 CRPC 所产生的数种不同人的前列腺癌异种移植免疫缺陷的小鼠模型中，得到的众多的一致结果为：随着 AR 富集增加，会使得在较低的雄激素水平下，增加转录的反式激活，继而形成一个混杂的配体集合[33]。有报道称，在多达 80%的 CRPC 患者中被发现 AR 基因的扩增从而导致 AR 过度表达，与此同时，接近 30%的 AR 基因同样出现扩增[34,35]。"第二代"抗雄激素药物，如恩杂鲁胺和ARN-509 恰恰针对高水平 AR 表达的表型患者产生一定的效果，对"第一代"抗雄激素药物无反应的前列腺癌细胞中有高水平 AR 的表达，但"第二代"抗雄激素药物能够在这种情况下干扰雄激素受体的功能[36,37]。与"第一代"抗雄激素类药物相比，这类新型药物进入 LBD 时表现为同时出现激动剂和拮抗剂活性，并可激发 12 个不同部位的螺旋体发生变化。"第二代"抗雄激素药物在受体进入细胞核并与 ARE 序列结合之前，几乎可以完全使雄激素受体的活性丧失[36,37]。迄今为止，基于随机试验的数据显示，恩杂鲁胺对患者有生存获益的情况，该药物已获得批准用于治疗 CRPC，ARN-509 也处于试用阶段[38]。

可以预见的是，恩杂鲁胺治疗 CRPC 将导致"第二代"抗雄激素药物出现大量耐药的情况。在治疗失败的情况下，AR 信号通路依赖仍然存在。在"第二代"抗雄激素药物耐药的前列腺癌 LNCaP 细胞系的模型研究中发现一种突变 AR，在其 LBD 中一个 F876L 氨基酸序列发生了改变[39-41]。与野生型 AR 相比，恩杂鲁胺能以 48 倍的结合力与F876L-AR 结合，ARN-509 也能结合 F876L-AR[39]。当 F876L-AR 导入前列腺癌细胞时，恩杂鲁胺和 ARN-509 便充当激动剂而不是拮抗剂来驱使雄激素受体靶基因的表达，促进体内、外前列腺癌细胞的生长[39,40]。该 F876L-AR 突变体在一部分进展期 CRPC 的患者体内已被检测到，这些患者都在接受"第二代"抗雄激素药物的治疗。ARN-509 治疗 CRPC 的临床 Ⅰ 期实验中对患者血浆 DNA 进行 AR 基因突变的检测，18 名 CRPC 患者中的 3 名血清 PSA 仍呈进行性升高，这 3 名患者被发现在编码 F876L-AR 的 AR 基因 2628 核苷酸序列位点处存在 C（胞嘧啶）变 A（腺嘌呤）的错义突变[39]。现如今，药物研究正在努力朝向"下一代"抗雄激素药物的研制，这类药物能抑制由 F876L-AR 介导的信号通路，只要 CRPC 患者有着完整的 LBD，保持对雄激素受体的依赖性，小分子拮抗药物疗法或许就是可行的治疗手段，新一代抗雄激素药物也提高了针对 F876L-AR 起作用的可能性[41]。

最后一种AR依赖型的CRPC表型可以由编码受体的AR剪接变异体介导产生，该类受体虽没有LBD，但仍可促使靶基因转录[42-46]。这类AR变体介导的转录物包含缺失或隐秘插入的外显子。这类转录物一部分可由有缺陷的AR基因产生，缺陷与AR基因扩增或AR基因的重排密切相关[47]。然而大多数大量产生此类转录物是由于雄激素剥夺所导致的转录起始和在伸长的过程中受到扰乱[48]。上述转录物所产生的受体C端缺失且具有完整N端结构域和DBD，但无功能性LBD。通常，在前列腺癌细胞中，变异*AR*基因的mRNA的表达水平远远低于全长*AR*基因的mRNA。然而这可能会低估由变异*AR*基因介导的转录物所编码的缺失结构的*AR*表达水平，而它的表达量可高达正常AR蛋白的30%以上[49]。此类缺失性受体的高表达，如AR-V7高表达，在无论雄激素是否存在的情况下，都能触发前列腺癌细胞中的细胞周期调节基因表达缺失LBD，AR-V7高表达包含16个来自一个隐秘外显子的氨基酸[50]。在CRPC患者体内已可检测到此种AR变异体，它可以在缺乏雄激素的条件下，促进前列腺癌细胞的生长。此外，虽然全长AR和AR-V7都趋向于促进*KLK3*和*TMPRSS2*等前列腺分化基因的表达，但这之间仍有明显差异，每个受体产生的基因诱导模式还不清楚[50]。至今被发现的一些AR变异体在CRPC细胞中也有表达，并且有传导非配体依赖性信号的倾向，而另一些变异受体则没有表现出这一特征[20]。尽管如此，已有数据表明，AR基因剪接变异体可能导致CRPC的患者对阿比特龙醋酸盐和恩杂鲁胺产生耐药[51]。

CRPC丧失AR依赖性

激素依赖性前列腺癌进展至CRPC，一部分的原因是高度不稳定性的基因组与表观遗传调控，另一部分原因是由治疗压力所导致，上述情况都可形成完全不依赖于雄激素受体信号的表型，习惯上称为雄激素受体旁路非依赖性前列腺癌（APIPC）[52]。APIPC中一个亚型的特点是不产生PSA，但产生溶骨性转移、高钙血症和广泛的内脏转移，这些都是晚期前列腺癌患者不常有的全身并发症。这种通常被称为NEPC的癌细胞表型不表达AR或AR信号，这代表它们不依赖于雄激素受体[53]。在分子演变的研究中显示，NEPC大多由AR依赖型前列腺癌转变而来，因为它们很多包含*TMPRSS2-ERG*重排[54]。尽管进行了重排，但AR信号的缺失阻止*TMPRSS2-ERG*融合mRNA或ERG蛋白的表达。AR依赖型的NEPC大多含有*N-MYC*和*AURKA*基因的扩增[55]。所以，CRPC的亚型之一——NEPC，针对雄激素及AR信号轴的治疗并没有效果，铂类化疗药物可能会有一定的疗效[56]。正在进行的临床试验正在评估AURKA抑制剂对NEPC亚型及*AURKA*基因扩增伴有过表达患者的疗效。值得注意的是，虽然这种AR非依赖性的NEPC很少见，但它可能会随着雄激素生物合成抑制剂和“第二代”抗雄激素药物的引进而愈发多见[57]。CRPC发展到NEPC是危险的，CRPC的尸检研究显示，多达25%以上的患者死于NEPC型[58]。

最新证据显示，由AR依赖型前列腺癌到雄激素受体旁路非依赖性前列腺癌，APIPC不一定只通过神经内分泌表型转变，也可通过其他生存途径。例如，多达80%及以上的CRPC显示*FGF8*基因的表达增多，*FGFR2*扩增的CRPC病例数也在增加[59,60]。在新雄激素生物合成抑制剂和抗雄激素药物的治疗下，患者生存时间更长，将会出现更多的APIPC亚型[61]。

致命性前列腺癌的分子发病机制：CRPC 的出现是不可避免的吗?

为了解释抗肿瘤药物的耐药性，Goldie 和 Coldman 运用了细菌和噬菌体裂解的经典研究原理，来区分自发耐药和诱导突变耐药，上述原理首先被 Luria 和 Delbrüc 团队阐述[62,63]。当然，所有人类的癌症都会出现体细胞基因组的错误，并且大多数会表现出基因组不确定性增加。癌症基因组测序和基因组分析显示有大量的碱基突变，插入、缺失、扩增、染色体拷贝数的变化和 DNA 甲基化的差异，存在于前列腺癌和人类其他的癌症中[64]。初步估计，前列腺癌的基因组包含 3866 个碱基突变、108 个重组和 5408 个差异性超甲基化序列[65,66]。持续的基因组不稳定性会导致癌症出现治疗抵抗。肿瘤细胞抗代谢药和细胞毒性药耐药性的研究显示，在对药物敏感的细胞中，某种形式的自发突变过程导致了癌细胞克隆对所应用的药物出现抵抗。这样的自发突变率在分子模型的研究中被报道高达万分之一[67]。在前列腺癌中，自发性和诱发性的基因组改变都有可能导致疾病进展成去势抵抗型。AR 倾向于募集 TOP2B 到前列腺靶基因的调节区，并触发定向染色体易位，上述不良事件可诱导基因组缺陷，从而进展为 CRPC[14]。例如，与 AR-TOP2B 相关的 DNA 双链断裂被认为可能促进 AR 扩增和过表达。前列腺癌可能从复杂的基因组周期性破坏这种现象中发展而来，这种情况在具有 AR 调控的融合基因患者中更容易出现[68]。而自发性突变通常由于接受“第二代”抗雄激素治疗的患者表达 F876L-AR。

尸检患者中 CRPC 的基因组分析显示，单一的致命性的克隆及其随后克隆的大量复制导致了肿瘤远处转移并且危及患者的生命。然而尽管接受了去势治疗、雄激素合成抑制剂、“第二代”抗雄激素药物、化疗，但前列腺癌患者还是会出现基因组不稳定性，尤其是致命性克隆体，这预示着大多数的前列腺癌会发生进展，并且最终会抵抗所应用的治疗。一项研究显示，基因组拷贝数分析表明，在转移性癌症患者原发灶中有很多碱基缺失和碱基插入，具有很大程度上的相似性，但在转移瘤的检测中却发现不同的转移瘤之间存在很大的基因差异[69]。一项关于影响基因表达的体细胞 DNA 超甲基化的分析，也显示了相同结果[70]。有趣的是，在所有前列腺癌包括无转移的 CRPC 中都可以观察到胞嘧啶的去甲基化，并且与转移部位无关。发生去甲基化的 CRPC 的细胞有着千差万别[67]。除了减少像 *NY-ESO* 和其他一些通常沉默的胚胎基因的抑制性外，在前列腺癌细胞中，后代的不稳定性可能通过激活反转录转座因子和减少染色质壁来重复序列重组，从而增加基因的不稳定[70,71]。

总结

前列腺癌初期对雄激素剥夺治疗敏感这一客观事实，反映了 AR 信号通路由控制终末分化功能向恶性表型的转化。这种 AR 依赖型前列腺癌细胞是雄激素剥夺治疗的基础，雄激素剥夺治疗目前是在前列腺癌晚期中使用最广泛的系统性疗法。然而前列腺癌表现出多种不稳定的基因型和表型，导致疾病最终进展为难治型前列腺癌。AR 依赖型的 CRPC，尤其是当 AR 含有完整的 LBD 时，对雄激素合成抑制剂和针对 LBD 的“第二代”靶向抗雄激素药物的治疗是有效的。AR 剪接变异体介导的转录物所编码的缺失性 AR，由它导致的 CRPC 或非 AR 依赖型的 CRPC，对雄激素类药物有耐药性。AR 非依赖性前列腺癌多具有高度侵袭性，且难以被现有的抗肿瘤药物治疗。

（胡海龙　译）

参考文献

1. Gelmann EP. Molecular biology of the androgen receptor. J Clin Oncol. 2002;20(13):3001–15.
2. Lawrence MG, Lai J, Clements JA. Kallikreins on steroids: structure, function, and hormonal regulation of prostate-specific antigen and the extended kallikrein locus. Endocr Rev. 2010;31(4):407–46.
3. Lin B, Ferguson C, White JT, Wang S, Vessella R, True LD, Hood L, Nelson PS. Prostate-localized and androgen-dependent regulated expression of the membrane-bound serine protease TMPRSS2. Cancer Res. 1999;59(17):4180–4.
4. Nelson WG, Carter HB, DeWeese TL, Antonarakis ES, Eisenberger MA. Prostate cancer. In: Abeloff's Clinical Oncology, Fifth Edition. Ed(s) Niederhuber JE, Armitage JO, Doroshow JH, Kastan MB, Tepper JE. Elsevier: Philadelphia, PA, 1653-1700, 2014. ISBN: 978-1-4557-2865-7.
5. Knudsen KE, Scher HI. Starving the addiction: new opportunities for durable suppression of AR signaling in prostate cancer. Clin Cancer Res. 2009;15(15): 4792–8.
6. Tomlins SA, Rhodes DR, Perner S, Dhanasekaran SM, Mehra R, Sun XW, Varambally S, Cao X, Tchinda J, Kuefer R, Lee C, Montie JE, Shah RB, Pienta KJ, Rubin MA, Chinnaiyan AM. Recurrent fusions of TMPRSS2 and ETS transcription factor genes in prostate cancer. Science. 2005;310(5748): 644–8.
7. Mosquera JM, Mehra R, Regan MM, Perner S, Genega EM, Bueti G, Shah RB, Gaston S, Tomlins SA, Wei JT, Kearney MC, Johnson LA, Tang JM, Chinnaiyan AM, Rubin MA, Sanda MG. Prevalence of TMPRSS2-ERG fusion prostate cancer among men undergoing prostate biopsy in the United States. Clin Cancer Res. 2009;15(14):4706–11.
8. Rubin MA, Maher CA, Chinnaiyan AM. Common gene rearrangements in prostate cancer. J Clin Oncol. 2011;29(27):3659–68.
9. Klezovitch O, Risk M, Coleman I, Lucas JM, Null M, True LD, Nelson PS, Vasioukhin V. A causal role for ERG in neoplastic transformation of prostate epithelium. Proc Natl Acad Sci U S A. 2008;105(6): 2105–10.
10. Tomlins SA, Laxman B, Varambally S, Cao X, Yu J, Helgeson BE, Cao Q, Prensner JR, Rubin MA, Shah RB, Mehra R, Chinnaiyan AM. Role of the TMPRSS2-ERG fusion gene in prostate cancer. Neoplasia. 2008;10(2):177–88.
11. Yu J, Yu J, Mani RS, Cao Q, Brenner CJ, Cao X, Wang X, Wu L, Li J, Hu M, Gong Y, Cheng H, Laxman B, Vellaichamy A, Shankar S, Li Y, Dhanasekaran SM, Morey R, Barrette T, Lonigro RJ, Tomlins SA, Varambally S, Qin ZS, Chinnaiyan AM. An integrated network of androgen receptor, polycomb, and TMPRSS2–ERG gene fusions in prostate cancer progression. Cancer Cell. 2010;17(5):443–54.
12. Carver BS, Chapinski C, Wongvipat J, Hieronymus H, Chen Y, Chandarlapaty S, Arora VK, Le C, Koutcher J, Scher H, Scardino PT, Rosen N, Sawyers CL. Reciprocal feedback regulation of PI3K and androgen receptor signaling in PTEN-deficient prostate cancer. Cancer Cell. 2011;19(5):575–86.
13. Chen Y, Chi P, Rockowitz S, Iaquinta PJ, Shamu T, Shukla S, Gao D, Sirota I, Carver BS, Wongvipat J, Scher HI, Zheng D, Sawyers CL. ETS factors reprogram the androgen receptor cistrome and prime prostate tumorigenesis in response to PTEN loss. Nat Med. 2013;19(8):1023–9.
14. Haffner MC, Aryee MJ, Toubaji A, Esopi DM, Albadine R, Gurel B, Isaacs WB, Bova GS, Liu W, Xu J, Meeker AK, Netto G, De Marzo AM, Nelson WG, Yegnasubramanian S. Androgen-induced TOP2B-mediated double-strand breaks and prostate cancer gene rearrangements. Nat Genet. 2010;42(8):668–75.
15. Weier C, Haffner MC, Mosbruger T, Esopi DM, Hicks J, Zheng Q, Fedor H, Isaacs WB, De Marzo AM, Nelson WG, Yegnasubramanian S. Nucleotide resolution of TMPRSS2 and ERG gene rearrangements in prostate cancer. J Pathol. 2013;230(2):174–83.
16. Li ZY, Liu DP, Liang CC. New insight into the molecular mechanisms of MLL-associated leukemia. Leukemia. 2005;19(2):183–90.
17. Lu NZ, Wardell SE, Burnstein KL, Defranco D, Fuller PJ, Giguere V, Hochberg RB, McKay L, Renoir JM, Weigel NL, Wilson EM, McDonnell DP, Cidlowski JA. International Union of Pharmacology. LXV. The pharmacology and classification of the nuclear receptor superfamily: glucocorticoid, mineralocorticoid, progesterone, and androgen receptors. Pharmacol Rev. 2006;58(4):782–97.
18. Beilin J, Ball EM, Favaloro JM, Zajac JD. Effect of the androgen receptor CAG repeat polymorphism on transcriptional activity: specificity in prostate and non-prostate cell lines. J Mol Endocrinol. 2000;25(1): 85–96.
19. Giovannucci E, Stampfer MJ, Krithivas K, Brown M, Dahl D, Brufsky A, Talcott J, Hennekens CH, Kantoff PW. The CAG repeat within the androgen receptor gene and its relationship to prostate cancer. Proc Natl Acad Sci U S A. 1997;94(7):3320–3.
20. Shafi AA, Yen AE, Weigel NL. Androgen receptors in hormone-dependent and castration-resistant prostate cancer. Pharmacol Ther. 2013;140:223–38.
21. van de Wijngaart DJ, Dubbink HJ, van Royen ME, Trapman J, Jenster G. Androgen receptor coregulators: recruitment via the co-activator groove. Mol Cell Endocrinol. 2012;352(1–2):57–69.
22. Bourguet W, Germain P, Gronemeyer H. Nuclear receptor ligand-binding domains: three-dimensional structures, molecular interactions and pharmacological implications. Trends Pharmacol Sci. 2000;21(10):381–8.
23. Wang Q, Li W, Zhang Y, Yuan X, Xu K, Yu J, Chen Z, Beroukhim R, Wang H, Lupien M, Wu T, Regan MM, Meyer CA, Carroll JS, Manrai AK, Jänne OA, Balk SP, Mehra R, Han B, Chinnaiyan AM, Rubin MA, True L, Fiorentino M, Fiore C, Loda M, Kantoff PW, Liu XS, Brown M. Androgen receptor regulates a dis-

tinct transcription program in androgen-independent prostate cancer. Cell. 2009;138(2):245–56.
24. Litvinov IV, Vander Griend DJ, Antony L, Dalrymple S, De Marzo AM, Drake CG, Isaacs JT. Androgen receptor as a licensing factor for DNA replication in androgen-sensitive prostate cancer cells. Proc Natl Acad Sci U S A. 2006;103(41):15085–90.
25. Kousteni S, Bellido T, Plotkin LI, O'Brien CA, Bodenner DL, Han L, Han K, DiGregorio GB, Katzenellenbogen JA, Katzenellenbogen BS, Roberson PK, Weinstein RS, Jilka RL, Manolagas SC. Nongenotropic, sex-nonspecific signaling through the estrogen or androgen receptors: dissociation from transcriptional activity. Cell. 2001;104(5):719–30.
26. Scher HI, Sawyers CL. Biology of progressive, castration-resistant prostate cancer: directed therapies targeting the androgen-receptor signaling axis. J Clin Oncol. 2005;23(32):8253–61.
27. Mostaghel EA, Page ST, Lin DW, et al. Intraprostatic androgens and androgen-regulated gene expression persist after testosterone suppression: therapeutic implications for castration-resistant prostate cancer. Cancer Res. 2007;67(10):5033–41.
28. Green SM, Mostaghel EA, Nelson PS. Androgen action and metabolism in prostate cancer. Mol Cell Endocrinol. 2012;360(1–2):3–13.
29. de Bono JS, Logothetis CJ, Molina A, et al. Abiraterone and increased survival in metastatic prostate cancer. N Engl J Med. 2011;364(21):1995–2005.
30. Vasaitis TS, Bruno RD, Njar VC. CYP17 inhibitors for prostate cancer therapy. J Steroid Biochem Mol Biol. 2011;125(1–2):23–31.
31. Kelly WK, Scher HI. Prostate specific antigen decline after antiandrogen withdrawal: the flutamide withdrawal syndrome. J Urol. 1993;149(3):607–9.
32. Taplin ME, Rajeshkumar B, Halabi S, Werner CP, Woda BA, Picus J, et al. Androgen receptor mutations in androgen-independent prostate cancer: Cancer and Leukemia Group B Study 9663. J Clin Oncol. 2003;21(14):2673–8.
33. Chen CD, Welsbie DS, Tran C, Baek SH, Chen R, Vessella R, et al. Molecular determinants of resistance to antiandrogen therapy. Nat Med. 2004;10(1):33–9.
34. Visakorpi T, Hyytinen E, Koivisto P, Tanner M, Keinänen R, Palmberg C, Palotie A, Tammela T, Isola J, Kallioniemi OP. In vivo amplification of the androgen receptor gene and progression of human prostate cancer. Nat Genet. 1995;9(4):401–6.
35. Waltering KK, Urbanucci A, Visakorpi T. Androgen receptor (AR) aberrations in castration-resistant prostate cancer. Mol Cell Endocrinol. 2012;360(1–2):38–43.
36. Tran C, Ouk S, Clegg NJ, Chen Y, Watson PA, Arora V, Wongvipat J, Smith-Jones PM, Yoo D, Kwon A, Wasielewska T, Welsbie D, Chen CD, Higano CS, Beer TM, Hung DT, Scher HI, Jung ME, Sawyers CL. Development of a second-generation antiandrogen for treatment of advanced prostate cancer. Science. 2009;324(5928):787–90.
37. Clegg NJ, Wongvipat J, Joseph JD, Tran C, Ouk S, Dilhas A, Chen Y, Grillot K, Bischoff ED, Cai L, Aparicio A, Dorow S, Arora V, Shao G, Qian J, Zhao H, Yang G, Cao C, Sensintaffar J, Wasielewska T, Herbert MR, Bonnefous C, Darimont B, Scher HI, Smith-Jones P, Klang M, Smith ND, De Stanchina E, Wu N, Ouerfelli O, Rix PJ, Heyman RA, Jung ME, Sawyers CL, Hager JH. ARN-509: a novel antiandrogen for prostate cancer treatment. Cancer Res. 2012;72(6):1494–503.
38. Scher HI, Fizazi K, Saad F, Taplin ME, Sternberg CN, Miller K, de Wit R, Mulders P, Chi KN, Shore ND, Armstrong AJ, Flaig TW, Fléchon A, Mainwaring P, Fleming M, Hainsworth JD, Hirmand M, Selby B, Seely L, de Bono JS, AFFIRM Investigators. Increased survival with enzalutamide in prostate cancer after chemotherapy. N Engl J Med. 2012;367(13):1187–97.
39. Joseph JD, Lu N, Qian J, Sensintaffar J, Shao G, Brigham D, et al. A clinically relevant androgen receptor mutation confers resistance to 2nd generation anti-androgens enzalutamide and ARN-509. Cancer Discov. 2013;3:1020–9.
40. Korpala M, Korna JM, Gaob X, Rakiecc DP, Ruddyc DA, Doshia S, et al. A novel mutation in androgen receptor confers genetic and phenotypic resistance to MDV3100 (enzalutamide). Cancer Discov. 2013;3: 1030–43.
41. Balbas MD, Evans MJ, Hosfield DJ, Wongvipat J, Arora VK, Watson PA, et al. Overcoming mutation-based resistance to antiandrogens with rational drug design. eLife. 2013;2:e00499.
42. Watson PA, Chen YF, Balbas MD, Wongvipat J, Socci ND, Viale A, Kim K, Sawyers CL. Constitutively active androgen receptor splice variants expressed in castration-resistant prostate cancer require full-length androgen receptor. Proc Natl Acad Sci U S A. 2010; 107(39):16759–65.
43. Sun S, Sprenger CC, Vessella RL, Haugk K, Soriano K, Mostaghel EA, Page ST, Coleman IM, Nguyen HM, Sun H, Nelson PS, Plymate SR. Castration resistance in human prostate cancer is conferred by a frequently occurring androgen receptor splice variant. J Clin Invest. 2010;120(8):2715–30.
44. Hu R, Dunn TA, Wei S, Isharwal S, Veltri RW, Humphreys E, Han M, Partin AW, Vessella RL, Isaacs WB, Bova GS, Luo J. Ligand-independent androgen receptor variants derived from splicing of cryptic exons signify hormone-refractory prostate cancer. Cancer Res. 2009;69(1):16–22.
45. Guo Z, Yang X, Sun F, Jiang R, Linn DE, Chen H, Chen H, Kong X, Melamed J, Tepper CG, Kung HJ, Brodie AM, Edwards J, Qiu Y. A novel androgen receptor splice variant is up-regulated during prostate cancer progression and promotes androgen depletion-resistant growth. Cancer Res. 2009;69(6):2305–13.
46. Dehm SM, Schmidt LJ, Heemers HV, Vessella RL, Tindall DJ. Splicing of a novel androgen receptor exon generates a constitutively active androgen receptor that mediates prostate cancer therapy resistance. Cancer Res. 2008;68(13):5469–77.
47. Nyquist MD, Dehm SM. Interplay between genomic alterations and androgen receptor signaling during

prostate cancer development and progression. Horm Cancer. 2013;4(2):61–9.
48. Liu LL, Xie N, Sun S, Plymate S, Mostaghel E, Dong X. Mechanisms of the androgen receptor splicing in prostate cancer cells. Oncogene. 2014;33(24):3140–50. doi:10.1038/onc.2013.284. Epub 2013 Jul 15.
49. Hörnberg E, Ylitalo EB, Crnalic S, Antti H, Stattin P, Widmark A, Bergh A, Wikström P. Expression of androgen receptor splice variants in prostate cancer bone metastases is associated with castration-resistance and short survival. PLoS One. 2011;6(4): e19059.
50. Hu R, Lu C, Mostaghel EA, Yegnasubramanian S, Gurel M, Tannahill C, Edwards J, Isaacs WB, Nelson PS, Bluemn E, Plymate SR, Luo J. Distinct transcriptional programs mediated by the ligand-dependent full-length androgen receptor and its splice variants in castration-resistant prostate cancer. Cancer Res. 2012; 72(14):3457–62.
51. Li Y, Chan SC, Brand LJ, Hwang TH, Silverstein KA, Dehm SM. Androgen receptor splice variants mediate enzalutamide resistance in castration-resistant prostate cancer cell lines. Cancer Res. 2013;73(2):483–9.
52. Nelson PS. Molecular states underlying androgen receptor activation: a framework for therapeutics targeting androgen signaling in prostate cancer. J Clin Oncol. 2012;30:644–6.
53. Hirano D, Okada Y, Minei S, Takimoto Y, Nemoto N. Neuroendocrine differentiation in hormone refractory prostate cancer following androgen deprivation therapy. Eur Urol. 2004;45(5):586–92.
54. Schelling LA, Williamson SR, Zhang S, Yao JL, Wang M, Huang J, Montironi R, Lopez-Beltran A, Emerson RE, Idrees MT, Osunkoya AO, Man YG, Maclennan GT, Baldridge LA, Compérat E, Cheng L. Frequent TMPRSS2-ERG rearrangement in prostatic small cell carcinoma detected by fluorescence in situ hybridization: the superiority of fluorescence in situ hybridization over ERG immunohistochemistry. Hum Pathol. 2013;44:2227–33.
55. Beltran H, Rickman DS, Park K, Chae SS, Sboner A, MacDonald TY, Wang Y, Sheikh KL, Terry S, Tagawa ST, Dhir R, Nelson JB, de la Taille A, Allory Y, Gerstein MB, Perner S, Pienta KJ, Chinnaiyan AM, Wang Y, Collins CC, Gleave ME, Demichelis F, Nanus DM, Rubin MA. Molecular characterization of neuroendocrine prostate cancer and identification of new drug targets. Cancer Discov. 2011;1(6):487–95.
56. Aparicio AM, Harzstark AL, Corn PG, Wen S, Araujo JC, Tu SM, et al. Platinum-based chemotherapy for variant castrate-resistant prostate cancer. Clin Cancer Res. 2013;19(13):3621–30.
57. Beltran H, Tagawa ST, Park K, MacDonald T, Milowsky MI, Mosquera JM, Rubin MA, Nanus DM. Challenges in recognizing treatment-related neuroendocrine prostate cancer. J Clin Oncol. 2012;30(36):e386–9.
58. Logothetis CJ, Gallick GE, Maity SN, Kim J, Aparicio A, Efstathiou E, Lin SH. Molecular classification of prostate cancer progression: foundation for marker-driven treatment of prostate cancer. Cancer Discov. 2013;3(8):849–61.
59. Dorkin TJ, et al. FGF8 over-expression in prostate cancer is associated with decreased patient survival and persists in androgen independent disease. Oncogene. 1999;18:2755–61.
60. Wu YM, Su F, Kalyana-Sundaram S, Khazanov N, Ateeq B, Cao X, Lonigro RJ, Vats P, Wang R, Lin SF, Cheng AJ, Kunju LP, Siddiqui J, Tomlins SA, Wyngaard P, Sadis S, Roychowdhury S, Hussain MH, Feng FY, Zalupski MM, Talpaz M, Pienta KJ, Rhodes DR, Robinson DR, Chinnaiyan AM. Identification of targetable FGFR gene fusions in diverse cancers. Cancer Discov. 2013;3(6):636–47.
61. Schoenborn JR, Nelson P, Fang M. Genomic profiling defines subtypes of prostate cancer with the potential for therapeutic stratification. Clin Cancer Res. 2013;19:4058–66.
62. Luria SE, Delbruck M. Mutations of bacteria from virus sensitivity to virus resistance. Genetics. 1943;28(6):491–511.
63. Goldie JH, Coldman AJ. A mathematic model for relating the drug sensitivity of tumors to their spontaneous mutation rate. Cancer Treat Rep. 1979; 63(11–12):1727–33.
64. Vogelstein B, Papadopoulos N, Velculescu VE, Zhou S, Diaz Jr LA, Kinzler KW. Cancer genome landscapes. Science. 2013;339(6127):1546–58.
65. Berger MF, Lawrence MS, Demichelis F, Drier Y, Cibulskis K, Sivachenko AY, Sboner A, Esgueva R, Pflueger D, Sougnez C, Onofrio R, Carter SL, Park K, Habegger L, Ambrogio L, Fennell T, Parkin M, Saksena G, Voet D, Ramos AH, Pugh TJ, Wilkinson J, Fisher S, Winckler W, Mahan S, Ardlie K, Baldwin J, Simons JW, Kitabayashi N, MacDonald TY, Kantoff PW, Chin L, Gabriel SB, Gerstein MB, Golub TR, Meyerson M, Tewari A, Lander ES, Getz G, Rubin MA, Garraway LA. The genomic complexity of primary prostate cancer. Nature. 2011;470(7333): 214–20.
66. Yegnasubramanian S, Wu Z, Haffner MC, Esopi D, Aryee MJ, Badrinath R, He TL, Morgan JD, Carvalho B, Zheng Q, De Marzo AM, Irizarry RA, Nelson WG. Chromosome-wide mapping of DNA methylation patterns in normal and malignant prostate cells reveals pervasive methylation of gene-associated and conserved intergenic sequences. BMC Genomics. 2011;12:313.
67. Tlsty TD, Margolin BH, Lum K. Differences in the rates of gene amplification in nontumorigenic and tumorigenic cell lines as measured by Luria–Delbruck fluctuation analysis. Proc Natl Acad Sci U S A. 1989;86(23):9441–5.
68. Baca SC, Prandi D, Lawrence MS, Mosquera JM, Romanel A, Drier Y, Park K, Kitabayashi N, MacDonald TY, Ghandi M, Van Allen E, Kryukov GV, Sboner A, Theurillat JP, Soong TD, Nickerson E, Auclair D, Tewari A, Beltran H, Onofrio RC, Boysen G, Guiducci C, Barbieri CE, Cibulskis K, Sivachenko

A, Carter SL, Saksena G, Voet D, Ramos AH, Winckler W, Cipicchio M, Ardlie K, Kantoff PW, Berger MF, Gabriel SB, Golub TR, Meyerson M, Lander ES, Elemento O, Getz G, Demichelis F, Rubin MA, Garraway LA. Punctuated evolution of prostate cancer genomes. Cell. 2013;153(3):666–77.

69. Liu W, Laitinen S, Khan S, Vihinen M, Kowalski J, Yu G, Chen L, Ewing CM, Eisenberger MA, Carducci MA, Nelson WG, Yegnasubramanian S, Luo J, Wang Y, Xu J, Isaacs WB, Visakorpi T, Bova GS. Copy number analysis indicates monoclonal origin of lethal metastatic prostate cancer. Nat Med. 2009;15(5):559–65.

70. Aryee MJ, Liu W, Engelmann JC, Nuhn P, Gurel M, Haffner MC, Esopi D, Irizarry RA, Getzenberg RH, Nelson WG, Luo J, Xu J, Isaacs WB, Bova GS, Yegnasubramanian S. DNA methylation alterations exhibit intraindividual stability and interindividual heterogeneity in prostate cancer metastases. Sci Transl Med. 2013;5(169):169ra10.

71. Yegnasubramanian S, Haffner MC, Zhang Y, Gurel B, Cornish TC, Wu Z, Irizarry RA, Morgan J, Hicks J, DeWeese TL, Isaacs WB, Bova GS, De Marzo AM, Nelson WG. DNA hypomethylation arises later in prostate cancer progression than CpG island hypermethylation and contributes to metastatic tumor heterogeneity. Cancer Res. 2008;68(21):8954–67.

第 4 章
新的影像学模式

Steve Y. Cho, Seyed S. Dianat, Katarzyna J. Macura

引言

前列腺癌是男性最常见的恶性肿瘤，也是美国男性引起肿瘤相关死亡的第二大原因[1]。在高危前列腺癌的患者中，治疗方案的制订需要参考关于肿瘤局部累及范围及远处转移情况的准确信息。局部挽救性治疗方案的选择，尤其需要可靠的观察到肿瘤局部的侵犯情况、淋巴结是否受累、是否存在远处转移及转移的程度[2,3]。对于存在淋巴结复发的前列腺癌患者，也需要进行挽救性淋巴结清扫[4,5]。在疾病晚期时，淋巴结受累程度的确定对制订新的治疗方案有至关重要的作用。去势抵抗性前列腺癌（CRPC）的治疗取决于多个因素，如是否存在远处转移[6]。前列腺癌的血行转移部位最常见于骨（90%）、肺（46%）、肝（25%）、胸膜（21%）和肾上腺（13%）[7]。目前，骨转移情况通常用骨显像（BS）［包括平面显像和单光子发射计算机断层成像（SPECT）］和正电子发射断层成像（PET）来评价，而软组织转移主要用 CT、MRI 和 PET 来检测。骨扫描时如果有可疑发现，将再进行 CT、MRI、标准直接 X 线或其他靶向的 X 线（TXR）扫描[8]。

未来肿瘤的治疗模式将包括风险适应个体化治疗，以将肿瘤控制到最好，将并发症和副作用降到最低。目前可用的以及新兴的非创伤性分子成像技术肯定会在未来的前列腺癌的治疗中发挥重要作用。正在研制的新技术，将采用生物标志物非创伤性探测与前列腺癌及疾病进展相关的细胞及分子信号通路[9]。

随着治疗方案选择的增多，提高成像技术也变得越来越重要，以提高前列腺癌诊断及治疗反应评估的能力。与米托蒽醌相比，以多西他赛为核心的化疗方案的出现提高了 CRPC 患者的生存率[10]。自 2010 年以来，CR-PC 患者的原发灶和转移灶的治疗方法已经有了很大的提高。现在有了大量针对CRPC 的新型抗肿瘤药物，包括新型的卡巴他赛、sipuleucel-T 免疫治疗、抗雄激素 CYP17 抑制剂阿比特龙、新的雄激素受体拮抗剂 enzalutamide 和 α 发射放射性同位素 ^{223} 镭。除了这些新批准的治疗方法，还有大量的靶向治疗药正在开发，并处于临床试验不同阶段[10,11]。

当评价这些新的治疗药或药物组合时会出现一个重要的问题，那就是需要有一个强有力的生物标志物，把治疗方案变得最优化和对不断出现的治疗设备进行临床管理。目前评价疾病反应及进展的机制需要综合考虑多个指标，包括前列腺特异性抗原 PSA 水平的升高，CT 和 BS 影像标准和临床症状加重，但这些指标在监测疾病进展上的敏感度有限。前列腺癌的传统成像方法，如 CT 和 ^{99m}Tc 成像，因为准确度低、特异度差、不能发现淋巴结病变而使其应用受限。新的成像方法是采用新的放射性药品进行 SPECT 和 PET 成像，跟传统的成像方法相比，可以提高骨转移和淋巴结转移的诊断率。尽管前列腺癌的治疗方案有了很大进展，但是相对诊断能力来说并没有明显提高。原来有相当一部分没有发现转移的 CRPC 患者在应用新的成像方法后，因为敏感性的提高，可能发现有转移。这就产生一个问题，早期发现前列腺癌转移灶是否最终会有临床受益。出现多种成像技术就有必要评估发现治疗转移的最佳方法和时机[12,13]。

在本章中，我们回顾性分析了多种成像方法，尤其是 PET 和 MRI，而发现了其在前列腺癌局部复发、淋巴结浸润和远处转移中的作用，并且讨论了影像学在 CRPC 患者治疗疗效评估中的作用。

单光子发射断层成像 PET

PET 在前列腺癌中的作用

功能成像方法，如 PET，是唯一能够非侵袭性并进行三维空间成像，从功能上发现与肿瘤代谢和分子信号有关的特异信息，并能够评估患者整个机体内肿瘤的异质性。进行影像学检查的主要临床指征（目的）大致可以分为三类：①诊断和初步分期；②发现生化复发转移的病灶；③发现高级别的去势抵抗转移灶[13,14]。目前能够用于前列腺 PET 显像的放射性药物包括葡萄糖和脂肪代谢产物，还有以氟化钠骨检测为基础的成像方法。新出现的放射性药物包括氨基酸、雄激素受体和前列腺特异性膜抗原（PSMA）类放射性示踪剂。

糖代谢

^{18}F-FDG 参与肿瘤糖代谢，但敏感性低，在发现前列腺癌原发灶、评价局部复发上应用受限，与前列腺炎及良性前列腺增生难以鉴别。不推荐 FDG-PET 常规用于前列腺癌转移灶的检查，尤其是软组织转移。但是如果是某些合适的病例，它也能够发现癌灶，并可以作为患者的预后指标。在根治性前列腺癌切除术后 PSA 升高的患者，FDG-PET 在 31%的患者中发现转移灶，根据采用的 PSA 指标不同，敏感度和特异度不同，若采用血清 PSA 浓度≥2.4，敏感性和特异性分别为 80%、73%，若以 PSA 升高速率每年 1.3 ng/mL 作为诊断阈值，敏感性和特异性分别为71%、77%。对正在进行化疗的患者评估疗效时，目标转移灶 FDG-PET SUV_{max} 平均上升大于 33%，可以作为区分疾病进展和非进展的标准。多因素分析也发现 FDG-PET SUV_{max} 可以作为进展性前列腺癌患者生存期的独立预测指标[20]。图 4.1 即是一个晚期转移性前列腺癌 FDG 摄取的病例。

氟化钠：骨重塑

前列腺癌骨转移的主要部位有肋骨、胸腰椎和髂骨，另外还可见于坐骨、骶尾骨、股骨、颅骨、颈椎、胸骨、肩胛骨和上肢骨。诊断骨转移通常采用的影像检查为 BS 和标准 X 线，在某些情况下，根据成像时机、费用、放射剂量及可行性等[22]，也会采用其他成像方法，如 CT、MRI、PET 和 PET-CT。目前的检查顺序是 BS、BS 联合 TXR，如果仍然无法确诊或者意见相左，可以做 CT 或者 MRI[23]检查。

由于 PET-CT 的普及、机器质量的提高、PET 空间分辨率高（相对于平面成像和 SPECT 图像）并有可能定量确定转移灶，^{18}F-氟化钠（NaF）再次引起人们的兴趣，更加广泛地用于发现骨转移灶[24]。^{18}F 中的氟离子在骨表面与骨骼羟基磷灰石晶体的羟基交换形成氟磷灰石，在成骨的部位结合位点多造成高摄取，因此 ^{18}F 可以作为骨转移程度的指标。有研究发现，在检测前列腺癌骨转移方面，NaF PET/CT 要比常规 ^{99m}Tc-MDP（MDP）

a

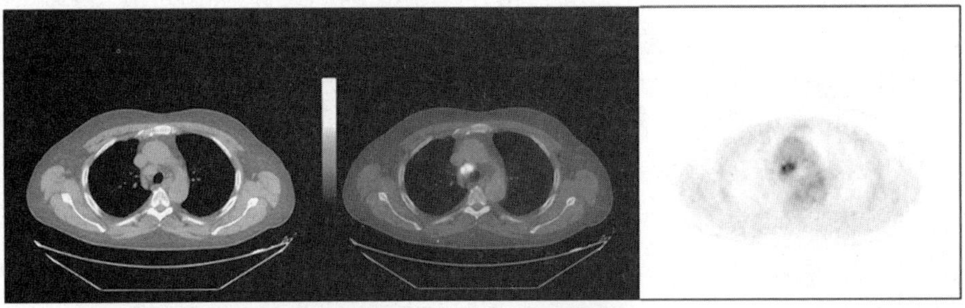

b

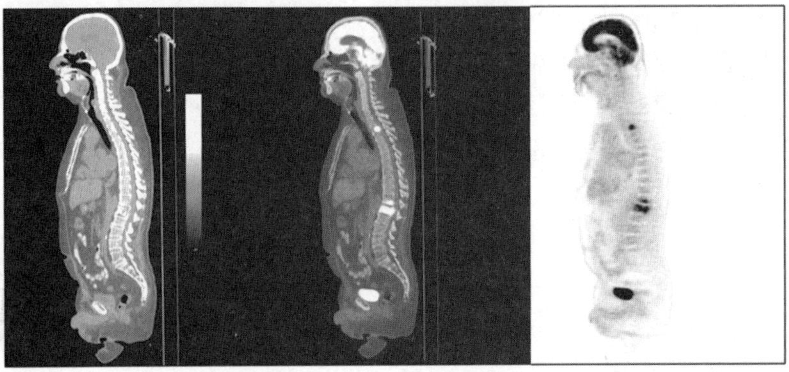

图 4.1　一位 66 岁男性转移性 CRPC 患者，行 PET-CT 显示 FDG 高代谢状态提示：(a)右侧气管旁转移淋巴结；(b)椎体骨转移(T3.T12)。(见彩插)

平面骨扫描和 MDP SPECT 显像的敏感性和特异性更高[25]。PET-CT 中的 CT 结构成像可以用于区分良、恶性病灶，从而提高 NaF PET-CT 的特异性。在 2010 年核医学与分子影像学会上发布了关于 NaF PET-CT 骨扫描的临床指南[26]。系统的文献复习发现，NaF PET和功能性胆碱类 PET 显像剂(^{18}F-氟代胆碱或^{11}C-胆碱)，不管是否联合 CT，都要比传统的平面 MDP 骨显像骨转移的检出率高[27]。这篇综述中报道，NaF PET 或 PET-CT 的敏感性和特异性分别为 88.6%和 90.7%(基于每个病灶)，86.9%和 79.9%(基于每位患者)。值得注意的是，与 MDP 骨扫描类似，NaF 也吸收处理后的闪烁现象[28]。图 4.2 NaF PET-CT 图像显示，NaF 不仅在骨转移灶中浓聚，在良性退行性椎体骨赘中也有高摄取。

与 ^{99m}Tc-MDP(MDP)骨扫描相比，NaF PET 的优势之一就是能够定量测量骨转移瘤负荷和治疗反应。有人从标准平面 MDP 骨扫描中提取了相应指标，作为影像生物标志物，以提高治疗反应评估的可重复性[29]。这个指标旨在于定量测量肿瘤负荷，即参考骨骼总重量的比值，但是由于基于平面成像，因而有内在的局限性。而 PET 显像应用 NaF 定量评估治疗反应，要优于基于 MDP 平面显像及肉眼定性的评估方法。曾有研究用 NaF PET 监测骨转移对 ^{223} 镭-氯化物放疗的反应，发现要比肉眼定量评估准确得多，并且与血清 PSA 水平和碱性磷酸酶活性有关[30]。有人研究了 NaF PET-CT 在发现和定量分析骨转移中的药代动力学和可重复性，发现摄取时间在 60±30 分钟时，就可以进行定量分析，对时间的依赖性小，同时肿瘤与正常组织的对比度较高[31]。重复性的基线扫描也显示出这些参数组内的相关性高（大于 0.9)，而临界变化百分率(高于此值的变化才认为是真实的)相对较低，说明可重复性比较高。

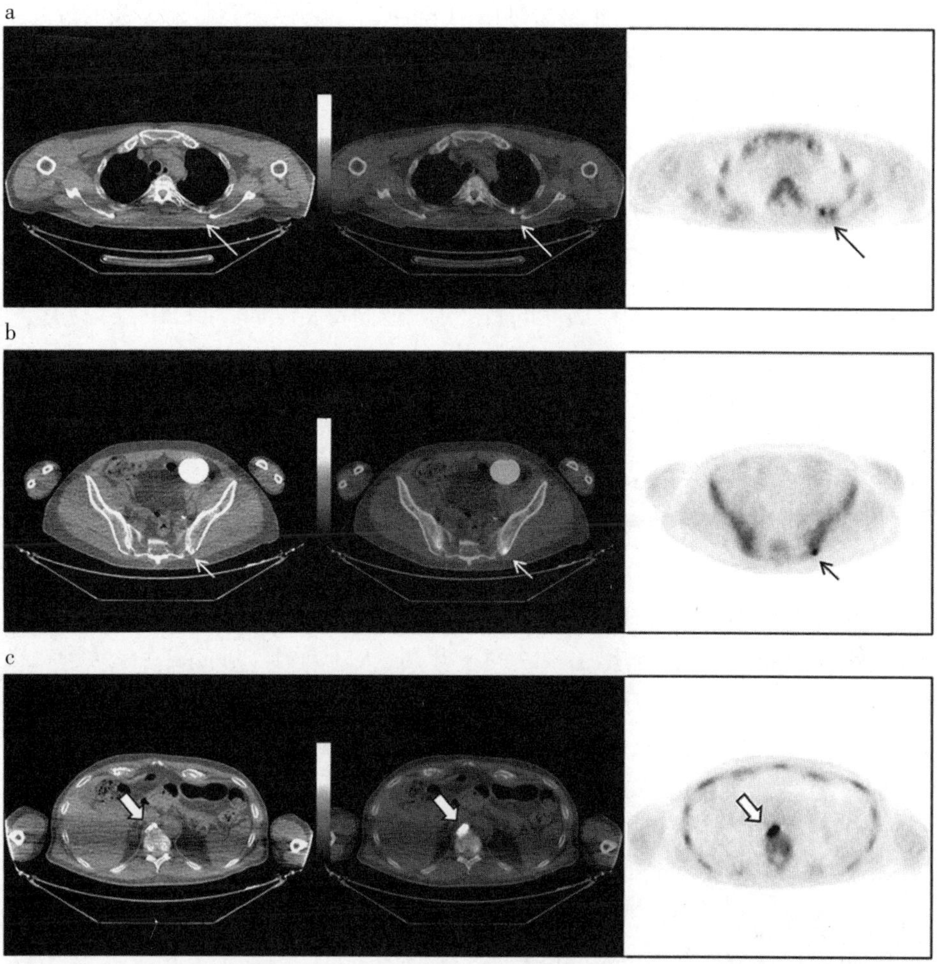

图 4.2　一位 68 岁男性骨转移患者，进行 NaF PET-CT 检查提示：(a)左侧第四肋骨(长箭头)；(b)左侧骼骨后部(短箭头)；(c)退行性椎体良性摄取的附加部位体终板骨赘(箭头)。(见彩插)

脂质代谢

胆碱

经过放射标记的胆碱可以作为放射性示踪剂用于 PET 显像，如 ^{11}C-胆碱和 ^{18}F-氟胆碱，它们通过胆碱转运体进入前列腺癌细胞，在胆碱激酶作用下发生磷酸化，参与磷脂代谢[32-35]。^{11}C-胆碱能够被前列腺癌快速摄取，并能够快速从血池中廓清(数分钟内)，经尿道排泄较少，大部分被肝脏摄取[36]。^{18}F-氟胆碱相对于 ^{11}C-胆碱尿道排泄要高，但是半衰期较长，不需要有现场回旋加速器和放化设备，仅需要有合成放射性标志物的局部分布网络，因此临床应用更广[37]。^{11}C-胆碱和 ^{18}F-氟胆碱在前列腺癌成像中应用很广泛，尤其是在欧洲和日本，并有很多文章或著作在 2012 年于明尼苏达州的罗切斯特举行的 Mayo Clinic 上发布，^{11}C-胆碱被美国食品药品管理局(FDA)认证通过，可以进行生产并用于 PET 显像。对因血清 PSA 水平升高怀疑复发并进行初始治疗后的患者，BS、CT 或者 MRI 的图像不能对肿瘤复发进行定位以进行组织学证实[38]时，可以进行胆碱类 PET 显像。

有几篇最近发表的系统性综述，收集和总结了胆碱类示踪剂的临床应用。总的来说，^{11}C-胆碱 PET-CT 影响了大约 24%（11/45）晚期前列腺癌患者的治疗[39]，一般 ^{11}C-胆碱和 ^{18}F-氟胆碱在发现前列腺癌方面的能力相似，具体分析如下[13]。

2013 年 Evangelista 等人对 ^{11}C-胆碱和 ^{18}F-氟胆碱 PET-CT 在前列腺癌首次分期中的作用进行了系统性文献回顾及荟萃分析，发现在前列腺切除术前发现淋巴结转移的敏感度较低，但总体特异度较高。在他们筛选的 10 项研究中，自 2000 年至 1 月份共有441 名患者，汇总敏感度和特异度分别为 49.2%（95% CI 为 39.9~58.4）和 95%（95% CI 为 92~97.1）[40]。造成胆碱类放射性示踪剂敏感度低的一个主要原因就是 PET 图像在发现直径小于 0.4cm 的小淋巴结方面存在局限性。

2013 年 Evangelista 等人选择了根治性前列腺切除术后或者外照射放疗后的前列腺癌患者，对 ^{11}C-胆碱和 ^{18}F-氟胆碱 PET 或 PET/CT 在探测前列腺癌复发中的作用进行了荟萃分析[41]。研究发现，胆碱 PET 和 PET-CT 在发现前列腺癌局部复发和远处转移方面有较高的敏感度和特异度。根据他们的筛选标准，有 19 项研究纳入分析，从 2000 年至 2012 年共计有 1555 名患者，在对前列腺癌复发的所有病灶（前列腺窝、淋巴结和骨）检查中，敏感度为 85.6%（95% CI 为 82.9%~88.1%），特异度为 92.6%（95% CI 为 90.1%~94.6%）；在对前列腺窝复发的检查中敏感度为 75.4%（95% CI 为 66.9%~82.6%），特异度为 82%（95% CI 为 68.6%~91.4%）；在对淋巴结转移评估中的敏感度为 100%（95% CI 为 90.5%~100%），特异度为 81.8%（95% CI 为 48.2%~97.7%）[41]。他们认为，胆碱类 PET 或 PET-CT 成像可用于检查淋巴结复发，但由于特异性较低可能会导致不必要的手术治疗。作者建议，确定前列腺癌复发要基于 PSA 分层，PSA 水平高于 1ng/mL，PSA 升高速度每年超过 1ng/mL 或者 PSA 倍增时间小于 3 个月的患者，胆碱 PET-CT 呈阳性强烈提示复发。现行的激素治疗没有影响胆碱 PET 对转移病灶的诊断准确性。但他们不建议用胆碱 PET-CT 探测局部复发[41]。

Umbehr 等人[42]进行的另一项荟萃分析，系统性回顾了 ^{18}F-氟胆碱、^{11}C-胆碱 PET 或 PET-CT 在前列腺癌分期和再分期中的作用。他们将文献回顾到 2012 年 7 月，选择了 44 项研究。尽管发现胆碱 PET 或 PET 成像在再分期中的诊断价值要比分期高，但作者仍然不能依据现有证据，建议将其用于前列腺癌的常规临床检查。他们也建议在临床分期或再分期时，根据 PSA 标准谨慎选择适合的患者，以避免出现假阴性的结果。在进行分期时，高危格林森评分（8~10）和 PSA 水平升高（大于等于 20ng/mL）有助于提高胆碱 PET 和 PET-CT 的诊断效能。在再分期时，PSA 水平轻度再升高（大于 1 ng/mL），PSA 倍增时间缩短（小于 3 个月，最长不超过 6 个月）和肿瘤初始分期（大于 pT3b 或 pN1）有助于提高影像检出率[42]。

乙酸盐

乙酸盐是另一种脂类放射性标志物，可以进入前列腺癌细胞，造成乙酰辅酶 A 合成脂肪酸的关键酶（脂肪酸合酶）的过表达[43]。在根治性前列腺切除术后或者外照射放疗后再次出现 PSA 升高的前列腺癌患者中，首次证明 ^{11}C-乙酸盐作为 PET 示踪剂可以发现前列腺癌原发灶和转移灶[45]。

Beheshti 等人[46]系统性回顾了截止到2013 年 3 月发表的关于前列腺癌 ^{11}C-乙酸盐PET 成像的文献，筛选了 24 项研究进行荟萃分析。^{11}C-乙酸盐 PET 对于原发肿瘤的诊断，汇总敏感度为 75.1%（95% CI 为 69.8~79.8），特异度为 75.8%（95% CI 为 72.4~78.9）；对于复发肿瘤的诊断，汇总敏感度为 64%（95% CI 为

59~69),特异度为 93%(95% CI 为 83~98);PSA>1ng/mL 和前列腺切除术后的患者,敏感度高于外照射放疗后的患者[46]。值得注意的是,部分研究对比了 ^{11}C-乙酸盐和胆碱类 PET 成像,发现两者相似,在发现复发肿瘤方面敏感度低,特异度相对较高,而在发现原发肿瘤方面价值有限。

虽然肿瘤组织对 ^{11}C-乙酸盐的吸收较正常前列腺组织升高,但是 ^{11}C-乙酸盐仍然不能区分肿瘤与良性前列腺增生结节。通过与组织病理学对照发现,对于所有病理上大于 0.5cm 的肿瘤,^{11}C-乙酸盐 PET-CT 诊断的敏感度和特异度分别为 61.6%和 80.0%,而多参数 MRI(T1、T2、DWI、MRS)诊断的敏感度和特异度分别为 82.3%和 95.1%。只有当肿瘤大于 0.9cm 时,^{11}C-乙酸盐的诊断准确度才可以和 MRI 相匹配[47]。

最近一项大型的试验[48]共招募了 107 例中危或高危的局灶型前列腺癌患者,在前列腺切除术前行 ^{11}C-乙酸盐 PET-CT 扫描,进行淋巴结分期,并与病理结果和临床随访治疗失败做对照。^{11}C-乙酸盐 PET-CT 发现,33.6%的患者有局部盆腔淋巴结转移和远处转移,其中又有 23.4%的患者与组织病理学结果一致。^{11}C-乙酸盐在前列腺切除术前发现淋巴结转移的敏感度为 68.0%,特异度为 78.1%,阳性预测值为 48.6%,阴性预测值为 88.9%。有趣的是,在这项临床研究中多因素分析显示,^{11}C-乙酸盐 PET 发现任何转移都能够独立预测与存活率和治疗失败无关[48]。

雄激素受体显像:^{18}F-二氢睾酮

16β-^{18}F-氟-5α-二氢睾酮(^{18}F-FDHT)是二氢睾酮的类似物,是雄激素受体(AR)的主要配体,可以非创伤性地对 AR 表达进行PET 显像[49]。首次对 ^{18}F-FDHT 的研究是采用了进行性转移的 7 名 CRPC 患者,发现 ^{18}F-FDHT 要比传统成像多发现 78%的病灶,病灶的平均 SUV_{max} 为 5.28 [50]。另一项研究中 ^{18}F-FDHT 与氟他胺竞争与 AR 结合,发现转移灶部位有 ^{18}F-FDHT 吸收,但吸收较基线水平间断下降(SUV_{max} 下降 9%~70%),这证实了 AR 介导的 ^{18}F-FDHT PET 信号[51]。

最近几项研究证明了前列腺癌 AR 显像在标记药代动力学方面的作用。在一项 MDV3100(雄激素受体信号阻滞剂)的 1~2 期研究中,参与的 22 名患者在开始治疗后,由于治疗药竞争性占领 AR 结合位点,阻断 ^{18}F-FDHT 与其结合,肿瘤较基线水平 ^{18}F-FDHT 摄取下降 (SUV_{max} 下降 20%~100%)[52]。但这些患者治疗效果较差,在治疗 12 周后进行 ^{18}F-FDG PET-CT 扫描,仅有 45%的患者 FDG-PET SUV_{max} 下降≥25%。这些结果证明,^{18}F-FDHT 更适合作为 AR 结合位点的药代动力学标记,而不是作为评估治疗效果的生物标志物。最近在一项关于另一个新的抗雄激素药物 ARN-509 的临床一期试验中,也将 ^{18}F-FDHT PET-CT 成像用于显示和评估药代动力学反应,通过 SUV 分析定量评估转移病灶 AR 结合位点的异质性,确定该药最大的 AR 阻断效能 [53]。应用 ^{18}F-FDHT PET 定量标志物替代药代动力学参数,非创伤性评估游离 AR 浓度,是在临床上比较可行的方法,并已被提议用于临床试验的验证研究[54]。

氨基酸相关受体:FACBC

前列腺癌另一个新兴的并有应用前景的 PET 放射性示踪剂就是反式-^{18}F-氟环丁羧酸(^{18}F-FACBC),它是人工合成的左旋亮氨酸的氨基酸类似物,通过氨基酸转运系统(ASCT 2)被前列腺癌细胞摄取,少部分通过钠耦合中性氨基酸转运体进入细胞,但在细胞内不与蛋白结合[55]。第一项反式-^{18}F-FACBC PET-CT 在临床研究显示，反式-^{18}F-FACBC 在前列腺癌原发灶和转移灶中有阳性摄取[56]。图 4.3 展示了骨和淋巴结转移的反式-^{18}F-FACBC PET-CT 显像。在后续的临床研究中，有 50 例前列腺切除术后或外照射放疗后的前列腺癌患者，应用反式-^{18}F-FACBC PET-CT 和 ^{111} 铟-卡罗单抗喷地肽(Prosta Scint™)SPECT/CT 分别探测复发病灶，结果显示反式-^{18}F-FACBC 要更敏感，尤其是发现前列腺外复发病灶。对于发现前列腺床的病灶，反式-^{18}F-FACBC 敏感度为 89%(95% CI：74%~97%)，特异度为 67%(95% CI为 35%~90%)，准确度为 83%(95% CI 为 70%~93%)。对于发现前列腺外复发病灶，反式-^{18}F-FACBC 敏感度为 100%(95% CI 为 69%~100%)，特异度为(95% CI 为 59%~100%)，准确度为 100%(95% CI 为 80%~100%)。最近一项小型研究共有 15 例前列腺切除术后或者外照射放疗后的前列腺癌患者，分别应用反式-^{18}F-氟环丁羧酸和 ^{11}C-胆碱 PET 探查复发病灶，发现反式-^{18}F-FACBC 检出率更高，患者检出率分别为 40%和20%，分别检出 6 个和 11 个病灶并且所有 ^{11}C-胆碱阳性的病例也都被反式-^{18}F-FACBC 检出[57]。这些有价值的初步研究仍然需要大型的多中心临床试验来证实。

前列腺特异性膜抗原(PSMA)成像

PSMA 是表达在前列腺癌细胞表面的Ⅱ型跨膜整合蛋白，也称作叶酸水解酶或谷氨酸羧肽酶Ⅱ(GCPⅡ)[58]。PSMA 与前列腺癌侵袭性有关，组织学研究表明，PSMA 高表达与转移扩散[59-61]、非雄激素依赖[62]有关，能够预测前列腺癌进展[63,64]。^{111} 铟-罗单抗喷地肽

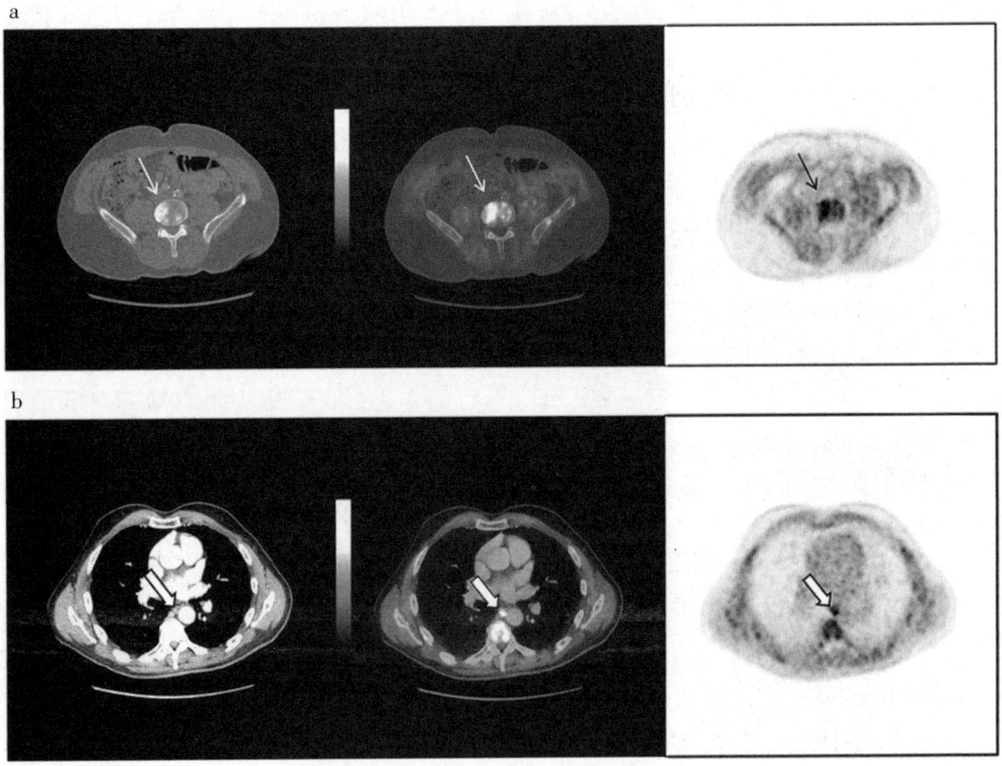

图 4.3 一位 64 岁男性 CRPC 转移患者，经抗 ^{18}F-FACBC DET-CT 扫描显示：(a)L4 椎体骨转移；(b)小的食管旁转移结节。(见彩插)

(Prosta Scint™)是制成的第一个用于前列腺成像的 PSMA 类示踪剂。可能是由于 PSMA 细胞内表位不易结合、肿瘤对于大分子抗体透过率低等原因，^{111} 铟-罗单抗喷地肽在肿瘤检出方面能力有限[65]。经过改进的人体完整抗体与更加容易结合的 PSMA 细胞外表位 J591 结合，经 ^{111} 铟和 ^{177} 镥标记，可用于转移性前列腺癌的 γ 平面成像和 SPECT-CT 成像，在一些放射免疫试验中已被采用[66-70]。有人对 10 年内的这些实验进行了回顾性分析，发现 J591 平面成像病灶发现率为 86.4%[67]。新一代临床前期影像试验进行了 ^{89}Zr-DFO-J591 PET-CT 成像，发现前列腺癌高摄取[71]。

小分子量的显影剂相比完整抗体要有更多优势，如快速肿瘤摄取、快速从非靶位清除[58]。N-{N-[(S)-1,3-Dicarboxypropyl]carbamoyl}-4-^{18}F-fluorobenzyl-l-cysteine(^{18}F-DCFBC)是一种新型的临床应用价值较高的小分子 PSMA 类抑制剂，在前列腺癌裸鼠研究中在 PSMA 表达部位显示经它的高度特异性结合[72]。第 1 例 ^{18}F-DCFBC PET-CT 在人体内的研究显示，注药 2 小时后在骨和淋巴结转移的部位有 ^{18}F-DCFBC 摄取，^{18}F-DCFBC PET 要比传统的成像方法(CT，骨扫描)发现更多的病灶[73]。这些很有前景的发现尚有待进一步证实，临床试验正在进行，以评价 ^{18}F-DCFBC PET-CT 在诊断原发前列腺癌和转移灶中的作用。图 4.4 显示的是 CRPC 患者的 ^{18}F-DCFBC PET-CT 图像，一个发现有广泛骨转移，另一个发现左侧盆腔淋巴结转移。最近发布了另一个 ^{18} 氟标记的小分子量 PSMA 靶向 PET 显像剂-BAY 1075553，已经通过前期临床验证[74]。

其他经过放射标记用于 PET 显像的 PSMA 类示踪剂，如 ^{68}Ga-标记的小分子放射性药物已经合成[75]。Afshar-Oromieh 等人分享了他们应用 Glu-NH-CO-NH-Lys-(Ahx)-[^{68}Ga(HBED-CC)](^{68}Ga-PSMA)进行 PET 显

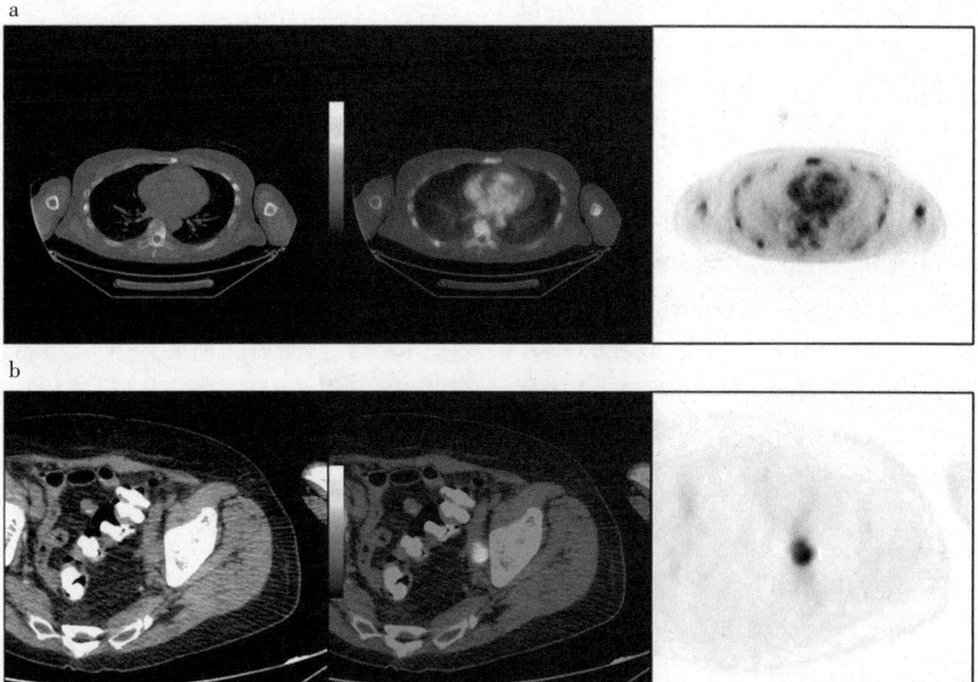

图 4.4　基于 PSMA 的 18F-DCFBC PET-CT 显示：(a)一位 62 岁转移性 CRPC 患者超级骨扫描显示广泛的骨转移；(b)一位 74 岁男性 CRPC 患者左侧髂漆侧壁淋巴结转移。(见彩插)

像的初步经验，给药 1 小时后在前列腺癌复发灶和转移灶部位出现高信号背景对比[76]。近期另一项研究共有 37 名患者，对同一个患者间隔 10 天先后进行了 ^{68}Ga-PSMA 和PET-CT 扫描，发现 ^{68}Ga-PSMA 要比 ^{18}F-氟胆碱能发现更多的病灶（分别为 78 和 56；P=0.04），信号（背景）对比度更高[77]。

PSMA 标记的示踪剂也用于 SPECT 成像，与 PET 扫描相比虽然分辨率更低，但应用更广泛。第一个在体内研究的是两个 ^{123} 碘标记的小分子 PSMA 示踪剂，^{123}I-MIP-1072 和 ^{123}I-MIP-1095，在注药 1~4 小时后即可发现癌灶，前列腺、软组织和骨均有摄取[78]。其他用于 SPECT 的 PSMA 类示踪剂已经合成的有 ^{99} 锝，在前临床模型中发现有高度特异的 PSMA 靶向肿瘤摄取[79-81]。

PSMA 成像可能最有价值的应用就是作为雄激素受体信号的下游标志，实时评估肿瘤对雄激素剥夺治疗的反应。Evans 等人[82]建立了雄激素受体阳性的多种前列腺癌动物模型，结果显示 PSMA 可以用雄激素受体依赖的治疗方式被雄激素抑制，而抗雄激素可以上调 PSMA 的表达。另一项研究对循环肿瘤细胞中雄激素受体信号进行评估，把 PSMA 和 PSA 表达作为标志物，评价激素反应性前列腺癌对雄激素剥脱治疗的反应[83]。随着 PSMA 类放射性药物的出现，把非创伤性的 PSMA PET-CT 或 SPECT-CT 成像作为雄激素受体信号的下游生物标志物，将有广阔的应用前景，但还需要审慎的临床验证。

磁共振成像（MRI）

MRI 技术和结构像

现在前列腺 MRI 成像应用的是多参数 MRI 成像（mMRI），包括形态学成像（T1WI和T2WI）和功能成像（弥散，灌注和波谱）。MR 结构像可以提供前列腺的解剖细节，T2WI 可以发现局部肿瘤分期，T1WI 有利于发现活检后瘤内出血和淋巴结受累。未经治疗的前列腺癌，且发生于外周带的肿瘤在 T2WI 上表现为低信号（黑色）。然而有一些情况，如前列腺炎、活检瘢痕或者纤维化，以及一些治疗后发生的变化，与外周带肿瘤影像表现相似，可能会掩盖周围的肿瘤或者与肿瘤混杂。

移行带肿瘤的诊断仍然是 T2WI 的难点，因为该部位肿瘤信号不均匀，仅次于良性前列腺增生（BPH）。移行带肿瘤典型表现为 T2WI 上均匀低信号，而没有 BPH 结节周边环形低信号。而间质型前列腺增生和高级别前列腺上皮内瘤病变 T2WI 信号可能与移行带肿瘤相近。另外，移行带前部肿瘤因为与肌纤维基质前部接近，单用 T2WI 难以发现[84]。

弥散加权成像（DWI）

基于水分子含量和细胞密度的不同，所以探测组织内水分子弥散能力是 DWI 发现肿瘤病灶的关键。肿瘤细胞导致细胞微环境的密度升高，细胞外基质排列紊乱，引起高 B 值 DWI 信号的升高。表观弥散系数（ADC）是衡量 DWI 水分子弥散能力的指标，肿瘤组织水分子运动受限，ADC 值升高。DWI 也有助于区分肿瘤和前列腺炎。另外，ADC 值与肿瘤分级呈负相关，肿瘤细胞越多，弥散受限越明显[85,86]。

动态增强 MRI（DCE-MRI）

DCE-MRI 检测静脉内注射对比剂的灌注和分布。肿瘤组织由于血管内皮生长因子（VEGF）高表达，出现大量新生血管。DCE-MRI 定量参数反映了肿瘤血管化情况，如结构紊乱、动静脉短路和出血[87]。

肿瘤组织由于细胞增多，组织间隙减小，导致对比剂分布的药代动力学特征与正常组织不同。相对于正常前列腺组织，肿瘤组织早期明显强化，并快速廓清。应用药代动力学模型，对DCE-MRI进行定量研究，可以对肿瘤的血流、微血管及毛细血管通透性进行定量评价[89]。

MR 波谱成像(MRSI)

肿瘤组织与正常组织的代谢情况不同，因此在波谱像上也有差异。前列腺MRSI的主要代谢产物是胆碱、肌酸和柠檬酸。柠檬酸水平的高低代表了相应体素腺体成分的多少。在正常的外周带柠檬酸水平较高，以腺体增生为主的BPH柠檬酸水平要比以基质增生为主的BPH高。前列腺癌的柠檬酸水平下降，但前列腺炎及出血也会造成MRSI上柠檬酸水平下降[90]。低分化的前列腺癌柠檬酸水平非常低[91,92]。

前列腺癌细胞单位体积的细胞膜表面积大。肿瘤细胞高增殖与细胞膜转换有关，而胆碱是细胞膜磷脂成分的副产物，因此，前列腺癌MRSI胆碱水平升高。除了每个代谢产物各自的代谢值，胆碱(柠檬酸)或(胆碱+肌酸)/柠檬酸的比值也反映了恶性肿瘤组织细胞膜代谢，已被用于区分良、恶性肿瘤。

探测淋巴结受累

目前，扩大的盆腔淋巴结清扫(ePLND)是发现淋巴结微浸润的金标准[93]。CT、MRI图像上诊断淋巴结转移的标准是淋巴结体积增大(卵圆形结节短径>10mm或圆形结节直径>8mm)。一项荟萃分析显示，CT和传统MRI诊断淋巴结转移价值有限，敏感度和特异度分别为40%、80%[94]。没有合适的淋巴结大小阈值能够准确诊断淋巴结转移。但淋巴结转移的水平能够确定N或M分期，如在髂总血管分叉水平以上出现淋巴结转移将被定义为M分期[95]。

作为功能参数，DWI可以用于区分良、恶性淋巴结肿大。恶性淋巴结由于细胞数增大，核深染扩大和出现大量大分子蛋白，通常表现为弥散受限。Eiber等人[96]的一项研究联合应用DWI和T2WI探测前列腺癌患者的淋巴结转移。一部分患者通过扩大的盆腔淋巴结清扫获得淋巴结转移的组织学证据；一部分患者通过临床随访评估。结果发现，两组病例均存在恶性结节且ADC值明显下降。作者认为，ADC阈值设置为1.3×10^{-3}可以区分良、恶性结节，并要比短径<9mm准确性高，敏感度分别为86%和82%，特异度分别为85.3%和54.4%。但DWI也有一些缺点，如经常出现伪影、空间分辨率有限。目前的这些研究采用的是不同的群组，一些患者也没有应用扩大的盆腔淋巴结清扫作为金标准，因此DWI的应用价值仍有待商榷。

有人进一步提出了MRI淋巴结对比剂，一些研究报道了MR淋巴造影(MRL)的结果。超小型超顺磁性氧化铁(USPIO)颗粒如病毒大小，在单核巨噬细胞系统内累积。它们弥漫性地聚集在正常淋巴结内。在正常情况下，巨噬细胞摄取USPIO表现为淋巴结内低信号。淋巴结转移时，由于淋巴结内有肿瘤组织，因此，在转移部位低信号消失，局灶性或弥漫性信号升高。早期研究显示，MRL比传统1.5T MR在发现淋巴结转移上敏感度和特异度要更高(90.5%比35.4%和97.8%比90.4%)，在小淋巴结中差异更加明显[97]。另一项研究用3.0T MRL探测前列腺和(或)膀胱癌患者的淋巴结转移，这些病例在之前的CT或MRI上未发现有肿大淋巴结，量化信噪比(SNR)减低后，MRL可以提高在正常大小盆腔淋巴结中发现淋巴结转移的能力[98]。

同时也发现MRL要比MDCT更易发现淋巴结转移。Heesakkers等人[99]的研究显示，在中-高危淋巴结转移（根据诺模图风险大于5%）的患者中，MRL探测淋巴结转移敏感度高于MDCT（82%比34%）。而MDCT的特异度要略高于MRL（97%比93%）。

Thoeny等人[100]的研究显示，联合应用USPIO增强MRI和DW-MRI是在正常大小淋巴结内探测淋巴结转移的有效方法，应用这种方法判断前列腺和（或）膀胱癌的淋巴结分期快速而可靠。但是USPIO的应用仅限于科学研究，只在一部分欧洲国家获得认可，到目前为止还没有被美国健康组织通过。这种对比剂的生产已经停止，临床应用目前还很难说。

探测远处转移

MRI可在骨髓内成骨变化前早期发现骨髓的变化。骨转移在T1WI表现为高信号的骨髓腔内出现低信号。T2WI抑制或者STIR序列有助于更好地发现骨转移[22]。Lecouvet等人[23]的研究显示，MRI对于一些可疑骨转移病灶的诊断能力要比BS联合TCR高，敏感度分别为82%和63%，特异度分别为100%和84%。图4.5显示了小的骨转移灶在MRI、CT和BS上的表现，BS上的可疑转移灶在断面图像上被确诊为良性病灶。

动态增强MRI在发现肿瘤病灶，尤其是复发肿瘤方面的作用已被多次研究。Kayhan等人[101]研究了前列腺癌骨转移灶的强化形式和定量特征，并将它们与正常骨组织进行了比较，发现骨转移通透性更高，呈明显强化，正常的骨在多数情况下不强化。作者认为，DCE-MRI时间分辨率高，可以在不强化的正常的骨中发现强化的骨转移灶。图4.6显示的是右股骨轴位DCE-MRI图像，其内可见转移灶。

骨骼轴位MRI（AS-MRI）可以检查高危前列腺癌患者在脊柱、盆腔及股骨区域的骨转移。MR技术的进步使全身MRI（WB-MRI）成为可能，并且视野与BS相同，空间分辨率也很好。因此，WB-MRI可以检查所有骨骼，包括四肢骨和中轴骨[102]。在对一组60例前列腺癌并高度易发转移的患者的研究中发现，WB-MRI并没有比AS-MRI在发现骨转移方面有优势[103]。全身DW-MRI是一项新出现的先进技术，可以对高度怀疑远处转移的患者进行全身一览性评估。全身DW-MRIs最好是在1.5T上进行，因为在这个场强下，抑制全身的脂肪才较为均匀。尽管3T场强下SNR较高，但因磁敏感伪影明显比脂肪抑制效果差，使其在全身DWI的应用上仍具有挑战[104]。

最近，Lecouvet等人[105]对前列腺癌并高度易发转移的患者进行WB-MRI和DWI扫描，探查转移灶，并将其与BS和CT进行比较，发现WB-MRI敏感度要高于BS（TXR），为（98%~100%）比86%；而特异度相似，为（98%~100%）比98%。两位影响通过WB-MRI发现55名患者中分别有七八人存在骨转移，而在BS（TXR）中皆为阴性。WB-MRI在探测骨转移和（或）增大淋巴结方面敏感度要比联合应用BS（TXR）和CT还要高[（91%~94%）:84%]；而特异度相似，[（91%~96%）比94%~97%]。作者认为，包括DWI序列在内的WB-MRI是一个很好的影像学方法，可以一步到位地评价高危转移前列腺癌患者的全身转移情况[105]。然而性价比和影像的经验仍是需要考虑的重要因素。图4.7显示了WB-MRI上弥漫性的骨转移。图4.8显示了FDG PET-CT和MRI WB-DWI图像上左侧盆腔淋巴结转移。

在高b值DWI图像上有运动造成的低信号灶，称为“盲点”，这也给显示转移灶带来了困难。“盲点”区域包括纵隔、肺门和心

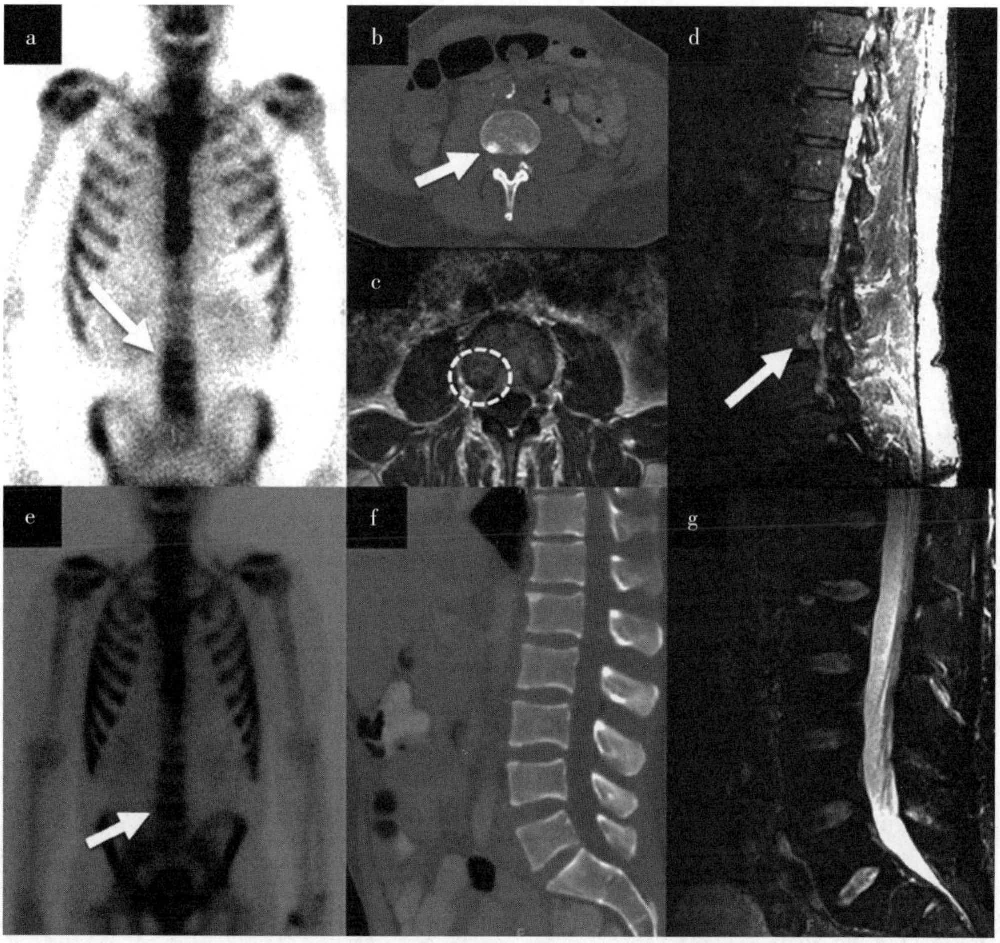

图 4.5　骨转移和良性病变的表现。在横切面和骨扫描上显示，一位 67 岁男性，活检格林森评分 5+4:(a)骨扫描在 L3 椎体右侧；(b)有轻度摄取，CT 在 L3 椎体右侧；(c)有 1cm 圆形高密度灶，MRI 证实转移灶伴有局灶性信号丢失并伴有 T1WI 上外周边缘增强；(d)STIR 序列的高信号；(e)一位 53 岁男性，活检格林森评分 4+5，骨扫描显示 L4 椎体水平的局灶性示踪剂摄取增加；(f)CT 显示无局灶性病变；(g)仅有轻微的退行性改变，可能是前凸应变导致 e 上的示踪剂增加，与 MRI 一样，STIR 序列没有异常信号。

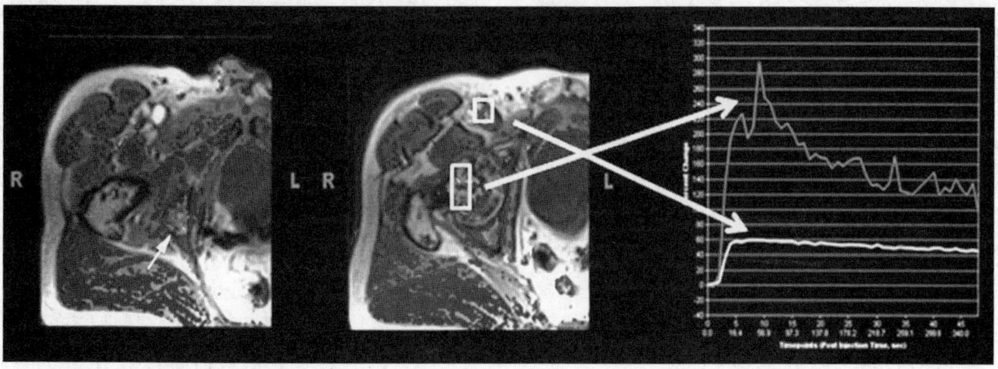

图 4.6　轴位 DCE-MRI 显示右侧股骨病变处的骨髓(箭头)的异常，具有转移灶的动力学特征。Courtesy of Michael A. Jacobs, Ph.D.(JHU)(见彩插)

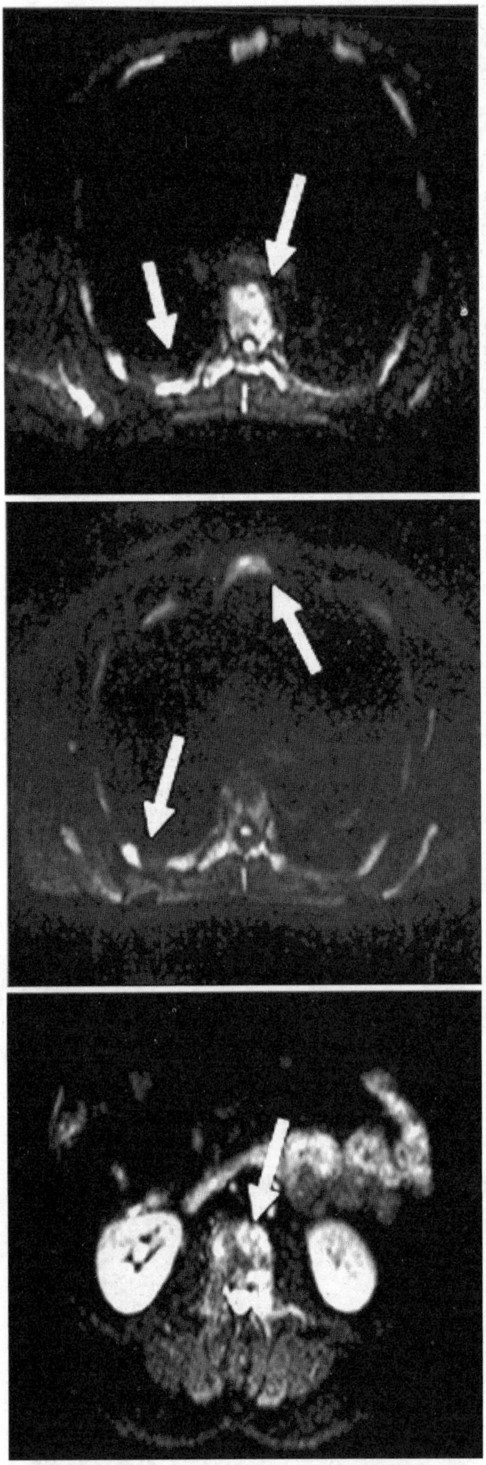

图 4.7 一位 64 岁男性弥散性转移性前列腺癌患者。在 WB-DWI(b=800)轴向上显示，肋骨、胸骨和脊柱处的转移瘤(箭头)有多个限制性扩散灶。Courtesy ofMichael A. Jacobs, Ph.D.(JHU)

脏下方的肝左上叶。因此，前胸壁骨转移不如脊柱和脊柱旁的病灶明显[104]。其他不易发现骨转移的情况还有肿瘤浸润程度低、颅骨顶、颅骨基底(临近脑组织信号高)和富含细胞的骨髓内转移[104]。非转移性病变也可以造成高 b 值 DWI 图像上的高信号，如继发于骨折的骨髓水肿、退行性改变、骨坏死、感染、血肿和黄骨髓中的红骨髓孤岛，治疗后的无活性病灶也会有 T2 透射效应。ADC 图和结构像有助于区分这些假阳性结果[104]。

在 CRPC 患者中，新发软组织转移概率较低(19%)，骨一般也只发生转移。至少是在临床Ⅱ期——疾病进展时间小于 8 个月的病例中，常规定期进行 CT 扫描并没有有效地监测到新发软组织转移。有人建议，在发现疾病进展(如 BS 发现疾病进展、PSA 升高、新发软组织疾病的临床症状或体征)或

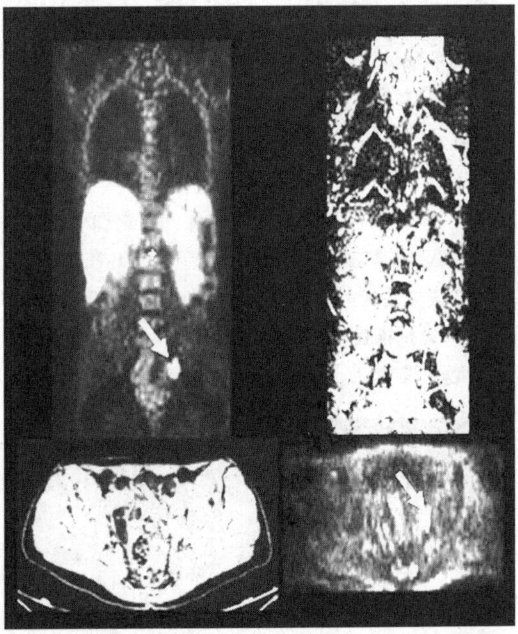

图 4.8 一位 78 岁男性前列腺癌患者 PSA 升高。FDG PET-CT(左)和 WB-DWI(右)显示左侧骨盆转移结节(箭头)具有较高的 FDG 摄取(左)和相应的 ADC，MAP 在冠状面和轴向 DWI b=800(右旋)上的受限扩散。Courtesy of Michael A. Jacobs, Ph. D.(JHU)(见彩插)

者 8 个月以上疾病没有进展的病例进行 CT 扫描[106]。

用 MRI 治疗反应评估

即使病情进展，CRPC 患者仍可能表现为相对较低的血清 PSA 水平，因此用 PSA 水平降低作为治疗有效的标准不太准确[107]。这就需要用其他的测量方法（如影像学）来评估这类肿瘤的治疗反应。最近修订过的实性肿瘤治疗反应评估标准(RECIST)可用于 CT 或 MRI 评估含有破骨成分骨转移的治疗反应[108]。然而前列腺癌一般都呈骨性转移，这在 RECIST 指南认为是不能被测量的。因此，CRPC 转移灶的治疗反应不能根据 RESIST 指南进行评估。

尽管 BS 在发现前列腺癌骨转移方面有较高敏感性，但是不能定量评估骨转移治疗引起的细微变化[106]。弥散加权 MR 成像(DW-MRI)可以作为潜在的肿瘤生物标志物监测治疗反应，预测治疗效果[109]。

DW-MRI 根据组织内水含量及水分子运动发现肿瘤病灶，但是一些微观特征也会影响水弥散，如细胞密度、核质比、组织内细胞大小的分布、细胞外间隙迂曲度、细胞膜的完整性、组织结构(如腺体形成)和组织灌注。这些特征与治疗效果有关[110]。

因此，软组织对治疗的反应在 DW-MRI 上的表现也是双向的、肿瘤内不均质的。肿瘤细胞死亡会有一过性的 ADC 值升高，当巨噬细胞清除坏死细胞组织开始重构时，ADC 值下降。治疗抵抗与 ADC 值低有关，限制了 ADC 值在评估软组织治疗反应中的应用。另外，由于放疗后毛细血管通透性增加，继发组织水肿，正常软组织放疗后出现炎症，导致 ADC 值在放疗后持续性升高[110]。

鉴于正常骨髓内有大量的脂肪细胞，而水含量较低，因此在高 b 值图像上表现为低信号，ADC 值较低。如果骨髓被肿瘤组织取代，骨髓内细胞和水含量增多，一开始表现为高 b 值图像上信号升高及 ADC 值升高；当骨转移继续进展完全取代脂肪细胞时，高 b 值 DWI 图像信号持续性升高，相应的 ADC 值下降。与软组织相比，骨髓对治疗的反应在 DWI 图像信号和 ADC 值变化上不一致，使得对弥散参数变化的解释也存在很多问题[110]。

最近功能弥散图(DM)被应用在一组小样本患者中监测治疗反应。考虑到肿瘤内部对治疗的反应不同，这种方法以体素为单位分析治疗前后 ADC 值的变化。Reischauer 等人[106]应用 DM 初步研究了前列腺癌患者抗雄激素治疗后骨盆转移 ADC 值的变化。结果显示，病灶的 ADC 平均值早在治疗 1 个月就有明显升高，一直持续到治疗后 3 个月。然而 DM 显示了部分肿瘤体积增大并伴随 ADC 值明显下降，这反映了每个肿瘤对治疗的反应不同。

总结

随着晚期前列腺癌及转移的治疗方案不断增多，改进的前列腺癌功能成像，弥补了传统的 CT 和骨扫描的弱点，在临床管理和开发药物中的作用也变得愈加重要。除了 FDG PET-CT 外，各种现有的以及研制中的 PET 放射性标志物也正在评估，并将作为非创伤性的影像生物标志物应用于 CRPC。目前的 MRI 技术，尤其是 DW-MRI，有监测 CRPC 治疗反应和预测治疗效果的潜力。多模态 PET-MRI 的出现将有助于融合这两种技术，提高我们对转移性前列腺癌患者的了解和治疗。

（李绪斌　译）

参考文献

1. Jemal A, Siegel R, Xu J, Ward E. Cancer statistics. CA Cancer J Clin. 2010;60(5):277–300.
2. Ahmed HU, Cathcart P, McCartan N, Kirkham A, Allen C, Freeman A, et al. Focal salvage therapy for localized prostate cancer recurrence after external beam radiotherapy: a pilot study. Cancer. 2012; 118(17):4148–55.
3. Bjerklund Johansen TE, Witzsch U, Greene D. Salvage treatment in prostate cancer: a clinical approach. Expert Rev Anticancer Ther. 2013;13(5):613–23.
4. Rigatti P, Suardi N, Briganti A, Da Pozzo LF, Tutolo M, Villa L, et al. Pelvic/retroperitoneal salvage lymph node dissection for patients treated with radical prostatectomy with biochemical recurrence and nodal recurrence detected by [11C]choline positron emission tomography/computed tomography. Eur Urol. 2011;60(5):935–43.
5. Jilg CA, Rischke HC, Reske SN, Henne K, Grosu AL, Weber W, et al. Salvage lymph node dissection with adjuvant radiotherapy for nodal recurrence of prostate cancer. J Urol. 2012;188(6):2190–7.
6. Miller K, Moul JW, Gleave M, Fizazi K, Nelson JB, Morris T, et al. Phase III, randomized, placebo-controlled study of once-daily oral zibotentan (ZD4054) in patients with non-metastatic castration-resistant prostate cancer. Prostate Cancer Prostatic Dis. 2013; 16:187–92.
7. Bubendorf L, Schopfer A, Wagner U, Sauter G, Moch H, Willi N, et al. Metastatic patterns of prostate cancer: an autopsy study of 1,589 patients. Hum Pathol. 2000;31(5):578–83.
8. Morisson C, Jeraj R, Liu G. Imaging of castration-resistant prostrate cancer: development of imaging response biomarkers. Curr Opin Urol. 2013;23(3): 230–6.
9. Fox JJ, Schoder H, Larson SM. Molecular imaging of prostate cancer. Curr Opin Urol. 2012;22(4): 320–7.
10. Yap TA, Zivi A, Omlin A, de Bono JS. The changing therapeutic landscape of castration-resistant prostate cancer. Nat Rev Clin Oncol. 2011;8(10):597–610.
11. Crawford ED, Flaig TW. Optimizing outcomes of advanced prostate cancer: drug sequencing and novel therapeutic approaches. Oncology (Williston Park). 2012;26(1):70–7.
12. Sartor O, Eisenberger M, Kattan MW, Tombal B, Lecouvet F. Unmet needs in the prediction and detection of metastases in prostate cancer. Oncologist. 2013;18(5):549–57.
13. Cho SY, Szabo Z. Molecular imaging of urogenital diseases. Semin Nucl Med. 2014;44(2):93–109.
14. Walczak JR, Carducci MA. Prostate cancer: a practical approach to current management of recurrent disease. Mayo Clin Proc. 2007;82(2):243–9.
15. Hofer C, Laubenbacher C, Block T, Breul J, Hartung R, Schwaiger M. Fluorine-18-fluorodeoxyglucose positron emission tomography is useless for the detection of local recurrence after radical prostatectomy. Eur Urol. 1999;36(1):31–5.
16. Liu IJ, Zafar MB, Lai YH, Segall GM, Terris MK. Fluorodeoxyglucose positron emission tomography studies in diagnosis and staging of clinically organ-confined prostate cancer. Urology. 2001;57(1): 108–11.
17. Morris MJ, Akhurst T, Osman I, Nunez R, Macapinlac H, Siedlecki K, et al. Fluorinated deoxyglucose positron emission tomography imaging in progressive metastatic prostate cancer. Urology. 2002;59(6):913–8.
18. Schoder H, Herrmann K, Gonen M, Hricak H, Eberhard S, Scardino P, et al. 2-[18F]fluoro-2-deoxyglucose positron emission tomography for the detection of disease in patients with prostate-specific antigen relapse after radical prostatectomy. Clin Cancer Res. 2005;11(13):4761–9.
19. Morris MJ, Akhurst T, Larson SM, Ditullio M, Chu E, Siedlecki K, et al. Fluorodeoxyglucose positron emission tomography as an outcome measure for castrate metastatic prostate cancer treated with antimicrotubule chemotherapy. Clin Cancer Res. 2005; 11(9):3210–6.
20. Meirelles GS, Schoder H, Ravizzini GC, Gonen M, Fox JJ, Humm J, et al. Prognostic value of baseline [18F] fluorodeoxyglucose positron emission tomography and 99mTc-MDP bone scan in progressing metastatic prostate cancer. Clin Cancer Res. 2010; 16(24):6093–9.
21. Wang C, Shen Y. Study on the distribution features of bone metastases in prostate cancer. Nucl Med Commun. 2012;33(4):379–83.
22. Messiou C, Cook G, deSouza NM. Imaging metastatic bone disease from carcinoma of the prostate. Br J Cancer. 2009;101(8):1225–32.
23. Lecouvet FE, Geukens D, Stainier A, Jamar F, Jamart J, d'Othee BJ, et al. Magnetic resonance imaging of the axial skeleton for detecting bone metastases in patients with high-risk prostate cancer: diagnostic and cost-effectiveness and comparison with current detection strategies. J Clinl Oncol. 2007;25(22):3281–7.
24. Wong KK, Piert M. Dynamic bone imaging with 99mTc-labeled diphosphonates and 18F-NaF: mechanisms and applications. J Nucl Med. 2013; 54(4):590–9.
25. Even-Sapir E, Metser U, Mishani E, Lievshitz G, Lerman H, Leibovitch I. The detection of bone metastases in patients with high-risk prostate cancer: 99mTc-MDP Planar bone scintigraphy, single- and multi-field-of-view SPECT, 18F-fluoride PET, and 18F-fluoride PET/CT. J Nucl Med. 2006;47(2): 287–97.
26. Segall G, Delbeke D, Stabin MG, Even-Sapir E, Fair J, Sajdak R, et al. SNM practice guideline for sodium 18F-fluoride PET/CT bone scans 1.0. J Nucl Med. 2010;51(11):1813–20.
27. Wondergem M, van der Zant FM, van der Ploeg T, Knol RJ. A literature review of 18F-fluoride PET/CT and 18F-choline or 11C-choline PET/CT for detec-

tion of bone metastases in patients with prostate cancer. Nucl Med Commun. 2013;34(10):935–45.
28. Grant FD, Fahey FH, Packard AB, Davis RT, Alavi A, Treves ST. Skeletal PET with 18F-fluoride: applying new technology to an old tracer. J Nucl Med. 2008;49(1):68–78.
29. Dennis ER, Jia X, Mezheritskiy IS, Stephenson RD, Schoder H, Fox JJ, et al. Bone scan index: a quantitative treatment response biomarker for castration-resistant metastatic prostate cancer. J Clin Oncol. 2012;30(5):519–24.
30. Cook Jr G, Parker C, Chua S, Johnson B, Aksnes AK, Lewington VJ. 18F-fluoride PET: changes in uptake as a method to assess response in bone metastases from castrate-resistant prostate cancer patients treated with 223Ra-chloride (Alpharadin). EJNMMI Res. 2011;1(1):4.
31. Kurdziel KA, Shih JH, Apolo AB, Lindenberg L, Mena E, McKinney YY, et al. The kinetics and reproducibility of 18F-sodium fluoride for oncology using current PET camera technology. J Nucl Med. 2012;53(8):1175–84.
32. Mertens K, Slaets D, Lambert B, Acou M, De Vos F, Goethals I. PET with (18)F-labelled choline-based tracers for tumour imaging: a review of the literature. Eur J Nucl Med Mol Imaging. 2010;37(11):2188–93.
33. Hara T, Bansal A, DeGrado TR. Choline transporter as a novel target for molecular imaging of cancer. Mol Imaging. 2006;5(4):498–509.
34. Ramirez de Molina A, Rodriguez-Gonzalez A, Gutierrez R, Martinez-Pineiro L, Sanchez J, Bonilla F, et al. Overexpression of choline kinase is a frequent feature in human tumor-derived cell lines and in lung, prostate, and colorectal human cancers. Biochem Biophys Res Commun. 2002;296(3):580–3.
35. Yoshimoto M, Waki A, Obata A, Furukawa T, Yonekura Y, Fujibayashi Y. Radiolabeled choline as a proliferation marker: comparison with radiolabeled acetate. Nucl Med Biol. 2004;31(7):859–65.
36. Hara T, Kosaka N, Kishi H. PET imaging of prostate cancer using carbon-11-choline. J Nucl Med. 1998;39(6):990–5.
37. Kwee SA, DeGrado TR, Talbot JN, Gutman F, Coel MN. Cancer imaging with fluorine-18-labeled choline derivatives. Semin Nucl Med. 2007;37(6):420–8.
38. FDA approves 11C-choline for PET in prostate cancer. J Nucl Med. 2012;53(12):11N.
39. Tuncel M, Souvatzoglou M, Herrmann K, Stollfuss J, Schuster T, Weirich G, et al. [(11)C]Choline positron emission tomography/computed tomography for staging and restaging of patients with advanced prostate cancer. Nucl Med Biol. 2008;35(6):689–95.
40. Evangelista L, Guttilla A, Zattoni F, Muzzio PC. Utility of choline positron emission tomography/computed tomography for lymph node involvement identification in intermediate- to high-risk prostate cancer: a systematic literature review and meta-analysis. Eur Urol. 2013;63(6):1040–8.
41. Evangelista L, Zattoni F, Guttilla A, Saladini G, Colletti PM, Rubello D. Choline PET or PET/CT and biochemical relapse of prostate cancer: a systematic review and meta-analysis. Clin Nucl Med. 2013;38(5):305–14.
42. Umbehr MH, Muntener M, Hany T, Sulser T, Bachmann LM. The role of 11C-choline and 18F-fluorocholine positron emission tomography (PET) and PET/CT in prostate cancer: a systematic review and meta-analysis. Eur Urol. 2013;64(1):106–17.
43. Yoshii Y, Furukawa T, Oyama N, Hasegawa Y, Kiyono Y, Nishii R, et al. Fatty acid synthase is a key target in multiple essential tumor functions of prostate cancer: uptake of radiolabeled acetate as a predictor of the targeted therapy outcome. PLoS One. 2013;8(5):e64570.
44. Oyama N, Akino H, Kanamaru H, Suzuki Y, Muramoto S, Yonekura Y, et al. 11C-acetate PET imaging of prostate cancer. J Nucl Med. 2002;43(2):181–6.
45. Oyama N, Miller TR, Dehdashti F, Siegel BA, Fischer KC, Michalski JM, et al. 11C-acetate PET imaging of prostate cancer: detection of recurrent disease at PSA relapse. J Nucl Med. 2003;44(4):549–55.
46. Beheshti M, Treglia G, Zakavi SR, Langsteger W, Ghodsi RMA, Dabbagh KVR, et al. Application of 11C-acetate positron-emission tomography (PET) imaging in prostate cancer: systematic review and meta-analysis of the literature. BJU Int. 2013;112:1062–72.
47. Mena E, Turkbey B, Mani H, Adler S, Valera VA, Bernardo M, et al. 11C-Acetate PET/CT in localized prostate cancer: a study with MRI and histopathologic correlation. J Nucl Med. 2012;53(4):538–45.
48. Haseebuddin M, Dehdashti F, Siegel BA, Liu J, Roth EB, Nepple KG, et al. 11C-acetate PET/CT before radical prostatectomy: nodal staging and treatment failure prediction. J Nucl Med. 2013;54(5):699–706.
49. Zanzonico PB, Finn R, Pentlow KS, Erdi Y, Beattie B, Akhurst T, et al. PET-based radiation dosimetry in man of 18F-fluorodihydrotestosterone, a new radiotracer for imaging prostate cancer. J Nucl Med. 2004;45(11):1966–71.
50. Larson SM, Morris M, Gunther I, Beattie B, Humm JL, Akhurst TA, et al. Tumor localization of 16beta-18F-fluoro-5alpha-dihydrotestosterone versus 18F-FDG in patients with progressive, metastatic prostate cancer. J Nucl Med. 2004;45(3):366–73.
51. Dehdashti F, Picus J, Michalski JM, Dence CS, Siegel BA, Katzenellenbogen JA, et al. Positron tomographic assessment of androgen receptors in prostatic carcinoma. Eur J Nucl Med Mol Imaging. 2005;32(3):344–50.
52. Scher HI, Beer TM, Higano CS, Anand A, Taplin ME, Efstathiou E, et al. Antitumour activity of MDV3100 in castration-resistant prostate cancer: a phase 1–2 study. Lancet. 2010;375(9724):1437–46.
53. Rathkopf DE, Morris MJ, Fox JJ, Danila DC, Slovin SF, Hager JH, et al. Phase I study of ARN-509, a novel antiandrogen, in the treatment of castration-resistant prostate cancer. J Clin Oncol. 2013;31(28):3525–30.

54. Beattie BJ, Smith-Jones PM, Jhanwar YS, Schoder H, Schmidtlein CR, Morris MJ, et al. Pharmacokinetic assessment of the uptake of 16beta-18F-fluoro-5alpha-dihydrotestosterone (FDHT) in prostate tumors as measured by PET. J Nucl Med. 2010;51(2):183–92.
55. Okudaira H, Shikano N, Nishii R, Miyagi T, Yoshimoto M, Kobayashi M, et al. Putative transport mechanism and intracellular fate of trans-1-amino-3-18F-fluorocyclobutanecarboxylic acid in human prostate cancer. J Nucl Med. 2011;52(5):822–9.
56. Schuster DM, Votaw JR, Nieh PT, Yu W, Nye JA, Master V, et al. Initial experience with the radiotracer anti-1-amino-3-18F-fluorocyclobutane-1-carboxylic acid with PET/CT in prostate carcinoma. J Nucl Med. 2007;48(1):56–63.
57. Nanni C, Schiavina R, Boschi S, Ambrosini V, Pettinato C, Brunocilla E, et al. Comparison of 18F-FACBC and 11C-choline PET/CT in patients with radically treated prostate cancer and biochemical relapse: preliminary results. Eur J Nucl Med Mol Imaging. 2013;40 Suppl 1:S11–7.
58. Foss CA, Mease RC, Cho SY, Kim HJ, Pomper MG. GCPII imaging and cancer. Curr Med Chem. 2012;19(9):1346–59.
59. Bostwick DG, Pacelli A, Blute M, Roche P, Murphy GP. Prostate specific membrane antigen expression in prostatic intraepithelial neoplasia and adenocarcinoma: a study of 184 cases. Cancer. 1998;82(11):2256–61.
60. Chang SS, Reuter VE, Heston WD, Gaudin PB. Comparison of anti-prostate-specific membrane antigen antibodies and other immunomarkers in metastatic prostate carcinoma. Urology. 2001;57(6):1179–83.
61. Sweat SD, Pacelli A, Murphy GP, Bostwick DG. Prostate-specific membrane antigen expression is greatest in prostate adenocarcinoma and lymph node metastases. Urology. 1998;52(4):637–40.
62. Wright Jr GL, Grob BM, Haley C, Grossman K, Newhall K, Petrylak D, et al. Upregulation of prostate-specific membrane antigen after androgen-deprivation therapy. Urology. 1996;48(2):326–34.
63. Perner S, Hofer MD, Kim R, Shah RB, Li H, Moller P, et al. Prostate-specific membrane antigen expression as a predictor of prostate cancer progression. Hum Pathol. 2007;38(5):696–701.
64. Ross JS, Sheehan CE, Fisher HA, Kaufman Jr RP, Kaur P, Gray K, et al. Correlation of primary tumor prostate-specific membrane antigen expression with disease recurrence in prostate cancer. Clin Cancer Res. 2003;9(17):6357–62.
65. Thomas CT, Bradshaw PT, Pollock BH, Montie JE, Taylor JM, Thames HD, et al. Indium-111-capromab pendetide radioimmunoscintigraphy and prognosis for durable biochemical response to salvage radiation therapy in men after failed prostatectomy. J Clin Oncol. 2003;21(9):1715–21.
66. Pandit-Taskar N, O'Donoghue JA, Morris MJ, Wills EA, Schwartz LH, Gonen M, et al. Antibody mass escalation study in patients with castration-resistant prostate cancer using 111In-J591: lesion detectability and dosimetric projections for 90Y radioimmunotherapy. J Nucl Med. 2008;49(7):1066–74.
67. Osborne JR, Akhtar NH, Vallabhajosula S, Anand A, Deh K, Tagawa ST. Prostate-specific membrane antigen-based imaging. Urol Oncol. 2013;31(2):144–54.
68. Bander NH, Milowsky MI, Nanus DM, Kostakoglu L, Vallabhajosula S, Goldsmith SJ. Phase I trial of 177lutetium-labeled J591, a monoclonal antibody to prostate-specific membrane antigen, in patients with androgen-independent prostate cancer. J Clin Oncol. 2005;23(21):4591–601.
69. Morris MJ, Divgi CR, Pandit-Taskar N, Batraki M, Warren N, Nacca A, et al. Pilot trial of unlabeled and indium-111-labeled anti-prostate-specific membrane antigen antibody J591 for castrate metastatic prostate cancer. Clin Cancer Res. 2005;11(20):7454–61.
70. Tagawa ST, Milowsky MI, Morris M, Vallabhajosula S, Christos P, Akhtar NH, et al. Phase II study of lutetium-177-labeled anti-prostate-specific membrane antigen monoclonal antibody J591 for metastatic castration-resistant prostate cancer. Clin Cancer Res. 2013;19(18):5182–91.
71. Holland JP, Divilov V, Bander NH, Smith-Jones PM, Larson SM, Lewis JS. 89Zr-DFO-J591 for immuno PET of prostate-specific membrane antigen expression in vivo. J Nucl Med. 2010;51(8):1293–300.
72. Mease RC, Dusich CL, Foss CA, Ravert HT, Dannals RF, Seidel J, et al. N-[N-[(S)-1,3-Dicarboxypropyl]carbamoyl]-4-[18F]fluorobenzyl-L-cysteine, [18F]DCFBC: a new imaging probe for prostate cancer. Clin Cancer Res. 2008;14(10):3036–43.
73. Cho SY, Gage KL, Mease RC, Senthamizhchelvan S, Holt DP, Jeffrey-Kwanisai A, et al. Biodistribution, tumor detection, and radiation dosimetry of 18F-DCFBC, a low-molecular-weight inhibitor of prostate-specific membrane antigen, in patients with metastatic prostate cancer. J Nucl Med. 2012;53(12):1883–91.
74. Lesche R, Kettschau G, Gromov AV, Bohnke N, Borkowski S, Monning U, et al. Preclinical evaluation of BAY 1075553, a novel F-labelled inhibitor of prostate-specific membrane antigen for PET imaging of prostate cancer. Eur J Nucl Med Mol Imaging. 2014;41:89–101.
75. Banerjee SR, Pullambhatla M, Byun Y, Nimmagadda S, Green G, Fox JJ, et al. 68Ga-labeled inhibitors of prostate-specific membrane antigen (PSMA) for imaging prostate cancer. J Med Chem. 2010;53(14):5333–41.
76. Afshar-Oromieh A, Malcher A, Eder M, Eisenhut M, Linhart HG, Hadaschik BA, et al. PET imaging with a [68Ga]gallium-labelled PSMA ligand for the diagnosis of prostate cancer: biodistribution in humans and first evaluation of tumour lesions. Eur J Nucl Med Mol Imaging. 2013;40(4):486–95.
77. Afshar-Oromieh A, Zechmann CM, Malcher A, Eder M, Eisenhut M, Linhart HG, et al. Comparison of PET imaging with a Ga-labelled PSMA ligand and

F-choline-based PET/CT for the diagnosis of recurrent prostate cancer. Eur J Nucl Med Mol Imaging. 2014;41:11–20.
78. Barrett JA, Coleman RE, Goldsmith SJ, Vallabhajosula S, Petry NA, Cho S, et al. First-in-man evaluation of 2 high-affinity PSMA-avid small molecules for imaging prostate cancer. J Nucl Med. 2013;54(3):380–7.
79. Banerjee SR, Foss CA, Castanares M, Mease RC, Byun Y, Fox JJ, et al. Synthesis and evaluation of technetium-99 m- and rhenium-labeled inhibitors of the prostate-specific membrane antigen (PSMA). J Med Chem. 2008;51(15):4504–17.
80. Hillier SM, Maresca KP, Lu G, Merkin RD, Marquis JC, Zimmerman CN, et al. 99mTc-labeled small-molecule inhibitors of prostate-specific membrane antigen for molecular imaging of prostate cancer. J Nucl Med. 2013;54(8):1369–76.
81. Kularatne SA, Wang K, Santhapuram HK, Low PS. Prostate-specific membrane antigen targeted imaging and therapy of prostate cancer using a PSMA inhibitor as a homing ligand. Mol Pharm. 2009;6(3):780–9.
82. Evans MJ, Smith-Jones PM, Wongvipat J, Navarro V, Kim S, Bander NH, et al. Noninvasive measurement of androgen receptor signaling with a positron-emitting radiopharmaceutical that targets prostate-specific membrane antigen. Proc Natl Acad Sci U S A. 2011;108(23):9578–82.
83. Miyamoto DT, Lee RJ, Stott SL, Ting DT, Wittner BS, Ulman M, et al. Androgen receptor signaling in circulating tumor cells as a marker of hormonally responsive prostate cancer. Cancer Discov. 2012;2(11): 995–1003.
84. Bonekamp D, Jacobs MA, El-Khouli R, Stoianovici D, Macura KJ. Advancements in MR imaging of the prostate: from diagnosis to interventions. Radiographics. 2011;31(3):677–703.
85. Nagel KN, Schouten MG, Hambrock T, Litjens GJ, Hoeks CM, ten Haken B, et al. Differentiation of prostatitis and prostate cancer by using diffusion-weighted MR imaging and MR-guided biopsy at 3 T. Radiology. 2013;267(1):164–72.
86. Vargas HA, Akin O, Franiel T, Mazaheri Y, Zheng J, Moskowitz C, et al. Diffusion-weighted endorectal MR imaging at 3T for prostate cancer: tumor detection and assessment of aggressiveness. Radiology. 2011; 259(3):775–84.
87. Dvorak HF, Nagy JA, Feng D, Brown LF, Dvorak AM. Vascular permeability factor/vascular endothelial growth factor and the significance of microvascular hyperpermeability in angiogenesis. Curr Top Microbiol Immunol. 1999;237:97–132.
88. Seitz M, Shukla-Dave A, Bjartell A, Touijer K, Sciarra A, Bastian PJ, et al. Functional magnetic resonance imaging in prostate cancer. Eur Urol. 2009;55(4):801–14.
89. Tofts PS, Brix G, Buckley DL, Evelhoch JL, Henderson E, Knopp MV, et al. Estimating kinetic parameters from dynamic contrast-enhanced T(1)-weighted MRI of a diffusable tracer: standardized quantities and symbols. J Magn Reson Imaging. 1999;10(3):223–32.
90. Kaji Y, Kurhanewicz J, Hricak H, Sokolov DL, Huang LR, Nelson SJ, et al. Localizing prostate cancer in the presence of postbiopsy changes on MR images: role of proton MR spectroscopic imaging. Radiology. 1998;206(3):785–90.
91. Kayhan A, Fan X, Oommen J, Oto A. Multi-parametric MR imaging of transition zone prostate cancer: Imaging features, detection and staging. World J Radiol. 2010;2(5):180–7.
92. Kurhanewicz J, Dahiya R, Macdonald JM, Chang LH, James TL, Narayan P. Citrate alterations in primary and metastatic human prostatic adenocarcinomas: 1H magnetic resonance spectroscopy and biochemical study. Magn Reson Med. 1993;29(2): 149–57.
93. Network NCC. NCCN Clinical Practice Guidelines in Oncology. Prostate Cancer. Version 2.2013. [cited; Available from: http://www.nccn.org/professionals/physician_gls/pdf/prostate.pdf]
94. Hovels AM, Heesakkers RA, Adang EM, Jager GJ, Strum S, Hoogeveen YL, et al. The diagnostic accuracy of CT and MRI in the staging of pelvic lymph nodes in patients with prostate cancer: a meta-analysis. Clin Radiol. 2008;63(4):387–95.
95. Mattei A, Fuechsel FG, Bhatta Dhar N, Warncke SH, Thalmann GN, Krause T, et al. The template of the primary lymphatic landing sites of the prostate should be revisited: results of a multimodality mapping study. Eur Urol. 2008;53(1):118–25.
96. Eiber M, Beer AJ, Holzapfel K, Tauber R, Ganter C, Weirich G, et al. Preliminary results for characterization of pelvic lymph nodes in patients with prostate cancer by diffusion-weighted MR-imaging. Invest Radiol. 2010;45(1):15–23.
97. Harisinghani MG, Barentsz J, Hahn PF, Deserno WM, Tabatabaei S, van de Kaa CH, et al. Noninvasive detection of clinically occult lymph-node metastases in prostate cancer. N Engl J Med. 2003;348(25): 2491–9.
98. Froehlich JM, Triantafyllou M, Fleischmann A, Vermathen P, Thalmann GN, Thoeny HC. Does quantification of USPIO uptake-related signal loss allow differentiation of benign and malignant normal-sized pelvic lymph nodes? Contrast Media Mol Imaging. 2012;7(3):346–55.
99. Heesakkers RA, Hovels AM, Jager GJ, van den Bosch HC, Witjes JA, Raat HP, et al. MRI with a lymph-node-specific contrast agent as an alternative to CT scan and lymph-node dissection in patients with prostate cancer: a prospective multicohort study. Lancet Oncol. 2008;9(9):850–6.
100. Thoeny HC, Triantafyllou M, Birkhaeuser FD, Froehlich JM, Tshering DW, Binser T, et al. Combined ultrasmall superparamagnetic particles of iron oxide-enhanced and diffusion-weighted magnetic resonance imaging reliably detect pelvic lymph node metastases in normal-sized nodes of bladder and prostate cancer

patients. Eur Urol. 2009;55(4):761–9.
101. Kayhan A, Yang C, Soylu FN, Lakadamyali H, Sethi I, Karczmar G, et al. Dynamic contrast-enhanced MR imaging findings of bone metastasis in patients with prostate cancer. World J Radiol. 2011;3(10):241–5.
102. Lauenstein TC, Freudenberg LS, Goehde SC, Ruehm SG, Goyen M, Bosk S, et al. Whole-body MRI using a rolling table platform for the detection of bone metastases. Eur Radiol. 2002;12(8):2091–9.
103. Lecouvet FE, Simon M, Tombal B, Jamart J, Vande Berg BC, Simoni P. Whole-body MRI (WB-MRI) versus axial skeleton MRI (AS-MRI) to detect and measure bone metastases in prostate cancer (PCa). Eur Radiol. 2010;20(12):2973–82.
104. Padhani AR, Koh DM, Collins DJ. Whole-body diffusion-weighted MR imaging in cancer: current status and research directions. Radiology. 2011;261(3):700–18.
105. Lecouvet FE, El Mouedden J, Collette L, Coche E, Danse E, Jamar F, et al. Can whole-body magnetic resonance imaging with diffusion-weighted imaging replace Tc 99 m bone scanning and computed tomography for single-step detection of metastases in patients with high-risk prostate cancer? Eur Urol. 2012;62(1):68–75.
106. Reischauer C, Froehlich JM, Koh DM, Graf N, Padevit C, John H, et al. Bone metastases from prostate cancer: assessing treatment response by using diffusion-weighted imaging and functional diffusion maps–initial observations. Radiology. 2010;257(2):523–31.
107. Sella A, Konichezky M, Flex D, Sulkes A, Baniel J. Low PSA metastatic androgen-independent prostate cancer. Eur Urol. 2000;38(3):250–4.
108. Eisenhauer EA, Therasse P, Bogaerts J, Schwartz LH, Sargent D, Ford R, et al. New response evaluation criteria in solid tumours: revised RECIST guideline (version 1.1). Eur J Cancer. 2009;45(2):228–47.
109. Padhani AR, Liu G, Koh DM, Chenevert TL, Thoeny HC, Takahara T, et al. Diffusion-weighted magnetic resonance imaging as a cancer biomarker: consensus and recommendations. Neoplasia. 2009;11(2):102–25.
110. Padhani AR, Koh DM. Diffusion MR imaging for monitoring of treatment response. Magn Reson Imaging Clin N Am. 2011;19(1):181–209.

第2部分

治疗：雄激素受体信号轴生物学和治疗方案，全身化疗，免疫治疗，骨靶向和放射性药物治疗

第 5 章

去势抵抗性前列腺癌的雄激素受体生物学

Heather H. Cheng, Bruce Montgomery

在前列腺癌中雄激素受体（AR)的结构和功能

在美国,前列腺癌是最常见的实体肿瘤,且死亡率居第二,2013 年死于转移性前列腺癌的患者超过 29 000 人[1]。雄激素和 AR 在前列腺的正常发育和维持腺体功能方面发挥着重要作用。抑制雄激素能有效地控制前列腺癌的进展,由此说明了雄激素和雄激素受体是重要的靶点,Huggins and Hodges 通过证明了性激素轴的重要性[2]。人类的 AR 是核受体转录因子,位于染色体 Xq11-12 结构上,与其他类固醇激素受体相似,被分成不同的功能区域。这些功能区域包括氨基末端结合区域（NTD)、DNA 结合区域(DBD)、铰链区(HR)和羧基末端结合区域(LBD)(图 5.1)。NTD 又叫 AF-1,辅助激活子与其结合而发挥作用。NTD 是 AR 结构中最不保守的区域,包括多聚谷氨酰胺、多聚脯氨酸和多聚甘氨酸区域,长度从 18~22 个重复序列(在正常情况下),甚至可高于 40 个重复序列(例如, 与脊柱和眼球肌肉萎缩等良性疾病有关)[3]。由于 NTD 本身具有高度无序性,使其

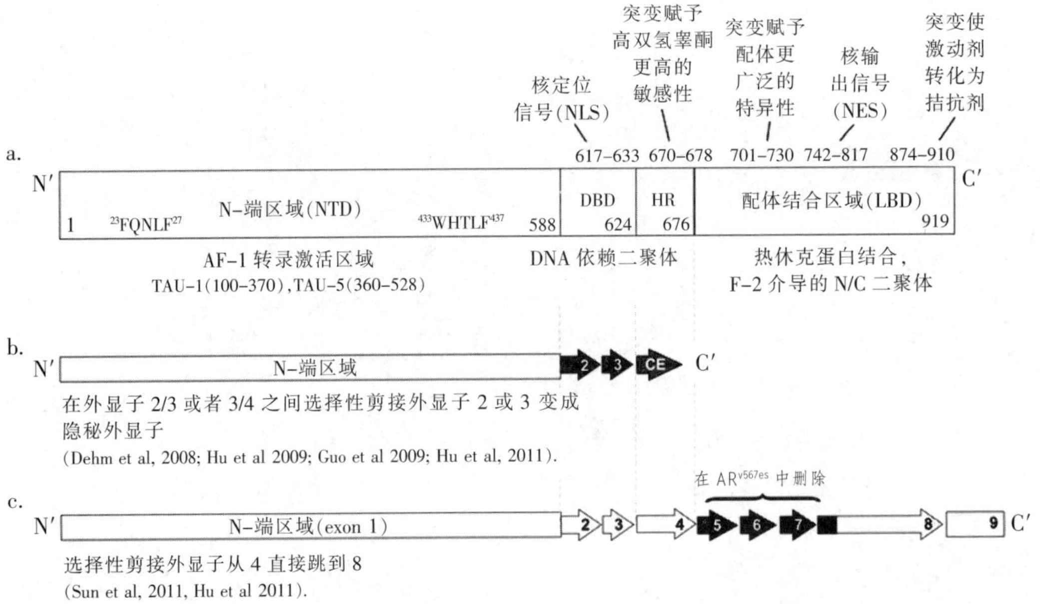

图 5.1　主要剪接体[ARV7(b)和 ARV567(c)]的全长雄激素受体和外显子结构示意图。AR 的结构包括氨基(N)末端结构域、DNA 结合结构域(DBD)和铰链区(HR)和羧基(C)末端配体结合区(LBD)。表明在特定区域发生的突变。(modified Mostaghel et al.[70])

结晶困难，因此难以开发结构上的拮抗剂。DBD 包含两个锌指结构，与 DNA 上的雄激素反应原件相互作用。第 1 个锌指结构决定 DNA 结合的特异性，第 2 个锌指促进受体形成二聚体，稳定 DNA-受体复合物。HR 包含一个核定位信号，配基结合后，核定位信号暴露出来，形成受体结构，并且释放分子伴侣。C-端的 LBD 调节受体的二聚化，依赖于配基的辅助激活因子（AF-2）的结合。

在配基的情况下，AR 位于胞浆中，与分子伴侣或热休克蛋白（如 HSP-90）结合，分子伴侣或热休克蛋白具有受体构象，从而防止其降解。AR 与多重类固醇激素作用后激活，包括睾酮（T）、脱氢二羟睾酮（DHT）和来源肾上腺的雄激素，即使与来源肾上腺的雄激素的亲和力很低。其与类固醇结合后，释放分子伴侣，导致构象的激活，及受体的二聚化、磷酸化和核转位。二聚化的 AR 结合雄激素应答基因的启动子和增强子的靶向 DNA 序列，导致辅助调节蛋白的选择性聚集，紧密调节基因表达的激活或抑制。

去势抵抗性前列腺癌 AR 轴的激活

和其他激素一样，AR 信号通过影响调节细胞周期、生存和增殖的一系列基因来实现多效性[4-7]。通过与 AR 作用，如血清雄激素抑制剂（雄激素阻断治疗），减少 AR 信号，在前列腺癌的治疗中起作用，而这种作用可通过 PSA 下降和控制有症状患者的症状来评估。阻断 AR 信号后的早期事件（0~3 天）包括 AR 的下调和细胞周期负调节因子的表达，例如，p21 和 p27。阻断 AR 信号通路导致的凋亡是在最初的 7 天内从 0 到 20%，因标本和分析方法的不同而有差异[8,9]。去势治疗的患者雄激素剥夺后的凋亡率在最初的24小时增加，在 3~4 天时的凋亡率最高（2.5%~3%），在接下来的 1 周，细胞凋亡数目降低到基线水平[10,11]。3 天后，用 Ki67 染色测量的增殖率开始下降，这证明与在前列腺癌异种移植的细胞周期增加有关。

尽管初始时对 AR 通路阻断有效，大多数肿瘤对雄激素剥夺治疗抵抗。因为大多数患者维持血清睾酮水平，这种状态被认为是“激素难治性”的表型。因此，肿瘤内的 AR 通路继续促进肿瘤进展处于低睾酮水平，所以这种状态现在被认为是“去势抵抗性前列腺癌（CRPC）”。临床进展的患者血清 PSA 升高是强有力的证据：由于 PSA 是由 AR 介导转录驱动的，所以 AR 通路在 CRPC 中是十分重要的[12]。肿瘤组织的分子学分析表明：在进展性的 CRPC 中，大多数 AR 转录被重新激活。CRPC 转移癌的雄激素水平高于未经治疗的原发前列腺肿瘤内的雄激素水平[13]。睾丸以外的肿瘤内雄激素包括：循环中的肾上腺的雄激素和前列腺癌细胞重新合成的细胞内分泌雄激素[13-15]。

为了适应 CRPC 的状态，AR 的表达大量上调。不仅是 AR 位点的扩增（可见于 20%~30%的 CRPC 患者），而且还有 mRNA 和蛋白质转录的增加等[16]。由于去势导致的雄激素水平下降，AR 表达增加在前列腺模型中被证明具有诱导肿瘤生长的作用[17]。

一项基于 AR 生物学作用的Ⅲ期双臂研究证实，组织雄激素和 AR 本身促进了 CRPC 的发生。阿比特龙是 CYP17 酶的选择性抑制剂，相对标准地剥夺雄激素，它能更有效地抑制血清和组织的雄激素水平[18-20]。在未经化疗和多西他赛治疗的 CRPC 人群中，阿比特龙和 LHRH 抑制剂联合获得了更好的生存期和生活质量。由此，FDA 认可了雄激素促进 CRPC 的疾病进展[21,22]。

恩杂鲁胺（以前的 MDV3100）是强效的 AR 拮抗剂，其结合 AR 的亲和力比早期的抗雄药物强 5~8 倍。在一项Ⅲ期随机研究（AFFIRM）中：曾经使用多西他赛治疗的CRPC患者，恩杂鲁胺比安慰剂组提高了37%的总生存率[23]。这再次证明了直接靶向AR能在CRPC的治疗中获益[24]。

AR在CRPC中的特异性适应

雄激素剥夺的选择性压力和AR拮抗剂导致了突变和AR的畸形转录，这能减少对DHT和睾酮的需求。AR突变最初是在大部分CRPC的LBD中发现的[25]，由此说明，突变导致对激素治疗的抵抗。随后在受体的其他区域发现了AR的多重突变，这扩大了配基的特异性，把拮抗剂变成了激动剂（图5.1）[26,27]。另有证据证明：AR突变在初始接受第1代AR拮抗剂（如氟他胺和比卡鲁胺）治疗的患者中更普遍[28]。CRPC接受LHRH激动剂或手术去势治疗的患者发生AR突变的概率较低（8%~25%），由此说明，抗雄激素治疗导致突变，但突变不是导致对ADT治疗抵抗的原动力[32,28]。目前更多的研究对发生转移的CRPC患者在经阿比特龙或恩杂鲁胺治疗前后进行全外显子测序来确定AR突变。研究说明，AR突变是在阻断AR轴后的选择压力作用下发生继发性耐药的重要因素。几项研究获得了新的AR突变（F876L），这些突变是在体外实验中用恩杂鲁胺选择得到的。AR_{F876L}促进了第二代AR拮抗剂（恩杂鲁胺和ARN-509）转化为AR激动剂[29-31]。AR_{F876L}在经恩杂鲁胺和ARN-509治疗后进展的患者的血浆游离的DNA中被检测到，说明这个突变可能与临床有关。对经阿比特龙和恩杂鲁胺治疗后进展，包括转移的患者进行下一步AR_{F876L}的研究方向：在更加完全阻断AR通路后，AR_{F876L}和其他AR突变影响耐药的程度。

另一种AR调节剥夺雄激素的耐药机制是：诱导前mRNA可变剪接变异体产生可持续激活的AR种类。在前mRNA可变剪接体变异，单个基因转录得到的前mRNA的编码序列（外显子）和非编码序列（内含子）异常组合，并且被翻译成具有不同生物学功能的蛋白亚型。目前证据显示：异常的AR剪接导致AR变异体（ARV）缺少LBD和表达不依赖配基的持续性激活[32-37]（图5.1）。AR变异体能和全长AR序列形成二聚体，在无配基结合的情况下启动AR信号通路[26]。虽然细胞系中报道了大量的ARV，但只有ARV 7和ARV 567变异体在人类CRPC肿瘤中得到了普遍证实[32,34,36]。ARV 7和ARV 567与野生型AR相比，其既具有独特的，又有共性的转录程序[39]。在前列腺癌模型中，缺少LBD的ARV促进非依赖配基的生长，ARV在前列腺癌发生和进展中所起的作用尚存在争议。但大量研究表明，ARV在前列腺癌发病机制中起到的作用：首先，正常前列腺上皮中存在ARV 7并且与前列腺切除术后短时间内复发相关[34,35]；其次，鼠类前列腺上皮转基因表达ARV 567经过50周后导致腺瘤的发生；最后，在CRPC和骨转移的患者中，ARV 7和ARV 567与生存期短相关[32,34,35]。

目前的争论是：与ARV是否相关要考虑到ARV和野生型*AR*在试验中的比较，剪接变异体比野生型低一个水平。值得注意的是，一部分骨转移患者具有全部序列长度的蛋白水平和缩短的ARV，这一结果是经蛋白免疫印迹法试验得到的[32]。

去势后诱导抗反转录病毒药物可能是前列腺肿瘤患者生存的一个重要的步骤，也可能会为诱导其他肿瘤生长的机制提供一个桥梁[40]。关于与配体无关的肿瘤细胞克隆ARV的生长主要通过异常剪接还是通过AR的基因重排产生的，还存在着额外的争议[41]。

AR 调节通路的改变

目前的研究工作提示,AR 进行核转位机制为:在 AR 的第 4 外显子结合一个核定位信号到纤动蛋白的细胞微管。在其他恶性肿瘤中,紫杉类药物是通过影响微管的稳定性而起作用的[42,43],但由于前列腺癌增殖相对缓慢,由此有人提出紫杉类在前列腺癌中不是通过这一方式发挥作用的[44]。目前提出的一个模型是:紫杉类不是通过阻滞细胞周期的 G2-M 期,而是通过阻止 AR 到核转位在前列腺癌中发挥作用。这一模型因人们在胞浆中发现的循环肿瘤细胞(CTC)与紫杉类药物治疗的临床反应有关,这一事实已被证实[44]。

重要的是与野生型 AR 相比,紫杉—介导的核输出影响 ARV 的方式不同。ARV 7 的核定位信号位于神秘的外显子,这一点与野生型 *AR* 和 ARV 567 不同[45]。因此,ARV 7 对紫杉—介导的核输出耐药,降低了紫杉类药物的功效[46]。这与临床是相关的,因为不仅是临床数据说明 ARV 与阿比特龙和恩杂鲁胺的耐药有关,也说明对阿比特龙和恩杂鲁胺耐药的患者对多西他赛治疗也不敏感[47]。也就是说,ARV 表达与 AR 靶向药和紫杉类药物治疗的敏感性均有关,进一步说明,在 ARV 表达的肿瘤,靶向 NTD 治疗能增强紫杉类药物的治疗疗效。

核受体超家族与 AR 信号通路的“交叉对话”

雄激素剥夺治疗对 AR 信号通路施加选择压力,通过以下两种方式:一种是扩大 AR 配基的特异性,使其包括与类固醇受体超家族紧密相关的配基(例如,黄体酮和皮质醇)。另一种是其他核膜受体超家族(例如,糖皮质激素受体 GR、盐皮质激素受体和黄体酮受体)能被募集来维持 AR 信号通路。这些受体从 DBD 到 AR 有强序列同源性,通过这些受体与 AR 调节基因的转录因子结合位点相结合,在缺乏雄激素的状态下能维持 AR 信号通路。举例来说,GR 与 AR 分享多个转录反应元件,并在多个基因靶点激活的大部分转录程序与 AR 激活的程序重叠[48]。由于FOXA1 转录因子 GR 和 AR 的差异与基因靶点的结合,因此在前列腺癌中有调节 GR 的功能[48]。强有力的临床前和临床证据支持 GR 与去势抵抗相关,这项研究筛选以 ARN-509 和恩杂鲁胺耐药的前列腺癌细胞系为特点[49]。用表达阵列分析糖皮质激素受体的结果明显上调,并被 Western blot 证实,敲除 GR 后,当细胞系成长为异种移植物,消除了部分恩杂鲁胺耐药表型[50]。另外,AR 和 GR 有大量重叠的漩涡和转录程序。与恩杂鲁胺治疗有反应的转移灶相比,恩杂鲁胺治疗后耐药的骨转移病灶,GR 表达增加。

Ⅲ期 AFFIRM 试验(经多西他赛治疗后用恩杂鲁胺治疗)结果分析说明:应用糖皮质激素对生存期不利(独立于其他已知的预后因子),并且可能是生物学的不良因子[51]。Ⅲ期 COU-301 实验(先前接受过多西他赛治疗的患者用阿比特龙治疗)进行了相似的分析:应用糖皮质激素会有更多并发症和更差的疾病结果[52]。能够完全理解 GR 是如何导致 CRPC 进展的,糖皮质激素对 CRPC 患者的影响,有待于更多的临床和平行研究。

生长因子与 AR 信号通路的信号干扰

大量的信号通路,包括受体及非受体酪氨酸激酶和细胞因子,被提出参与调节配基依赖性和配基非依赖性 AR 的激活。可能的机制是先激活酪氨酸激酶和 G-反应蛋白受体,然后通过磷酸化或调整 AR 辅助调节复合体的成分来激活 AR。

细胞因子 IL-6 可产生于多种细胞类型，包括 CRPC，并且是 CRPC 患者的负调节因子[53]。IL-6 诱导 AR 辅助调节因子 p300，并激活 AR 转录程序（通过雄激素非依赖途径）[54,55]。值得一提的是单用单克隆抗体结合 IL-6，或与化疗联合应用，CRPC 患者不能得到临床获益[53,56]。

很多激酶通路被认为调节 AR 活性通过磷酸化作用，包括 SRC、EGFR、ELK、HER2 和 IGF-1R[57-61]。AR 磷酸化作用控制稳定、核转位，并结合相关调节因素[57,62]。考虑到通路之间有很多的冗长因子，靶向一个特异性的激酶通路是很困难的。值得一提的是，临床研究中靶向这些激酶，例如，EGFR、HER2 和 SRC，没能得到有效的靶点，所以这一途径是吸引人的，但是未经证实[63-65]。

AR 辅助调节因子的网络调控

AR 从胞浆转位到胞核，二聚化的受体结合 DNA 的雄激素反应原件（ARE），并且募集调节蛋白（包括转录激活因子和辅助抑制因子）来调节靶基因的转录。形成的蛋白复合体通过调节染色质的结构和 RNA 聚合酶复合体反应来改变 AR 转录活性。

AR 是从其他核类固醇受体中鉴别出来的，所以他对应的许多结合位点缺乏典型核受体结合模体，只包含部分 ARE[66]。这就是说，共调节复合体，包括其他转录因子，与其他核类固醇受体相比，在 AR 靶基因转录过程中起着更重要的作用。在去势治疗敏感和 CRPC 患者中定位 AR 转录因子结合位点证实：他们具有截然不同的转录活性位点，尤其是调节有丝分裂和细胞周期的基因[5]。

FOXA1 是叉头族转录因子的一员，被认为在 CRPC 中起重要作用。这个家族的成员被称为“先锋因子”，这是由于它们在松开压缩的染色质和启动募集转录因子至相关结合位点中所起的作用。FOXA1 招募多种核受体至 DNA 结合位点，因此被认为有助于 AR 与前列腺癌细胞的结合。但 FOXA1 起的作用很微妙，因为沉默的 FOXA1 导致染色质的 AR 结合位点显著重新分布[48]。这些结果支持：FOXA1 不仅有助于 AR 结合位点的结合，还有助于别的结合位点的结合。后续工作证实：FOXA1 调节 AR 和 GR 大部分重叠的转录程序，因此在 GR 通路介导的去雄激素治疗耐药中起到重要作用[49,67]。

p300 是组蛋白乙酰转移酶，与 IL-6 一起，共同激活 AR 转录[55]，因此被认为是CR-PC 进展的重要辅助调节因子。雄激素剥夺治疗增加 p300 水平，尽管 p300 的调控要求一个有功能的 AR 通路[68]。敲除 p300 通过抑制在细胞周期进展中起重要作用的细胞周期蛋白来减少增殖，因此，在雄激素剥夺的情况下，p300 上调来维持 AR 信号转导和细胞存活[49,67]。

总结

AR 轴在致命性前列腺癌的治疗中居于中心靶点，在几个Ⅲ期研究中通过应用强有力的 AR 阻断剂从而得到临床获益。尽管大多数实体瘤在本质上是异质性的，但大多数的 CRPC 貌似是以下两种表型中的一种：①“内分泌依赖性”肿瘤，就是能通过加工细化肿瘤的雄激素来激活 AR；②“配基非依赖性”肿瘤，就是依赖于畸形的 AR 信号，包括与其他通路的信号干扰。对于目前最有效的雄激素阻断药物（阿比特龙和恩杂鲁胺）耐药的机制，继续驱动 AR 转录过程[20,31,49,69]。面临的挑战是：畸形的 AR 亚型、获得突破性进展的雄激素合成及通过其他核受体的信号通路，这三者影响临床相关的耐药机制到何种程度，并且他们如何能被有效地运用于靶向治疗中。也许只有当我们能成功消灭 AR 轴，才能给出最终答案——AR 靶向治疗是否既能治疗早、晚期前列腺癌。

（姚艳红 译）

参考文献

1. Siegel R, Naishadham D, Jemal A. Cancer statistics, 2013. CA Cancer J Clin. 2013;63(1):11–30. Epub 2013/01/22.
2. Huggins C, Stevens RE, Hodges CV. Studies on prostatic cancer II. The effects of castration on advanced carcinoma of the prostate gland. Arch Surg. 1941; 42(2):209–23.
3. Walcott JL, Merry DE. Trinucleotide repeat disease. The androgen receptor in spinal and bulbar muscular atrophy. Vitam Horm. 2002;65:127–47. Epub 2002/12/17.
4. Knudsen KE, Arden KC, Cavenee WK. Multiple G1 regulatory elements control the androgen-dependent proliferation of prostatic carcinoma cells. J Biol Chem. 1998;273(32):20213–22.
5. Wang Q, Li W, Zhang Y, Yuan X, Xu K, Yu J, et al. Androgen receptor regulates a distinct transcription program in androgen-independent prostate cancer. Cell. 2009;138(2):245–56. Epub 2009/07/28.
6. Xu Y, Chen SY, Ross KN, Balk SP. Androgens induce prostate cancer cell proliferation through mammalian target of rapamycin activation and post-transcriptional increases in cyclin D proteins. Cancer Res. 2006; 66(15):7783–92.
7. Cai C, He HH, Chen S, Coleman I, Wang H, Fang Z, et al. Androgen receptor gene expression in prostate cancer is directly suppressed by the androgen receptor through recruitment of lysine-specific demethylase 1. Cancer Cell. 2011;20(4):457–71. Epub 2011/10/22.
8. Agus DB, Cordon-Cardo C, Fox W, Drobnjak M, Koff A, Golde DW, et al. Prostate cancer cell cycle regulators: response to androgen withdrawal and development of androgen independence. J Natl Cancer Inst. 1999;91(21):1869–76.
9. Smitherman AB, Gregory CW, Mohler JL. Apoptosis levels increase after castration in the CWR22 human prostate cancer xenograft. Prostate. 2003;57(1):24–31. Epub 2003/07/30.
10. Stattin P, Westin P, Damber JE, Bergh A. Short-term cellular effects induced by castration therapy in relation to clinical outcome in prostate cancer. Br J Cancer. 1998;77(4):670–5. Epub 1998/03/04.
11. Ohlson N, Wikstrom P, Stattin P, Bergh A. Cell proliferation and apoptosis in prostate tumors and adjacent non-malignant prostate tissue in patients at different time-points after castration treatment. Prostate. 2005;62(4):307–15. Epub 2004/09/25.
12. Tomlins SA, Mehra R, Rhodes DR, Cao X, Wang L, Dhanasekaran SM, et al. Integrative molecular concept modeling of prostate cancer progression. Nat Genet. 2007;39(1):41–51. Epub 2006/12/19.
13. Montgomery RB, Mostaghel EA, Vessella R, Hess DL, Kalhorn TF, Higano CS, et al. Maintenance of intratumoral androgens in metastatic prostate cancer: a mechanism for castration-resistant tumor growth. Cancer Res. 2008;68(11):4447–54. Epub 2008/06/04.
14. Locke JA, Guns ES, Lubik AA, Adomat HH, Hendy SC, Wood CA, et al. Androgen levels increase by intratumoral de novo steroidogenesis during progression of castration-resistant prostate cancer. Cancer Res. 2008;68(15):6407–15. Epub 2008/08/05.
15. Chang KH, Li R, Papari-Zareei M, Watumull L, Zhao YD, Auchus RJ, et al. Dihydrotestosterone synthesis bypasses testosterone to drive castration-resistant prostate cancer. Proc Natl Acad Sci U S A. 2011; 108(33):13728–33. Epub 2011/07/29.
16. Shiota M, Yokomizo A, Naito S. Increased androgen receptor transcription: a cause of castration-resistant prostate cancer and a possible therapeutic target. J Mol Endocrinol. 2011;47(1):R25–41. Epub 2011/04/21.
17. Chen CD, Welsbie DS, Tran C, Baek SH, Chen R, Vessella R, et al. Molecular determinants of resistance to antiandrogen therapy. Nat Med. 2004;10(1):33–9.
18. Attard G, Reid AH, Yap TA, Raynaud F, Dowsett M, Settatree S, et al. Phase I clinical trial of a selective inhibitor of CYP17, abiraterone acetate, confirms that castration-resistant prostate cancer commonly remains hormone driven. J Clin Oncol. 2008;26(28): 4563–71. Epub 2008/07/23.
19. Ryan CJ, Smith MR, Fong L, Rosenberg JE, Kantoff P, Raynaud F, et al. Phase I clinical trial of the CYP17 inhibitor abiraterone acetate demonstrating clinical activity in patients with castration-resistant prostate cancer who received prior ketoconazole therapy. J Clin Oncol. 2010;28(9):1481–8. Epub 2010/02/18.
20. Mostaghel EA, Marck BT, Plymate SR, Vessella RL, Balk S, Matsumoto AM, et al. Resistance to CYP17A1 inhibition with abiraterone in castration-resistant prostate cancer: induction of steroidogenesis and androgen receptor splice variants. Clin Cancer Res. 2011;17(18):5913–25. Epub 2011/08/03.
21. de Bono JS, Logothetis CJ, Molina A, Fizazi K, North S, Chu L, et al. Abiraterone and increased survival in metastatic prostate cancer. N Engl J Med. 2011;364(21):1995–2005. Epub 2011/05/27.
22. Logothetis CJ, Basch E, Molina A, Fizazi K, North SA, Chi KN, et al. Effect of abiraterone acetate and prednisone compared with placebo and prednisone on pain control and skeletal-related events in patients with metastatic castration-resistant prostate cancer: exploratory analysis of data from the COU-AA-301 randomised trial. Lancet Oncol. 2012;13(12):1210–7. Epub 2012/11/13.
23. Scher HI, Fizazi K, Saad F, Taplin ME, Sternberg CN, Miller K, et al. Increased survival with enzalutamide in prostate cancer after chemotherapy. N Engl J Med. 2012;367(13):1187–97. Epub 2012/08/17.
24. Hoffman-Censits J, Kelly WK. Enzalutamide: a novel antiandrogen for patients with castrate-resistant prostate cancer. Clin Cancer Res. 2013;19(6):1335–9. Epub 2013/01/10.
25. Taplin ME, Bubley GJ, Shuster TD, Frantz ME, Spooner AE, Ogata GK, et al. Mutation of the androgen-receptor gene in metastatic androgen-independent prostate cancer. N Engl J Med. 1995; 332(21):1393–8. Epub 1995/05/25.
26. Taplin ME. Drug insight: role of the androgen receptor in the development and progression of prostate cancer. Nat Clin Pract Oncol. 2007;4(4):236–44. Epub 2007/03/30.

27. Brooke GN, Bevan CL. The role of androgen receptor mutations in prostate cancer progression. Curr Genomics. 2009;10(1):18–25.
28. Taplin ME, Rajeshkumar B, Halabi S, Werner CP, Woda BA, Picus J, et al. Androgen receptor mutations in androgen-independent prostate cancer: Cancer and Leukemia Group B Study 9663. J Clin Oncol. 2003;21(14):2673–8. Epub 2003/07/16.
29. Korpal M, Korn JM, Gao X, Rakiec DP, Ruddy DA, Doshi S, et al. An F876L mutation in androgen receptor confers genetic and phenotypic resistance to MDV3100 (enzalutamide). Cancer Discov. 2013;3:1030–43. Epub 2013/07/12.
30. Joseph JD, Lu N, Qian J, Sensintaffar J, Shao G, Brigham D, et al. A clinically relevant androgen receptor mutation confers resistance to 2nd generation anti-androgens enzalutamide and ARN-509. Cancer Discov. 2013;3:1020–9. Epub 2013/06/20.
31. Balbas MD, Evans MJ, Hosfield DJ, Wongvipat J, Arora VK, Watson PA, et al. Overcoming mutation-based resistance to antiandrogens with rational drug design. eLife. 2013;2:e00499. Epub 2013/04/13.
32. Hornberg E, Ylitalo EB, Crnalic S, Antti H, Stattin P, Widmark A, et al. Expression of androgen receptor splice variants in prostate cancer bone metastases is associated with castration-resistance and short survival. PLoS One. 2011;6(4):e19059. Epub 2011/05/10.
33. Dehm SM, Schmidt LJ, Heemers HV, Vessella RL, Tindall DJ. Splicing of a novel androgen receptor exon generates a constitutively active androgen receptor that mediates prostate cancer therapy resistance. Cancer Res. 2008;68(13):5469–77. Epub 2008/07/03.
34. Hu R, Dunn TA, Wei S, Isharwal S, Veltri RW, Humphreys E, et al. Ligand-independent androgen receptor variants derived from splicing of cryptic exons signify hormone-refractory prostate cancer. Cancer Res. 2009;69(1):16–22. Epub 2009/01/02.
35. Guo Z, Yang X, Sun F, Jiang R, Linn DE, Chen H, et al. A novel androgen receptor splice variant is upregulated during prostate cancer progression and promotes androgen depletion-resistant growth. Cancer Res. 2009;69(6):2305–13. Epub 2009/02/27.
36. Sun S, Sprenger CC, Vessella RL, Haugk K, Soriano K, Mostaghel EA, et al. Castration resistance in human prostate cancer is conferred by a frequently occurring androgen receptor splice variant. J Clin Invest. 2010;120(8):2715–30. Epub 2010/07/21.
37. Hu R, Isaacs WB, Luo J. A snapshot of the expression signature of androgen receptor splicing variants and their distinctive transcriptional activities. Prostate. 2011;71:1656–67. Epub 2011/03/30.
38. Haile S, Sadar MD. Androgen receptor and its splice variants in prostate cancer. Cell Mol Life Sci. 2011;68(24):3971–81. Epub 2011/07/13.
39. Hu R, Lu C, Mostaghel EA, Yegnasubramanian S, Gurel M, Tannahill C, et al. Distinct transcriptional programs mediated by the ligand-dependent full-length androgen receptor and its splice variants in castration-resistant prostate cancer. Cancer Res. 2012;72(14):3457–62. Epub 2012/06/20.
40. Liu LL, Xie N, Sun S, Plymate S, Mostaghel E, Dong X. Mechanisms of the androgen receptor splicing in prostate cancer cells. Oncogene. 2013. Epub 2013/07/16
41. Li Y, Hwang TH, Oseth LA, Hauge A, Vessella RL, Schmechel SC, et al. AR intragenic deletions linked to androgen receptor splice variant expression and activity in models of prostate cancer progression. Oncogene. 2012;31(45):4759–67. Epub 2012/01/24.
42. Darshan MS, Loftus MS, Thadani-Mulero M, Levy BP, Escuin D, Zhou XK, et al. Taxane-induced blockade to nuclear accumulation of the androgen receptor predicts clinical responses in metastatic prostate cancer. Cancer Res. 2011;71(18):6019–29. Epub 2011/07/30.
43. Zhu ML, Horbinski CM, Garzotto M, Qian DZ, Beer TM, Kyprianou N. Tubulin-targeting chemotherapy impairs androgen receptor activity in prostate cancer. Cancer Res. 2010;70(20):7992–8002. Epub 2010/09/03.
44. Thadani-Mulero M, Nanus DM, Giannakakou P. Androgen receptor on the move: boarding the microtubule expressway to the nucleus. Cancer Res. 2012;72(18):4611–5. Epub 2012/09/19.
45. Chan SC, Li Y, Dehm SM. Androgen receptor splice variants activate androgen receptor target genes and support aberrant prostate cancer cell growth independent of canonical androgen receptor nuclear localization signal. J Biol Chem. 2012;287(23):19736–49. Epub 2012/04/26.
46. Thadani-Mulero M, Matov A, Nanus DM, Plymate SR, Giannakakou P. Taxane sensitivity in prostate cancer is determined by androgen receptor splice variants. Cancer Res. 2014;74:2270–82.
47. Fitzpatrick JM, de Wit R. Taxane Mechanisms of Action: Potential Implications for Treatment Sequencing in Metastatic Castration-resistant Prostate Cancer. Eur Urol. 2014;65:1198–204. Epub 2013/08/06.
48. Sahu B, Laakso M, Ovaska K, Mirtti T, Lundin J, Rannikko A, et al. Dual role of FoxA1 in androgen receptor binding to chromatin, androgen signalling and prostate cancer. Embo J. 2011;30(19):3962–76. Epub 2011/09/15.
49. Arora VK, Schenkein E, Murali R, Subudhi SK, Wongvipat J, Balbas MD, et al. Glucocorticoid receptor confers resistance to antiandrogens by bypassing androgen receptor blockade. Cell. 2013;155(6):1309–22. Epub 2013/12/10.
50. Sawyers CL, editor. Overcoming resistance to cancer drug therapy. In: ASCO annual meeting; 2013.
51. Scher HI, Fizazi K, Saad F, Chi K, Taplin ME, Sternberg CN, et al., editors. Association of baseline corticosteroid with outcomes in a multivariate analysis of the phase 3 affirm study of enzalutamide (ENZA), an androgen receptor signaling inhibitor (ARSI). ESMO; 2012.
52. Montgomery B, Kheoh S, Molina A, Li J, Bellmunt J, Ryan CJ, et al. Effect of corticosteroid (CS) use at baseline (CUB) on overall survival (OS) in patients (pts) receiving abiraterone acetate (AA): Results from a randomized study (COU-AA-301) in metastatic castration-resistant prostate cancer (mCRPC) post-docetaxel (D). In: 2013 ASCO annual meeting; 2013.
53. Dorff TB, Goldman B, Pinski JK, Mack PC, Lara Jr

PN, Van Veldhuizen Jr PJ, et al. Clinical and correlative results of SWOG S0354: a phase II trial of CNTO328 (siltuximab), a monoclonal antibody against interleukin-6, in chemotherapy-pretreated patients with castration-resistant prostate cancer. Clin Cancer Res. 2010;16(11):3028–34. Epub 2010/05/21.
54. Hobisch A, Eder IE, Putz T, Horninger W, Bartsch G, Klocker H, et al. Interleukin-6 regulates prostate-specific protein expression in prostate carcinoma cells by activation of the androgen receptor. Cancer Res. 1998;58(20):4640–5. Epub 1998/10/27.
55. Debes JD, Comuzzi B, Schmidt LJ, Dehm SM, Culig Z, Tindall DJ. p300 regulates androgen receptor-independent expression of prostate-specific antigen in prostate cancer cells treated chronically with interleukin-6. Cancer Res. 2005;65(13):5965–73. Epub 2005/07/05.
56. Fizazi K, De Bono JS, Flechon A, Heidenreich A, Voog E, Davis NB, et al. Randomised phase II study of siltuximab (CNTO 328), an anti-IL-6 monoclonal antibody, in combination with mitoxantrone/prednisone versus mitoxantrone/prednisone alone in metastatic castration-resistant prostate cancer. Eur J Cancer. 2012;48(1):85–93. Epub 2011/12/02.
57. Guo Z, Dai B, Jiang T, Xu K, Xie Y, Kim O, et al. Regulation of androgen receptor activity by tyrosine phosphorylation. Cancer Cell. 2006;10(4):309–19. Epub 2006/10/19.
58. Ponguta LA, Gregory CW, French FS, Wilson EM. Site-specific androgen receptor serine phosphorylation linked to epidermal growth factor-dependent growth of castration-recurrent prostate cancer. J Biol Chem. 2008;283(30):20989–1001. Epub 2008/05/31.
59. Dai B, Chen H, Guo S, Yang X, Linn DE, Sun F, et al. Compensatory upregulation of tyrosine kinase Etk/BMX in response to androgen deprivation promotes castration-resistant growth of prostate cancer cells. Cancer Res. 2010;70(13):5587–96. Epub 2010/06/24.
60. Mellinghoff IK, Vivanco I, Kwon A, Tran C, Wongvipat J, Sawyers CL. HER2/neu kinase-dependent modulation of androgen receptor function through effects on DNA binding and stability. Cancer Cell. 2004;6(5):517–27. Epub 2004/11/16.
61. Wu JD, Odman A, Higgins LM, Haugk K, Vessella R, Ludwig DL, et al. In vivo effects of the human type I insulin-like growth factor receptor antibody A12 on xenograft human prostate tumors. Clin Cancer Res. 2005;11(8):3065–74.
62. Kraus S, Gioeli D, Vomastek T, Gordon V, Weber MJ. Receptor for activated C kinase 1 (RACK1) and Src regulate the tyrosine phosphorylation and function of the androgen receptor. Cancer Res. 2006;66(22):11047–54. Epub 2006/11/17.
63. Araujo JC, Trudel GC, Saad F, Armstrong AJ, Yu EY, Bellmunt J, et al. Docetaxel and dasatinib or placebo in men with metastatic castration-resistant prostate cancer (READY): a randomised, double-blind phase 3 trial. Lancet Oncol. 2013;14(13):1307–16. Epub 2013/11/12.
64. de Bono JS, Bellmunt J, Attard G, Droz JP, Miller K, Flechon A, et al. Open-label phase II study evaluating the efficacy and safety of two doses of pertuzumab in castrate chemotherapy-naive patients with hormone-refractory prostate cancer. J Clin Oncol. 2007;25(3):257–62. Epub 2007/01/20.
65. Sridhar SS, Hotte SJ, Chin JL, Hudes GR, Gregg R, Trachtenberg J, et al. A multicenter phase II clinical trial of lapatinib (GW572016) in hormonally untreated advanced prostate cancer. Am J Clin Oncol. 2010;33(6):609–13. Epub 2010/01/01.
66. Wang Q, Li W, Liu XS, Carroll JS, Janne OA, Keeton EK, et al. A hierarchical network of transcription factors governs androgen receptor-dependent prostate cancer growth. Mol Cell. 2007;27(3):380–92. Epub 2007/08/07.
67. Sahu B, Laakso M, Pihlajamaa P, Ovaska K, Sinielnikov I, Hautaniemi S, et al. FoxA1 specifies unique androgen and glucocorticoid receptor binding events in prostate cancer cells. Cancer Res. 2013;73(5):1570–80. Epub 2012/12/28.
68. Heemers HV, Sebo TJ, Debes JD, Regan KM, Raclaw KA, Murphy LM, et al. Androgen deprivation increases p300 expression in prostate cancer cells. Cancer Res. 2007;67(7):3422–30. Epub 2007/04/06.
69. Efstathiou E, Titus M, Tsavachidou D, Tzelepi V, Wen S, Hoang A, et al. Effects of abiraterone acetate on androgen signaling in castrate-resistant prostate cancer in bone. J Clin Oncol. 2012;30(6):637–43. Epub 2011/12/21.
70. Mostaghel EA, Plymate SR, Montgomery B. Molecular pathways: targeting resistance in the androgen receptor for therapeutic benefit. Clin Cancer Res. 2014;20:791–8. Epub 2013/12/07.

第 6 章

雄激素受体作为去势抵抗性前列腺癌的治疗靶点

Jarett L. Feldman, Dana Rathkopf, Michael J. Morris

雄激素受体(AR)

AR 与前列腺癌的生长有关,也与疾病发展的整个过程(从肿瘤的诊断到患者死于转移性疾病)有关。以前进展性前列腺癌的概念是疾病在治疗后变成“激素难治性”或者“雄激素非依赖性”来减少血清睾酮水平,现在结合前列腺癌的治疗史认为:当血清睾酮水平达到去势水平,AR 仍持续发出信号。因此,现代的进展性前列腺癌模型融合了一个活化的、有功能的 AR(即血清睾酮水平减少后,AR 持续发出信号),所以肿瘤对进一步的激素治疗仍然是敏感的。我们要更加了解去势抵抗性前列腺癌(CRPC)的生物学行为,进而去开发对临床切实有益的新疗法,即使是在疾病的终末阶段。

AR 的生物学研究为抗-AR 治疗方案奠定了基础,AR 的生物学行为是复杂的,并且我们对其的了解在飞速拓展。为了更好地靶向 AR 分子并进行临床治疗的研究,概述一下其生物学是必要的。AR 位于染色体Xq11-12 上,是一个核受体超家族 110kDa 的类固醇受体[1]。它存在于良性前列腺上皮细胞和各个分期、分级的前列腺癌细胞中。它是配基—激活转录因子,包括三个不同的域:一个 C-末端配基-结合域(LBD;外显子 4~8),调节依赖配基的激活;N-末端域(NTD;外显子 1),它们对转录活性的发挥是必要的;DNA-结合域(DBD;外显子 2~3)。DBD 和 LBD 之间的铰链区调节蛋白降解和核定位[2-7]。AR 在胞浆中是没有活性的或者处于未绑定的状态的 AR 是不稳定的蛋白,它与热休克蛋白(Hsp),尤其是 Hsp90,以及其他分子伴侣结合成复合形式(图 6.1)。AR 被激活,或者与配基结合后,AR 与 Hsp 分开,发生二聚化和核转位,然后结合到特异的 DNA 序列,这些 DNA 序列是雄激素反应原件。AR 转译后的修饰包括磷酸化、甲基化、乙酰化、泛素化和类泛素化,这些修饰有利于稳定 AR 和实现细胞定位和转录活性[8]。通过与 AR 的 NTD 和LBD 作用,转录共激活因子帮助实现大量的 AR 调节基因的转录,包括前列腺特异性抗原(PSA)[6,9]。

激活的 AR 通过与转录因子[例如,特异性蛋白 1(SP1),Sma 和 Mad 相关蛋白-3(SMAD3)]的拮抗作用,或者直接招募转录抑制因子[(例如,Alien 和小异质二聚体配合[10](SHP)]发挥转录抑制剂的功能。这个导管的功能对雄激素剥夺疗法(ADT,目前是转移性 CRPC 的标准疗法)有重要意义。初始的时候,雄激素的消耗扰乱了 AR 信号通路,但是前列腺癌细胞有多重机制适应雄激素剥夺和重新获得代谢功能。因此,对 AR-配基通路的基本机制和功能以及它是如何适应临床去势状态进行深入理解,使药物开发取得了长足进步,改善了这部分患者的预后。

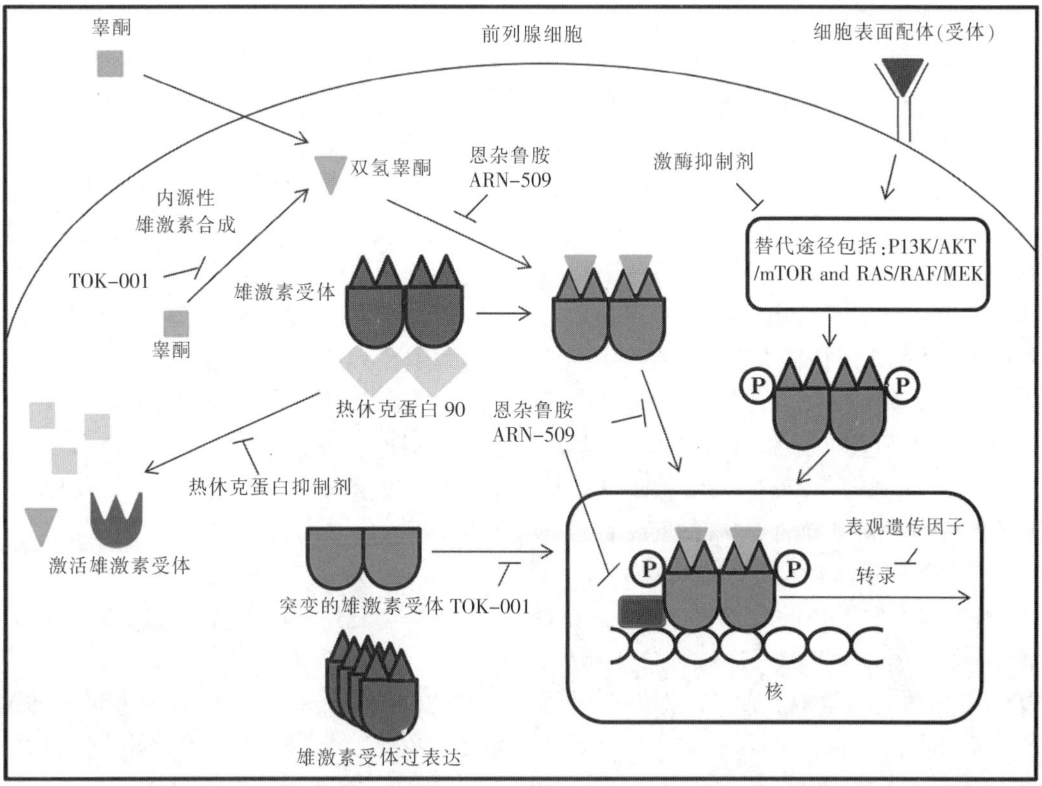

图 6.1　雄激素受体作为去势抵抗性前列腺癌的治疗靶点。(见彩插)

CRPC 中的 AR 信号通路

患者经过去势治疗，肿瘤发生了适应性改变，尽管进行了治疗，AR 分子仍是肿瘤生长的主要动力。AR 的过表达[11]、AR 内部突变、雄激素的内分泌合成[12,13]、AR 剪接变异体[14,15]，替代通路(PI3K)/AKT/(mTOR)的激活[16]，是去势状态下 AR 持续发信号的几种方式。

AR 基因的扩增和蛋白过表达被认为是驱动 CRPC 的两个主要机制。在异种移植模型中，AR 过表达是诱导 CRPC 的充分和必要条件[17]。另外，用表达谱分析和 FISH 已经证明了在 30%的复发性前列腺癌标本存在 AR 扩增和蛋白过表达[18-20]。与大量的雄激素有关的基因在 ADT 后表达上调，这个过程导致肿瘤细胞的雄激素水平降低，并且重新激活 AR-配基通路，从而使 CRPC 能在雄激素缺失的环境中增殖[11,13,19,21-25]。另外，AR 的过表达是第一代抗雄激素激动剂起效的潜在驱动力[17]。

AR 的 LBD 和 NTD 内在的突变导致了 CRPC 的耐药。特别是 LBD 内在的突变使其对抗雄激素治疗产生耐药性，使 AR-配基作用的特异性降低，因此，备用的类固醇分子(例如雌激素、皮质类固醇和黄体酮)激活AR 通路[26,27]。此外，分子学分析 NTD 的反式激活单元 5 域发现 WxxLF 模体与配基非依赖性的活性有关[28]。

对 CRPC 患者组织的 AR 剪接变异体的了解加深了对前列腺癌耐药机制的认识[29,30]。尽管 AR 剪接变异体缺乏 LBD，以及有完整的 NTD 和 DBD，并且在缺乏雄激素的条件下能被激活[31,32]。我们对 AR 剪接变异体的调控还不是十分清楚，但是 AR 剪接变异体的过度表达在前列腺癌细胞系已经被引进作为雄激素拮抗剂[33]。至少已经发现了 7 种AR 的剪接变异体，并且其中的两种剪接变异体在 CRPC 中的表达比去势敏感性前列腺癌高出 20 余倍。AR-V7(其中 1 种剪接变异体)的高表达在去势敏感性前列腺癌中预示着局部治疗后的生化复发[34]。

最终，激酶通路的激活是发生 CRPC 的另一个中心环节。PI3K/AKT/mTOR 通路在多种恶性肿瘤(包括前列腺癌)的发生和治疗耐药中发挥重要作用，并且这个通路的激活与前列腺癌进展的相关度很高。

PI3K/AKT/mTOR 通路改变见于 43%的原发性前列腺癌患者和 100%的转移性疾病的患者，研究病例中大约有 40%伴有 *PTEN*(磷酸酶和张力蛋白同源物)的缺失，*PTEN* 是一种肿瘤抑制基因[35,37]。在体外模型中，*PTEN* 的丢失与去势抵抗有关，尽管这种作用不是唯一的[38,39]。

所有这些基因扩增、蛋白质过表达、结构激活和混杂突变都是 CRPC 抵抗的机制。所有这些，都提示 AR 作为治疗 CRPC 的主要靶点，能产生真正的临床效益。

第一代抗雄激素治疗

第一代非甾体抗雄激素药物包括氟他胺、尼鲁米特和比卡鲁胺。这些非甾体药物在 LBD 与内生的雄激素竞争，导致了 AR 结构的改变，从而抑制了转录活性[40]。

临床上，这些药物被传统地用来避免出现加速恶化的症状，初始见于促性腺激素释放激素(GmRH)治疗时或者雄激素阻断(CAB)疗法。出现加速恶化的症状见于大约 10%的患者开始接受 GnRH 激动剂疗法时，出现这一症状与治疗的第一周雄激素的激增有关；激增的雄激素导致 PSA 升高和临床症状的恶化[41]。疾病进展的患者如出现加速恶化的现象可能导致后背疼痛、尿道梗阻和其他负性症状；同时服用 GnRH 类似物和抗雄药物一般来说能避免加速恶化症状的发生。这些药物作为 CAB 治疗的一部分，与外科手术或者药物去势联合应用，这是一个有争议的治疗策略，是否获益有待于进一步评价。至少有 3 项大型评价 CAB 治疗生存获益的荟萃分析已经发表。一项分析表明，CAB 治疗后的总生存率提高了 10%(HR 为 0.90;95% CI 为 0.79~1.00)；另一项研究表明，无生存优势；第三项研究发现，2 年生存无获益[20 个试验，HR 为 0.970;95% CI 为 0.866~1.087]，但 5 年生存有统计学差异(10 个试验，HR 为 0.871;95% CI 为 0.805~0.942)[42-44]。因此，也许一部分患者能从 CAB 疗法中获益，所有的前列腺癌患者是否均能从 CAB 疗法中获益，尚无确切结论。

抗雄激素药物是否可以用来预防加速恶化现象，或者作为 CAB 治疗的一部分，大部分患者在初始治疗时对 ADT 有反应，最后通过上述机制进展为 CRPC。在抗雄治疗的同时肿瘤却生长了，这可以用 AR 内部的特异性变异解释[45,46]。例如，AR 的 LBD 的密码子 741 的新型突变将比卡鲁胺从拮抗剂变成了激动剂，但当暴露密码子 874 和 877 的突变时，氟他胺就会转变成激动剂[47]。因此，一部分具有这些突变的患者当撤除传统的抗雄激素治疗时，PSA 和肿瘤大小却出乎意料地减小了，这说明药物现在属于激动剂成分[48-50]。尤其值得一提的是，西南肿瘤协作组进行的临床试验(SWOG9426)对大量的第一代抗雄激素治疗药物进行了抗雄撤回现象的研究，共有 210 名患者参与实验，发现其中 21%撤除抗雄治疗后的 PSA 下降≥50%。在这些患者中，64%用的氟他胺、32%用的比卡鲁胺、3%用的尼鲁米特治疗[48]。3 期临床试验 CALGB9583，比较了患者单独进行抗雄激素药物撤退治疗和与酮康唑联用这两种治疗方法。研究发现 11%(132 名患者中的

15 名)的患者单独进行抗雄激素药物撤退治疗,PSA 下降≥50%,PSA 中位进展时间 5.9 个月[51]。抗雄激素药物的撤退治疗强调了第一代抗激素雄药物不能持久地抑制 AR 信号通路传导,他们初始应用时是 AR 信号通路的拮抗剂,但后来可能变为部分激动剂。基于第一代抗雄激素药物的这一缺点,为了更加完全且持久地抑制 AR,现在促使人们正寻找不具有部分激动反应活性的新药。

BMS-641988

BMS-641988 是 AR 的强有力抑制剂,它能部分克服第一代抗雄激素药物的缺陷。在 CWR-22-BMSLD1 人类的前列腺癌异种移植模型的临床前研究中,BMS-641988 比比卡鲁胺更有效,它们抑制肿瘤生长率分别为大于 90%和小于 50%。另外,研究者把BMS-641988 应用于比卡鲁胺难治性 CWR-22-BMSLD1 模型中,发现 BMS-641988 能显著推迟肿瘤生长,而继续使用比卡鲁胺治疗组的肿瘤逐渐增长。一旦停止使用 BMS-641988,治疗组的肿瘤便恢复生长,所以这种药物反映出抑制肿瘤生长,而不是杀灭肿瘤细胞[52]。它对野生型 AR 的亲和力是比卡鲁胺的 20 余倍,并且对变异型 AR 也有作用,促使开展临床试验对其进行研究。

BMS-641988 在一项 I 期剂量递增的实验中进行研究,共入组 61 名转移性 CRPC的患者(表 6.1)。入组这项临床实验的患者大多接受过 3 个或者更多疗程的治疗,其中 16 名患者(26%)之前接受过多西他赛治疗。每天的剂量是 5~140mg,实验结束时所有患者结束治疗。最常见的两个不良反应是乏力(25%)和胃肠道症状(31%),所有的反应都是 1 级或者 2 级的。但有 1 名患者接受60mg BMS-641988 治疗时发生了 3 级惊厥发作,导致实验中断,并退出了研究。在实验完成时,61 名患者中的 10 名患者(16%)的 PSA 下降超过 30%。其中 23 名患者具有可测量的病灶,其中 1 名患者(4%)部分有效,17 名患者(74%)影像学上表现疾病稳定。另外,终止 BMS-641988 治疗后,一些患者的 PSA 下降, 这可能是抗雄激素治疗的撤退反应,由此说明 BMS-641988 可能具有拮抗剂和激动剂的双重成分。由于其严重的不良影响,并且没有达到基本的有效性标准,实验终止,人们不再继续开发 BMS-641988[53]。

恩杂鲁胺

恩杂鲁胺,就是以前的 MDV3100,是一个新型的口服非甾体 AR 拮抗剂,主要针对与第一代抗雄激素耐药相关的共基因改变。与第一代抗雄激素药物和 BMS-641988 相比,恩杂鲁胺对 AR 的亲和力更强,没有激动剂成分,并且对抑制核转位、DNA 结合、辅助激活因子的募集具有一定作用(图 6.1)。在确定性的Ⅲ期研究中,恩杂鲁胺能延长转移性 CRPC 患者的生存期,提高生活质量,延缓第一次骨转移的发生,其在 2012 年被 FDA 批准上市。

临床前的开发

恩杂鲁胺的开发始于对化学分子 RU-59063 的研究,它是一种非甾体 AR 激动剂,与其他核受体相比,对 AR 具有独特的选择性和更高的亲和力[54,55]。从 RU59063 提取出近 200 种物质,进行 AR 激动剂和拮抗剂的研究,AR 表达增加。经过进一步的化学修饰,使药代动力学最佳化,如对半衰期和口服生物利用度的优化,两种化合物 RD162 和MDV3100,被选择进行下一步的研究[56,57]。

表 6.1 雄激素受体靶向药物治疗 CRPC 的临床研究

分类	药物	分期	治疗分组	主要终点	备注及患者人数	参考文献 / 临床试验 /GOV 标识符
靶向药物	恩杂鲁胺(MDV3100)	Ⅲ	双盲安慰剂对照：恩杂鲁胺：安慰剂	OS	AFFIRM 实验，mCRPC 多西他赛化疗后。实验由于受益而停止	NCT00974311 [65]
	恩杂鲁胺(MDV3100)	Ⅲ	双盲安慰剂对照：恩杂鲁胺：对比安慰剂	OS 和 rPFS	PREVAIL 实验，mCRPC 化疗前，实验由于受益而停止	NCT01212991 [66]
	BMS-641988	Ⅰ	随机剂量爬升	安全性和耐受性	由于有限的抗肿瘤作用和诱发癫痫发作，研究结束	[53]
	ARN-509	Ⅰ/Ⅱ	非随机，开放实验	PSA 反应	三组：未治疗过的非转移性 CRPC，对比治疗过的 CRPC，及阿比特龙治疗过的 mCRPC	NCT01171898 [77]
	ARN-509	Ⅰb	开放模型：ARN-509+阿比特龙＋泼尼松	当应用阿比特龙时，进行 MTD 或 RP2D	CRPC	NCT01792687
	ARN-509	Ⅱ	随机开放，三组：ARN-509 单药对比 ARN-509+LHRH 拮抗剂对比 LHRH 拮抗剂单药	通过 FACT-P 评分反应的生活质量的平均变化值	生化复发的激素敏感性前列腺癌	NCT01790126
	ARN-509	Ⅲ	随机，安慰剂对照	无转移生存率	SPARTAN 实验，非转移性 CRPC	NCT01946204
	ODM-201	Ⅰ/Ⅱ	随机，开放试验	安全性和耐受性	ARADES 实验，剂量递增研究，随机分为Ⅱ期	NCT01317641 NCT01429064 [80，81]
	AZD3514	Ⅰ	随机，开放	安全性和耐受性	mCRPC	NCT01162395
Hsp90	17-AAG	Ⅱ	开放	PSA 反应	3 级毒性导致的乏力，淋巴细胞减少，后背疼痛	[88]
	Ganetespih (STA-9090)	Ⅱ	单臂	PFS	化疗后的 mCRPC	NCT01270880
	AT13387	Ⅰ/Ⅱ	随机，开放，两组：AT13387+阿比特龙对比 AT13387 单药	A 阶段：安全性，耐受性，最佳剂量，B 阶段：组织单药和安慰剂中每个 PCWG2 的反应率和 CTC 细胞计数	阿比特龙治疗后的 mCRPC	NCT01685268

（待续）

表 6.1(续表)

分类	药物	分期	治疗分组	主要终点	备注及患者人数	参考文献 / 临床试验 /GOV 标识符
Hsp27	OGX-427	Ⅱ	随机开放实验,分两组:OGX-427+泼尼松对比泼尼松单药	PFS(perPCWG2)	未经过化疗的 mCRPC	NCT01120470
反义寡核苷酸	库司替森(OGX-011)	Ⅲ	随机开放实验两组:多西他赛+泼尼松+OGX-011 对比多西他赛+泼尼松	OS	SYNERGY 实验,未化疗的转移性去势抵抗性前列腺癌研究,OS 没有达到主要终点	NCT01188187 [112]
	库司替森(OGX-011)	Ⅲ	随机开放实验两组:卡巴他赛+泼尼松+OGX-011 对比卡巴他赛+泼尼松	OS	AFFINITY 实验,一线化疗后的 CRPC	NCT01578655
	EZN-4176	Ⅰ	非随机开放实验	MTD 和安全措施	雄激素受体 mRNA 拮抗剂 mCRPC	[111]
表现遗传治疗		Ⅰ/Ⅱ	非随机开放实验	MTD 和安全措施	多西他赛治疗前的 mCRPC	NCT00503984
新型靶向药物		Ⅱ	单臂开放实验	MTD 和安全措施,和 PSA 反应	ARMOR2 实验,mCRPC。三种作用机制:抑制 CYP17,拮抗睾酮与 AR 的结合,降低 AR 蛋白	NCT01709734

注:AR,雄激素受体;chemo,化疗;FACT-P,前列腺癌治疗的功能评估;HSP,热休克;LBD,配体连接区域;LHRH,促黄体激素释放激素;mCRPC,转移性去势抵抗性前列腺癌的管理;MTD 最大耐受剂量;OS,总生存率;PCWG2,前列腺癌工作组 2;PFS,无进展生存;rPFS,影像学无进展生存;PSA,前列腺特异性抗原;QoL,生活质量;PR2D,推荐 2 期剂量。

MDV3100 和 RD162 与 AR 的亲和力是比卡鲁胺的 5~8 倍(用 16β^{18}F-FDHT 进行的竞争性分析),具有更高的选择性(体外荧光偏振分析)。其他分析说明,当与 AR 结合的时候,RD162 和 MDV3100 不利于核转位、DNA 结合、辅助激活因子肽的募集,但比卡鲁胺和 DHT 没有这种作用。RD162 和 MDV 3100 都不会激活野生型的 AR 或者变异型的受体,这个变异型的受体可以使比卡鲁胺转变为真正的激动剂(W741C)。在 LNCaP/AR 异种移植物去势的小鼠,RD162 和MDV3100 诱导肿瘤进展,而比卡鲁胺只是诱导肿瘤缓慢生长[57]。另外,用 RD162 或者 MDV3100 处理过的细胞核浆比是比卡鲁胺的 5 倍。考虑到比较广泛的安全谱,所以选择MDV3100,而不是进行 RD162 下一步的临床开发。

Ⅰ/Ⅱ期临床试验

考虑到令人鼓舞的临床前数据,Ⅰ/Ⅱ剂量逐渐增加的实验证明了 MDV3100 的安全性和耐受性,并获得了 MDV3100 的最大耐受量(MTD)[58]。140 例转移性 CRPC 入组研究,其中 65 例未接受过化疗,75 例之前接受过紫杉类药物化疗。所有的剂量水平都具有抗肿瘤作用,其中 78 例(56%)患者的 PSA 下降≥50%。其他抗肿瘤作用以前列腺癌临床实验工作 2 组(PCWG2)标准来评估[59]。生化进展的时间定义为,PSA 增加≥25%,之前未接收化疗的生化进展时间为 41 周,之前接受过紫杉类化疗的生化进展时间为 21 周。影像学进展在这两组之间也有显著性差异。之前未接受化疗的患者,影像学进展的中位时间未达到,接受过紫杉类化疗组的中位影像学进展时间是 29 周。

在接受 MDV3100 治疗前后,128 例(91%)患者采集了循环肿瘤细胞(CTC)。从 7.5mL 的血液中计数 5 个细胞作为截断值,<5 个细胞被认为是有利的;≥5 个细胞认为是无利的[60]。77 例患者治疗前是有利的 CTC 计数,70 例(91%)患者在治疗中保持了 CTC 计数。49%的患者治疗前是不利的 CTC 计数,经过治疗后转变为有利的 CTC 计数。近来认为,CTC 状态可准确预测生存期:治疗前 CTC 计数有利组的中位生存期为 21.7 个月,而治疗前 CTC 计数不利组的中位生存期仅有 11.5 个月[61,62]。

这 140 例中的 22 人入组另一项生物标志物实验,这项实验用 PET 在 MDV3100[58]治疗前和治疗后测量 ^{18}F-FDHT 的摄取,进而评估 AR 阻断剂。雄激素类似物 ^{18}F-FDHT 定位于肿瘤组织,并且与 AR 结合,能直观地观察到药物和其靶点,并且能鉴别在转移位点治疗前后的变化[63]。图 6.2 是 1 位入组Ⅰ/Ⅱ临床实验评估 MDV3100 的患者。基线的 FDHT-PET 扫描显示左髂嵴 AR 过表达,摄取 ^{18}F-FDHT 增加。相邻的图显示:MDV3100 治疗后 ^{18}F-FDHT 的摄取消失,也几乎测不到 PSA,显示出抗雄激素药物对靶点的抑制作用。22 位患者在治疗的影像学上均表现为 ^{18}F-FDHT 摄取的明显下降。有趣的是,放射示踪剂显示:MDV3100 剂量为 150mg 时,为平台期;高剂量时能增加药物的血浆浓度,但 MDV3100 的高血浆浓度并没有增加 AR 的结合水平。

毒性作用分级采用国际肿瘤组织常用术语不良影响标准(NCI CTCAE 3.0)。乏力是最常见的 3~4 级不良影响,常见于剂量大于等于 240 mg,发生于 11%的患者;乏力同时也是最常见的 2 级不良事件,发生于 27%的患者。据记载,当剂量从 360~600 mg 时,有 3 例癫痫发作。在动物模型中,抗雄激素药物可能引起癫痫发作,其通过关闭靶点机制抑制 GABA-A(γ-氨基丁酸)的通道,容易发作的患者有潜在并发症,或者服用药物后导致发生癫痫[64]。根据耐受谱,PSA、传统影

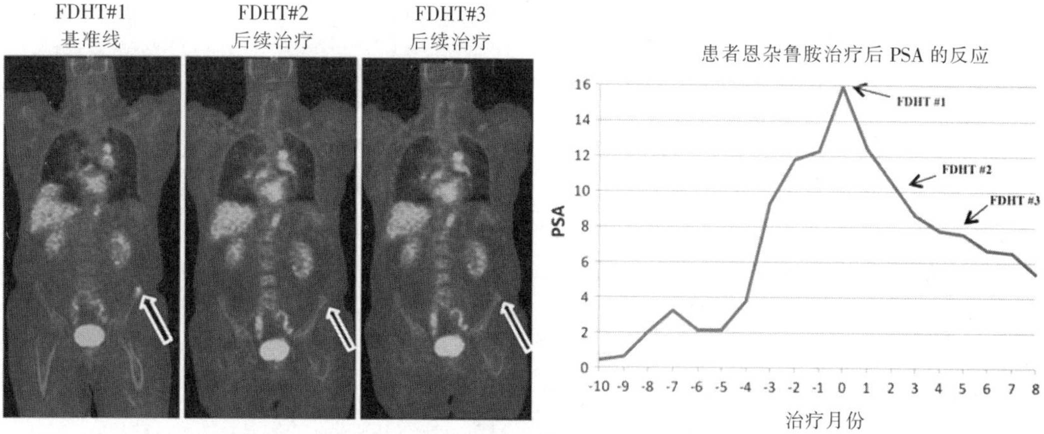

图 6.2　一位患者经恩杂鲁胺治疗后在 FDHT-PET 上和 PSA 上的反应。图中箭头与恩杂鲁胺治疗前发现有 FDHT 摄取的左髂骨病变相关。在治疗后分析中，FDHT 摄取和 PSA 均下降，显示了恩杂鲁胺的靶向治疗效果。（见彩插）

像学和 FDHT 确定的活性，确定每天 160 mg MDV3100 为进一步研究的最佳剂量[58]。

Ⅲ期试验

基于 MDV3100 的Ⅰ/Ⅱ临床试验的结果，一项多国家、双盲、安慰剂对照的Ⅲ期临床试验（AFFIRM）被启动，用来进一步评价这种复合物，现在叫作恩杂鲁胺，试验在化疗的 1199 名患者中进行。当进行到 14 个月，分配比例为 2:1，试验按计划对 520 例患者进行了一次中间分析，独立数据安全监督委员了解此数据中间分析结果：恩杂鲁胺组与安慰剂组相比，死亡风险降低了 37%（HR 为 0.63；95% CI 为 0.53~0.75；P<0.001）[65]。

总之，AFFIRM 试验显示试验组生存期提高了 4.8 个月（恩杂鲁胺组的生存期为18.4 个月，安慰剂组的生存期为 13.6 个月）。另外，恩杂鲁胺组在所有的次要终点指标上显示了优势，次要终点指标包括 PSA 下降≥50%、软组织反应率、至 PSA 进展时间、生活质量反应率〔采用前列腺癌治疗功能评价（FACT-P）的问卷〕、影像学的 PFS、第一次发生骨相关事件的时间。常见的不良影响与Ⅰ/Ⅱ期临床试验相似，包括乏力（34%）、腹泻（21%）、热潮红（20%）和癫痫（<1%）。结果，在美国恩杂鲁胺获批针对接受过多西他赛治疗的转移性 CRPC 的临床使用（表 6.1）。

最近针对 1717 名 ADT 治疗的进展，但尚未经化疗的 CRPC 患者进行了 PREVAIL 临床实验。当发生 540 例死亡事件时，中期分析比计划提前进行，治疗组获益，因此试验终止。两个主要终点指标，即影像学无进展生存率和总生存率，恩杂鲁胺治疗组的这两个主要指标显著有利。治疗 12 个月时，恩杂鲁胺组的影像学无进展生存率为 65%，安慰剂组的影像学无进展生存为 14%（HR 为 0.19；95%CI 为 0.15~0.23）。恩杂鲁胺组的生存率是 72%（631/872），安慰剂组的生存率是 63%（546/845），死亡风险降低了 29%（HR 为 0.71；95% CI 为 0.60~0.84）。在所有评价的次要终点指标中，恩杂鲁胺组的反应最好。与AFFIRM 实验相似，乏力仍然是最常见的不良事件，在恩杂鲁胺组的发生率为>33%。其他不良反应包括后背疼痛（27%）、便秘（22%）和关节痛（20%）。最近的数据截止日期是2014 年 1 月 15 日，1 位患者在恩杂鲁胺组和安慰剂组均有癫痫发作的情况。

恩杂鲁胺的耐药机制

恩杂鲁胺提高了生存期，发生第一次骨相关事件的时间和生活质量；化疗抵抗组的中位影像学进展时间为 8 个月[65]。正在研究恩杂鲁胺的耐药机制，虽然以前曾经描述过的恩杂鲁胺耐药机制包括 AR 过表达、AR 突变、AR 剪接变异体以及旁路途径仍在研究中[10]。

恩杂鲁胺耐药可能是通过上调糖皮质激素受体—— 一个与 AR 同家族（NR3C）的核受体。在临床前模型中，恩杂鲁胺耐药的大鼠糖皮质激素受体表达上调，导致一部分驱动前列腺癌生长的靶基因表达上调。恩杂鲁胺耐药模型摄入一种糖皮质激素受体激动剂——用地塞米松来抑制糖皮质激素受体功能，AR 功能获得了部分恢复。在恩杂鲁胺处理的抑制糖皮质激素的大鼠受体，与正常糖皮质激素受体功能的大鼠相比，肿瘤的生长进一步得到抑制[67]。

最近，恩杂鲁胺耐药的另一个机制被认为是在 LBD 中 AR 的错义突变。在用恩杂鲁胺延长疗程处理的细胞系、异种移植物模型和患者的血浆 DNA 中均发现了 AR F876L 突变。外显子 741 的突变与比卡鲁胺的拮抗剂至激动剂的转变有关，与比卡鲁胺的这一转变相似，F876L 的突变与恩杂鲁胺的拮抗剂至激动剂的转变有关[47,68,70]。F876L 突变也与 ARN-509 的耐药有关（见下文）[69,70]。

AR 剪接变异体被认为是恩杂鲁胺耐药可能的机制之一，通过不依赖配基 AR 的反式激活作用[71]。具有 AR 全长序列的细胞系，恩杂鲁胺能拮抗雄激素介导的激活；但在具有 AR 剪接变异体的人类的前列腺癌 22Rv1 细胞系中，尽管同时摄入抗雄激素药物，例如，比卡鲁胺和恩杂鲁胺，但该细胞系仍能保持雄激素去势水平生长的潜能。

恩杂鲁胺耐药最后可能通过 *PTEN*（一种抑癌基因）的缺失介导，或者通过激活 PI3K/AKT/mTOR 信号通路[72]。前列腺癌的两条最常被激活的信号通路是由 PI3K 和 AR 介导的。这些通路通过相互反馈（例如，抑制一条通路来激活另一条通路以及避免肿瘤细胞的死亡）来彼此调节。AR 介导的通路和PI3K/AKT/mTOR 通路之间的相互反馈，理论上可以通过 AR 拮抗剂和 PI3K/AKT/mTOR 通路抑制剂来联合阻断[73,74]。广泛研究这一途径并取得了一些成绩，包括乳腺癌和其他恶性肿瘤。目前多个试验正在研究这一联合疗法对前列腺癌的治疗价值。

未来恩杂鲁胺研究方向

恩杂鲁胺改善转移性 CRPC 患者的生存期，可以不依赖于化疗来拓宽了未来的研究领域。恩杂鲁胺在不同的前列腺癌群体中被研究，包括去势敏感性前列腺癌。恩杂鲁胺联合其他药物也被研究，包括阿比特龙（一种 CYP17 抑制剂）、tivozanib（一种 VEGF 受体酪氨酸激酶抑制剂）和 T 细胞疫苗（细胞免疫疗法）。一项Ⅲ期随机临床实验，比较单用恩杂鲁胺和联合应用恩杂鲁胺、阿比特龙和泼尼松，用于对比未接受过化疗的人群的效果，这是由肿瘤临床试验联盟领导的合作性研究（ClinicalTrials.gov Identifier: NCT 01949337）。

ARN-509

恩杂鲁胺在临床试验中被广泛研究时，新的 AR 抑制剂也有令人鼓舞的结果。ARN-509 是新一代的抗雄激素药物，具有全部抑制剂的潜能，对 AR 的高亲和力（比比卡鲁胺高 7~10 倍）能抑制 AR 的核转位和 AR 与雄激素反应元件的结合。与恩杂鲁胺在临床前模型相比，ARN-509 较低的剂量获得了最大的疗效［ARN-509 为 10~30 mg/(kg·d)：恩杂鲁胺为 30~100 mg/(kg·d)］。另外，临床前模型证明在与恩杂鲁胺相等剂量时，ARN-509 在稳定状态的血浆浓度大概比恩杂鲁胺低 2~4 倍；同时肿瘤内的 ARN-509 水平和恩杂鲁胺水平大致相等。这证明，ARN-509 的肿瘤/血浆比例更高。另外，经过 ARN-509 或恩杂鲁胺的治疗后，测量了大鼠在稳态时脑组织中的药物水平，ARN-509 的水平比恩杂鲁胺治疗组低 4 倍，说明 ARN-509 导致发生癫痫的潜能更低[76]。

一项正在进行的 ARN-509 的Ⅰ/Ⅱ期临床试验，在 CRPC 患者中进行，Ⅰ期部分的结果已经发表，Ⅱ期部分将于最近完成(Clinical Trials.gov Identifier: NCT01171898)[77]。这项试验评价了 ARN-509 的安全性，MTD 和抗瘤能力，剂量从每天 30~480mg，发现 ARN-509 是安全的，最常见的副作用是 1~2 级的乏力，见于 14/30 的患者(47%)，患者一般能耐受。对于 3 级剂量限制性毒性事件，当给予 300 mg/d 时出现腹痛。通过应用 FDHT-PET 观察，在所有剂量使用中均见 AR 结合，当剂量≥120 mg/d 时进入平移期。虽然每天 120 mg 的 ARN-509 时达到稳态浓度，在临床前模型中尚未达到但使肿瘤消退的浓度，所以在Ⅱ期临床试验中选择的剂量为每天 240 mg。在Ⅰ期临床试验中接受治疗的患者，在第 12 周时，47%的患者 PSA 下降≥50%，显示 ARN-509 可能治疗有效。

Ⅱ期临床试验的初步分析表明：91%未接受治疗(既往未接受过化疗或者二代抗雄激素药物治疗)的非转移性 CRPC、88%未接受过治疗的转移性 CRPC 和 29%经过阿比特龙治疗，但未经过化疗的患者均在 12 周时 PSA 下降≥50%。尽管分析仍在进行中，但初步数据是令人鼓舞的，即在阿比特龙治疗前后，未经过化疗的转移性和非转移性 CRPC 的患者，经 ARN-509 治疗均有效[78,79]。结果，一项Ⅲ期随机双盲安慰剂对照 SPARTAN试验，在非转移性 CRPC 患者中进行，现在是开放的，并在招募志愿者(Clinical Trials.gov Identifier: NCT01946204)。

未来的途径

在这个领域引领未来发展的关键是——为什么一些患者对新型抗雄激素治疗药物无效，或者为什么药物对一些患者不能持久有效。目前很多临床试验在测试新型药物，这些药物通过加强抑制 AR-配基的途径，扰乱 AR 激活，并且阻断下游的转录，这些将于下面介绍。

新型 AR 抑制剂

ODM-201 的机制与恩杂鲁胺和 ARN-509 相似，其与 AR 的亲和力相当高，并且没有部分激动剂活性(比卡鲁胺具有部分激活剂的活性)。但是与更新的抗雄激素药物不同，ODM-201 在大鼠脑模型的组织/血浆的比例极小，因此理论上癫痫发作的可能性得以降低，癫痫发作是这类物质的副作用之一。ARADES 是首次在人类身上开放的 ODM-201 的Ⅰ/Ⅱ期临床试验，研究对象为进展性转移性 CRPC 患者，ARADES 试验的Ⅰ期临床试验部分显示 ODM-201 没有剂量限制性毒性。12 周时，15 名患者中的 13 名(87%)的 PSA 下降≥50%。另外，92%的未经阿比特龙治疗(未经化疗)的患者 PSA 下降≥50%，而 86%的未经阿比特龙治疗但经过化疗的患者获得 PSA 下降≥50%。最常见的 1~2 级不良事件为无力、腹泻和恶心。近期在阿姆斯特丹举行的 2013 年欧洲癌症大会上公布了 ARADES 试验的Ⅱ期、剂量递增拓展部分结果。65%的未经过化疗和阿比特龙治疗的患者、32%的经过化疗但未经阿比特龙治疗的患者、9%的经过阿比特龙治疗的患者 PSA 下降≥50%。最常见的 1~2 级副作用为疲乏(24%)、后背痛(14%)、便秘(13%)。治疗组未见癫痫发作(Clinical Trials.gov I dentifier: NCT01317641 and NCT

01429064)[80,81]。

靶向 AR 分子伴侣

恩杂鲁胺和 ARN-509 是靶向 AR,一些靶向 AR 信号轴的药物直接干扰 AR 分子伴侣。Hsp 为应激蛋白,具有分子伴侣的功能,能调节蛋白稳态。它们在不同的信号传导通路、转录生存网络和抑制凋亡中起到作用。这些分子伴侣,尤其是 Hsp90,在 AR 的特殊折叠、运输、激活和转录活性中起作用,这些作用会导致 CRPC 患者肿瘤细胞的存活[82,83]。

Hsp90 与其他分子伴侣一起,维持 AR与配基高亲和力的结构,有利于对 DHT 起有效的反应。17-去甲氧基-17-烯丙基氨基格尔德霉(17-AAG)是 Hsp90 分子伴侣蛋白的小分子抑制剂。临床前数据显示:17-AAG 抑制前列腺癌细胞增殖、下调 AR 活性、减少在前列腺癌异种移植物 AR 的表达,并且抑制雄激素依赖性和雄激素非依赖性前列腺癌的生长[84]。17-AAG 的 Ⅰ 期临床试验已经启动,该试验运用不同的剂量体系并且与化疗联合。DLT(剂量限制性毒性)包括肝细胞毒性、细胞减少、疲乏、肌痛和恶心,间歇给药方式总体来说毒性小得多[85-87]。但当在转移性 CRPC 患者中进行 Ⅱ 期临床试验时,17-AAG 无足够的 PSA 反应,也无影像学评价的客观的疾病反应,所以入组被终止[88]。其他的 Hsp90 抑制剂(包括 IPI-504 一样,也没有抗肿瘤活性,而且在前列腺癌临床试验中具有明显的毒性[89]。然而目前,在 Ⅰ/Ⅱ 临床试验中被研究对靶点的修饰,比如抑制 Hsp 辅助因子(如 FKBP52)和具有可耐受的毒性的药物[90,91]。

OGX-427 又叫 HspB1,以 Hsp27 为靶点,是第二代 2'-甲氧乙基修饰的硫代翻译寡核苷酸。Hsp27 是在 CRPC 中高表达的强有力的抗凋亡分子,调节 AR 的稳定性、核转位和反式激活[92]。一个研究 OGX-427 联合或者不联合泼尼松的 Ⅱ 期临床试验,在 72 名未经化疗的转移性 CRPC 患者中进行(Clinical Trials.gov Identifier: NCT01120470)。研究发现,在 12 周时 71%联合应用 OGX-427 和泼尼松的患者无进展,而仅接受泼尼松治疗的患者无进展率为 40%。另外,50%联合应用 OGX-427 和泼尼松的患者 PSA 下降≥50%;而 20%仅接受泼尼松治疗的患者 PSA 下降≥50%。研究结果在第 37 届欧洲医学肿瘤大会上公布,研究还证实在可测量病灶的疾病反应率和 CTC 转换方面,试验组的结果更有利[93]。

库司替森(OGX-011),另一个第二代 2'-甲氧乙基修饰的硫代翻译寡核苷酸, 被发现在临床前模型中能抑制凝聚素。凝聚素是一种细胞保护性的分子伴侣蛋白,具有热休克蛋白的成分。凝聚素在压力状态(如雄激素剥夺和化疗)时表达上调,因此被认为在化疗难治性疾病中起作用[94-98]。两项 Ⅱ 期临床试验评价 OGX-011 在转移性 CRPC 中的作用,得到了积极的结果。因此,开展了 OGX-011 联合二线化疗的 Ⅲ 期临床试验(表 6.1)[99,100]。

具有新靶点的药物

Galeterone(TOK-001),一种口服有效的半合成类固醇的类似物,在抑制前列腺癌细胞生长方面具有独特的机制。这种新型药物通过三重机制起作用,通过抑制人类CYP17A1 酶,作为 AR 拮抗剂(对野生型和变异型 AR 均起作用)和降解 AR 蛋白。一项 Ⅰ 期临床试验中,ARMOR1 评价 galeterone 在 49 名转移性或者无转移性未经化疗后的 CRPC 患者中的作用,这些患者经 ADT 治疗发生进展。这些患者被随机分为接受 12 周的单一剂量或者分开剂量的 galeterone 治疗,每天的剂量为 650~2600mg[104]。没达到 MTD。最常见的 1~2 级不良事件为疲乏(37%)、肝功能异常(31%~33%)、恶心(29%)、腹泻(27%)和皮肤瘙痒(25%)。一名患者发生 4 级的毒性反应,涉及横纹肌溶解(同时合用他汀类药物）和肾功能不全。24 名患者（49%）的 PSA 下降≥30%，其中包括 11 名患者（22%）的 PSA 下降≥50%。ARMOR2，一项Ⅱ期临床试验，正在开放中并招募患者加入（表 6.1）（Clinical Trials.gov Identifier: NCT01709734）。

表观遗传学疗法

CRPC 的另一种疗法是通过靶向 AR 的转录功能。正如前面介绍的，AR 是转录因子，在正常前列腺的发生和腺体功能的维护及肿瘤生成中起重要作用。临床前研究取得了令人鼓舞的结果，通过用组蛋白去乙酰酶抑制剂（HDACi）和 DNA 甲基转移酶（DNMT）抑制剂来靶向表观遗传学的改变。

HDACi 在临床前模型中抑制肿瘤增殖和诱导细胞凋亡方面有效。尽管在细胞系和体内的临床前试验中取得了令人鼓舞的结果，但在最初的临床试验中尚未证实有效。伏立诺他，一种小分子Ⅰ和Ⅱ类 HDACs 抑制剂，在一项Ⅱ期临床试验中被评估，试验对象为 27 名经过化疗的转移性 CRPC 患者。最好的放射学反应是疾病发展相对稳定，有 2 名患者（7%）。没有明显的 PSA 反应，44%的患者发生了 3 级不良事件，最常见的是疲乏（81%）、恶心（74%）和食欲不振（59%）[105]。帕比司他，是一种广泛脱乙酰酶抑制剂，在一项Ⅱ期临床试验中被研究，试验对象为 35名多西他赛难治性的转移性 CRPC 患者，通过静脉给药。在所有 35 名参加试验患者中，没有 1 例患者 PSA 下降≥50%。帕比司他不良反应事件与乏力（62.9%）、血小板减少（45.7%）、恶心（51.4%）和食欲减退有关（37.1%）[106]。因为 HDACi 在体内试验中不能达到有效的浓度，大多数的 HDACi 没有选择性，导致发生“脱靶”效应，所以可利用的 HDACi 会受到限制。因此，实验室研究的焦点在于寻找更敏感的 HDACi 和将 HDACi 与其他治疗方式联合。更敏感的 HDACi，如 tubacin[107]和 SB429201[108]，分别靶向 HDAC6 和 HDAC1。其他治疗方式包括放疗、化疗、AR 拮抗剂和诱导凋亡和血管生成的物质。

DNMT 抑制剂也在治疗转移性的 CRPC 患者方面进行研究。阿扎胞苷是一种皮下注射的低甲基化药物。在临床前试验激素和化疗难治性模型中能反转耐药性[109]。一项Ⅱ期临床试验评估阿扎胞苷，试验对象为 34 名尚未经过化疗的转移性 CRPC 患者。试验证实，PSA 倍增时间明显延长，中位 PFS 为 12.4周。阿扎胞苷的副作用包括疲乏（41.2%）和中性粒细胞减少（17.6%）[10]。目前一项阿扎胞苷联合多西他赛和泼尼松的Ⅰ~Ⅱ期临床试验，研究对象为化疗难治性转移性 CRPC 患者，研究指标包括 MTD、PSA 和放射学反应（ClinicalTrials.gov Identifi er: NCT00503984）。

总结

在靶向 AR 治疗 CRPC 中，发现了药物恩杂鲁胺，后来恩杂鲁胺被批准用于发病率和死亡率高的人群的治疗。但是尽管人们在靶向 AR 的治疗上取得了进步，但其最重要的是要进行继续耐药的研究和鉴别出新的治疗靶点。我们必须继续加深对 AR-配基通路的理解，并且发现对新型靶向 AR 的药物来预测预后和监测治疗反应的标志物。

（姚艳红　译）

参考文献

1. Gelmann EP. Molecular biology of the androgen receptor. J Clin Oncol. 2002;20(13):3001–15.
2. Matias PM, Donner P, Coelho R, Thomaz M, Peixoto C, Macedo S, et al. Structural evidence for ligand specificity in the binding domain of the human androgen receptor. Implications for pathogenic gene mutations. J Biol Chem. 2000;275(34):26164–71.
3. Brinkmann AO, Klaasen P, Kuiper GG, van der Korput JA, Bolt J, de Boer W, et al. Structure and function of the androgen receptor. Urol Res. 1989;17(2):87–93.
4. Sack JS, Kish KF, Wang C, Attar RM, Kiefer SE, An Y, et al. Crystallographic structures of the ligand-binding domains of the androgen receptor and its T877A mutant complexed with the natural agonist

dihydrotestosterone. Proc Natl Acad Sci U S A. 2001;98(9):4904–9.
5. He B, Gampe Jr RT, Kole AJ, Hnat AT, Stanley TB, An G, et al. Structural basis for androgen receptor interdomain and coactivator interactions suggests a transition in nuclear receptor activation function dominance. Mol Cell. 2004;16(3):425–38.
6. Shang Y, Myers M, Brown M. Formation of the androgen receptor transcription complex. Mol Cell. 2002;9(3):601–10.
7. Dehm SM, Tindall DJ. Androgen receptor structural and functional elements: role and regulation in prostate cancer. Mol Endocrinol. 2007;21(12):2855–63.
8. Gioeli D, Paschal BM. Post-translational modification of the androgen receptor. Mol Cell Endocrinol. 2012;352(1–2):70–8.
9. Wang Q, Li W, Zhang Y, Yuan X, Xu K, Yu J, et al. Androgen receptor regulates a distinct transcription program in androgen-independent prostate cancer. Cell. 2009;138(2):245–56.
10. Yuan X, Cai C, Chen S, Chen S, Yu Z, Balk SP. Androgen receptor functions in castration-resistant prostate cancer and mechanisms of resistance to new agents targeting the androgen axis. Oncogene. 2014 May 29;33(22):2815–25
11. Friedlander TW, Roy R, Tomlins SA, Ngo VT, Kobayashi Y, Azameera A, et al. Common structural and epigenetic changes in the genome of castration-resistant prostate cancer. Cancer Res. 2012;72(3): 616–25.
12. Montgomery RB, Mostaghel EA, Vessella R, Hess DL, Kalhorn TF, Higano CS, et al. Maintenance of intratumoral androgens in metastatic prostate cancer: a mechanism for castration-resistant tumor growth. Cancer Res. 2008;68(11):4447–54.
13. Stanbrough M, Bubley GJ, Ross K, Golub TR, Rubin MA, Penning TM, et al. Increased expression of genes converting adrenal androgens to testosterone in androgen-independent prostate cancer. Cancer Res. 2006;66(5):2815–25.
14. Dehm SM, Schmidt LJ, Heemers HV, Vessella RL, Tindall DJ. Splicing of a novel androgen receptor exon generates a constitutively active androgen receptor that mediates prostate cancer therapy resistance. Cancer Res. 2008;68(13):5469–77.
15. Li Y, Alsagabi M, Fan D, Bova GS, Tewfik AH, Dehm SM. Intragenic rearrangement and altered RNA splicing of the androgen receptor in a cell-based model of prostate cancer progression. Cancer Res. 2011;71(6):2108–17.
16. Bitting RL, Armstrong AJ. Targeting the PI3K/Akt/mTOR pathway in castration-resistant prostate cancer. Endocr Relat Cancer. 2013;20(3):R83–99.
17. Chen CD, Welsbie DS, Tran C, Baek SH, Chen R, Vessella R, et al. Molecular determinants of resistance to antiandrogen therapy. Nat Med. 2004; 10(1):33–9.
18. Ford 3rd OH, Gregory CW, Kim D, Smitherman AB, Mohler JL. Androgen receptor gene amplification and protein expression in recurrent prostate cancer. J Urol. 2003;170(5):1817–21.
19. Lapointe J, Li C, Higgins JP, van de Rijn M, Bair E, Montgomery K, et al. Gene expression profiling identifies clinically relevant subtypes of prostate cancer. Proc Natl Acad Sci U S A. 2004;101(3):811–6.
20. Yu YP, Landsittel D, Jing L, Nelson J, Ren B, Liu L, et al. Gene expression alterations in prostate cancer predicting tumor aggression and preceding development of malignancy. J Clin Oncol. 2004;22(14): 2790–9.
21. Holzbeierlein J, Lal P, LaTulippe E, Smith A, Satagopan J, Zhang L, et al. Gene expression analysis of human prostate carcinoma during hormonal therapy identifies androgen-responsive genes and mechanisms of therapy resistance. Am J Pathol. 2004;164(1):217–27.
22. Bubendorf L, Kononen J, Koivisto P, Schraml P, Moch H, Gasser TC, et al. Survey of gene amplifications during prostate cancer progression by high-throughout fluorescence in situ hybridization on tissue microarrays. Cancer Res. 1999;59(4):803–6.
23. Edwards J, Krishna NS, Grigor KM, Bartlett JM. Androgen receptor gene amplification and protein expression in hormone refractory prostate cancer. Br J Cancer. 2003;89(3):552–6.
24. Visakorpi T, Hyytinen E, Koivisto P, Tanner M, Keinanen R, Palmberg C, et al. In vivo amplification of the androgen receptor gene and progression of human prostate cancer. Nat Genet. 1995;9(4): 401–6.
25. Koivisto P, Kononen J, Palmberg C, Tammela T, Hyytinen E, Isola J, et al. Androgen receptor gene amplification: a possible molecular mechanism for androgen deprivation therapy failure in prostate cancer. Cancer Res. 1997;57(2):314–9.
26. Zhao XY, Malloy PJ, Krishnan AV, Swami S, Navone NM, Peehl DM, et al. Glucocorticoids can promote androgen-independent growth of prostate cancer cells through a mutated androgen receptor. Nat Med. 2000;6(6):703–6.
27. Culig Z, Hobisch A, Cronauer MV, Cato AC, Hittmair A, Radmayr C, et al. Mutant androgen receptor detected in an advanced-stage prostatic carcinoma is activated by adrenal androgens and progesterone. Mol Endocrinol. 1993;7(12):1541–50.
28. Dehm SM, Regan KM, Schmidt LJ, Tindall DJ. Selective role of an NH2-terminal WxxLF motif for aberrant androgen receptor activation in androgen depletion independent prostate cancer cells. Cancer Res. 2007;67(20):10067–77.
29. Dehm SM, Tindall DJ. Alternatively spliced androgen receptor variants. Endocr Relat Cancer. 2011; 18(5):R183–96.
30. Li Y, Hwang TH, Oseth LA, Hauge A, Vessella RL, Schmechel SC, et al. AR intragenic deletions linked to androgen receptor splice variant expression and activity in models of prostate cancer progression. Oncogene. 2012;31(45):4759–67.
31. Ceraline J, Cruchant MD, Erdmann E, Erbs P, Kurtz JE, Duclos B, et al. Constitutive activation of the

androgen receptor by a point mutation in the hinge region: a new mechanism for androgen-independent growth in prostate cancer. Int J Cancer. 2004;108(1):152–7.
32. Libertini SJ, Tepper CG, Rodriguez V, Asmuth DM, Kung HJ, Mudryj M. Evidence for calpain-mediated androgen receptor cleavage as a mechanism for androgen independence. Cancer Res. 2007;67(19):9001–5.
33. Hu R, Lu C, Mostaghel EA, Yegnasubramanian S, Gurel M, Tannahill C, et al. Distinct transcriptional programs mediated by the ligand-dependent full-length androgen receptor and its splice variants in castration-resistant prostate cancer. Cancer Res. 2012;72(14):3457–62.
34. Hu R, Dunn TA, Wei S, Isharwal S, Veltri RW, Humphreys E, et al. Ligand-independent androgen receptor variants derived from splicing of cryptic exons signify hormone-refractory prostate cancer. Cancer Res. 2009;69(1):16–22.
35. Pourmand G, Ziaee AA, Abedi AR, Mehrsai A, Alavi HA, Ahmadi A, et al. Role of PTEN gene in progression of prostate cancer. Urol J. 2007;4(2):95–100.
36. Reid AH, Attard G, Ambroisine L, Fisher G, Kovacs G, Brewer D, et al. Molecular characterisation of ERG, ETV1 and PTEN gene loci identifies patients at low and high risk of death from prostate cancer. Br J Cancer. 2010;102(4):678–84.
37. Taylor BS, Schultz N, Hieronymus H, Gopalan A, Xiao Y, Carver BS, et al. Integrative genomic profiling of human prostate cancer. Cancer Cell. 2010;18(1):11–22.
38. Gao H, Ouyang X, Banach-Petrosky WA, Shen MM, Abate-Shen C. Emergence of androgen independence at early stages of prostate cancer progression in Nkx3.1; Pten mice. Cancer Res. 2006;66(16):7929–33.
39. Jiao J, Wang S, Qiao R, Vivanco I, Watson PA, Sawyers CL, et al. Murine cell lines derived from Pten null prostate cancer show the critical role of PTEN in hormone refractory prostate cancer development. Cancer Res. 2007;67(13):6083–91.
40. Maximum androgen blockade in advanced prostate cancer: an overview of the randomised trials. Prostate Cancer Trialists' Collaborative Group. Lancet. 2000;355(9214):1491–8.
41. Kuhn JM, Billebaud T, Navratil H, Moulonguet A, Fiet J, Grise P, et al. Prevention of the transient adverse effects of a gonadotropin-releasing hormone analogue (buserelin) in metastatic prostatic carcinoma by administration of an antiandrogen (nilutamide). N Engl J Med. 1989;321(7):413–8.
42. Bennett CL, Tosteson TD, Schmitt B, Weinberg PD, Ernstoff MS, Ross SD. Maximum androgen-blockade with medical or surgical castration in advanced prostate cancer: a meta-analysis of nine published randomized controlled trials and 4128 patients using flutamide. Prostate Cancer Prostatic Dis. 1999;2(1):4–8.
43. Samson DJ, Seidenfeld J, Schmitt B, Hasselblad V, Albertsen PC, Bennett CL, et al. Systematic review and meta-analysis of monotherapy compared with combined androgen blockade for patients with advanced prostate carcinoma. Cancer. 2002;95(2):361–76.
44. Maximum androgen blockade in advanced prostate cancer: an overview of 22 randomised trials with 3283 deaths in 5710 patients. Prostate Cancer Trialists' Collaborative Group. Lancet. 1995;346(8970):265–9
45. Taplin ME, Bubley GJ, Shuster TD, Frantz ME, Spooner AE, Ogata GK, et al. Mutation of the androgen-receptor gene in metastatic androgen-independent prostate cancer. N Engl J Med. 1995;332(21):1393–8.
46. Culig Z, Hoffmann J, Erdel M, Eder IE, Hobisch A, Hittmair A, et al. Switch from antagonist to agonist of the androgen receptor bicalutamide is associated with prostate tumour progression in a new model system. Br J Cancer. 1999;81(2):242–51.
47. Hara T, Miyazaki J, Araki H, Yamaoka M, Kanzaki N, Kusaka M, et al. Novel mutations of androgen receptor: a possible mechanism of bicalutamide withdrawal syndrome. Cancer Res. 2003;63(1):149–53.
48. Sartor AO, Tangen CM, Hussain MH, Eisenberger MA, Parab M, Fontana JA, et al. Antiandrogen withdrawal in castrate-refractory prostate cancer: a Southwest Oncology Group trial (SWOG 9426). Cancer. 2008;112(11):2393–400.
49. Small EJ, Carroll PR. Prostate-specific antigen decline after casodex withdrawal: evidence for an antiandrogen withdrawal syndrome. Urology. 1994;43(3):408–10.
50. Kelly WK, Scher HI. Prostate specific antigen decline after antiandrogen withdrawal: the flutamide withdrawal syndrome. J Urol. 1993;149(3):607–9.
51. Small EJ, Halabi S, Dawson NA, Stadler WM, Rini BI, Picus J, et al. Antiandrogen withdrawal alone or in combination with ketoconazole in androgen-independent prostate cancer patients: a phase III trial (CALGB 9583). J Clin Oncol. 2004;22(6):1025–33.
52. Attar RM, Jure-Kunkel M, Balog A, Cvijic ME, Dell-John J, Rizzo CA, et al. Discovery of BMS-641988, a novel and potent inhibitor of androgen receptor signaling for the treatment of prostate cancer. Cancer Res. 2009;69(16):6522–30.
53. Rathkopf D, Liu G, Carducci MA, Eisenberger MA, Anand A, Morris MJ, et al. Phase I dose-escalation study of the novel antiandrogen BMS-641988 in patients with castration-resistant prostate cancer. Clin Cancer Res. 2011;17(4):880–7.
54. Teutsch G, Goubet F, Battmann T, Bonfils A, Bouchoux F, Cerede E, et al. Non-steroidal antiandrogens: synthesis and biological profile of high-affinity ligands for the androgen receptor. J Steroid Biochem Mol Biol. 1994;48(1):111–9.
55. Van Dort ME, Robins DM, Wayburn B. Design, synthesis, and pharmacological characterization of 4-[4,4-dimethyl-3-(4-hydroxybutyl)-5-oxo-2-thioxo-1-imidazolidinyl]-2-iodobenzonitrile as a high-affinity nonsteroidal androgen receptor ligand. J Med Chem.

2000;43(17):3344–7.
56. Chen Y, Clegg NJ, Scher HI. Anti-androgens and androgen-depleting therapies in prostate cancer: new agents for an established target. Lancet Oncol. 2009;10(10):981–91.
57. Tran C, Ouk S, Clegg NJ, Chen Y, Watson PA, Arora V, et al. Development of a second-generation antiandrogen for treatment of advanced prostate cancer. Science. 2009;324(5928):787–90.
58. Scher HI, Beer TM, Higano CS, Anand A, Taplin ME, Efstathiou E, et al. Antitumour activity of MDV3100 in castration-resistant prostate cancer: a phase 1–2 study. Lancet. 2010;375(9724):1437–46.
59. Scher HI, Halabi S, Tannock I, Morris M, Sternberg CN, Carducci MA, et al. Design and end points of clinical trials for patients with progressive prostate cancer and castrate levels of testosterone: recommendations of the Prostate Cancer Clinical Trials Working Group. J Clin Oncol. 2008;26(7):1148–59.
60. Danila DC, Heller G, Gignac GA, Gonzalez-Espinoza R, Anand A, Tanaka E, et al. Circulating tumor cell number and prognosis in progressive castration-resistant prostate cancer. Clin Cancer Res. 2007;13(23):7053–8.
61. de Bono JS, Scher HI, Montgomery RB, Parker C, Miller MC, Tissing H, et al. Circulating tumor cells predict survival benefit from treatment in metastatic castration-resistant prostate cancer. Clin Cancer Res. 2008;14(19):6302–9.
62. Scher HI, Jia X, de Bono JS, Fleisher M, Pienta KJ, Raghavan D, et al. Circulating tumour cells as prognostic markers in progressive, castration-resistant prostate cancer: a reanalysis of IMMC38 trial data. Lancet Oncol. 2009;10(3):233–9.
63. Beattie BJ, Smith-Jones PM, Jhanwar YS, Schoder H, Schmidtlein CR, Morris MJ, et al. Pharmacokinetic assessment of the uptake of 16beta-18F-fluoro-5alpha-dihydrotestosterone (FDHT) in prostate tumors as measured by PET. J Nucl Med. 2010;51(2):183–92.
64. Foster WR, Car BD, Shi H, Levesque PC, Obermeier MT, Gan J, et al. Drug safety is a barrier to the discovery and development of new androgen receptor antagonists. Prostate. 2011;71(5):480–8.
65. Scher HI, Fizazi K, Saad F, Taplin ME, Sternberg CN, Miller K, et al. Increased survival with enzalutamide in prostate cancer after chemotherapy. N Engl J Med. 2012;367(13):1187–97.
66. Beer TM, Armstrong AJ, Rathkopf DE, et al. Enzalutamide in Metastatic Prostate Cancer before Chemotherapy. N Engl J Med. June 1, 2014; [Epub ahead of print]..
67. Arora VK, Schenkein E, Murali R, Subudhi SK, Wongvipat J, Balbas MD, et al. Glucocorticoid receptor confers resistance to antiandrogens by bypassing androgen receptor blockade. Cell. 2013;155(6):1309–22.
68. Korpal M, Korn JM, Gao X, Rakiec DP, Ruddy DA, Doshi S, et al. An F876L mutation in androgen receptor confers genetic and phenotypic resistance to MDV3100 (enzalutamide). Cancer Discov. 2013;3(9):1030–43.
69. Joseph JD, Lu N, Qian J, Sensintaffar J, Shao G, Brigham D, et al. A clinically relevant androgen receptor mutation confers resistance to 2nd generation anti-androgens enzalutamide and ARN-509. Cancer Discov. 2013;3:1020–9.
70. Balbas MD, Evans MJ, Hosfield DJ, Wongvipat J, Arora VK, Watson PA, et al. Overcoming mutation-based resistance to antiandrogens with rational drug design. Elife. 2013;2:e00499.
71. Li Y, Chan SC, Brand LJ, Hwang TH, Silverstein KA, Dehm SM. Androgen receptor splice variants mediate enzalutamide resistance in castration-resistant prostate cancer cell lines. Cancer Res. 2013; 73(2):483–9.
72. Jia S, Gao X, Lee SH, Maira SM, Wu X, Stack EC, et al. Opposing effects of androgen deprivation and targeted therapy on prostate cancer prevention. Cancer Discov. 2013;3(1):44–51.
73. Carver BS, Chapinski C, Wongvipat J, Hieronymus H, Chen Y, Chandarlapaty S, et al. Reciprocal feedback regulation of PI3K and androgen receptor signaling in PTEN-deficient prostate cancer. Cancer Cell. 2011;19(5):575–86.
74. Mulholland DJ, Tran LM, Li Y, Cai H, Morim A, Wang S, et al. Cell autonomous role of PTEN in regulating castration-resistant prostate cancer growth. Cancer Cell. 2011;19(6):792–804.
75. Baselga J, Campone M, Piccart M, Burris 3rd HA, Rugo HS, Sahmoud T, et al. Everolimus in postmenopausal hormone-receptor-positive advanced breast cancer. N Engl J Med. 2012;366(6):520–9.
76. Clegg NJ, Wongvipat J, Joseph JD, Tran C, Ouk S, Dilhas A, et al. ARN-509: a novel antiandrogen for prostate cancer treatment. Cancer Res. 2012;72(6): 1494–503.
77. Rathkopf DE, Morris MJ, Fox JJ, Danila DC, Slovin SF, Hager JH, et al. Phase I study of ARN-509, a novel antiandrogen, in the treatment of castration-resistant prostate cancer. J Clin Oncol. 2013;31(28): 3525–30.
78. Rathkopf D, Antonarakis ES, Shore ND, Tutrone R, Alumkal JJ, Ryan CJ, et al. ARN-509 in men with metastatic castration-resistant prostate cancer (CRPC) [abstract]. 37th Congress of the European Society for Medical Oncology (ESMO), Sept 28–Oct 2, 2012. Ann Oncol. 2012;23 Suppl 9:317.
79. Smith MR, Antonarakis ES, Ryan CJ, Berry WR, Shore N, Liu G, et al. ARN-509 in men with high-risk nonmetastatic castration-resistant prostate cancer (CRPC). 2013 Genitourinary Cancers Symposium, American Society of Clinical Oncology, Feb 14–16, Orlando, FL. J Clin Oncol. 2013;31(Suppl 6):abstr 7.
80. Fizazi K, Massard C, James ND, Culine S, Jones RH, Oksala R, et al. ODM-201, a new generation androgen receptor inhibitor for castration-resistant prostate cancer: preclinical and phase I data. 2013 Genitourinary Cancers Symposium, American Society of Clinical Oncology, Feb 14–16, Orlando, FL. J Clin Oncol. 2013;31(suppl 6):abstr 65.
81. Massard C, James N, Culine S, Jones R, Vuorela A,

Mustonen M. ARADES trial: a first-in-man, open-label, phase I/II safety, pharmacokinetic, and proof-of-concept study of ODM-201 in patients with progressive metastatic castration-resistant prostate cancer. Ann Oncol 23:ixe16, 2012 (suppl 9; abstr LBA25_PR).
82. Calderwood SK, Ciocca DR. Heat shock proteins: stress proteins with Janus-like properties in cancer. Int J Hyperthermia. 2008;24(1):31–9.
83. Calderwood SK, Khaleque MA, Sawyer DB, Ciocca DR. Heat shock proteins in cancer: chaperones of tumorigenesis. Trends Biochem Sci. 2006;31(3):164–72.
84. Solit DB, Zheng FF, Drobnjak M, Munster PN, Higgins B, Verbel D, et al. 17-Allylamino-17-demethoxygeldanamycin induces the degradation of androgen receptor and HER-2/neu and inhibits the growth of prostate cancer xenografts. Clin Cancer Res. 2002;8(5):986–93.
85. Solit DB, Ivy SP, Kopil C, Sikorski R, Morris MJ, Slovin SF, et al. Phase I trial of 17-allylamino-17-demethoxygeldanamycin in patients with advanced cancer. Clin Cancer Res. 2007;13(6):1775–82.
86. Iyer G, Morris MJ, Rathkopf D, Slovin SF, Steers M, Larson SM, et al. A phase I trial of docetaxel and pulse-dose 17-allylamino-17-demethoxygeldanamycin in adult patients with solid tumors. Cancer Chemother Pharmacol. 2012;69(4):1089–97.
87. Goetz MP, Toft D, Reid J, Ames M, Stensgard B, Safgren S, et al. Phase I trial of 17-allylamino-17-demethoxygeldanamycin in patients with advanced cancer. J Clin Oncol. 2005;23(6):1078–87.
88. Heath EI, Hillman DW, Vaishampayan U, Sheng S, Sarkar F, Harper F, et al. A phase II trial of 17-allylamino-17-demethoxygeldanamycin in patients with hormone-refractory metastatic prostate cancer. Clin Cancer Res. 2008;14(23):7940–6.
89. Oh WK, Galsky MD, Stadler WM, Srinivas S, Chu F, Bubley G, et al. Multicenter phase II trial of the heat shock protein 90 inhibitor, retaspimycin hydrochloride (IPI-504), in patients with castration-resistant prostate cancer. Urology. 2011;78(3):626–30.
90. Ischia J, Saad F, Gleave M. The promise of heat shock protein inhibitors in the treatment of castration resistant prostate cancer. Curr Opin Urol. 2013;23(3):194–200.
91. De Leon JT, Iwai A, Feau C, Garcia Y, Balsiger HA, Storer CL, et al. Targeting the regulation of androgen receptor signaling by the heat shock protein 90 cochaperone FKBP52 in prostate cancer cells. Proc Natl Acad Sci U S A. 2011;108(29):11878–83.
92. Rocchi P, So A, Kojima S, Signaevsky M, Beraldi E, Fazli L, et al. Heat shock protein 27 increases after androgen ablation and plays a cytoprotective role in hormone-refractory prostate cancer. Cancer Res. 2004;64(18):6595–602.
93. Chi KN, Yu EY, Ellard S, Hotte JR, Gingerich AM. OGX-427 in castration resistant prostate cancer patients. 37th Congress of the European Society for Medical Oncology (ESMO), Sept 28–Oct 2, 2012. Ann Oncol. 2012;23(Suppl 9):Abstr ix297.
94. Miyake H, Nelson C, Rennie PS, Gleave ME. Testosterone-repressed prostate message-2 is an antiapoptotic gene involved in progression to androgen independence in prostate cancer. Cancer Res. 2000;60(1):170–6.
95. Sensibar JA, Sutkowski DM, Raffo A, Buttyan R, Griswold MD, Sylvester SR, et al. Prevention of cell death induced by tumor necrosis factor alpha in LNCaP cells by overexpression of sulfated glycoprotein-2 (clusterin). Cancer Res. 1995;55(11):2431–7.
96. Zellweger T, Chi K, Miyake H, Adomat H, Kiyama S, Skov K, et al. Enhanced radiation sensitivity in prostate cancer by inhibition of the cell survival protein clusterin. Clin Cancer Res. 2002;8(10):3276–84.
97. Miyake H, Chi KN, Gleave ME. Antisense TRPM-2 oligodeoxynucleotides chemosensitize human androgen-independent PC-3 prostate cancer cells both in vitro and in vivo. Clin Cancer Res. 2000;6(5):1655–63.
98. Sowery RD, Hadaschik BA, So AI, Zoubeidi A, Fazli L, Hurtado-Coll A, et al. Clusterin knockdown using the antisense oligonucleotide OGX-011 re-sensitizes docetaxel-refractory prostate cancer PC-3 cells to chemotherapy. BJU Int. 2008;102(3):389–97.
99. Chi KN, Hotte SJ, Yu EY, Tu D, Eigl BJ, Tannock I, et al. Randomized phase II study of docetaxel and prednisone with or without OGX-011 in patients with metastatic castration-resistant prostate cancer. J Clin Oncol. 2010;28(27):4247–54.
100. Saad F, Hotte S, North S, Eigl B, Chi K, Czaykowski P, et al. Randomized phase II trial of Custirsen (OGX-011) in combination with docetaxel or mitoxantrone as second-line therapy in patients with metastatic castrate-resistant prostate cancer progressing after first-line docetaxel: CUOG trial P-06c. Clin Cancer Res. 2011;17(17):5765–73.
101. Schayowitz A, Sabnis G, Njar VC, Brodie AM. Synergistic effect of a novel antiandrogen, VN/124-1, and signal transduction inhibitors in prostate cancer progression to hormone independence in vitro. Mol Cancer Ther. 2008;7(1):121–32.
102. Handratta VD, Vasaitis TS, Njar VC, Gediya LK, Kataria R, Chopra P, et al. Novel C-17-heteroaryl steroidal CYP17 inhibitors/antiandrogens: synthesis, in vitro biological activity, pharmacokinetics, and antitumor activity in the LAPC4 human prostate cancer xenograft model. J Med Chem. 2005;48(8):2972–84.
103. Vasaitis T, Belosay A, Schayowitz A, Khandelwal A, Chopra P, Gediya LK, et al. Androgen receptor inactivation contributes to antitumor efficacy of 17{alpha}-hydroxylase/17,20-lyase inhibitor 3beta-hydroxy-17-(1H-benzimidazole-1-yl)androsta-5,16-diene in prostate cancer. Mol Cancer Ther. 2008;7(8):2348–57.
104. Taplin ME, Chu F, Morrison JP, Pili R, Rettig MB, Stephenson J, et al. ARMOR1: Safety of galeterone

(TOK-001) in a Phase 1 clinical trial in chemotherapy naïve patients with castration resistant prostate cancer (CRPC) [abstract]. In: Proceedings of the 103rd annual meeting of the American association for cancer research, March 31–April 4; 2012, Chicago, IL. Abstract nr CT-07.
105. Bradley D, Rathkopf D, Dunn R, Stadler WM, Liu G, Smith DC, et al. Vorinostat in advanced prostate cancer patients progressing on prior chemotherapy (National Cancer Institute Trial 6862): trial results and interleukin-6 analysis: a study by the Department of Defense Prostate Cancer Clinical Trial Consortium and University of Chicago Phase 2 Consortium. Cancer. 2009;115(23):5541–9.
106. Rathkopf DE, Picus J, Hussain A, Ellard S, Chi KN, Nydam T, et al. A phase 2 study of intravenous panobinostat in patients with castration-resistant prostate cancer. Cancer Chemother Pharmacol. 2013;72(3):537–44.
107. Haggarty SJ, Koeller KM, Wong JC, Grozinger CM, Schreiber SL. Domain-selective small-molecule inhibitor of histone deacetylase 6 (HDAC6)-mediated tubulin deacetylation. Proc Natl Acad Sci U S A. 2003;100(8):4389–94.
108. Hu E, Dul E, Sung CM, Chen Z, Kirkpatrick R, Zhang GF, et al. Identification of novel isoform-selective inhibitors within class I histone deacetylases. J Pharmacol Exp Ther. 2003;307(2):720–8.
109. Festuccia C, Gravina GL, D'Alessandro AM, Muzi P, Millimaggi D, Dolo V, et al. Azacitidine improves antitumor effects of docetaxel and cisplatin in aggressive prostate cancer models. Endocr Relat Cancer. 2009;16(2):401–13.
110. Sonpavde G, Aparicio AM, Zhan F, North B, Delaune R, Garbo LE, et al. Azacitidine favorably modulates PSA kinetics correlating with plasma DNA LINE-1 hypomethylation in men with chemonaive castration-resistant prostate cancer. Urol Oncol. 2011;29(6):682–9.
111. Bianchini D, Omlin A, Pezaro C, Lorente D, Ferraldeschi R, Mukherji D, et al. First-in-human Phase I study of EZN-4176, a locked nucleic acid antisense oligonucleotide to exon 4 of the androgen receptor mRNA in patients with castration-resistant prostate cancer. Br J Cancer. 2013;109(10):2579–86.
112. OncoGenex Announces Top-Line Survival Results of Phase 3 SYNERGY Trial Evaluating Custirsen for Metastatic Castrate-Resistant Prostate Cancer. http://ir.oncogenex.com/releasedetail.cfm?ReleaseID=842949 Accessed 25 June 2014.

第 7 章

靶向雄激素合成通路（CYP17 抑制剂）

Adam Siegel, Charles J. Ryan

引言

前列腺癌生长高度依赖雄激素信号，因此，雄激素剥夺治疗（ADT）是转移性前列腺癌最初被推荐的治疗方法。历史上用己烯雌酚和行 ADT 能达到外科手术或者药物去势的目的。这些干预措施大部分被 LHRH 治疗取代。大概 90%的患者初始对 ADT 的治疗有反应，有反应指的是 PSA 正常或者有客观的肿瘤反应。

对 ADT 治疗有反应大部分归于抑制下丘脑-垂体-性腺轴睾酮的产生。最终持续的 ADT 治疗导致了对更低水平的性激素产生更敏感的肿瘤，这样的肿瘤即使是在去势水平的睾酮（例如，典型的定义为睾酮低于 50 ng/dL），也能够继续依赖雄激素的生长。去势水平的睾酮导致肿瘤进展，这种临床状态导致了去势抵抗性前列腺癌（CRPC）定义的出现。

雄激素的产生、去势抵抗状态下的依赖 AR 的信号通路

尽管 LHRH 激动剂和拮抗剂抑制了85%~90%在循环中的睾酮水平，肾上腺和肿瘤内的雄激素生成却未受影响。雄烯二酮和脱氢表雄酮（DHEA）是主要的肾上腺来源雄激素派生物。他们最终能作为弱 AR 配基，或最终转变成睾酮和双氢睾酮（DHT）。

转移性 mCRPC 的依赖雄激素受体（AR）的细胞信号通路十分复杂。依赖雄激素的信号传导通路保持激活是通过以下几个机制，包括 AR 扩增、AR 突变（突变后对弱的内生的配基比较敏感）、转录辅助激活蛋白的表达上调、其他受体通路诱导的 AR 信号放大[1]。基于上述机制持续 AR 激活，尤其是低水平的循环中的肾上腺来源的雄激素（内分泌来源）或者细胞来源的雄激素（胞分泌来源）。

细胞内雄激素合成增加并形成了一种机制，通过这种机制 CRPC 细胞维持足够的细胞内雄激素，来维持持续依赖 AR 的信号转导。尽管 ADT 治疗导致循环血清的雄激素明显减少，但前列腺内的睾酮和 DHT 减少的并不多。健康男性雄激素剥夺导致循环血清雄激素减少 70%~90%，与之而来的是肿瘤内的雄激素仅减少 70%~80%，剩余的肿瘤内雄激素水平对继续依赖 AR 的信号传导是足够的[2]。目前的工作揭示了与未经治疗的转移性前列腺癌相比，转移性 CRPC 患者的转移病灶的雄激素和编码雄激素合成的酶较多[3]。这个问题不仅仅局限于细胞内雄激素的重新合成：*AKR1C3* 和 *SRD5A1* 是两个编码前列腺酶的基因，他们编码的酶能够将肾上腺产生的雄烯二酮转变成为睾酮和 DHT。这两种基因的表达增加成了一种机制，mCRPC 组织通过这种机制维持足够的 AR 配基[4,5]。在作用上，肿瘤可以被看成一个“装满”雄激素的“水槽”，同时产生胞分泌的雄激素，并且将其转换为激活形式。新型的 AR 靶向治疗，不仅包括靶向内分泌的来源，

而且包括靶向直接产生的高度适应性肿瘤。

CYP17A1 作为 CRPC 的临床靶点

CYP17A1 是多功能的细胞色素 P450酶，位于肾上腺和睾丸的内质网，CYP17A1 经过多个步骤催化雄激素的生物合成。CYP17A1 首先促进孕烯醇酮和黄体酮转化成 17 羟孕酮和 17 羟基孕烯醇酮(17-α 羟化酶激活)，后来催化这些前体分别称为 DHEA 和雄烯二酮(C-17,20 裂解酶活性)。而这些功能也参与糖皮质激素的生物合成，抑制 CYP17A1 不导致糖皮质激素产生的显著缺乏，这是因为在缺乏 CYP17 时，先天的肾上腺反馈诱导 ACTH 分泌和合成包括皮质醇在内少量的糖皮质激素(见图 7.1)。这个现象可以在先天性 CYP17 缺乏的个体上得到证实，先天性 CYP17 缺乏的个体没有明显缺乏糖皮质激素，却显示外生殖器性别不清。

用 CYP19 抑制剂依西美坦治疗乳腺癌获得了成功。这为治疗其他激素——敏感性肿瘤的成功提供了一个先驱。CYP17A1 在前列腺癌生长上起着类似的作用，其催化肾上腺和睾丸雄激素的生物合成。鉴于即使在去势抵抗状态，依赖雄激素的细胞继续进行信号转导，CYP17A1 抑制剂可能是一个有吸引力的治疗靶点。

酮康唑

酮康唑是一类咪唑抗真菌药物，最初是在 20 世纪 80 年代用于治疗非前列腺癌患者的男性女乳症。大剂量酮康唑能显著减少患者的睾酮、雄烯二酮和 DHEA 水平[7]。酮康唑是雄激素生物合成介导的 17-羟化酶和 C-17,20 裂解酶激活的多步弱抑制剂，还具有 11-β 羟化酶依赖的皮质醇和皮质醇合成、14α-腺苷甲基化酶催化羊毛甾醇转化为胆固醇、去甲腺化酶介导的胆固醇转化为孕烯醇酮等功能。因此，HDK 疗法在临床应用中常导致糖皮质激素和盐皮质激素的缺乏，应该同时补充糖皮质激素。虽然酮康唑有明显的副作用，但由于价格便宜而得到广泛应用，在美国的使用说明书上表示可以用于 mCRPC 的治疗。

多个临床试验评价了 HDK 治疗 CRPC 患者的功效和毒性。初始的 1 期和 2 期试验实施 HDK 的疗法说明，40%~62.5%的患者 PSA 下降>50%。尽管如此，这些试验中 HDK 疗法的反应持续时间很短，有反应(如 PSA 上升或者影像学进展，则治疗不再有效)的中位持续时间为 3.3~8.5 个月[8-10]。

在这些初始的试验后进行了 CALGB-9583，一项随机的Ⅲ期单纯的抗雄激素药物退出(AAWD)，或者联合酮康唑治疗。酮康唑 400mg 3 次/日，同时氢化可的松早晨30mg，晚上口服 10mg[11]。单纯 AAWD 治疗的 PSA 反应率为 11%，AAWD 联合酮康唑的 PSA 反应率为 27%。两组之间的总生存率没有明显差异。但 82%的单纯 AAWD 治疗组最终接受了延迟的酮康唑治疗，这可能使得两组之间的总生存率差异变得不明显。在 AAWD 组，患者先前治疗 PSA 有反应(例如，PSA 下降>50%)，随后行 HDK 疗法 PSA 也容易有反应；如果先前行 AAWD 疗法时 PSA 无反应，则行 HDK 疗法时 PSA 有反应的可能性较小(两种情况 PSA 有反应的比例为 67% 比 21%)。两组的患者均出现了毒性反应，包括乏力、神经系统毒性、胃肠道副作用。酮康唑治疗组的 3 级或 4 级不良事件的概率较大(21%:7%)。尽管缺乏可观察到的总生存获益，但 AAWD 联合酮康唑治疗组至 PSA 进展时间相对更长(8.5 个月比 5.9 个月)。

两组分别测定了基线，治疗后 1 个月、治疗后 3 个月和进展时的血清睾酮和肾上腺雄激素(DHEA、DHEAS 和雄烯二酮)的水

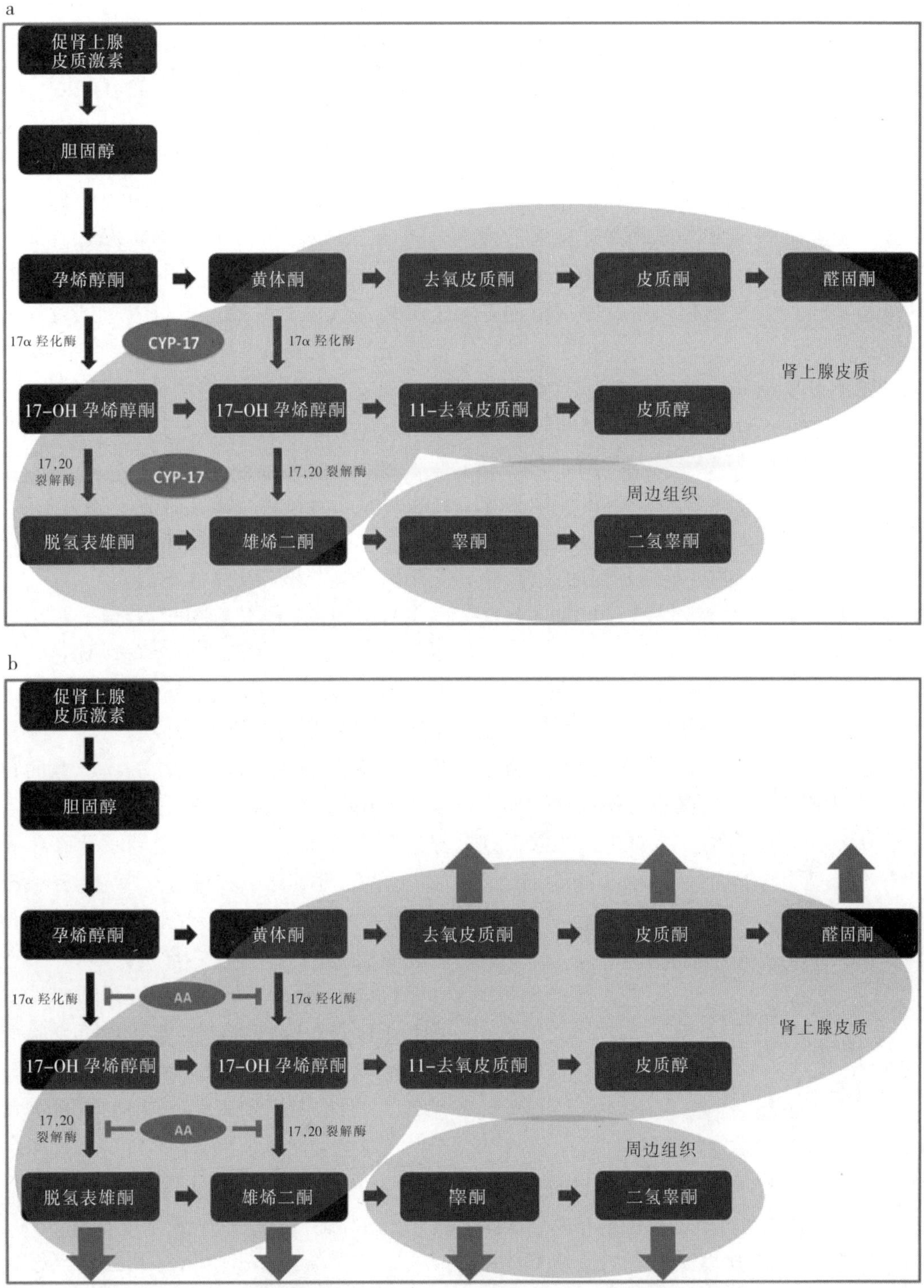

图 7.1　CYP17 和 CYP17 抑制剂醋酸阿比特龙(AA)作用机制示意图。注意在抑制 CYP17 时，盐皮质激素途径可被激活，从而导致 Na^+ 的保留和 K^+ 的损失。与泼尼松合用可以减少这些影响。

平。AAWD 联合酮康唑组的患者全部 3 种肾上腺来源的雄激素水平均明显下降；但两组的血清睾酮水平与基线相比均未改变。后来在 PSA 进展时，全部 3 种肾上腺来源的雄激素均升高，说明可能发生了对酮康唑的快速耐受[11]。后续研究证实，基线雄烯二酮的升高预示着 PSA 反应和酮康唑治疗患者的总生存时间[12]。这说明应对去势抵抗临床状态的血清雄激素的预测和预后价值进行进一步评价。

循环水平的肾上腺来源的雄激素的病理生理重要性后来得到了证实。在同时进行的一项研究中发现：AAWD 治疗后，在进展的患者的肿瘤组织中发现了低水平敏感化的 AR 配基结合位点突变。但这些突变位点与总生存期和进展的可能性均无相关性，这些发现说明了雄激素受体敏感化是导致疾病进展的机制之一[13]。

尽管酮康唑有明显的不良反应和有效时间持续比较短，但仍将其应用于临床。酮康唑的优势包括它是一种价格合理的通用药物，并且可以通过外部摄入糖皮质激素来降低其毒副作用。尽管从 CALGB-9583 得到的有效数据支持继续将酮康唑用于临床，但酮康唑的广泛毒性促使人们继续研究具有特异性的 CYP 17A1 抑制剂。

阿比特龙

阿比特龙是一种口服生物利用度高且选择性高的 CYP 17A1 抑制剂，FDA 批准其用于未经化疗的和化疗有难治性的 mCRPC。阿比特龙首次使用是在皇家马斯登医院的癌症研究所，在这里研究者们实施了计算机模拟的合成候选的类固醇衍生物 CYP 17A1 抑制剂。焦点转向了黄体酮衍生物——CB7598，后来转向了阿比特龙，因为在体内试验用阿比特龙处理的大鼠模型雄激素重量显著减轻且有反应的器官包括前列腺、精囊和睾丸[14]。

Ⅰ/Ⅱ期临床试验

后期发表的一些小的Ⅰ期临床试验，在一项试验中去势抵抗性前列腺癌患者摄入单剂量的阿比特龙；在另外两项试验中，非去势抵抗性前列腺癌患者摄入单剂量和剂量递增的阿比特龙[15]。去势睾酮水平，单剂量 500mg，阿比特龙足够明显抑制血清睾酮水平。尽管如此，接受单一剂量阿比特龙的非去势男性患者后期出现了一个内生的黄体生成素（LH）高峰，随后血清睾酮也升高。这些发现提示在后续的临床试验中，应联合应用阿比特龙和 LHRH 激动剂。

与单剂量的阿比特龙相比，非去势男性患者第 1~12 天，每天 800mg 的阿比特龙足够达到持久抑制睾酮的效果。值得一提的是摄入阿比特龙与血清皮质醇的明显下降无关；但经阿比特龙治疗的患者在第 11 天时行 ACTH 刺激试验，结果是不正常的，提示肾上腺的糖皮质激素生物合成受到了亚临床破坏。这些Ⅰ期临床试验对阿比特龙的药代动力学有重要价值，但这些试验并没有临床预后的研究，如治疗反应和生存期。

后续的Ⅰ期临床试验评价了阿比特龙的毒性和安全性，目标是为后续的Ⅱ期临床试验提供一个安全并且有效的剂量。这是开放的、剂量递增的研究，计划前剂量为每天摄入 250~2000mg 的阿比特龙。当发生治疗相关的盐皮质激素过量或者毒性反应时，例如高血压、低钾血症和液体超负荷，应用盐皮质激素拮抗剂依普利酮。当发生盐皮质激素过量或者难治性症状时，加用地塞米松。经过 1 个月的治疗，一多半的患者的血清 PSA 下降>50%，并且没有发现与治疗相关的 3 或 4 级毒性反应。另外，治疗1

个月后,循环水平的雄激素,包括DHEA、DHEA-S、雄烯二酮和睾酮明显下降,甚至当PSA或影像学进展时仍有持续的雄激素抑制作用[15]。

在美国有人也做了一项Ⅰ期剂量递增的阿比特龙试验,研究对象为33名未经化疗以前经过或者没经过酮康唑治疗的CRPC患者,接受阿比特龙治疗的剂量为每天250~1000mg。如有肾上腺功能不全或者疲乏,同时服用糖皮质激素,如患者为有症状的缺乏盐皮质激素,则摄入醛固酮拮抗剂。试验观察到了明显的PSA反应,一多半的患者PSA下降高于50%。没有观察到限制性毒性反应。值得一提的是,经酮康唑治疗进展的患者,其中47%使用阿比特龙治疗时PSA下降≥50%[16]。这一体内试验的发现证明了阿比特龙比酮康唑更高效,与之前的体外试验(人体睾丸微粒体)相一致。

这些Ⅰ期临床试验说明了阿比特龙在治疗未经化疗的mCRPC,包括酮康唑治疗后进展的患者身上有广谱临床活性。这支持后续的Ⅱ期临床试验,包括在未经化疗和化疗难治性患者身上的评价效果。

阿比特龙在未经化疗和未经酮康唑治疗的患者身上的疗效后来在一项Ⅱ期多中心研究中被评价,在这项试验中所有患者每天接受1000mg的阿比特龙和5mg泼尼松2次/日[19]。经过3个月的治疗,33名患者中的22人(67%)PSA下降≥50%,中位治疗持续时间超过1年。治疗耐受性良好,未见报道剂量限制性毒性反应,严重的毒性反应也罕见,3级反应有乏力、液体潴留、头晕、低钾血症和高血压各见于1例患者。

阿比特龙在一项Ⅱ期临床试验中被进一步评价安全性和有效性,研究对象为进展性、化疗难治性mCRPC。两项多中心的Ⅱ期临床试验评估进展性mCRPC经过多西他赛为基础的化疗后疾病进展的患者。患者分为2组[18],1组给予每天1000mg阿比特龙,同时保留服用泼尼松来治疗临床糖皮质激素缺乏或者盐皮质激素过量;1组给予每天1000mg阿比特龙,5mg泼尼松2次/日,不看副作用[17]。51名患者(36%)PSA下降>50%;27名患者(18%)的可评估病灶有影像学意义[17,18]。这是第一个在化疗难治性mCRPC进行的第一项以激素水平指导药物治疗的临床试验。

两组均未发现剂量限制性毒性反应[17,18]。但同时服用泼尼松导致3和4级毒性反应的发生率明显降低,3级乏力仅见于58例中的1例患者(2%)[17]。如果服用阿比特龙的同时不服用泼尼松,食欲缺乏、低钾血症和乏力会常见一些[18]。这些发现和在未经化疗的mCRPC进行的同时服用阿比特龙和小剂量泼尼松的Ⅱ期临床试验的毒性反应数据,最终支持在未来进行的临床试验中所有患者均同时外源摄入糖皮质激素作为标准治疗方法。进行中的研究在评价相对于每日10mg的剂量,每天5mg的泼尼松是否足够。

在化疗难治性mCRPC进行的两项临床试验均进行治疗前和治疗后的循环肿瘤细胞(CTC)计数[17,18]。治疗前不利CTC计数(例如,≥5/7.5 mL)[20]的患者分别有42和27例,其中经过了治疗分别有11例(41%)和10例(34%)转变为有利CTC计数(例如<5)[17,18,20]。这些数据重复了以前的研究,并且支持未来研究在mCRPC患者中应用CTC计数作为候选肿瘤标志物。

Ⅲ期临床试验

从Ⅱ期临床试验获得的令人鼓舞的数据促使人们进行Ⅲ期临床试验,在未经治疗和治疗难治性患者中一起进行。

考虑到在化疗难治性患者中进行阿比

特龙试验是获得批准的捷径,并且在这部分患者中进行试验能获得预期的最大临床获益。在化疗难治性人群中开展了一项早期的阿比特龙的Ⅲ期临床试验,即 COU-AA-301,这是一项随机、安慰剂对照多中心的Ⅲ期临床试验[21]。共有 1195 名进展的 mCRPC 患者接受试验,这些患者之前接受过多西他赛为基础的化疗,患者按照 2:1 的比例随机分为两组,其中一组为每天 1000mg 阿比特龙+5mg 泼尼松 2 次/日;另一组为安慰剂+5mg 泼尼松 2 次/日。在阿比特龙+泼尼松治疗组观察到了总生存获益,中位的 OS 为 14.8 个月,另一组的 OS 为 10.9 个月。多因素分析证实了 OS 获益(0.66)[21]。次要终点包括治疗相关的 PSA 下降≥50%(与基线 PSA 相比)、PSA 进展时间、在 RECIST 标准可评价的软组织转移病灶得到了影像学无进展时间。所有的次要终点指标两组之间都有显著性差异[21]。这些结果支持阿比特龙在化疗难治性 mCRPC 临床状态中的广泛批准。

COU-AA-301 也是第一项评价阿比特龙相关的症状缓解的研究。探索性的终点包括疼痛强度和功能限制,仅次于通过简明疼痛量表(BPI-SF)[21]界定的疼痛,后来这些终点指标被进行了次要指标分析[22]。每个治疗周期为 28 天,其中第 1 天进行 BPI-SF 疼痛分析[22],中位随访时间为 20.2 个月。基线水平时有不到一半的入组患者有疾病相关的疼痛。相对于安慰剂联合泼尼松,阿比特龙联合泼尼松组疾病相关的疼痛的缓解更为迅速(5.6 个月比 13.7 个月),缓解率也更高(45%比 28.8%)[22],至发生第一次骨相关事件的时间更长(25.0 个月比 20.3 个月)[22]。

301 研究的次要终点治疗分析仍在持续进行和发表,并将此药和其他几种新药在 mCRPC 的开发中应用。

一项分析是针对阿比特龙治疗前的血清雄激素的预后预测价值。因为阿比特龙治疗的主要机制是减少雄激素,因此假设在 CRPC 患者中可测量雄激素与预后相关。用超敏液相层析法来分析 301 数据中的基线血清雄激素(DHEA-S、睾酮、雄烯二酮)水平。有趣的是不论给予何种治疗,两组的基线雄激素水平高的患者的 OS 均更长[23]。随后进行的 COU-AA-301 次要终点指标分析显示:阿比特龙联合泼尼松组的血清雄激素(超敏液相层析法测量)减少了大约 90%,而安慰剂联合泼尼松组血清雄激素中位减少了大约 50%[24]。这些结果与我们对阿比特龙是抑制雄激素生物合成和 mCRPC 为激素调节的状态相符合。另外,这可能反映了在低血清激素摄入的环境中,肿瘤进展成为更具侵袭性的生物表型,因此血清雄激素在未来 mCRPC 试验中可能可作为预后或预测标志物。配基与治疗疗效和预后关系的研究正在进行中。

COU-AA-301 证实阿比特龙在化疗难治性疾病中的疗效,而 COU-AA-302 证实了阿比特龙在化疗前的 mCRPC 临床状态中的疗效。在未经化疗人群中开展了一项阿比特龙的临床试验 COU-AA-302,这是一项随机、RCT、双盲的临床试验。患者被按照 1:1 的比例随机分为两组,其中一组接受每天阿比特龙 1g+泼尼松 5mg 2 次/日;另一组接受安慰剂+泼尼松 5mg 2 次/日。预设的疗效指标包括 OS 和至影像学无进展时间(rPFS),影像学通过 CT、MRI、骨扫描等进行评价。中期分析时显示阿比特龙组的 rPFS 显著延长(16.5 个月比 8.3 个月),阿比特龙组的 OS 也有延长趋势(中期分析后不再应用盲法)。在随后进行的中期分析中,阿比特龙组的中位生存为 35.3 个月,安慰剂组的中位生存为 30.1 个月,HR 为 0.79(范围为 0.66~0.96),*P*值为 0.0151。OS 数据没有达到事先规定的统计学标准意义,这可能是与安慰剂组随后接受了后续治疗(包括阿比特龙)造成的对 OS 的影响有关。基于这项试验的强烈趋势和 rPFS 的累积效果,这项研究总体被认为是具有积极结果的。因此,于 2012 年美国的阿比特龙未被批准用于未经化疗的 mCRPC。

COU-AA-302 的毒性评估:阿比特龙组相对于安慰剂组,更频繁出现乏力、关节痛、肝细胞损害和外周性水肿。另外阿比特龙组更常见 1、2 级的盐皮质激素毒性,包括高血压(22%比 13%)、低钾血症(17%比 13%)、液体潴留/水肿(28%比 24%)。但两组之间的 3 或 4 级盐皮质激素相关的毒副作用没有显著性差异[25]。

研究报道了入组患者的生活质量和预后结果。在对研究进行的系列分析中,无症状(BPI-SF 评分 0 或 1)或者轻微症状(BPI-SF 评分 2 或 3)用连续的 BPI-SF 量表进行了至疼痛进展时间分析。28 天为一个治疗周期,每个周期的第一天同时应用前列腺癌治疗的功能评价(FACT-P)量表进行基线的健康相关的生活治疗评价。分析结果显示:中位治疗疼痛进展时间显著延长(26.7 个月比18.4 个月),并且至最疼痛时间有延长趋势(26.7 个月比 19.4 个月)。另外与安慰剂组相比,阿比特龙组的健康相关性生活质量恶化时间显著延长(12.7 个月比 8.3 个月)。这些发现证实:在无症状组或者有轻微症状组、未经化疗的 mCRPC 患者,阿比特龙的症状和生活质量改善获益。

后续有待于进行影像学无进展时间和 OS 的次要终点分析。初步数据提示结果是积极相关的,相关系数为 0.7(Ryan 等,ESMO,2012)。另一项次要指标的初步结果提示,肿瘤低负荷患者的 rPFS 和 OS 获益最显著。考虑到 mCRPC 临床状态的患者具有明显的临床异质性,目前正在开发预后模型。

Galeterone(TOK-001)

TOK-001 是一种新型的 C17, 20-裂解酶抑制剂,具有相关的多种扰乱 AR 信号通路的功能。它直接有力地组织配基与 AR 结合,并下调 AR 蛋白的表达[27]。ARMOR1 是一项在 mCRPC 进行的Ⅰ期剂量递增的临床试验,评估 TOK-001 的安全性、最佳剂量和有效性。总体来说,TOK-001 耐受性良好,在 49 人中应用,仅有 15 人出现乏力、虚弱和肝功能短暂性一过性升高。有效性通过 PSA 反应来评估,49 人中有 11 人(22%)出现 PSA 下降>50%,在高剂量时观察到 PSA 的下降幅度更大[28]。

正在进行的Ⅱ期 ARMOR2 临床试验目前在评估 TOK-001 的安全性和有效性。这项研究的目标在于在多种人群中评估 TOK-001 的安全性和有效性,预计人群包括,有(无)转移的 CRPC 患者,有(无)之前治疗的失败史以及之前的治疗包括阿比特龙和恩杂鲁胺等。

展望

阿比特龙仍然是目前研究的最广泛的 CYP17 抑制剂,在 CRPC 的治疗中展示了临床效果。由于有证据证明 mCRPC 和CYP17A1 抑制剂耐药的前列腺癌,受激素和 AR 调控,多种高选择性的 CYP17A1 小分子抑制剂目前正在开发研制之中。正在进行的和未来的临床研究希望能将阿比特龙和其他的 AR 靶向治疗联合起来。肿瘤临床试验联盟进行的一项研究联合恩杂鲁胺、泼尼松、有(无)阿比特龙,主要目标是比较不同组别的总生存(NCT01949337)期。

另外,CYP17A1 抑制剂在早期的临床背景中进行开发。SWOG 试验 S1216 是一项Ⅲ期随机试验,比较 ADT 联合 orteronel、ADT 联合比卡鲁胺2组之间总生存期和无疾病进展生存时间。

大多数临床试验研究CYP17A1抑制剂在难治性CRPC有或无转移病灶患者身上的疗效。目前的一项Ⅱ期研究评估阿比特龙+LHRH激动剂用作术前新辅助治疗的疗效。阿比特龙+LHRH激动剂获得了25%的病理完全缓解率,并且耐受性良好。总之,毒性与在CRPC患者身上进行的试验相似。虽然这项研究证实了CYP17A1抑制剂的治疗获益潜能，但之前的ADT作为新辅助治疗并未在临床中获益。因此,这些数据支持在高风险、局限性病灶中进行CYP17A1抑制剂的新辅助治疗的评估。

尽管如此,我们对CYP17A1的特异性耐药机制知之甚少。用CYP17A1抑制剂处理CRPC异种移植物后,全长的AR、AR剪接变异体和CYP17A1表达增加。这些发现说明，肿瘤内的CYP17A1上调和细胞分泌信号的扩增可能通过AR剪接变异体来实现甾体非依赖性激活[6,31]。另外,AR突变使AR对雄激素前体细胞和其他甾体激素(包括黄体酮、孕烯醇酮和糖皮质激素)敏感[6,29]。最近突变筛查发现了一种特异性的AR突变(F876L)，它具有使新型AR拮抗剂恩杂鲁胺变成AR激动剂的功能[30]。通过SU2C积极收集用阿比特龙处理过的组织活检标本，最终目标是明确CRPC组织CYP17A1抑制剂耐药的机制。

除了他们的临床功效,这些药物的开发支持了这样的理念:这种患者的肿瘤仍然受雄激素、雄激素受体轴的调控。应继续进行最佳的时间、顺序和类似药物的联合评估。但近年来这些药物在临床中的应用无疑将使大量患者在临床中获益。

(姚艳红 译)

参考文献

1. Debes JD, Tindall DJ. Mechanisms of androgen-refractory prostate cancer. N Engl J Med. 2004;351:1488–90.
2. Page ST, Lin DW, Mostaghel EA, Hess DL, True LD, Amory JK, Nelson PS, Matsumoto AM, Bremner WJ. Persistent intraprostatic androgen concentrations after medical castration in healthy men. J Clin Endocrinol Metab. 2006;91(10):3850–6.
3. Montgomery RB, et al. Maintenance of intratumoral androgens in metastatic prostate cancer: a mechanism for castration-resistant tumor growth. Cancer Res. 2008;68:4447–54.
4. Stanbrough M, et al. Increased expression of genes converting adrenal androgens to testosterone in androgen-independent prostate cancer. Cancer Res. 2006;66:2815–25.
5. Chang KH, et al. Dihydrotestosterone synthesis bypasses testosterone to drive castration-resistant prostate cancer. Proc Natl Acad Sci. 2011;108(33):13728–33.
6. Cai C, et al. Intratumoral de novo steroid synthesis activates androgen receptor in castration-resistant prostate cancer and is upregulated by treatment with CYP17A1 inhibitors. Cancer Res. 2011;71(20):6503–13.
7. De Coster R, Caers I, Coene MC, et al. Effects of high dose ketoconazole therapy on the main plasma testicular and adrenal steroids in previously untreated prostatic cancer patients. Clin Endocrinol (Oxf). 1986;24:657–64.
8. Millikan R, Baez L, Banerjee T, et al. Randomized phase II trial of ketoconazole and ketoconazole/doxorubicin in androgen independent prostate cancer. Urol Oncol. 2001;6(3):111–5.
9. Small EJ, Baron A, Bok R. Simultaneous antiandrogen withdrawal and treatment with ketoconazole and hydrocortisone in patients with advanced prostate carcinoma. Cancer. 1997;80(9):1755–9.
10. Small EJ, Baron AD, Fippin L, Apodaca D. Ketoconazole retains activity in advanced prostate cancer patients with progression despite flutamide withdrawal. J Urol. 1997;157(4):1204–7.
11. Small EJ, et al. Antiandrogen withdrawal alone or in combination with ketoconazole in androgen-independent prostate cancer patients: a phase III trial (CALGB 9583). J Clin Oncol. 2004;22(6):1025–33.
12. Ryan CJ, Halabi S, Ou SS, Vogelzang NJ, Kantoff P, Small EJ. Adrenal androgen levels as predictors of outcome in prostate cancer patients treated with ketoconazole plus antiandrogen withdrawal: results from a cancer and leukemia group B study. Clin Cancer Res. 2007;13(7):2030–7.
13. Taplin ME, Rajeshkumar B, Halabi S, Werner CP, Woda BA, Picus J, Stadler W, Hayes DF, Kantoff PW, Vogelzang NJ, Small EJ, Cancer and Leukemia Group

B Study 9663. Androgen receptor mutations in androgen-independent prostate cancer: Cancer and Leukemia Group B Study 9663. J Clin Oncol. 2003;21:2673–8.
14. Barrie SE, Potter GA, Goddard PM, Haynes BP, Dowsett M, Jarman M. Pharmacology of novel steroidal inhibitors of cytochrome P450(17) alpha (17 alpha-hydroxylase/C17-20 lyase). J Steroid Biochem Mol Biol. 1994;50(5–6):267–73.
15. Attard G, Reid AH, Yap TA, Raynaud F, Dowsett M, Settatree S, Barrett M, Parker C, Martins V, Folkerd E, Clark J, Cooper CS, Kaye SB, Dearnaley D, Lee G, de Bono JS. Phase I clinical trial of a selective inhibitor of CYP17, abiraterone acetate, confirms that castration-resistant prostate cancer commonly remains hormone driven. J Clin Oncol. 2008;26(28):4563–71.
16. Ryan CJ, Smith MR, Fong L, Rosenberg JE, Kantoff P, Raynaud F, Martins V, Lee G, Kheoh T, Kim J, Molina A, Small EJ. Phase I clinical trial of the CYP17 inhibitor abiraterone acetate demonstrating clinical activity in patients with castration-resistant prostate cancer who received prior ketoconazole therapy. J Clin Oncol. 2010;28(9):1481–8.
17. Danila DC, Morris MJ, de Bono JS, Ryan CJ, Denmeade SR, Smith MR, Taplin ME, Bubley GJ, Kheoh T, Haqq C, Molina A, Anand A, Koscuiszka M, Larson SM, Schwartz LH, Fleisher M, Scher HI. Phase II multicenter study of abiraterone acetate plus prednisone therapy in patients with docetaxel-treated castration-resistant prostate cancer. J Clin Oncol. 2010;28(9):1496–501.
18. Reid AH, Attard G, Danila DC, Oommen NB, Olmos D, Fong PC, Molife LR, Hunt J, Messiou C, Parker C, Dearnaley D, Swennenhuis JF, Terstappen LW, Lee G, Kheoh T, Molina A, Ryan CJ, Small E, Scher HI, de Bono JS. Significant and sustained antitumor activity in post-docetaxel, castration-resistant prostate cancer with the CYP17 inhibitor abiraterone acetate. J Clin Oncol. 2010;28(9):1489–95.
19. Ryan CJ, Shah S, Efstathiou E, Smith MR, Taplin ME, Bubley GJ, Logothetis CJ, Kheoh T, Kilian C, Haqq CM, Molina A, Small EJ. Phase II study of abiraterone acetate in chemotherapy-naive metastatic castration-resistant prostate cancer displaying bone flare discordant with serologic response. Clin Cancer Res. 2011;17(14):4854–61.
20. de Bono JS, Scher HI, Montgomery RB, Parker C, Miller MC, Tissing H, Doyle GV, Terstappen LW, Pienta KJ, Raghavan D. Circulating tumor cells predict survival benefit from treatment in metastatic castration-resistant prostate cancer. Clin Cancer Res. 2009;15(4):1506.
21. de Bono JS, Logothetis CJ, Molina A, Fizazi K, North S, Chu L, Chi KN, Jones RJ, Goodman Jr OB, Saad F, Staffurth JN, Mainwaring P, Harland S, Flaig TW, Hutson TE, Cheng T, Patterson H, Hainsworth JD, Ryan CJ, Sternberg CN, Ellard SL, Fléchon A, Saleh M, Scholz M, Efstathiou E, Zivi A, Bianchini D, Loriot Y, Chieffo N, Kheoh T, Haqq CM, Scher HI, COU-AA-301 Investigators. Abiraterone and increased survival in metastatic prostate cancer. N Engl J Med. 2011;364(21):1995–2005.
22. Logothetis CJ, Basch E, Molina A, Fizazi K, North SA, Chi KN, Jones RJ, Goodman OB, Mainwaring PN, Sternberg CN, Efstathiou E, Gagnon DD, Rothman M, Hao Y, Liu CS, Kheoh TS, Haqq CM, Scher HI, de Bono JS. Effect of abiraterone acetate and prednisone compared with placebo and prednisone on pain control and skeletal-related events in patients with metastatic castration-resistant prostate cancer: exploratory analysis of data from the COU-AA-301 randomised trial. Lancet Oncol. 2012;13(12):1210–7.
23. Ryan CJ, Molina A, Li J, Kheoh T, Small EJ, Haqq CM, Grant RP, de Bono JS, Scher HI. Serum androgens as prognostic biomarkers in castration-resistant prostate cancer: results from an analysis of a randomized phase III trial. J Clin Oncol. 2013;31(22): 2791–8.
24. Ryan PCAN – abi +p decreases androgens by ~90%, and placebo + p by 50%.
25. Ryan CJ, Smith MR, de Bono JS, Molina A, Logothetis CJ, de Souza P, Fizazi K, Mainwaring P, Piulats JM, Ng S, Carles J, Mulders PF, Basch E, Small EJ, Saad F, Schrijvers D, Van Poppel H, Mukherjee SD, Suttmann H, Gerritsen WR, Flaig TW, George DJ, Yu EY, Efstathiou E, Pantuck A, Winquist E, Higano CS, Taplin ME, Park Y, Kheoh T, Griffin T, Scher HI, Rathkopf DE, COU-AA-302 Investigators. Abiraterone in metastatic prostate cancer without previous chemotherapy. N Engl J Med. 2013;368(2): 138–48.
26. Basch E, Autio K, Ryan CJ, Mulders P, Shore N, Kheoh T, Fizazi K, Logothetis CJ, Rathkopf D, Smith MR, Mainwaring PN, Hao Y, Griffin T, Li S, Meyers ML, Molina A, Cleeland C. Abiraterone acetate plus prednisone versus prednisone alone in chemotherapy-naive men with metastatic castration-resistant prostate cancer: patient-reported outcome results of a randomised phase 3 trial. Lancet Oncol. 2013;14(12): 1193–9.
27. Vasaitis T, Belosay A, Schayowitz A, Khandelwal A, Chopra P, Gediya LK, Guo Z, Fang HB, Njar VC, Brodie AM. Androgen receptor inactivation contributes to antitumor efficacy of 17{alpha}-hydroxylase/17,20-lyase inhibitor 3beta-hydroxy-17-(1H-benzimidazole-1-yl)androsta-5,16-diene in prostate cancer. Mol Cancer Ther. 2008;7(8):2348–57.
28. Montgomery B, et al. Phase 1 clinical trial of galeterone (TOK-001) a multifunctional antiandrogen and CYP17 inhibitor in Castration Resistant Prostate Cancer (CRPC). In: 2012 annual meeting of the American society of clinical oncology, Abstract 4665.
29. Zhao XY, Malloy PJ, Krishnan AV, Swami S, Navone NM, Peehl DM, et al. Glucocorticoids can promote androgen-independent growth of prostate cancer cells

through a mutated androgen receptor. Nat Med. 2000;6:703–6.
30. Korpal M, Korn JM, Gao X, Rakiec DP, Ruddy DA, Doshi S, Yuan J, Kovats SG, Kim S, Cooke VG, Monahan JE, Stegmeier F, Roberts TM, Sellers WR, Zhou W, Zhu P. An F876L mutation in androgen receptor confers genetic and phenotypic resistance to MDV3100 (enzalutamide). Cancer Discov. 2013;3(9):1030–43.
31. Mostaghel EA, Marck BT, Plymate SR, Vessella RL, Balk S, Matsumoto AM, Nelson PS, Montgomery RB. Resistance to CYP17A1 inhibition with abiraterone in castration-resistant prostate cancer: induction of steroidogenesis and androgen receptor splice variants. Clin Cancer Res. 2011;17(18):5913–25.

第8章

细胞的化疗毒性(紫杉类和联合应用紫杉类)

Rpbert J. van Soest, Ellen S. de Morrée, Cora N. Sternberg, Ronald de Wit

引言

传统来说患者发现患有前列腺癌,首先应找泌尿科医生,待到肿瘤晚期时才会去找肿瘤科医生。一般应用多西他赛化疗后,这种治疗模式改变了很多。这导致了内科医生间的合作,重要的Ⅲ期临床试验研究证实:多西他赛和卡巴他赛、新型激素疗法、免疫疗法和新型放射治疗均能生存获益。肿瘤科医生比较擅长化疗。他们拥有着20多年在实体肿瘤用紫杉类化疗的经验,对潜在的药物之间的相互作用、剂量调整、有无并发症的患者的治疗方案和毒性反应有了更深入的认识和了解。患者到了晚期阶段,经过多西他赛化疗,肿瘤科医生首先会使用阿比特龙和恩杂鲁胺,此时争论的焦点仍然是药物之间的相互作用和毒性反应。在用过多西他赛化疗后,肿瘤科医生被首先想到能参加到新型激素治疗药物的开发,但不仅仅是肿瘤科医生。由于激素治疗的药物先于化疗被广泛应用,泌尿科医生和肿瘤科医生很可能参加这类药物的管理。

患者的正确治疗顺序和最佳选择还需要进一步研究。在本章中,我们不谈阿比特龙和恩杂鲁胺影响治疗选择的优势,我们只说现在人们越来越关注新一代AR抑制剂治疗后应用紫杉类药物的有效性。鼓励多学科队伍合作治疗去势抵抗性前列腺癌的患者。

米托蒽醌

1996年,Tannock等人报道了一项161名转移性去势抵抗性前列腺癌的患者参加的Ⅲ期临床试验研究,患者随机分为2组,1组为米托蒽醌每三周12mg/m^{2}泼尼松或1组为仅用泼尼松[1]。疼痛控制是主要终点指标,米托蒽醌组的有效率是29%,泼尼松组的控制率为12%(P=0.01)。尽管米托蒽醌组控制疼痛有效率较高,但它并未影响总生存期,两组的OS都是12个月(P=0.27)。一项试验比较了米托蒽醌+氢化可的松和单用氢化可的松的疗效,这项试验是在癌症和白血病组B(CALBG)进行的,用来评估OS。这项研究没有观察到生存获益,尽管米托蒽醌组疾病进展时间有所增加,并且与另一组相比,差异有统计学意义[2]。基于这些结果,FDA批准米托蒽醌作为去势抵抗性前列腺癌的缓解化疗。因此,在后来的两项重要的Ⅲ期临床试验中作为对照组,这两项试验是研究多西他赛在mCRPC患者的作用。在2004年多西他赛被引进之前,在治疗mCRPC中主要是缓解症状,蒽环类和更加特异的米托蒽醌是标准的化疗选择。

多西他赛

微管是紫杉类的主要靶点,它结合到微管蛋白β-亚单位的特异性结合位点。紫杉类通过促进微管蛋白组装和稳定微管,阻断中(后)期的有丝分裂来抑制微管动力学,从而导致细胞死亡[3-5]。最近研究显示,微管和动力蛋白有助于AR运输。紫杉类通过与微管作用,同时也抑制AR核转运,是一种在mCRPC已知的抗癌机制[6-8](图8.1)。

在Ⅰ/Ⅱ期研究中多西他赛获得了PSA、疼痛和客观的肿瘤反应后[9,10],启动了两项大型的Ⅲ期试验,即TAX327和SWOG 99-16[11,12]。TAX327在1006名mCRPC患者中进行,随机分为75mg/m² 多西他赛(3周)+泼尼松,30mg/m² 多西他赛(每周)+泼尼松,12mg/m² 米托蒽醌(3周)+泼尼松[11]。在最终分析中,多西他赛3周方案的OS为19.2个月,3周方案的米托蒽醌的OS为16.3个月,两者比较(HR为0.79;95% CI为0.67~0.93)[13]。与米托蒽醌组比较,3周方案的多西他赛有更好的疼痛缓解率(35 %比22%;P=0.01)和生活质量的改善(22 %比13%;P=0.009)。多西他赛每周方案有改善OS的趋势,但没有统计学意义。TAX327更新了生存分析,包含了因果分析,分为了几个亚组,在年龄(<68岁比≥68岁)、基线有无疼痛、基线PSA(PSA <115比≥115ng/mL)这3个亚组存在OS延长的趋势。

中性粒细胞减少是最常见的3/4级毒性反应,接受3周多西他赛方案的患者更常见(32%)。尽管中性粒细胞减少的发生率较高,发热的中性粒细胞减少罕见(3%),其他的3/4级毒性反应的发生率低于5%。

第2项试验为SWOG 99-16,这项试验假设多西他赛和雌二醇氮芥联合治疗获益最大。有770人参加试验,随机分为2组。一组为第1~5天,280mg雌二醇每天3次,在第2天应用多西他赛60mg/m²,然后服用60mg地塞米松,分3次服用;另一组为米托蒽醌12mg/m²,第1天,5mg泼尼松,每日2次。两

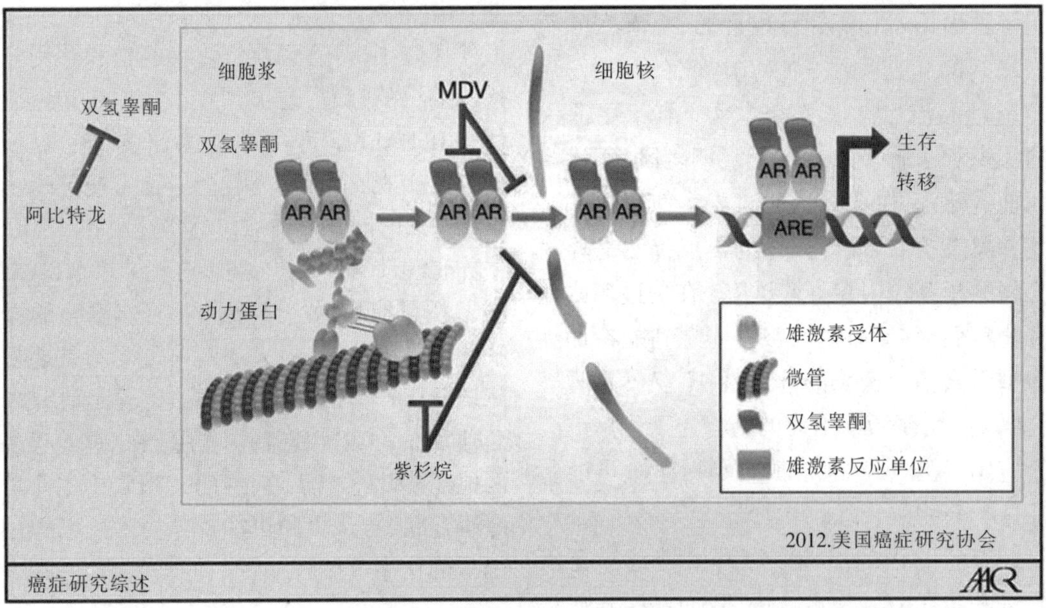

图8.1 紫杉烷在前列腺癌中作用机制模型。AR与微管相关,通过运动蛋白动力蛋白转运到细胞核。紫杉烷抑制微管解聚并阻断微管动力学。紫杉烷通过干扰微管动力学,导致细胞周期阻滞在G2/M期,并作为mCRPC作用的附加机制抑制AR核移位。恩杂鲁胺(MDV3100)与阿比特龙的作用机制也有呈现。恩杂鲁胺通过抑制AR核移位、DNA结合和共激活反应来发挥作用。阿比特龙通过不可逆地阻断类固醇生成过程中的关键酶CYP17A1来抑制激素合成。经过美国癌症研究协会许可转载Thadani Mulero M.雄激素受体:登上通往细胞核的微管高速通路。(见彩插)

组均以 21 天为 1 周期,如果在第一周期没有 3/4 级毒性反应发生,则在第二周期中多西他赛用量加量为 70mg/m² 或者米托蒽醌加量为 14mg/m²。多西他赛组和米托蒽醌组的中位 OS 分别为 17.5 个月比 15.6 个月,(HR为 0.80;95% CI:0.67~0.97)。与米托蒽醌+泼尼松组相比,多西他赛+雌二醇氮芥组的 3 级和 4 级的中性粒细胞减少性发热(5%比 2%)、心血管事件、恶心和呕吐(20%比 5%)的发生率明显升高。

总体来说,这两项Ⅲ期研究的结果显示:3 周多西他赛方案提高了 OS,OS 是这两项研究的主要终点。多西他赛每周方案相对于多西他赛 3 周方案,患者不易耐受;相对于米托蒽醌,有效性有改善的趋势。SWOG 研究增加了雌二醇氮芥,但并未显示更大的获益。因为增加了雌二醇氮芥没有更多获益,却增加了毒性,所以后来多西他赛 3 周方案+低剂量泼尼松成为 mCRPC 的标准方案[14]。

对 TAX327 进行多因素分析,一共有 10 个独立的预后影响因素,包括是否肝转移、临床有明显的疼痛、Karnofsky 评分、进展类型、治疗前 PSA 倍增时间、基线 PSA、肿瘤分化、基线 ALP 和基线血红蛋白[15]。结合预后因素做了一个列线图(图 8.2)。这个可作为临床决策的重要工具,例如,什么时候开始化疗。与米托蒽醌相比,多西他赛有更好的生存获益,在基线有无疼痛的分组中获得了一致的

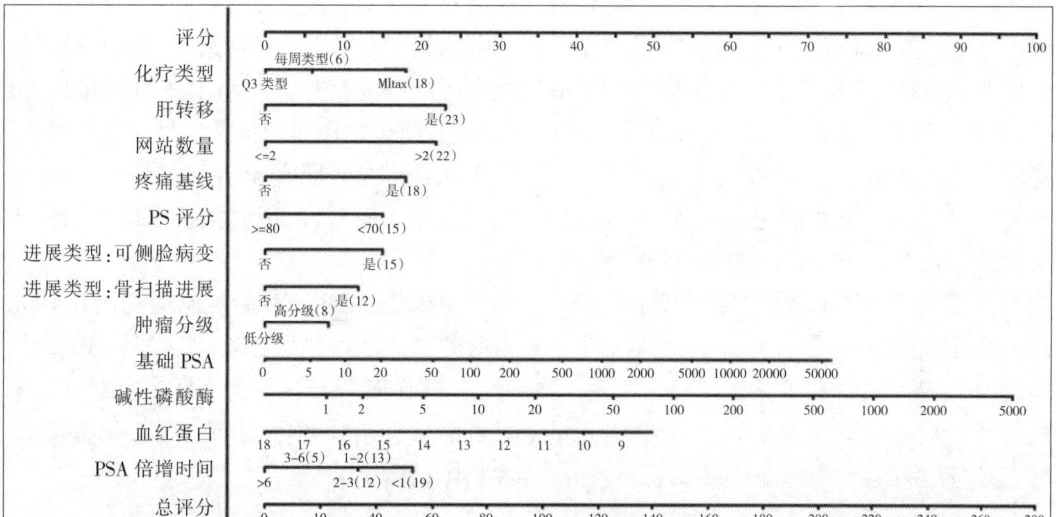

图 8.2　进展性 mCRPC 患者生存的列线图,包括 686 例患者和 518 例死亡事件的数据。注:原方案中定义目前疼痛强度为≥2 或者疼痛评分≥10 分,表明存在明显疼痛。医生指导:定位肝转移轴,向上画一条直线到点轴,以确定存在或者不存在肝转移的患者有多少点朝向生存。每个预测变量重复此过程,并对每个预测变量的点数求和。将此和定位在总电轴上,从总电轴朝下面画一条直线,以确定预测的中位生存期和预测的 1 年,2 年和 5 年预测总生存概率。对患者的指示:"x 先生,如果我们有 100 个和你完全一样的男人,我们预计列线图预测 X100 将在 1 年,2 年和 5 年内存活,我们预计其中 50 个在中位生存预测月后存活。"Reprinted by permission from the American Association for Cancer Research: Armstrong A. A contemporary prognostic nomogram for men with hormone-refractory metastatic prostate cancer: a TAX327 study analysis. Clinical Cancer Research. 2007;13(21):6396-403

结果(HR 分别为 0.73 和 0.85)。有疼痛组的 OS 为 14.4 个月,无疼痛组的 OS 为 21.3 个月,两组的 OS 差异很大。但这并不暗示早期应用化疗的必要性,通过定义高危进展和死亡风险的患者,为无症状患者的治疗提供了指导。这些患者即使在没有症状时,化疗也作为候选的治疗方案。

尽管如此,TAX327 研究中发现:患者出现轻微症状时就开始化疗,生活质量经常有所下降[16]。因此,出现轻微症状的患者应该延迟开始化疗的时间。这些患者虽然没有症状,但如果通过骨扫描检查发现症状即将发生很快进展,和(或)贫血加重,应该想到用多西他赛进行化疗[14]。

最近 FDA 和 EMA 批准 CYP17 抑制剂阿比特龙在多西他赛之前应用,选择化疗获益的患者对治疗方案的制订是十分重要的。最近,Azria 等报道诊断时的高格林森评分[8–10]是应用阿比特龙反应差的独立危险因素[17,18]。另外,对入组临床试验的 mCRPC 患者进行了回顾性分析,发现之前的 ADT 疗法有效时间短(<16 个月)的患者,当用二线激素疗法时,如阿比特龙和恩杂鲁胺,PSA 反应和 PFS 均较差[19]。TAX327 研究的因果分析表明,多西他赛相对于米托蒽醌的治疗获益在高格林森评分(7~10)[20]的患者中最显著。另外,两个前瞻性研究对 mCRPC 患者进行了研究,发现不管 ADT 有效时间长短,PSA 反应率和多西他赛的临床获益都是相似的[21]。

如今,mCRPC 患者在多西他赛化疗之前应用阿比特龙治疗,格林森评分和之前对 ADT 的反应有助于区分哪些患者能从一线多西他赛化疗中获益。不管对 ADT 的反应如何,多西他赛好像对高格林森评分的患者尤其有效。而分化较好的肿瘤和对 ADT 有效时间长的患者,阿比特龙可能是一个好的选择。为了给 mCRPC 患者提供选择更好的个体化一线治疗,这些发现还有待于进一步证实。

紫杉类的作用机制:新的证据支持 AR 转运与有效性相关

正如上面提到的,多西他赛和卡巴他赛也损害 AR 信号,在 mCRPC 的背景下,可能与治疗是否有效有关[6–8]。近年来临床和临床前证据表明,多西他赛和阿比特龙之间可能存在交叉抗性[8]。一个关于多西他赛治疗之前曾使用阿比特龙治疗患者的报道指出,这些患者的预计 OS 为 19 个月,但实际 OS 仅为 12.5 个月[22]。另外,TAX327 研究[11]有 45% 的患者 PSA 下降≥50%,而本研究仅有 26% 的患者 PSA 下降≥50%,并且阿比特龙抵抗的患者再应用多西他赛治疗结果无效。可能的解释为,紫杉类对 mCRPC 的抗肿瘤活性部分依赖于对 AR 信号通路的影响。患者先经过阿比特龙治疗,取消了多西他赛对 AR 的作用,所以再用多西他赛治疗无效。因此,应用阿比特龙治疗后,再用多西他赛治疗,减弱了化疗的有效性,因而损害了最终的临床获益。

但卡巴他赛作为多西他赛和阿比特龙之后的三线治疗似乎有效,在 42%~49%的患者[23,24]中获得了 PSA 下降≥50%。对 mCRPC 患者的最佳治疗顺序,有待于进一步的前瞻性临床试验来验证。

多西他赛的再治疗

患者在多西他赛治疗时或者治疗后疾病迟早会发生进展。初始多西他赛治疗有效的复发患者,可能对第二周期或者第三周期的多西他赛化疗有效。新型药物如卡巴他赛、阿比特龙和恩杂鲁胺被引进后,这些新型药物对多西他赛化疗后复发的患者有生存获益[25–27]。在多西他赛Ⅱ期处理的Ⅱ期试验局限在了药物的有效性的研究上,例如,PSA 反应率、疼痛缓解率和客观反映,而缺乏生存获益的数据,在应用新型药物后进行多西他赛的再治疗可能也不能得到生存数据[28-30]。

Ⅲ期试验的标准疗法是 10~12 周期的多西他赛化疗，另一种可选择的疗法是,多西他赛化疗 6 周期后或 PSA 按照预期下降后,暂停多西他赛化疗;而当 PSA 再次开始升高时,再次进行多西他赛化疗[31]。在一项较大的试验研究中,大量患者对多西他赛的再治疗是有效的。这种疗法让人很感兴趣,因为对化疗有效的 mCRPC 患者,没有事先定义化疗的持续时间[26,32]。在一项前瞻的Ⅱ期研究中,入组的是对一线多西他赛化疗有效,但停止化疗至少 5 个月后进展的患者。从入组开始计算 OS,中位 OS 为 13 个月,并且24.5%的患者 PSA 下降≥50%[23]。和多西他赛的再治疗一样,多西他赛的间断疗法也缺乏 OS 数据,由于新的系统疗法的出现,是否进行多西他赛的再治疗仍存在疑问。

以多西他赛为基础的联合疗法

在提高多西他赛的生存时间和获得较小的毒性方面,TAX327 试验中大量的调查员、同事进行了研究,是否通过添加第二种药物来提高多西他赛的有效性。我们在这介绍多西他赛的联合治疗方案的研究。关于多西他赛的联合化疗的Ⅲ期试验在表 8.1 中列出。

表 8.1 Ⅲ期多西他赛联合治疗研究

方案	结果
多西他赛+GVAX 免疫治疗(VITAL-2)	总生存差于对照组:12.2 个月比 14.1 个月,HR 为 1.70,95% CI 为 1.15~2.53
多西他赛+骨化三醇(ASCENT-2)	总生存差于对照组:7.8 个月比 20.2 个月,HR 为 1.42,95% CI 为 1.13~1.86
多西他赛+阿曲生坦(SWOG S0421)	总生存率与对照组相比没有提高,18 个月比 17 个月,HR 为 1.01,95% CI 为 0.87~1.18
多西他赛+zibotentan(ENTHUSE MIC)	总生存率与对照组相比没有提高,20 个月比 19.2 个月,HR 为 1.00,95% CI 为 0.84~1.18
多西他赛+来那度胺(MAINSAIL)	总生存差于对照组:17.7 个月比未达到的中位生存时间,HR 为 1.53,95% CI 为 1.17~2.00
多西他赛+贝伐单抗(CALBG 90401)	总生存率与对照组相比没有提高:22.6 个月比 21.5 个月,HR 为 0.91,95% CI 为 0.78~1.05
多西他赛+阿柏西普(VENICE)	总生存率与对照组相比没有提高:22.1 个月 21.2 个月,HR 为 0.94,95% CI 为 0.82~1.08
多西他赛+达沙替尼(READY)	总生存率与对照组相比没有提高:21.5 个月 21.2 个月,HR 为 0.99,95% CI 为 0.87~1.13
多西他赛+库司替森(SYNERGY)	进行中

Ⅲ期临床试验

免疫疗法

GVAX 免疫疗法平台是从前列腺癌细胞系得到细胞,注射这些细胞后,激起肿瘤细胞的免疫反应,得到许多抗原。这些细胞被改进后分泌 GM-CSF。VITAL-2 试验比较了 GVAX+多西他赛 3 周和多西他赛+泼尼松。这个试验因为 GVAX 臂出乎意料的高死亡率而早期被停止(GVAX+多西他赛组 67 例死亡比多西他赛+泼尼松组 47 例死亡)。另一项试验为 VITAL-1,它比较了 GVAX 和多西他赛在无症状性 CRPC 患者中的作用[35]。

这项研究的主要终点目标是改善总生存期，独立数据监测委员会(IDMC)进行了分析，结果是无意义的，认为研究达到改善 OS 终点的可能性<30%，因此过早地终止了这项研究。

骨化三醇

骨化三醇是一种激活的维生素 D 类似物，在体内外试验中被证实能加强紫杉醇和多西他赛的抗肿瘤活性[36,37]。ASCENT-1 是一项双盲、随机的Ⅱ期研究，1 组为多西他赛每周方案+大剂量的骨化三醇；1 组为多西他赛+安慰剂。两组进行比较[38]。主要终点为 PSA 反应率，治疗组的 PSA 的反应率无差别。OS 不是试验的主要终点，骨化三醇组的 OS 比安慰剂组有所提高。ASCENT-2 是一项随机的Ⅲ期试验，设计这项试验来证实在 ASCENT 试验中多西他赛+骨化三醇的生存获益[39]。Ⅲ期试验对照组包括标准的多西他赛 3 周疗法。在中期分析中，ASCENT 死亡率更高，因此这项研究被提前终止。多西他赛+骨化三醇组的中位 OS 为 17.8 个月(95% CI 为 16.0~19.5)，多西他赛+泼尼松组的中位 OS为 20.2 个月(95% CI 为 18.8~23.0)。多西他赛+骨化三醇组的中位 OS 较差，原因可能是调查组使用了多西他赛每周的化疗方案。

内皮素-A 受体拮抗剂

阿曲生坦是一种内皮素-A 受体拮抗剂，在体内、外试验中能加强多西他赛抗前列腺癌的细胞作用[40,41]。在 SWOG S0421 试验中，991 名骨转移的患者应用了阿曲生坦+多西他赛和泼尼松。1 组为阿曲生坦+多西他赛+泼尼松，1 组为多西他赛+泼尼松，两组的 OS 和 PFS 无差别[42]。

另一种内皮素-A 受体拮抗剂 zibotentan，在Ⅲ期试验 ENTHUSE M1C 中被研究，1 组为 zibotentan+标准多西他赛，1 组为多西他赛+安慰剂。与多西他赛+安慰剂相比，zibotentan+多西他赛组的 OS 没有明显提高(HR 为 1.00；95% CI：0.84~1.18)[43]。

血管生成抑制剂

在体外实验中，口服血管生成抑制剂沙利度胺对紫杉醇化疗有增效作用[44]。在两项随机Ⅱ期试验中，多西他赛加用沙利度胺导致了 PSA 下降率的提高。尽管应用沙利度胺治疗组发生了较多的血栓栓塞事件，但当预防性应用低分子肝素后，联合应用(沙利度胺+多西他赛)耐受性良好[45,46]。来那度胺继沙利度胺之后，具有更强的抗血管生成效果和免疫调节作用。随机Ⅲ期试验(MAINSAIL)对 mCRPC 患者的一线治疗进行了评价，一组为来那度胺+多西他赛，另一组为多西他赛+安慰剂。中期分析认为：来那度胺组毒性更大，并且可能效力削减，因此该研究被停止。这可能是由于来那度胺+多西他赛组的患者，多西他赛经常被减量[47]。

贝伐单抗是人源化的 lgG 抗体，适用所有 VEGF-A 亚型。CALBG 组进行了一项Ⅲ期随机研究。在标准的多西他赛和泼尼松的基础上加用贝伐单抗后，PFS 有所改善，并且有客观的反映，但并未提高 OS，并且毒性增加[48]。

阿柏西普，一种重组的人融合蛋白，它结合了 VEGF-A、VEGF-B 和胎盘生长因子来抑制血管生成，它在Ⅲ期 VENICE 试验中被研究。在这项研究中，1224 名男性接受了多西他赛+泼尼松治疗，然后随机分配接受阿柏西普或者安慰剂。阿柏西普组的中位 OS 为 22.1 个月(95% CI 为 20.3~24.1)，安慰剂组的中位 OS 为 21.2 个 月(95.6% CI 为 19.6~23.8)，两组的分层风险比 0.94(95.6% CI 为 0.82~1.08；P=0.38)。阿柏西普与多西他赛联合,与 3/4 的胃肠道功能不调、出血事件、高血压、疲乏、感染和治疗相关的致命性不良事件的发生率增高有关[49]。

骨微环境物质

SRC 家族激酶在前列腺癌的生长、浸润、骨转移和调控破骨细胞方面起着重要作用[50-52]。达沙替尼可能抑制 SRC-激酶家族(SRC、LCK、HCK、FYN、YES、FGR、BLK、LYN 和 FRK[53])。在临床前研究中,酪氨酸激酶抑制剂达沙替尼能抑制细胞复制、迁移、浸润和促进肿瘤细胞的凋亡。达沙替尼还作用于肿瘤微环境,尤其是骨,它抑制骨折,有利于骨生成,并起到骨保护的作用。基于这些临床前研究,人们设想将达沙替尼和多西他赛相结合能提高治疗效果,因为既能靶向肿瘤,又能靶向微环境。在一项达沙替尼和多西他赛结合的 Ⅰ~Ⅱ 期研究中,入组的 30 名患者具有可测量的病灶,其中 18 名患者部分有效,14 名在骨扫描上病灶消失[54]。但Ⅲ期的 READY 试验证实,达沙替尼与多西他赛结合,与多西他赛和安慰剂相比,没有获得生存获益[55]。

库司替森

凝集素(CLU)是一种压力激活的具有细胞保护作用的分子伴侣,在很多抗癌治疗的作用下表达上调。但当过度表达时,导致治疗抵抗[56]。临床前研究表明:排除凝集素,在多西他赛难治性细胞,能增强多西他赛的作用[57]。一项随机的Ⅱ期试验研究了库司替森(OGX-11),一种凝集素的反义抑制剂。该研究分为 2 组,1 组为库司替森联合多西他赛和泼尼松,1 组为多西他赛和泼尼松。三者联合的实验组,具有更长的中位 OS,尽管两组之间的 PSA 反应率和肿瘤反应率是相似的[58]。两项Ⅲ期试验研究中,将 OGX-11 作为mCRPC 的一线和二线治疗,这项研究正在进行中。由于 OGX-11 的独特作用机制,这两项正在进行中的Ⅲ期试验研究,将有可能取得生存获益的结果。

Ⅱ期试验

AT-101 是 bcl-2 抑制剂,在一项Ⅱ期试验中,将 AT-101 与多西他赛结合,将 OS 作为试验的主要终点指标。与多西他赛+泼尼松组比较,增加 AT-101 并没有延长 OS、PFS 和 PSA 的反应率[59]。Oblimersen 是一种 bcl-2 反义寡核苷酸。在一项 EORTC Ⅱ期试验中,将 Oblimersen 用于多西他赛联合研究。主要终点指标为 PSA 反应率>30%和主要毒性事件发生率<5%。没有达到主要终点指标[60]。

凡德他尼是一种口服的血管内皮生长因子受体(VEGFR)和上皮生长因子(EGFR)抑制剂。在一项随机的Ⅱ期试验中,分为两组,1 组为 vandetanib 和多西他赛,1 组为多西他赛和安慰剂,两组比较没有获益[61]。舒尼替尼是 VEGFR 和血小板生长因子(PDGFR)的抑制剂。一项单臂的 Ⅰ~Ⅱ 期临床试验研究,研究了多西他赛和舒尼替尼,PSA 反应率为 56.4%[62]。另一项单臂的Ⅱ期临床试验研究,研究了多西他赛和索拉菲尼,PSA 反应率为 46%[63]。

在一项Ⅱ期临床试验中,研究了PDGFR 抑制剂伊马替尼与多西他赛每周方案联合。实验组胃肠道不良反应增加,并且分析结果是无意义的,加上这些不良事件,证实在 144 名入组患者中,很难观察到明显的治疗获益,于是这项研究被提前终止[64]。

这些药物没有用于正在进行中的Ⅲ期临床研究。

总之,多西他赛+泼尼松是化疗的金标准。与标准的多西他赛治疗体系相比,上述的 8 个Ⅲ期以多西他赛为基础的联合试验没有观察到生存获益。Antonarakis 和 Eisenberger 对这些Ⅱ期试验进行了重要的评价：这些Ⅱ期试验的结果，不足以支持进行大规模的Ⅲ期试验。得不到Ⅱ期试验数据，也达不到促进进行Ⅲ期试验的成功标准[65]。

卡巴他赛

卡巴他赛是从 450 种紫杉醇衍生物中被挑选出来，基于它在多西他赛抵抗的中流模型上的抗瘤活性[5]。与其他紫杉类（紫杉醇和多西他赛）不同，卡巴他赛对药物转运体p-glycoprotein（P-gp，ABCB1）的亲和性差[66,67]。卡巴他赛的另一个特性是能通过体内的血脑屏障，其他的紫杉类不具有通过血脑屏障的能力[68]。近来证明，卡巴他赛能抑制 AR 核转运，这可能是紫杉类在 mCRPC 抗肿瘤活性的另一个机制[8]。

一项在实体瘤进行的Ⅰ期临床试验证明：卡巴他赛的线性药代动力学与多西他赛类似，但卡巴他赛的耐受性更好[66]。主要的剂量限制性毒性是中性粒细胞减少，1 名患者为发热性中性粒细胞减少，另外两个人在 25 mg/m^2 的剂量下为延迟 4 级中性粒细胞减少。非血液学毒性包括恶心、呕吐、腹泻、神经系统毒性和乏力，为轻到中度。在两名患者身上观察到了客观的抗肿瘤活性部分缓解，其中 1 名患者为多西他赛难治性mCRPC，1 名患者为不确定的部分缓解，还有两名患者为轻微缓解。随后，两个原理实验证据支持卡巴他赛在紫杉类抵抗的转移性乳腺癌有作用[67,69]。

Ⅲ期临床试验 TROPIC 是一项随机、开放式、多中心试验，在 755 名多西他赛化疗治疗中或治疗后进展 mCRPC 患者身上进行[29]。患者随机分组，1 组接受 25 mg/m^2 的卡巴他赛治疗，1 组接受 12 mg/m^2 的米托蒽醌治疗，均为 3 周方案，每天 10 mg 的泼尼松。卡巴他赛的中位 OS 为 15.1 个月，米托蒽醌的中位 OS 为 12.7 个月，两组对比的 HR为 0.70（95% CI 为 0.59~0.83；P<0.0001）。次要终点包括无进展生存 PSA 的反应率，通过 RE-CIST 标准评价的肿瘤客观缓解，至 PSA 进展时间、肿瘤进展的中位时间，卡巴他赛组的这些次要终点指标都有明显改善。两个治疗组的疼痛缓解率相似。

在多西他赛治疗后 3 个月内或 3 个月后，70%的患者疾病发生进展，其中包括30%的患者在多西他赛治疗的进程中发生进展。与米托蒽醌相比，卡巴他赛在亚组中也显示了优势，亚组是通过预后因素划分的，包括多西他赛治疗中发生进展和接受累积高剂量的多西他赛治疗。

与 TAX327 试验一样，TROPIC 也进行了结果分析，在低分化组，卡巴他赛组的 OS 显著获益，分化高低是通过 WHO 评分区分的（中位 OS 15.2 个月比 12.7 个月；P<0.0001）；在中高分化组，OS 的生存获益不稳健，卡巴他赛组的中位 OS 为 15.5 个月，米托蒽醌组的中位 OS 为 13.3 个月（P=0.56）[70]。在结果分析中，卡巴他赛的 OS 获益独立于 ADT 治疗时间。与其相比，接受阿比特龙治疗的患者，高格林森评分（8~10）、ADT 治疗之前的缓解时间短（≤16 个月）预示 PSA 缓解率低、PFS 短[17,19]。作为个体的 mCRPC 的二线治疗，在评价哪一种治疗方式，是卡巴他赛还是像阿比特龙一样的药物，更具有治疗潜能方面的作用，这些容易获得的参数更具有应用价值。

患者接受了中位 6 周期的卡巴他赛治疗，中位 4 周期的米托蒽醌治疗。最常见的是血液学 AEs。卡巴他赛组的≥3 级的中性粒细胞减少为 82%，米托蒽醌组的≥3 级的中性粒细胞减少为 58%。卡巴他赛组的中性粒细胞减少性发热为 8%，而米托蒽醌组为 1%。最常见的非血液学 AE 是腹泻，大于等于 3 级的腹泻发生在 47%的卡巴他赛治疗组，米托蒽醌治疗组的大于等于 3 级腹泻发生率为<1%。

共有 18 名患者(4.9%)死于最后一次卡巴他赛剂量之后的 30 天内，原因是肿瘤以外的。米托蒽醌组有 3 名患者(0.9%)因为药物相关性死亡。接受米托蒽醌治疗最常见的死因是中性粒细胞减少和由此引起的临床结果。当严格执行遵守 TROPIC 有关剂量延迟和剂量调整的研究方案和按照美国临床肿瘤学会(ASCO)指南用粒细胞集落刺激因子(G-CSF)处理中性粒细胞减少后,没有进一步发生中性粒细胞减少和并发症引起的死亡。卡巴他赛治疗组频繁发生血液学不良事件和相关的死亡,说明需要仔细监测和管理出现的症状。当出现临床危险因素（年龄≥65 岁;PS 评分低;以前曾出现中性粒细胞减少性发热,以前有过大剂量放疗,营养状态差或者其他严重的并发症)时,可以减少剂量和根据 ASCO 指南应用 G-CSF 来处理卡巴他赛治疗出现的副作用。为了尝试减少卡巴他赛引起的毒性,进行了一项开放标签的随机Ⅱ期临床研究(CABARESC),是否添加口服难吸收的甾体布地奈德能减少或者防止卡巴他赛引起的腹泻。

FIRSTANA 是一项随机的Ⅲ期临床试验,将 OS 作为主要终点指标,比较卡巴他赛 25 mg/m²+泼尼松和卡巴他赛 20 mg/m²+泼尼松和多西他赛 75 mg/m²，将他们作为 mCRPC 的一线治疗。PROSELICA 为一项正在进行的临床试验,非劣效设计比较卡巴他赛 25 mg/m²+泼尼松和卡巴他赛 20 mg/m²+泼尼松。这些研究将回答以下问题:①减少剂量的卡巴他赛是否可以提供类似的 OS,而其毒性减低;②卡巴他赛是否比多西他赛作为 mCRPC 的一线治疗具有更大的治疗潜力。

目前,卡巴他赛已经被证实在多西他赛治疗中或治疗后发生进展的患者能取得生存获益。在Ⅲ期 TROPIC 试验,入组的 2/3 患者(29%的患者用多西他赛治疗中有疾病进展,最后一周期多西他赛治疗结束后 3 个月内疾病进展)都取得了生存获益。卡巴他赛具有不同的作用机制,为治疗多西他赛失败的 mCRPC 患者的管理做出了巨大贡献。

（姚艳红 译）

参考文献

1. Tannock IF, Osoba D, Stockler MR, Ernst DS, Neville AJ, Moore MJ, et al. Chemotherapy with mitoxantrone plus prednisone or prednisone alone for symptomatic hormone-resistant prostate cancer: a Canadian randomized trial with palliative end points. J Clin Oncol. 1996;14:1756–64.
2. Kantoff PW, Halabi S, Conaway M, Picus J, Kirshner J, Hars V, et al. Hydrocortisone with or without mitoxantrone in men with hormone-refractory prostate cancer: results of the cancer and leukemia group B 9182 study. J Clin Oncol. 1999;17:2506–13.
3. Schiff PB, Fant J, Horwitz SB. Promotion of microtubule assembly in vitro by taxol. Nature. 1979;277:665–7.
4. Schiff PB, Horwitz SB. Taxol stabilizes microtubules in mouse fibroblast cells. Proc Natl Acad Sci U S A. 1980;77:1561–5.
5. Vrignaud P, Semiond D, Lejeune P, Bouchard H, Calvet L, Combeau C, et al. Preclinical antitumor activity of cabazitaxel, a semi-synthetic taxane active in taxane-resistant tumors. Clin Cancer Res. 2013;19:2973–83.
6. Darshan MS, Loftus MS, Thadani-Mulero M, Levy BP, Escuin D, Zhou XK, et al. Taxane-induced blockade to nuclear accumulation of the androgen receptor predicts clinical responses in metastatic prostate cancer. Cancer Res. 2011;71:6019–29.
7. Zhu ML, Horbinski CM, Garzotto M, Qian DZ, Beer TM, Kyprianou N. Tubulin-targeting chemotherapy impairs androgen receptor activity in prostate cancer. Cancer Res. 2010;70:7992–8002.
8. van Soest RJ, van Royen ME, de Morree ES, Moll JM, Teubel W, Wiemer EA, et al. Cross-resistance between taxanes and new hormonal agents abiraterone and enzalutamide may affect drug sequence choices in metastatic castration-resistant prostate cancer. Eur J Cancer. 2013;49:3821–30.
9. Beer TM, Pierce WC, Lowe BA, Henner WD. Phase II study of weekly docetaxel in symptomatic androgen-independent prostate cancer. Ann Oncol. 2001;12:1273–9.
10. Picus J, Schultz M. Docetaxel (Taxotere) as monotherapy in the treatment of hormone-refractory prostate cancer: preliminary results. Semin Oncol. 1999;26:14–8.
11. Tannock IF, de Wit R, Berry WR, Horti J, Pluzanska A, Chi KN, et al. Docetaxel plus prednisone or mitoxantrone plus prednisone for advanced prostate cancer. N Engl J Med. 2004;351:1502–12.
12. Petrylak DP, Tangen CM, Hussain MH, Lara Jr PN,

Jones JA, Taplin ME, et al. Docetaxel and estramustine compared with mitoxantrone and prednisone for advanced refractory prostate cancer. N Engl J Med. 2004;351:1513–20.
13. Berthold DR, Pond GR, Soban F, de Wit R, Eisenberger M, Tannock IF. Docetaxel plus prednisone or mitoxantrone plus prednisone for advanced prostate cancer: updated survival in the TAX 327 study. J Clin Oncol. 2008;26:242–5.
14. Meulenbeld HJ, Hamberg P, de Wit R. Chemotherapy in patients with castration-resistant prostate cancer. Eur J Cancer. 2009;45 Suppl 1:161–71.
15. Armstrong AJ, Garrett-Mayer ES, Yang YC, de Wit R, Tannock IF, Eisenberger M. A contemporary prognostic nomogram for men with hormone-refractory metastatic prostate cancer: a TAX327 study analysis. Clin Cancer Res. 2007;13:6396–403.
16. Berthold DR, Pond GR, Roessner M, de Wit R, Eisenberger M, Tannock AI. Treatment of hormone-refractory prostate cancer with docetaxel or mitoxantrone: relationships between prostate-specific antigen, pain, and quality of life response and survival in the TAX-327 study. Clin Cancer Res. 2008;14:2763–7.
17. Azria D, Massard C, Tosi D, Houede N, Joly F, Gravis G. An ambispective observational study in the safety and efficacy of abiraterone acetate in the French temporary authorizations for use (ATU): predictive parameters of response. J Clin Oncol. 2012;30(suppl 5; abstr 149).
18. Heidenreich A, Pfister D. Treatment decisions for metastatic castration-resistant prostate cancer progressing after docetaxel chemotherapy: the role of cabazitaxel in the continuum of care. Eur Urol. 2012; 62:1201–4.
19. Loriot Y, Massard C, Albiges L, Di Palma M, Blanchard P, Bossi A, et al. Personalizing treatment in patients with castrate-resistant prostate cancer: a study of predictive factors for secondary endocrine therapies activity. J Clin Oncol. 2012;30(suppl 5; abstr 213).
20. van Soest RJ, de Morrée ES, Shen L, Tannock IF, Eisenberger MA, De Wit R. The initial biopsy Gleason score as a predictive marker for docetaxel survival benefit in patients with prostate cancer: data from the TAX 327 study. Eur Urol. 2013; S0302-2838(13):00828–2 (Epub ahead of print).
21. Huillard O, Albiges L, Eymard JC, Massard C, Di Palma M, Escudier BJ, et al. Efficacy of docetaxel chemotherapy in metastatic prostate cancer (mPC) patients (pts) experiencing early castration resistance (CR). J Clin Oncol. 2013;31(suppl; abstr 5075).
22. Mezynski J, Pezaro C, Bianchini D, Zivi A, Sandhu S, Thompson E, et al. Antitumour activity of docetaxel following treatment with the CYP17A1 inhibitor abiraterone: clinical evidence for cross-resistance? Ann Oncol. 2012;23:2943–7.
23. Pezaro C, Le Moulec S, Albiges L, Omlin A, Loriot Y, Bianchini D, et al. Response to cabazitaxel in CRPC patients previously treated with docetaxel and abiraterone acetate. J Clin Oncol. 2013;31(suppl 6; abstr 186).
24. Oudard S, Maillet D, Fléchon A, Ozguroglu M, Mercier F, Guillot A. Efficacy of cabazitaxel and its relationship with predictors of poor response to second hormonal therapies (2d HT) in metastatic castration-resistant prostate cancer (mCRPC). J Clin Oncol. 2013;31(suppl 6; abstr 137).
25. Di Lorenzo G, Buonerba C, Faiella A, Rescigno P, Rizzo M, Autorino R, et al. Phase II study of docetaxel re-treatment in docetaxel-pretreated castration-resistant prostate cancer. BJU Int. 2011;107:234–9.
26. Bracarda S, Logothetis C, Sternberg CN, Oudard S. Current and emerging treatment modalities for metastatic castration-resistant prostate cancer. BJU Int. 2011;107 Suppl 2:13–20.
27. Pfister DJ, Porres D, Piper C, Merseburger AS, Klotz T, Heidenreich A. Comparison of second-line treatments in patients with castration-resistant prostate cancer with PSA relapse after or during docetaxel chemotherapy. J Clin Oncol. 2012;30(suppl 5; abstr 243).
28. de Bono JS, Logothetis CJ, Molina A, Fizazi K, North S, Chu L, et al. Abiraterone and increased survival in metastatic prostate cancer. N Engl J Med. 2011; 364:1995–2005.
29. de Bono JS, Oudard S, Ozguroglu M, Hansen S, Machiels JP, Kocak I, et al. Prednisone plus cabazitaxel or mitoxantrone for metastatic castration-resistant prostate cancer progressing after docetaxel treatment: a randomised open-label trial. Lancet. 2010;376:1147–54.
30. Scher HI, Fizazi K, Saad F, Taplin ME, Sternberg CN, Miller K, et al. Increased survival with enzalutamide in prostate cancer after chemotherapy. N Engl J Med. 2012;367:1187–97.
31. Beer TM, Ryan CW, Venner PM, Petrylak DP, Chatta GS, Ruether JD, et al. Intermittent chemotherapy in patients with metastatic androgen-independent prostate cancer: results from ASCENT, a double-blinded, randomized comparison of high-dose calcitriol plus docetaxel with placebo plus docetaxel. Cancer. 2008;112:326–30.
32. Lin AM, Ryan CJ, Small EJ. Intermittent chemotherapy for metastatic hormone refractory prostate cancer. Crit Rev Oncol Hematol. 2007;61:243–54.
33. Antonarakis ES, Eisenberger MA. Expanding treatment options for metastatic prostate cancer. N Engl J Med. 2011;364:2055–8.
34. Small E, Demkow T, Gerritsen WR, Rolland F, Hoskin P, Smith DC, et al. A phase III trial of GVAX immunotherapy for prostate cancer in combination with docetaxel versus docetaxel plus prednisone in symptomatic, castration-resistant prostate cancer (CRPC). In: 2009 genitourinary cancers symposium.
35. Higano C, Saad F, Somer B, Curti B, Petrylak D, Drake CG, et al. A phase III trial of GVAX immunotherapy for prostate cancer versus docetaxel plus prednisone in asymptomatic, castration-resistant prostate cancer (CRPC). In: 2009 genitourinary cancers symposium.
36. Beer TM, Hough KM, Garzotto M, Lowe BA, Henner

WD. Weekly high-dose calcitriol and docetaxel in advanced prostate cancer. Semin Oncol. 2001;28: 49–55.
37. Hershberger PA, Yu WD, Modzelewski RA, Rueger RM, Johnson CS, Trump DL. Calcitriol (1,25-dihydroxycholecalciferol) enhances paclitaxel antitumor activity in vitro and in vivo and accelerates paclitaxel-induced apoptosis. Clin Cancer Res. 2001;7:1043–51.
38. Beer TM, Ryan CW, Venner PM, Petrylak DP, Chatta GS, Ruether JD, et al. Double-blinded randomized study of high-dose calcitriol plus docetaxel compared with placebo plus docetaxel in androgen-independent prostate cancer: a report from the ASCENT Investigators. J Clin Oncol. 2007;25:669–74.
39. Scher HI, Jia X, Chi K, de Wit R, Berry WR, Albers P, et al. Randomized, open-label phase III trial of docetaxel plus high-dose calcitriol versus docetaxel plus prednisone for patients with castration-resistant prostate cancer. J Clin Oncol. 2011;29:2191–8.
40. Akhavan A, McHugh KH, Guruli G, Bies RR, Zamboni WC, Strychor SA, et al. Endothelin receptor A blockade enhances taxane effects in prostate cancer. Neoplasia. 2006;8:725–32.
41. Banerjee S, Hussain M, Wang Z, Saliganan A, Che M, Bonfil D, et al. In vitro and in vivo molecular evidence for better therapeutic efficacy of ABT-627 and taxotere combination in prostate cancer. Cancer Res. 2007;67:3818–26.
42. Quinn DI, Tangen CM, Hussain M, Lara P, Goldkorn A, Garzotto M, et al. SWOG S0421: phase III study of docetaxel (D) and atrasentan (A) versus docetaxel and placebo (P) for men with advanced castrate resistant prostate cancer (CRPC). J Clin Oncol. 2012;30 (suppl; abstr 4511).
43. Fizazi KS, Higano CS, Nelson JB, Gleave M, Miller K, Morris T, et al. Phase III, randomized, placebo-controlled study of docetaxel in combination with zibotentan in patients with metastatic castration-resistant prostate cancer. J Clin Oncol. 2013;31: 1740–7.
44. Retter AS, Figg WD, Dahut WL. The combination of antiangiogenic and cytotoxic agents in the treatment of prostate cancer. Clin Prostate Cancer. 2003;2: 153–9.
45. Dahut WL, Gulley JL, Arlen PM, Liu Y, Fedenko KM, Steinberg SM, et al. Randomized phase II trial of docetaxel plus thalidomide in androgen-independent prostate cancer. J Clin Oncol. 2004;22:2532–9.
46. Figg WD, Dahut W, Duray P, Hamilton M, Tompkins A, Steinberg SM, et al. A randomized phase II trial of thalidomide, an angiogenesis inhibitor, in patients with androgen-independent prostate cancer. Clin Cancer Res. 2001;7:1888–93.
47. Petrylak DP, Fizazi K, Sternberg CN, et al: A Phase 3 study to evaluate the efficacy and safety of docetaxel and prednisone with or without lenalidomide in patients with castrate-resistant prostate cancer (CRPC): The MAINSAIL trial. 2012 ESMO Congress. Abstract LBA24. Presented September 30, 2012.
48. Kelly WK, Halabi S, Carducci M, George D, Mahoney JF, Stadler WM, et al. Randomized, double-blind, placebo-controlled phase III trial comparing docetaxel and prednisone with or without bevacizumab in men with metastatic castration-resistant prostate cancer: CALGB 90401. J Clin Oncol. 2012;30:1534–40.
49. Tannock IF, Fizazi K, Ivanov S, Karlsson CT, Flechon A, Skoneczna I, et al. Aflibercept versus placebo in combination with docetaxel and prednisone for treatment of men with metastatic castration-resistant prostate cancer (VENICE): a phase 3, double-blind randomised trial. Lancet Oncol. 2013 (Epub ahead of print).
50. Park SI, Zhang J, Phillips KA, Araujo JC, Najjar AM, Volgin AY, et al. Targeting SRC family kinases inhibits growth and lymph node metastases of prostate cancer in an orthotopic nude mouse model. Cancer Res. 2008;68:3323–33.
51. Recchia I, Rucci N, Festuccia C, Bologna M, MacKay AR, Migliaccio S, et al. Pyrrolopyrimidine c-Src inhibitors reduce growth, adhesion, motility and invasion of prostate cancer cells in vitro. Eur J Cancer. 2003;39:1927–35.
52. Miyazaki T, Sanjay A, Neff L, Tanaka S, Horne WC, Baron R. Src kinase activity is essential for osteoclast function. J Biol Chem. 2004;279:17660–6.
53. Montero JC, Seoane S, Ocana A, Pandiella A. Inhibition of SRC family kinases and receptor tyrosine kinases by dasatinib: possible combinations in solid tumors. Clin Cancer Res. 2011;17: 5546–52.
54. Araujo JC, Mathew P, Armstrong AJ, Braud EL, Posadas E, Lonberg M, et al. Dasatinib combined with docetaxel for castration-resistant prostate cancer: results from a phase 1–2 study. Cancer. 2012; 118:63–71.
55. Araujo JC, Trudel GC, Saad F. Overall survival (OS) and safety of dasatinib/docetaxel versus docetaxel in patients with metastatic castration-resistant prostate cancer (mCRPC): results from the randomized phase III READY trial. J Clin Oncol. 2013 (suppl 6; abstr LBA8).
56. Zoubeidi A, Chi K, Gleave M. Targeting the cytoprotective chaperone, clusterin, for treatment of advanced cancer. Clin Cancer Res. 2010;16:1088–93.
57. Sowery RD, Hadaschik BA, So AI, Zoubeidi A, Fazli L, Hurtado-Coll A, et al. Clusterin knockdown using the antisense oligonucleotide OGX-011 re-sensitizes docetaxel-refractory prostate cancer PC-3 cells to chemotherapy. BJU Int. 2008;102:389–97.
58. Chi KN, Hotte SJ, Yu EY, Tu D, Eigl BJ, Tannock I, et al. Randomized phase II study of docetaxel and prednisone with or without OGX-011 in patients with metastatic castration-resistant prostate cancer. J Clin Oncol. 2010;28:4247–54.
59. Sonpavde G, Matveev V, Burke JM, Caton JR, Fleming MT, Hutson TE, et al. Randomized phase II trial of docetaxel plus prednisone in combination with placebo or AT-101, an oral small molecule Bcl-2 family antagonist, as first-line therapy for metastatic castration-resistant prostate cancer. Ann Oncol. 2012;

23:1803–8.
60. Sternberg CN, Dumez H, Van Poppel H, Skoneczna I, Sella A, Daugaard G, et al. Docetaxel plus oblimersen sodium (Bcl-2 antisense oligonucleotide): an EORTC multicenter, randomized phase II study in patients with castration-resistant prostate cancer. Ann Oncol. 2009;20:1264–9.
61. Horti J, Widmark A, Stenzl A, Federico MH, Abratt RP, Sanders N, et al. A randomized, double-blind, placebo-controlled phase II study of vandetanib plus docetaxel/prednisolone in patients with hormone-refractory prostate cancer. Cancer Biother Radiopharm. 2009;24:175–80.
62. Zurita AJ, George DJ, Shore ND, Liu G, Wilding G, Hutson TE, et al. Sunitinib in combination with docetaxel and prednisone in chemotherapy-naive patients with metastatic, castration-resistant prostate cancer: a phase 1/2 clinical trial. Ann Oncol. 2012; 23:688–94.
63. Cetnar JP, Rosen MA, Vaughn DJ, Haas NB, Troxel AB, Song H, et al. Phase II study of sorafenib and docetaxel in men with metastatic castration resistant prostate cancer (mCRPC). J Clin Oncol. 2009;27 (suppl; abstr e16055).
64. Mathew P, Thall PF, Bucana CD, Oh WK, Morris MJ, Jones DM, et al. Platelet-derived growth factor receptor inhibition and chemotherapy for castration-resistant prostate cancer with bone metastases. Clin Cancer Res. 2007;13:5816–24.
65. Antonarakis ES, Eisenberger MA. Phase III trials with docetaxel-based combinations for metastatic castration-resistant prostate cancer: time to learn from past experiences. J Clin Oncol. 2013;31:1709–12.
66. Mita AC, Denis LJ, Rowinsky EK, Debono JS, Goetz AD, Ochoa L, et al. Phase I and pharmacokinetic study of XRP6258 (RPR 116258A), a novel taxane, administered as a 1-hour infusion every 3 weeks in patients with advanced solid tumors. Clin Cancer Res. 2009;15:723–30.
67. Pivot X, Koralewski P, Hidalgo JL, Chan A, Goncalves A, Schwartsmann G, et al. A multicenter phase II study of XRP6258 administered as a 1-h i.v. infusion every 3 weeks in taxane-resistant metastatic breast cancer patients. Ann Oncol. 2008;19:1547–52.
68. Cisternino S, Bourasset F, Archimbaud Y, Semiond D, Sanderink G, Scherrmann JM. Nonlinear accumulation in the brain of the new taxoid TXD258 following saturation of P-glycoprotein at the blood–brain barrier in mice and rats. Br J Pharmacol. 2003;138:1367–75.
69. Villanueva C, Awada A, Campone M, Machiels JP, Besse T, Magherini E, et al. A multicentre dose-escalating study of cabazitaxel (XRP6258) in combination with capecitabine in patients with metastatic breast cancer progressing after anthracycline and taxane treatment: a phase I/II study. Eur J Cancer. 2011;47:1037–45.
70. Oudard S, de Bono JS, Ozguroglu M, Hansen S, Machiels JP, Kocak I, et al. Impact of cabazitaxel + prednisone on overall survival at 2 years and in patients with aggressive disease: post-hoc analyses of TROPIC trial. Ann Oncol. 2012;23(suppl 9; abstr 933).

第 9 章
免疫治疗在去势抵抗性前列腺癌中的进展

Romualdo Barroso-Sousa, Charles G. Drake

引言

在过去的数十年中，FDA 批准了两种肿瘤免疫治疗制剂用于肿瘤的治疗，其一为伊匹单抗，它是一种单克隆抗体用来阻滞细胞毒性 T 细胞抗原-4（CTLA-4），目前用于转移性黑色素瘤的免疫治疗[1]；另一种为 Sipuleucel-T，是一种阻断肿瘤免疫检节点（PD）的新型自体源性细胞免疫制剂，用于治疗无症状或症状轻微的转移性去势抵抗性前列腺癌（CRPC）[2]。该类研究使人们的注意力再次转向肿瘤免疫治疗[3]，并以此为基础进行了多项临床实验。在本章中，我们首先简要介绍前列腺癌（PCa）的基础生物学，集中关注与免疫治疗相关的问题。接下来，我们介绍目前免疫制剂进行的临床实验，分析每种制剂的免疫机制（MOA）。最后，我们会讨论免疫治疗联合其他治疗模式在前列腺癌中的前景。

前列腺癌的免疫学特性

除了某些特定病毒会在免疫功能缺陷的人群中诱发肿瘤外，大多数肿瘤发生于免疫功能正常的机体。因此肿瘤的发生与发展过程一直处于机体的免疫功能与肿瘤的相互作用中，一般是从局部低级别发展到远处转移。这个过程已经很好地在动物模型中被验证，并被分为 3 个阶段[4]。在最初的阶段，肿瘤被免疫系统高效、积极主动地识别，并被分解成微小的、临床手段难以检测到的肿瘤团。这种清除作用靠的是肥大细胞与树突状细胞介导的先天性免疫，及 T、B 细胞介导的获得性免疫的协同作用。当肿瘤发生进展时，抗肿瘤的免疫反应就会减弱。在肿瘤进展的第二个阶段，由于受机体宿主免疫反应的影响，肿瘤与机体的免疫反应处于平衡状态，肿瘤已不能被彻底控制。这种平衡可能处于比较长的一段时间，有些肿瘤可能会与其共存终生。最终阶段时，有一些肿瘤逃过了机体的免疫系统，其临床症状也会显现出来。参与肿瘤逃逸机体免疫系统的机制很复杂，通常都会伴有直接下调机体对肿瘤抗原的识别[5]。总体来说，肿瘤与机体之间相互作用的三个阶段（清除、平衡、逃逸）共同组成了“免疫编辑假说”，其作为一个免疫框架用来了解肿瘤与机体的免疫反应，事实上，对宿主的抗肿瘤作用已经作为抗肿瘤的指标之一[6]。

免疫编辑假说通常给人留下机体抗肿瘤免疫应答有效的印象，然而大量数据显示，炎症也能促进肿瘤的进展，这让人十分迷惑[7]。有趣的是人体和动物实验显示，炎症是 PCa 进展的原因之一[8]，同时也参与原位 PCa 转移的过程[9,10]。事实上，在出现临床症状前，PCa 微环境经常渗入多种类型的炎症细胞，包括先天性免疫细胞如巨噬细胞，以及适应性免疫细胞如 T 和 B 细胞[11]。总之，这些细胞在协调炎症环境的同时可以起到刺激和抑制肿瘤生长的作用。依照原致癌基因的颠覆理念，一个最基本的概念是炎症因子是致癌的，而适应性因子常常是抗肿瘤的。因此，Ⅱ型巨噬细胞和骨髓衍生的抑制细胞（MDSC）驱动致癌性炎症的形成[12]，而适应性CD8效应细胞介导的反应往往是具有抗肿瘤效力的。当异物存在时，浸润、富集在前列腺腺体的CD4 T细胞是一群具有关闭其他适应性免疫应答（调节性T细胞）或异常分泌细胞因子IL-17[13]的细胞，这在多种肿瘤模型的研究中已得到验证[14]。总体来说，这些数据表明，前列腺癌的免疫机制不能简单地、孤立地从一个方面进行解释，因肿瘤免疫反应是一个复杂、持续的过程，PCa患者的免疫治疗也必须从全面来看。

前列腺癌疫苗

从上文给出的数据表明，肿瘤疫苗的作用主要是诱导和扩大肿瘤患者的适应性免疫应答。在感染性疾病中，适应性免疫应答往往通过非常简单的机制刺激生成，即混合病原体特异性蛋白质（S）来刺激机体产生反应，也就是所说的免疫佐剂。在这方面，肿瘤疫苗和那些用于感染性疾病的疫苗具有本质上的区别，后者往往应用于未受感染的患者，即预防性的。因此，该疫苗的蛋白是机体中尚没有出现过的，没有免疫耐受的现象。而对肿瘤疫苗来说，肿瘤抗原往往已经暴露于机体中，但很难引起肿瘤免疫反应。传统的肿瘤疫苗（抗原+佐剂）不直接激活T细胞适应性免疫系统，而是通过宿主的先天免疫系统中的树突状细胞摄取抗原，然后激活特异性T细胞[15]。在多种有效的肿瘤疫苗中，因前列腺癌的某些特征，其肿瘤疫苗很容易获得理想的靶点（表9.1）。

表9.1 前列腺癌作为疫苗靶点

- 前列腺癌细胞的生长速度通常比许多其他恶性肿瘤慢，因此有时间诱发有效的免疫反应，转化为临床效益
- 生化复发性前列腺癌提供了一种独特的免疫干预机会，作为与晚期肿瘤负荷相关的多重免疫抑制机制，预计在这个阶段会最少
- 前列腺细胞表达多种特异性可以作为免疫治疗靶点的蛋白质，包括前列腺特异抗原（PSA）、前列腺酸性磷酸酶（PAP）和前列腺特异性膜抗原（PSMA）

Sipuleucel-T

如上所述，适应性免疫应答主要是由树突状细胞（DC）来介导的。肿瘤疫苗和其他疫苗一样，疗效的好坏依赖存在于机体内DC的数量和功能。不幸的是，肿瘤患者体内的DC往往是功能失调的[16]。一个克服这一困境的解决方法，就是在患者免疫受限的机体外产生新的自体功能完善的、数量众多的DC细胞。这种得到广泛认可的方法促生出Sipuleucel-T——首个被FDA批准用于治疗（而不是预防）肿瘤的疫苗。

该疫苗是一种个体化的人工疫苗，制作过程包括多个步骤（图9.1a）。简单来说，通过白细胞去除法、密度梯度离心法从患者外周血中富集单个核细胞（PBMC），与PAP2024共同培养大约36个小时后，再用乳酸林格注射液洗涤、悬浮细胞，回输患者，每隔2周进行3次[17]。PA2024是前列腺酸性磷酸酶（PAP）的羧基末端和粒细胞-巨噬细胞集落刺激因子（GM-CSF）的氨基末端连接而成的重组蛋白，其中PAP在多数前列腺癌细胞中高度表达。GM-CSF作为佐剂，有助于激活树突细胞和其他细胞。

临床数据（Sipuleucel-T）

经过一系列的Ⅰ期和Ⅱ期试验后，两个独立、小规模随机、双盲、安慰剂对照的Ⅲ期临床试验（D9901和D9902A），为Sipuleucel-T的临床效果提供了关键证据[18]。两个实验

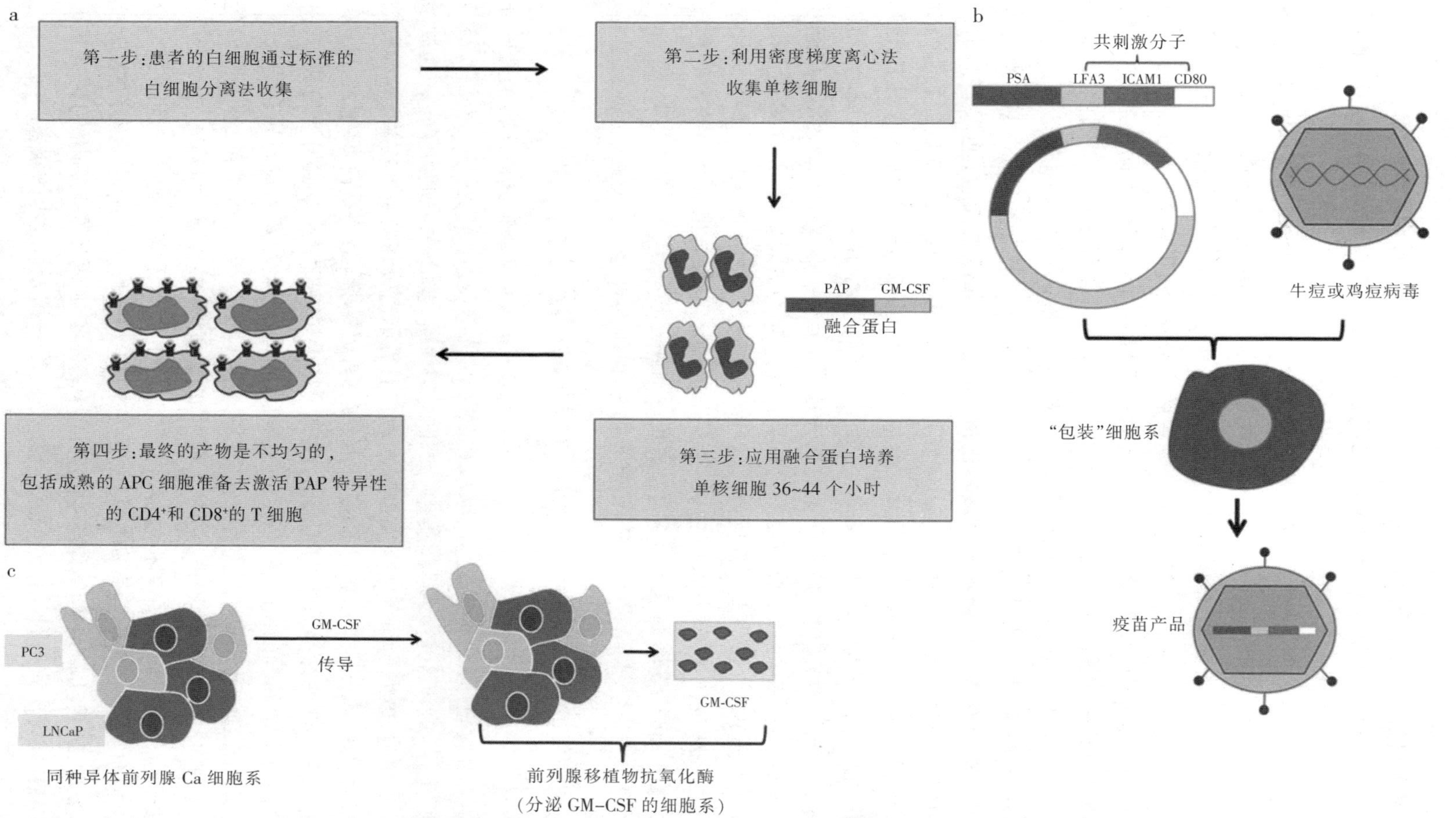

图 9.1　(a)Sipuleucel-T：图中概述了制造过程中和步骤，Sipuleucel-T 是一种皮内接种的自体疫苗；(b)ProstVac VF：如本文所详述，这是一种针对 PSA 的病毒疫苗。结构包括三个旨在增强适应性免疫的共刺激分子响应。ProstVac　VF 经皮下注射，是一种患者非特异性的现成产品；(c)前列腺 GVAX：GVAX 前列腺由两种转化为分泌 GM-CSF 的异基因前列腺癌细胞系组成。该疫苗产品经辐射和皮下注射，细胞坏死并被皮肤中的抗原提呈细胞吸收。疫苗抗原(多种)被提取并提供给 T 细胞，以启动适应性免疫反应，理论上是多抗原性质的。（见彩插）

都选择了无症状或微小症状的 mCRPC 患者，并且同时显示可以延长患者的生存期。因此，一个多中心、随机、双盲、安慰剂对照 IMPACT 试验设计以 OS 为主要观察对象，进行统计学分析。入组 512 例无症状或者有轻微症状的 CRPC 患者，Sipuleucel-T 组 341 例，安慰剂对照组 171 例。数据分析表明，Sipuleucel-T 有效延长 mCRPC 患者的生存时间，中位 OS 为 25.8 个月，比对照组延长 4.1 个月[19]，生存获益有统计学意义(P=0.032)。Sipuleucel-T 组死亡风险比对照组降低 22%。较之前临床Ⅲ期实验中发现的不同组别之间没有差别及均没有观察到有放射反应。Sipuleucel-T 一般耐受性良好，92%的患者接受了 3 次回输。在 Sipuleucel-T 组最常见的不良反应(AE)包括寒战(51.2%)、发热(22.5%)、疲劳(16.0%)、恶心(14.2%)和头痛(10.7%)，所有这些被评定为轻度或中度不良反应。输液后 1 天出现 3 级以上不良反应事件是罕见的，Sipuleucel-T 组 338 例患者中仅 23 人(6.8%)，168 名安慰剂组患者中有 3 名(1.8%)出现。

作用机制

Sipuleucel-T 疫苗产品成分比较多，含有成熟的抗原呈递细胞(APC)和其他类型的细胞，包括 T 细胞、B 细胞和自然杀伤细胞[17]。一旦输注入机体，Sipuleucel-T 即把 PAP 作为靶抗原加工处理并提呈到 APC，诱导患者体内产生对 PAP 特异的 $CD4^+$和 $CD8^+$ 的 T 细胞，从而激活对前列腺癌细胞的免疫反应，杀伤肿瘤细胞。其中，第一次输注就产生抗肿瘤免疫反应，而后续的输注则持续加强该反应[20]。近期，从上述提到的Ⅲ期临床试验(D9901、D9902A 和 IMPACT)结果综合分析[21]发现，APC 在首次注射时就已经被激活，并在以后的治疗中得到持续的刺激。Sipuleucel-T3 个疗程中平均激活的剂量为 26.7(95% CI 为 21.5~33.6)。此外，这些数据表明了抗原特异性 T 细胞增殖和 IFN-γ 的释放是在细胞培养的第 2 和第 4 周（但不是在 0 周)发生。最终，T 细胞活化相关的细胞因子是在第二和第三剂量的 Sipuleucel-T 输注后产生的。这正说明 Sipuleucel-T 第一次输注后即在体内活化靶向抗原的 APC，并激活特异性 T 细胞的机制。因此，第二和第三剂量的 Sipuleucel-T 输注是不同于第一次的，每个剂量都能逐步激活 APC 和较大比例的抗原特异性 T 细胞，能识别并杀死 PC 细胞。基于这些研究，在 78.8%的监控对象中都出现 PAP 特异性抗体或针对 PAP 的 T 细胞应答的抗原特异性免疫反应。最后，这些数据证明了 OS、累计 APC 激活和抗原特异性免疫应答之间呈正相关。综上所述，这些重要的分析表明，Sipuleucel-T 诱导抗原特异性免疫应答与患者生存的益处是相关的。

ProstVac-VF

ProstVac-VF 是一种以痘病毒为载体针对 PSA 的肿瘤疫苗(北欧国家、美国)，被美国国立卫生研究院研究发展数年[22]，经过多次改良获得了比较好的免疫效果。这种疫苗为了适应人体对病毒的不良影响，经历多次改进。从最初以安卡拉牛痘病毒为载体，一直发展到应用安全稳定的禽痘病毒为载体，并加入共刺激分子进一步增加免疫原性，包括白细胞功能相关抗原-3（LFA-3)、T 细胞共刺激分子 B7.1 和黏合分子细胞间黏附分子-1(ICAM-1)[23](图 9.1b)。此外，在接种部位给予 GM-CSF 用于募集局部的树突状细胞(APC)增强抗原呈现出的效果。

临床数据(ProstVac-VF)

现今已有多种关于 ProstVac-VF 的临床试验(见下文),其中 2 个入选者为 mCRPC 的随机Ⅱ期临床试验,给 ProstVac-VF 的临床效果提供了重要证据。在其中一项 32 名 mCRPC 患者入选的临床试验中,针对 PSA抗原特异性免疫应答被证明与患者存活相关[24]。32 例患者中有 12 例表现为血清 PSA 下降,其中 2 名影像学上的表现为缓解。第二项以原发性肿瘤进展为观察时间点的多中心、随机、双盲的临床研究,共招募了 125 例患者,其中 ProstVac-VF 加 GM-CSF 组和对照组比例为 2:1[25]。虽然这项研究没有达到最初的目的,但肿瘤疫苗接种组的生存优势较为明显。研究实行 3 年后,ProstVac-VF 组的 82 例前列腺癌患者中仍有 25 例存活(30%),对照组 40 例前列腺癌患者中仅有 7 例存活(17%),ProstVac-VF 免疫疗法显示出较好的总生存期,延长中位生存期达8.5 个月(75.1 个月比 16.6 个月;HR 为 0.56;P=0.0061)。在现有的各项试验中,该疗法的耐受性良好,最常见的不良反应是注射部位反应,在部分患者中出现全身性不良反应,如疲劳、发烧、恶心。基于该疫苗良好的临床表现,一项国际随机Ⅲ期临床试验最近已经开始,该试验(NCT01322490,PROSPECT)将招募 1200 例患者,并会让他们随机接受安慰剂或 ProstVac-VF 加皮下注射 GM-CSF,或 ProstVac-VF 单独用药。这项试验的主要终点是总生存期,招募仅限于男性无症状或症状轻微、未经过化疗的 mCRPC 患者。

作用机制(ProstVac VF)

在体内,痘病毒载体最有可能感染上皮细胞,并引起一定比例的细胞死亡。这些细胞碎片,包括编码的抗原,被附近的不成熟的 APCs 摄取。当 APC 被激活后,将抗原呈递给 $CD4^+$和 $CD8^+$T 细胞。这个过程被称为间接或交叉致敏。皮肤中的朗格汉斯细胞也可吞噬这些碎片,直接激活 APC 增强免疫应答[20],但 ProstVac-VF 在直接交叉致敏机制中的作用目前尚不清楚。尽管如此,最终的结果依据之前的研究成果被假定为活化和增殖 PSA 特异性 $CD8^+$和 $CD4^+$T 细胞。有趣的是,相对于 Sipuleucel-T 已知的临床数据[21],PROSTVAC-VF 接种后不会出现强烈的抗体反应,是否存在特异性 PSA 的特异性抗体尚未有相关报道。

前列腺癌 GVAX 瘤苗

前列腺癌 GVAX 瘤苗(Aduro 生物技术,伯克利,加州)是一种肿瘤细胞裂解物组成的肿瘤疫苗,成分为经过放射处理后的 GM-CSF 修饰的肿瘤细胞系[26](图 9.1c)。该产品包括 2 种前列腺癌细胞系:雄激素敏感细胞系 LNCaP 及激素非依赖性前列腺癌细胞系 PC3[27]。全细胞肿瘤疫苗通过肿瘤细胞裂解物作为肿瘤组织特异性的抗原,而至少其中的一些抗原将与肿瘤患者的肿瘤抗原相一致,因此这种肿瘤疫苗被认为是多价的。其主要优势是它包含多个抗原可能会阻止肿瘤通过下调的单一肿瘤相关抗原的表达而逃逸免疫。其主要缺点是 GVAX 疫苗的效果是难以监控的,肿瘤患者的特异性抗原往往不得而知。

临床数据(前列腺癌 GVAX 疫苗)

与 Sipuleucel-T 和 ProstVac-VF 这两种疫苗类似,GVAX 疫苗进行了两个相对较小的Ⅰ/Ⅱ期临床试验,得到了其安全性和效果的一些早期临床证据。其中第一项临床试验入选 55 名未经过化疗的 mCRPC 患者[28]。影像学证实已经发生其他器官转移的患者中，高剂量组（N=10）的中位生存期为 34.9 个月，低剂量组（N=24）为 24 个月。期间没有见到剂量限制毒性，但注射部分患者出现不良反应比较突出且普遍存在。在另一个剂量递增包括 80 名患者的临床试验研究中[29]，19%的患者 PSA 稳定，1 名患者 PSA 下降了50%。基于这些试验，两个多中心随机Ⅲ期临床试验被启动。第一个临床试验（VITAL-1 异种前列腺癌细胞系疫苗免疫疗法）包括 626 名无症状的 mCRPC 患者，按 1:1 随机分至 GVAX 疫苗组（2 周一次×13 剂量）[30]和对照组。比较有趣的是，其对照组并不是像ProstVac VF 和 Sipuleucel-T 临床试验中使用安慰剂，相反，为标准剂量多西他赛（75 mg/m^2）+泼尼松 5mg BID。该试验的主要终点是总生存期，但因为没有计划性及无效的分析该试验被早期停止，因此，GVAX 疫苗是否能够为早期的 mCRPC 患者提供生存优势的结果未知。第二个临床试验重点是比较 GVAX 疫苗+化疗（不含泼尼松）组与多西他赛化疗（含泼尼松）组的差别，其中 67 名患者行GVAX+化疗，47 名患者进行单纯化疗，但基于分组影响了预期结果的平衡而被叫停。由于“失衡”该试验不得不终止，但通过对后续实验数据的分析表明，在统计学上 85 名患者联合治疗组和 76 名患者单纯化疗的对照组没有发生不平衡的死亡现象。综合来看，这两个 GVAX 临床试验都证明了全细胞前列腺癌疫苗的安全性，但遗憾的是由于预先设定的入选标准有问题，两项试验都终止了，因此没有对最终疗效的结论。比较有趣是这两项试验都把化疗作为对照组，这在其他肿瘤疫苗临床试验中是没有见到过的。目前，一个单独 GVAX 疫苗试验正在进行（NCT 01696877），目的是验证手术之前该疫苗联合内分泌疗法，诱导 T 细胞涌入前列腺腺体的功能[31]。

作用机制（GVAX Prostate）

GVAX 疫苗的作用机制类似于 Prost Vac VF——经过放射后的肿瘤细胞在体内发生凋亡变成细胞碎片，被 DC 识别，并通过 GM-CSF 刺激 DC 成熟，经 MHC 分子限定机制递呈给 CD4 及 CD8 T 细胞，激活 T 细胞产生特异性免疫反应。这种交叉致敏的方式已经被多种临床实验证实[31]。正是基于此，GVAX 疫苗在理论上能够同时呈现多肿瘤的相关抗原。

前列腺癌疫苗在临床实践中的应用

本章的重点是转移性去势抵抗前列腺癌（mCRPC）的免疫治疗。当前，大多数早期免疫疗法的临床试验已经完成，但从免疫学的角度来看，更值得强调的是前列腺术后或其他治疗后的复发是免疫干预介入前列腺癌治疗的契机。一些免疫抑制机制，如 Treg 细胞、髓源性抑制细胞（MDSC）和转化生长因子 β（TGFβ）与肿瘤免疫进程密切相关，如果能有效地抑制这些不利因素，将会有效地提高免疫治疗的效果[20]。但必须指出的是前列腺癌疫苗（Sipuleucel-T）仅被 FDA 批准在 mCRPC 中应用，因缺乏明显的证据不能在非转移前列腺癌中使用。

在 mCRPC 患者中，哪些患者是最适合 Sipuleucel-T 免疫治疗的？在治疗时，什么时候考虑使用，也是很关键的问题。就患者的状态而言，所有关于本疫苗的Ⅲ期临床试验的患者纳入标准都规定患者是无症状或症状是轻微的，所以很显然 Sipuleucel-T 并不适合高级别、有明显症状的患者。Ⅲ期临床试验中 Sipuleucel-T（IMPACT）处理的患者约 20%经过了化疗[19]，也不能有效地说明该肿瘤疫苗的应用时间问题。亚组分析显示，在入选之前有无化疗经历的患者都能取得一定的疗效，说明治疗前化疗不是一个绝对的禁忌证，只要患者是无症状或症状轻微就可以。现阶段治疗效果比较好的是第二代激素治疗，如阿比特龙乙酸酯[32]和 enzaluatmide[33]。这些都可以良好耐受，其可用在化疗之前，并且与肿瘤疫苗的应用前后关系尚未得到很好的研究时，要特别注意的一点是醋酸阿比特龙通常和低剂量泼尼松（5mg，每天 3次）合用。从最新的随机Ⅱ期临床试验数据来看，Sipuleucel-T 与阿比特龙醋酸+泼尼松（AA+ P）的同时（N=30）或顺序（N=32）应用，并未影响 Sipuleucel-T 效力（CD54 计数）相关的参数，同时泼尼松会刺激产生最初的免疫效应[34]。而随着研究的继续，实验数据表明共同施用 AA+ P 没有明显禁忌。不过，目前尚不清楚治疗 mCRPC 是首选 Sipuleucel-T 还是第二代激素剂。显然只有根据患者总生存期设计的大规模随机临床试验才能明确回答这个问题。但现实是没有进行中的相关临床试验，而且实际上也不太可能被启动。经过 Sipuleucel-T 随机Ⅲ期临床试验的大型回顾性分析，从另一个角度再次深度挖掘上述临床实验的数据发现，患者基于初始 PSA 的水平被细分为亚组，并且所得数据与患者的生存相关[35]。其中，最初的 PSA 四位数值最低（<22.2μg/mL）的患者 Sipuleucel-T 治疗效果最佳（41.3 个月 Sipuleucel-T 组对比 28.3 个月安慰剂对照组），而初始 PSA 四位数值最高的患者（>134.1）效果不佳（18.4 个月 Sipuleucel-T 组与 15.6 个月安慰剂组）。综上所述，Sipuleucel-T 更适用于那些早期 PSA 水平低的、症状轻的前列腺癌患者。

GM-CSF 作为单独治疗模式

如上所讨论的，GM-CSF 是上述前列腺癌 3 种疫苗的一部分。在肿瘤疫苗中，GM-CSF 作为细胞因子，最主要的作用是把 APC 招募到免疫疫苗所注射的位置，同时还激活 APC。但应当指出，GM-CSF 在肿瘤疫苗中的作用机制尚不完全清楚。一些研究表明，较高度浓度的 GM-CSF 可诱导和增殖免疫抑制细胞，如骨髓源抑制性细胞（MDSC）[36]。不管 GM-CSF 是否能在肿瘤患者体内诱导出 MDSC，但在一些肽疫苗的研究表明，增加 GM-CSF 似乎不能显著增加疫苗的功效，反而产生了抑制效果[37]。可能基于这些数据，Prost Vac-VF 的Ⅲ期临床试验包含两种方案，一种添加而另一组没有添加 GM-CSF。作为 FDA 批准的具有免疫学特性的制剂，GM-CSF 已经单独应用于前列腺癌治疗的临床试验中。在试验中，GM-CSF 被用于复发性前列腺癌，剂量为 250μg/（m^2·d），连续 14 天，28 天为一个周期[38]。大约 10%的患者 PSA 下降 50%，而且接受治疗的患者都出现 PSA 下降的情况，这表明 GM-CSF 可能影响前列腺癌的肿瘤进程。经长期随访，30 例患者中的 7 名患者（24%）5 年后病情仍在自然发展的进程中，但出现免疫反应的患者往往有较低的格林森评分和一定的 PSA 值[39]。尽管取得了有效和令人鼓舞的成果，但GM-CSF 单独应用于 mCRPC 的治疗模式一直没有进行大规模的随机临床试验，并且该药物没有被 FDA 批准用于前列腺癌的治疗。值得一提的是，GM-CSF 也与免疫节点阻滞剂 CTLA-4 联合使用（见图 9.2），当抗体的计量在 3mg/kg 及以上时会出现针对 PSA 的免疫反应[40]。

免疫节点阻滞剂

如上所讨论的，T 细胞在抗肿瘤免疫中具有至关重要的作用。基础免疫学进展表明，T 细胞的功能与其细胞表面蛋白相应的配体（免疫检查点）相互作用密切相关[3,41,42]。在正常的生理过程中，这些分子可能用于防止由自身免疫引起的过激免疫反应,但在癌症患者中这些分子可能衰减和(或)抵抗机体的抗肿瘤免疫应答。其中最典型的研究对象就是细胞毒性T淋巴细胞抗原-4(CTLA-4),其功能与共刺激分子CD28类似。虽然关于CTLA-4的功能有过长时间的争论[43],但多项研究结果确认敲除小鼠的相关基因会导致一致的结果,即小鼠的生殖细胞内缺失CTLA-4,最后导致广泛的淋巴结肿大和自身免疫反应,多死于21~28日龄。这证明了该分子能减弱T细胞特异性免疫反应[44,45]。Allison研究小组发现,在动物模型中通过使用CTLA-4单克隆抗体阻滞CTLA-4分子可增强抗肿瘤的免疫活性[46]。CTLA-4单克隆抗体的功能被临床广泛认可,目前被FDA批准用于在转移性黑色素瘤患者的治疗[47]。

CTLA-4 阻滞剂的作用机制

如图9.2所示,T细胞活化是一个复杂的过程,至少需要两个不同的信号相互作用。所谓第一信号,即信号1,是T细胞表面特异性的受体(TCR受体)与特定小肽段与MHC分子的组成的复合物结合产生的。TCR的信号启动必须要求具有足够的亲和力才能成功,因此可以认为是“量身定做”。但信号1的独立存在不能使T细胞活化,激活T细胞同时需要第二个信号,即信号2传递效应功能。信号2通常由B7家族分子如抗原呈递细胞表面的B7.1或B7.2分子与T细胞表面的CD28的受体分子结合而传递。一些情况下,尽管T细胞表面上的CTLA-4表达上调,但在肿瘤或肿瘤浸润淋巴结节点内正常的信号2功能仍能正常存在。由于CTLA-4结合的B7分子的亲和力比CD28高,所以能有效地阻滞信号2,并使T细胞不能被正常激活。CTLA-4阻断剂伊匹单抗和替西利姆单抗可以有效地控制这一情况,即保证信号2通路的正常运行和完全激活T细胞。这个

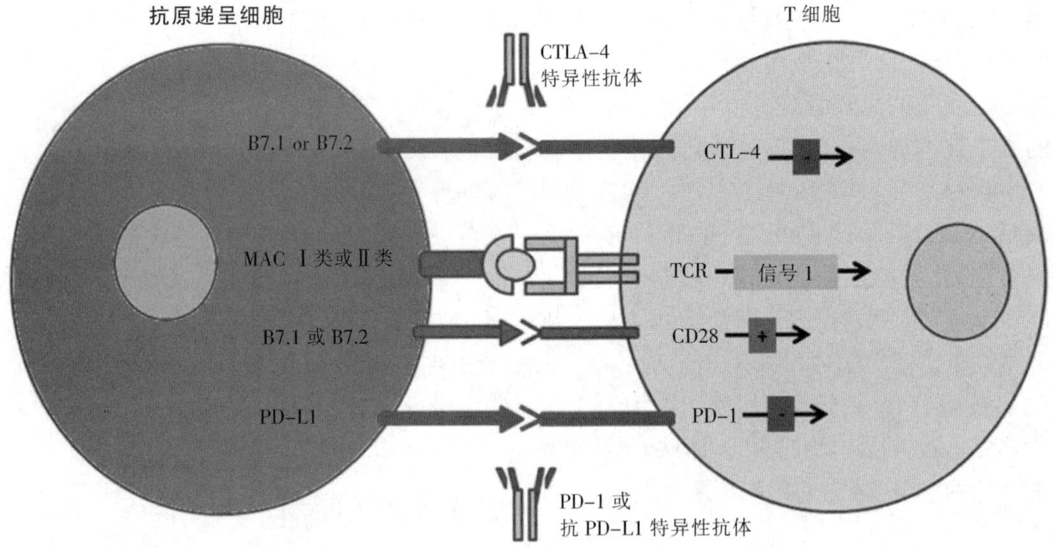

图9.2 免疫检查点:T细胞激活既需要信号1(MHC+TCR受体),也需要信号2(b7.1或B7.2/CD28)。当T细胞上调CTLA-4(如在肿瘤微环境中)时,CTLA-4对B7分子的高亲和性结合有效地争夺信号2。针对CTLA-4(伊匹单抗或替西利姆单抗)的单克隆抗体阻断这种负性相互作用,导致“T”细胞增殖效应作用。PD-L1和PD-1之间的相互作用也有抑制作用,同样可以被针对PD-1或PD-L1的单克隆抗体阻断。(见彩插)

治疗策略在转移性黑色素瘤中已被证明是有效的，同时 FDA 批准了伊匹单抗在转移性黑素瘤治疗中的应用。同预期的一样，伊匹单抗在治疗的过程中出现的不良反应（IRAEs）通常包括皮炎、结肠炎、肝炎及其他。为了能减轻伊匹单抗带来的不良反应，一般联合糖皮质激素一起应用。随着大量临床试验及应用，合理的治疗程序已经被确立，可以有效地减轻治疗带来的不良反应。

CTLA-4 阻滞剂（伊匹单抗）在前列腺癌中的应用

伊匹单抗已在多项早期男性前列腺癌的临床研究中被评价。Slovin 等人对这些研究数据进行总结时发现，针对 PSA 的免疫反应发生率为 15%~20%，但缺少有效的免疫反应刺激（放射疗法）[48]。在后续的若干研究中，尝试用低剂量放射治疗来达到“释放抗原”，并增强抗肿瘤免疫反应的目的。然而小数据的积累并没有证据表明有这样的效果。例如，前列腺癌患者在伊匹单抗治疗（10 mg/kg 的剂量）和放射治疗（RT）联合应用的情况下，PSA 下降率为 12%，而单独伊匹单抗治疗后 PSA 下降率为 25%。尽管这一治疗模式不能有效地降低 PSA，联合低剂量 RT 治疗对单个病灶的效果也不十分明显，一个关于 RT联合伊匹单抗治疗的Ⅲ期临床试验还在进行中。其观察对象主要是多西他赛化疗后并有肿瘤进展的 mCRPC 患者，约 800 人入选，随机对他们使用 RT 低剂量单独治疗和联合伊匹单抗（10mg/kg 每周 3 次，进行 4 周）治疗的模式。如果患者病情没有进展，继续每月 3 次，该试验的主要目的是观察总生存期，其结果在最近刚刚报道。令人失望的是，该试验没有达到预期目的。伊匹单抗组平均OS 为 11.2 个月，而安慰剂组为 10.0 个月。预先规定的次要终点无进展生存期（PFS）数据显示，伊匹单抗组 PFS=4.0，而安慰剂组PFS=3.1（HR 为 0.070；$P<0.001$）。尽管没有前瞻性研究的验证，但回顾性结果分析显示，经过治疗的患者拥有更加良好的生理表现（为无内脏转移，正常的碱性磷酸酶，正常 HGB）。同时，另一个设定在化疗前进行伊匹单抗治疗与安慰剂组比较的临床试验，其结果仍然悬而未决。综上所述，这些数据表明伊匹单抗可能对 mCRPC 起一定的作用，特别是那些无内脏转移的患者可能更容易受益。

调节性 T 细胞的消除

调节性 T 细胞（Treg）是一群可以下调免疫反应的 CD4 T 细胞[49]，其细胞特征是表达 FoxP3[50]。调节性 T 细胞可以自然产生，也可以在肿瘤抑制环境下由 T 细胞关联抗原诱导产生。因此，在肿瘤免疫治疗中，一种策略就是单独或联合其他疗法消除调节性 T 细胞[51]。最新的数据表明，抗 CTLA-4 抗体具有类似的功能。抗 CTLA-4 可以在相对高水平表达 CTLA-4 的肿瘤中选择性消除浸润的 Treg 细胞[52,53]。另外，长期或有规律地服用低剂量的化疗药物如环磷酰胺（CTX）也能有效消除 Treg[54]。事实上，一些证据表明低剂量的环磷酰胺可以有效治疗前列腺癌[55]，并且在二线治疗方案中取得了不错的疗效[56]。由于没有实验研究能将 Treg 具体量化，因此仍不能明确解释低剂量的环磷酰胺能消除调节性 T 细胞的机制。

单克隆抗体：被动免疫治疗

在近几十年的靶向治疗时代，由于特异性蛋白表达于肿瘤细胞表面，因此单克隆抗体治疗已被确立为用于恶性血液病和实体瘤最成功的治疗策略之一[57]。这种方法是免疫治疗的一种被动形式，所施用的抗体是合成的。在前列腺癌中，前列腺特异性膜抗原（PSMA）对于这种治疗模式而言是一个非常合适的靶点[58]。PSMA 是一种跨膜糖蛋白，其高表达在 PCa 细胞和肿瘤血管中。在正常前列腺中，PSMA 主要表示为一个变异体（PSM'），被限制在细胞质内（图 9.3）。表达 PSMA 的 PCa 细胞的大小是正常前列腺组织细胞的 10 多倍，且与非前列腺组织相比，大小是其 50~100 倍。此外，在前列腺癌的进展期和晚期 PSMA 的表达是高度上调的。康奈尔大学威尔医学院的早期临床实验（J591）表明、人类 PSMA 特异性单克隆抗体表现出了精准的肿瘤定位，但在晚期肿瘤患者的研究中没有发现具有实质意义的结果[59]。因此，以 J591 临床实验为契机发展了放射性同位素标记的治疗手段，通过定位放射性 β 发射器于患处，诱发肿瘤细胞凋亡[60]。近日，关于 ^{177}Lu 标记的放射免疫治疗转移性 CRPC 的Ⅱ期 J591 临床试验的结果已经公布[61]。放射性药物以两个不同的剂量分组，单次注射：65mCi/m^2（15 例）和 70mCi/m^2（32 例）。Ⅰ期最大耐受剂量（70 m Ci/m^2）导致30%以上的 PSA 下降（46.9%比 13.3%；P=0.048）和较长的存活时间（21.8 个月比 11.9 个月；P=0.03），但也导致高达 4 级的中性粒细胞减少（37.5%比 0；P=0.005）和血小板渗透（40.6%比 7%）。重要的是，大多数患者表现出细胞水平的完全恢复。目前，涉及多个 ^{177}Lu 标记的 J591 试验正在进行中，这其中有许多联合传统癌症治疗方式的研究。

另一个以 PSMA 为基础的治疗模式是抗体细胞毒性药物偶联物（ADC）。根据目前的认定，PSMA ADC 包括 3 个组成部分：1 个完整的人 IgG1 PSMA 单克隆抗体，1 个连接缬氨酸–瓜氨酸（VC）的二肽和一种能有力地阻止微管蛋白聚合合成的多拉司汀 10 种类

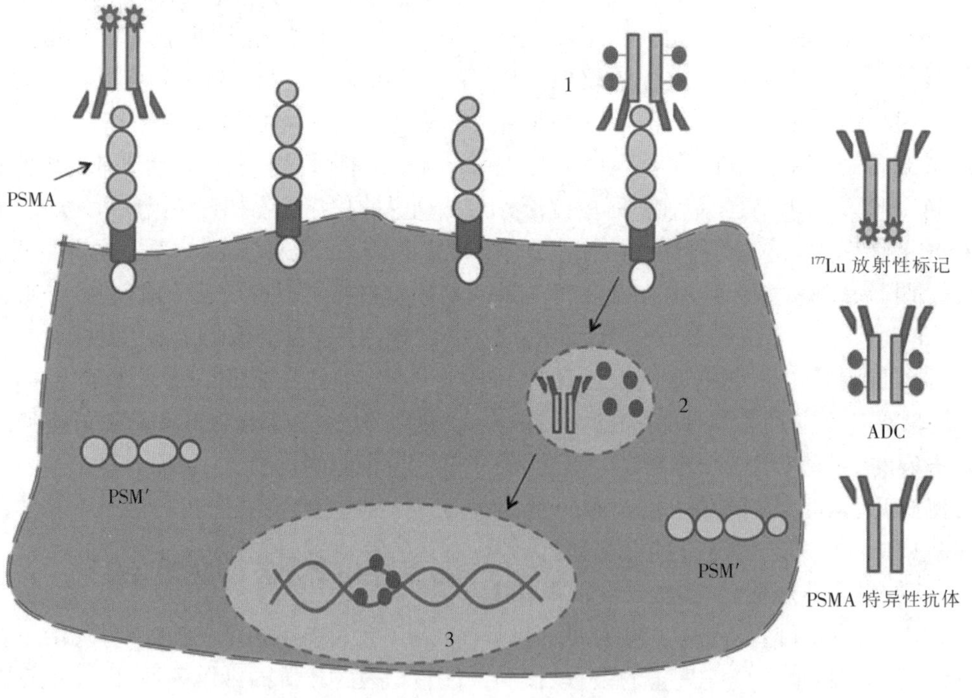

图 9.3　抗肿瘤抗体：抗肿瘤抗体在前列腺癌的临床评估中。这些包括“裸”，即未标记的抗体（右下）、放射性标记的抗 psma（J591）、左上角和抗体–药物偶联物（ADC）。ADC 被带入细胞，强效化疗药物从抗体的 Fc 部分解离，介导肿瘤细胞裂解。（见彩插）

似物——细胞毒性药物单甲基 E(MMAE)[62](图 9.3)。类似其他的抗体、药物、偶联物,PSMA ADC 被设计成选择性地结合 PSMA 表达肿瘤细胞,并通过内吞的途径,释放 MMAE。Ⅰ期临床研究得到了该药物的最大耐受剂量[62],目前一个开放的多中心的Ⅱ期临床研究正在进行,目的是评估其抗肿瘤活性与接受过紫杉烷化疗的 mCRPC 患者对该药的耐受性(NCT01695044)。

联合治疗方案

多重机制共同发挥作用导致了肿瘤的免疫逃逸。因此,一般认为联合多种治疗手段作用于肿瘤微环境中不同的节点,可能是克服肿瘤免疫抑制和促进抗肿瘤免疫应答的可行性手段。可喜的是现今已经有几种常见的治疗方法广泛应用于前列腺癌(雄激素剥夺疗法和放射治疗),并可与免疫治疗方案联合治疗。

雄激素剥夺治疗

在过去的几年中,实验和临床中累积的大量研究数据表明,雄激素具有免疫抑制的作用[63]。因此雄激素剥夺治疗引起了世人的关注, 主要应用于晚期前列腺癌的治疗,并可以联合或增强免疫治疗。有临床前数据表明,雄激素剥夺治疗可以提高肿瘤疫苗的效果[64,65]。此外,在患者初次手术之前使用雄激素剥夺治疗可诱发前列腺癌组织中的抗肿瘤免疫反应[11,66]。然而,目前雄激素剥夺治疗与免疫治疗联合应用的前后关系尚不得而知。一种观点认为,由于雄激素剥夺治疗可引起抗肿瘤免疫反应,所以在免疫治疗前应用可以加强抗肿瘤免疫反应的效果,但不应忽略的是持续的抗原刺激可能会导致免疫耐受[67],因此雄激素剥夺疗法在治疗早期可能通过有效地消除肿瘤负担增强免疫应答。另一方面,雄激素剥夺治疗也可以通过主动激活抗肿瘤免疫和治疗后带来的肿瘤抗原释放的方式增强肿瘤疫苗或节点阻滞剂的抗肿瘤免疫效应。因此为了更好地解决这一问题设计了以免疫学端点为目的的Ⅱ期临床试验。第一个随机临床试验的目的是研究 Sipuleucel-T 联合雄激素剥夺治疗(ADT)方案治疗复发前列腺癌(BRPC)的最优次序。该研究随机选取 34 例患者,分为先 Sipuleucel-T 后使用 ADT 组和先 ADT 后使用 Sipuleucel-T 组。试验数据表明,在使用疫苗之前使用雄激素剥夺治疗,可以增加细胞因子的分泌,但这些数据需要进一步与临床结果结合后再分析。第二个随机临床试验的目的是研究 Sipuleucel-T 联合醋酸阿比特龙方案在治疗 mCRPC 的最优次序。试验结果显示,Sipuleucel-T 与醋酸阿比特龙联合泼尼松同时进行治疗不会有任何不良影响[34]。

放射治疗(RT)

放射治疗可以引起多种免疫效果[68](表 9.2),其中包括偶尔有相关报道的可以引起肿瘤病灶外的肿瘤缩小的现象,即所谓的放疗远端效应[69]。在临床实践中,放疗的远端效应很少被发现,所以报道发生的频率也相当低。尽管在实验研究中放疗的远端效应比较罕见,但有几个模型实验有其相关的报道[70,71]。在机制上来说,放射疗法像某些化疗制剂一样可以引起"免疫原性"细胞的死亡,而这些崩解的肿瘤细胞能以类似于肿瘤疫苗的作用机制诱发新的抗肿瘤免疫反应或增强机体已存在的抗肿瘤免疫反应[72]。由于放疗远端效应被认为是由免疫介导的,所以有充分的理由可以推测免疫制剂如 CTLA-4 封闭抗体伊匹单抗可能会增强其效果。相关

表9.2 放疗对肿瘤微环境的免疫效应

·肿瘤细胞表面死亡受体上调
·在肿瘤细胞表面上调MHC I类
·改变MHC I类多肽的表达谱
·将钙网蛋白转运至肿瘤细胞表面，导致抗原呈递细胞的摄取
·从肿瘤细胞死亡释放高迁移率组 box 1 (HMGB1)，导致树突状细胞成熟

个案报道称，一个肿瘤进展期的患者同时接受伊匹单抗治疗与姑息放射治疗，其没有经过定位放射治疗的肿瘤也相应地缩小了。关于放疗远端效应的临床试验已经开展很多，但遗憾的是这些试验在剂量、治疗时间表和分割化疗的使用上有很明显的不同。上文提到，伊匹单抗的前列腺癌临床并不支持一个低辐射剂量（8戈瑞）治疗单个病变可以引起放疗远端效应的概念[48]。然而通过治疗单一器官转移性肿瘤或更早期肿瘤达到有力地消除了耐受性肿瘤负担的方式还有待进一步验证。

化学治疗

化疗与免疫治疗的联合应用是一项不小的挑战。这是因为化学治疗方法施用接近标准剂量区间最大值的剂量时一般会引起机体免疫抑制，并且只有很少的几种药物可以增强抗肿瘤的免疫反应。对许多化疗药物应用方案进行研究后，我们发现在前列腺癌的基因改造工程疫苗的应用方案中单独应用环磷酰胺可以增强免疫应答[73]。然而这需要施用低剂量（约1/3的正常剂量）的环磷酰胺，并有特定的治疗时间（生物治疗1天前应用），而其他方案往往都会抑制抗肿瘤的免疫。现今许多临床试验都已证明环磷酰胺可以增强抗肿瘤的免疫反应，特别是在埃门斯集团关于乳腺癌的临床试验中研究发现，无论是在生物治疗前1天给予低剂量环磷酰胺，还是在生物治疗后1天给予低剂量阿霉素都能有效地增强抗肿瘤的免疫反应[74]。而在前列腺癌方面，我们已经在临床前的试验中广泛地探索多西他赛联合疫苗应用的可能，但没有找到可以增强抗肿瘤免疫反应的方案（C·德雷克，未发表）。综上所述，环磷酰胺作为化疗药物可以与生物治疗联合应用，而且有越来越多的研究正在进行[75]。

总结

前列腺癌是唯一一个有主动肿瘤疫苗的固体肿瘤。FDA已批准Sipuleucel-T肿瘤疫苗治疗转移性前列腺癌[19]。这个消息大大激发了肿瘤疫苗的研究热度，现今以痘病毒为载体的Prrost Vac-VF正处于大型Ⅲ期研究中，而免疫节点阻滞剂也在肾癌、肺癌和黑色素瘤的治疗中表现出了良好的效果[76]。虽然CTLA-4阻断抗体在前列腺癌的早期阶段有一定疗效，但其在前列腺癌治疗中表现不佳[77]。未来免疫治疗可能会与雄激素剥夺治疗、放射疗法或者其他多种免疫治疗联合应用[78,79]，从而有效地攻克肿瘤这一难题。

（李常颖 译）

参考文献

1. Hodi FS, O'Day SJ, McDermott DF, Weber RW, Sosman JA, Haanen JB, Gonzalez R, Robert C, Schadendorf D, Hassel JC, Akerley W, van den Eertwegh AJ, Lutzky J, Lorigan P, Vaubel JM, Linette GP, Hogg D, Ottensmeier CH, Lebbe C, Peschel C, Quirt I, Clark JI, Wolchok JD, Weber JS, Tian J, Yellin MJ, Nichol GM, Hoos A, Urba WJ. Improved survival with ipilimumab in patients with metastatic melanoma. N Engl J Med. 2010;363:711–23.
2. Kantoff PW, Schuetz TJ, Blumenstein BA, Glode LM, Bilhartz DL, Wyand M, Manson K, Panicali DL, Laus R, Schlom J, Dahut WL, Arlen PM, Gulley JL, Godfrey WR. Overall survival analysis of a phase II randomized controlled trial of a poxviral-based PSA-

targeted immunotherapy in metastatic castration-resistant prostate cancer. J Clin Oncol. 2010;27: 1099–105.
3. Pardoll DM. The blockade of immune checkpoints in cancer immunotherapy. Nat Rev Cancer. 2012;12: 252–64.
4. Dunn GP, Old LJ, Schreiber RD. The immunobiology of cancer immunosurveillance and immunoediting. Immunity. 2004;21:137–48.
5. Drake CG, Jaffee E, Pardoll DM. Mechanisms of immune evasion by tumors. Adv Immunol. 2006; 90:51–81.
6. Hanahan D, Weinberg RA. Hallmarks of cancer: the next generation. Cell. 2011;144:646–74.
7. Balkwill F, Charles KA, Mantovani A. Smoldering and polarized inflammation in the initiation and promotion of malignant disease. Cancer Cell. 2005; 7:211–7.
8. De Marzo AM, Platz EA, Sutcliffe S, Xu J, Gronberg H, Drake CG, Nakai Y, Isaacs WB, Nelson WG. Inflammation in prostate carcinogenesis. Nat Rev Cancer. 2007;7:256–69.
9. Ammirante M, Luo JL, Grivennikov S, Nedospasov S, Karin M. B-cell-derived lymphotoxin promotes castration-resistant prostate cancer. Nature. 2010;464: 302–5.
10. Luo JL, Tan W, Ricono JM, Korchynskyi O, Zhang M, Gonias SL, Cheresh DA, Karin M. Nuclear cytokine-activated IKKalpha controls prostate cancer metastasis by repressing Maspin. Nature. 2007; 446:690–4.
11. Gannon PO, Poisson AO, Delvoye N, Lapointe R, Mes-Masson AM, Saad F. Characterization of the intra-prostatic immune cell infiltration in androgen-deprived prostate cancer patients. J Immunol Methods. 2009;348:9–17.
12. Serafini P, Borrello I, Bronte V. Myeloid suppressor cells in cancer: recruitment, phenotype, properties, and mechanisms of immune suppression. Semin Cancer Biol. 2006;16:53–65.
13. Sfanos KS, Bruno TC, Maris CH, Xu L, Thoburn CJ, DeMarzo AM, Meeker AK, Isaacs WB, Drake CG. Phenotypic analysis of prostate-infiltrating lymphocytes reveals TH17 and Treg skewing. Clin Cancer Res. 2008;14:3254–61.
14. Zhou L, Littman DR. Transcriptional regulatory networks in Th17 cell differentiation. Curr Opin Immunol. 2009;21:146–52.
15. Antonarakis ES, Drake CG. Current status of immunological therapies for prostate cancer. Curr Opin Urol. 2010;20:241–6.
16. Gabrilovich D. Mechanisms and functional significance of tumour-induced dendritic-cell defects. Nat Rev Immunol. 2004;4:941–52.
17. Sonpavde G, Di LG, Higano CS, Kantoff PW, Madan R, Shore ND. The role of sipuleucel-T in therapy for castration-resistant prostate cancer: a critical analysis of the literature. Eur Urol. 2012;61:639–47.
18. Higano CS, Schellhammer PF, Small EJ, Burch PA, Nemunaitis J, Yuh L, Provost N, Frohlich MW. Integrated data from 2 randomized, double-blind, placebo-controlled, phase 3 trials of active cellular immunotherapy with sipuleucel-T in advanced prostate cancer. Cancer. 2009;115:3670–9.
19. Kantoff PW, Higano CS, Shore ND, Berger ER, Small EJ, Penson DF, Redfern CH, Ferrari AC, Dreicer R, Sims RB, Xu Y, Frohlich MW, Schellhammer PF. Sipuleucel-T immunotherapy for castration-resistant prostate cancer. N Engl J Med. 2010;363:411–22.
20. Drake CG. Prostate cancer as a model for tumour immunotherapy. Nat Rev Immunol. 2010;10:580–93.
21. Sheikh NA, Petrylak D, Kantoff PW, Dela RC, Stewart FP, Kuan LY, Whitmore JB, Trager JB, Poehlein CH, Frohlich MW, Urdal DL. Sipuleucel-T immune parameters correlate with survival: an analysis of the randomized phase 3 clinical trials in men with castration-resistant prostate cancer. Cancer Immunol Immunother. 2012;62:137–47.
22. Madan RA, Arlen PM, Mohebtash M, Hodge JW, Gulley JL. Prostvac-VF: a vector-based vaccine targeting PSA in prostate cancer. Expert Opin Investig Drugs. 2009;18:1001–11.
23. Hodge JW, Sabzevari H, Yafal AG, Gritz L, Lorenz MG, Schlom J. A triad of costimulatory molecules synergize to amplify T-cell activation. Cancer Res. 1999;59:5800–7.
24. Gulley JL, Arlen PM, Madan RA, Tsang KY, Pazdur MP, Skarupa L, Jones JL, Poole DJ, Higgins JP, Hodge JW, Cereda V, Vergati M, Steinberg SM, Halabi S, Jones E, Chen C, Parnes H, Wright JJ, Dahut WL, Schlom J. Immunologic and prognostic factors associated with overall survival employing a poxviral-based PSA vaccine in metastatic castrate-resistant prostate cancer. Cancer Immunol Immunother. 2009;59:663–74.
25. Kantoff PW, Schuetz TJ, Blumenstein BA, Glode LM, Bilhartz DL, Wyand M, Manson K, Panicali DL, Laus R, Schlom J, Dahut WL, Arlen PM, Gulley JL, Godfrey WR. Overall survival analysis of a phase II randomized controlled trial of a Poxviral-based PSA-targeted immunotherapy in metastatic castration-resistant prostate cancer. J Clin Oncol. 2010;28: 1099–105.
26. Dranoff G, Jaffee E, Lazenby A, Golumbek P, Levitsky H, Brose K, Jackson V, Hamada H, Pardoll D, Mulligan RC. Vaccination with irradiated tumor cells engineered to secrete murine granulocyte-macrophage colony-stimulating factor stimulates potent, specific, and long-lasting anti-tumor immunity. Proc Natl Acad Sci U S A. 1993;90:3539–43.
27. Simons JW, Sacks N. Granulocyte-macrophage colony-stimulating factor-transduced allogeneic cancer cellular immunotherapy: the GVAX vaccine for prostate cancer. Urol Oncol. 2006;24:419–24.
28. Small EJ, Sacks N, Nemunaitis J, Urba WJ, Dula E, Centeno AS, Nelson WG, Ando D, Howard C, Borellini F, Nguyen M, Hege K, Simons JW. Granulocyte macrophage colony-stimulating factor–secreting allogeneic cellular immunotherapy for hormone-refractory prostate cancer. Clin Cancer Res. 2007;13:3883–91.
29. Higano CS, Corman JM, Smith DC, Centeno AS, Steidle CP, Gittleman M, Simons JW, Sacks N, Aimi

J, Small EJ. Phase 1/2 dose-escalation study of a GM-CSF-secreting, allogeneic, cellular immunotherapy for metastatic hormone-refractory prostate cancer. Cancer. 2008;113:975–84.
30. Higano C, Saad F, Somer B, Curti B, Petrylak D, Drake CG, et al. A phase III trial of GVAX immunotherapy for prostate cancer versus docetaxel plus prednisone in asymptomatic, castration-resistant prostate cancer (CRPC). J Clin Oncol. 2009; LBA: (Abstract).
31. Thomas AM, Santarsiero LM, Lutz ER, Armstrong TD, Chen YC, Huang LQ, Laheru DA, Goggins M, Hruban RH, Jaffee EM. Mesothelin-specific CD8(+) T cell responses provide evidence of in vivo cross-priming by antigen-presenting cells in vaccinated pancreatic cancer patients. J Exp Med. 2004;200:297–306.
32. de Bono JS, Logothetis CJ, Molina A, Fizazi K, North S, Chu L, Chi KN, Jones RJ, Goodman Jr OB, Saad F, Staffurth JN, Mainwaring P, Harland S, Flaig TW, Hutson TE, Cheng T, Patterson H, Hainsworth JD, Ryan CJ, Sternberg CN, Ellard SL, Flechon A, Saleh M, Scholz M, Efstathiou E, Zivi A, Bianchini D, Loriot Y, Chieffo N, Kheoh T, Haqq CM, Scher HI. Abiraterone and increased survival in metastatic prostate cancer. N Engl J Med. 2011;364:1995–2005.
33. Scher HI, Fizazi K, Saad F, Taplin ME, Sternberg CN, Miller K, de Wit R, Mulders P, Chi KN, Shore ND, Armstrong AJ, Flaig TW, Flechon A, Mainwaring P, Fleming M, Hainsworth JD, Hirmand M, Selby B, Seely L, de Bono JS. Increased survival with enzalutamide in prostate cancer after chemotherapy. N Engl J Med. 2012;367:1187–97.
34. Small E, Lance R, Gardner TA, Karsh LI, Stubbs A, Mccoy C, DeVries T, Redfern CH, Shore ND. A Phase 2 trial of sipuleucel-T in combination with concurrent or sequential abiraterone acetate (AA) in patients (pts) with metastatic castrate-resistant prostate cancer (mCRPC). Eur J Cancer. 2013;49: S682–3.
35. Schellhammer PF, Chodak G, Whitmore JB, Sims R, Frohlich MW, Kantoff PW. Lower baseline prostate-specific antigen is associated with a greater overall survival benefit from sipuleucel-T in the Immunotherapy for Prostate Adenocarcinoma Treatment (IMPACT) trial. Urology. 2013;81:1297–302.
36. Serafini P, Carbley R, Noonan KA, Tan G, Bronte V, Borrello I. High-dose granulocyte-macrophage colony-stimulating factor-producing vaccines impair the immune response through the recruitment of myeloid suppressor cells. Cancer Res. 2004;64: 6337–43.
37. Slingluff Jr CL, Petroni GR, Olson WC, Smolkin ME, Ross MI, Haas NB, Grosh WW, Boisvert ME, Kirkwood JM, Chianese-Bullock KA. Effect of granulocyte/macrophage colony-stimulating factor on circulating CD8+ and CD4+ T-cell responses to a multipeptide melanoma vaccine: outcome of a multicenter randomized trial. Clin Cancer Res. 2009; 15:7036–44.
38. Rini BI, Weinberg V, Bok R, Small EJ. Prostate-specific antigen kinetics as a measure of the biologic effect of granulocyte-macrophage colony-stimulating factor in patients with serologic progression of prostate cancer. J Clin Oncol. 2003;21:99–105.
39. Rini BI, Fong L, Weinberg V, Kavanaugh B, Small EJ. Clinical and immunological characteristics of patients with serologic progression of prostate cancer achieving long-term disease control with granulocyte-macrophage colony-stimulating factor. J Urol. 2006; 175:2087–91.
40. Fong L, Kwek SS, O'Brien S, Kavanagh B, McNeel DG, Weinberg V, Lin AM, Rosenberg J, Ryan CJ, Rini BI, Small EJ. Potentiating endogenous antitumor immunity to prostate cancer through combination immunotherapy with CTLA4 blockade and GM-CSF. Cancer Res. 2009;69:609–15.
41. Keir ME, Butte MJ, Freeman GJ, Sharpe AH. PD-1 and its ligands in tolerance and immunity. Annu Rev Immunol. 2008;26:677–704.
42. Zou W, Chen L. Inhibitory B7-family molecules in the tumour microenvironment. Nat Rev Immunol. 2008;8:467–77.
43. Schwartz RH. Costimulation of T lymphocytes: the role of CD28, CTLA-4, and B7/BB1 in interleukin-2 production and immunotherapy. Cell. 1992;71:1065–8.
44. Tivol EA, Borriello F, Schweitzer AN, Lynch WP, Bluestone JA, Sharpe AH. Loss of CTLA-4 leads to massive lymphoproliferation and fatal multiorgan tissue destruction, revealing a critical negative regulatory role of CTLA-4. Immunity. 1995;3:541–7.
45. Waterhouse P, Penninger JM, Timms E, Wakeham A, Shahinian A, Lee KP, Thompson CB, Griesser H, Mak TW. Lymphoproliferative disorders with early lethality in mice deficient in Ctla-4. Science. 1995; 270:985–8.
46. Leach DR, Krummel MF, Allison JP. Enhancement of antitumor immunity by CTLA-4 blockade. Science. 1996;271:1734–6.
47. Lipson EJ, Drake CG. Ipilimumab: an anti-CTLA-4 antibody for metastatic melanoma. Clin Cancer Res. 2011;17:6958–62.
48. Slovin SF, Higano CS, Hamid O, Tejwani S, Harzstark A, Alumkal JJ, Scher HI, Chin K, Gagnier P, McHenry MB, Beer TM. Ipilimumab alone or in combination with radiotherapy in metastatic castration-resistant prostate cancer: results from an open-label, multicenter phase I/II study. Ann Oncol. 2013;24: 1813–21.
49. Sakaguchi S, Yamaguchi T, Nomura T, Ono M. Regulatory T cells and immune tolerance. Cell. 2008;133:775–87.
50. Zheng Y, Rudensky AY. Foxp3 in control of the regulatory T cell lineage. Nat Immunol. 2007;8:457–62.
51. Curiel TJ. Regulatory T cells and treatment of cancer. Curr Opin Immunol. 2008;20:241–6.
52. Selby MJ, Engelhardt JJ, Quigley M, Henning KA, Chen T, Srinivasan M, Korman AJ. Anti-CTLA-4 antibodies of IgG2a isotype enhance antitumor activity through reduction of intratumoral regulatory T cells. Cancer Immunol Res. 2013;1:32–42.

53. Simpson TR, Li F, Montalvo-Ortiz W, Sepulveda MA, Bergerhoff K, Arce F, Roddie C, Henry JY, Yagita H, Wolchok JD, Peggs KS, Ravetch JV, Allison JP, Quezada SA. Fc-dependent depletion of tumor-infiltrating regulatory T cells co-defines the efficacy of anti-CTLA-4 therapy against melanoma. J Exp Med. 2013;210:1695–710.
54. Ghiringhelli F, Menard C, Puig PE, Ladoire S, Roux S, Martin F, Solary E, Le CA, Zitvogel L, Chauffert B. Metronomic cyclophosphamide regimen selectively depletes CD4+CD25+ regulatory T cells and restores T and NK effector functions in end stage cancer patients. Cancer Immunol Immunother. 2007; 56:641–8.
55. Glode LM, Barqawi A, Crighton F, Crawford ED, Kerbel R. Metronomic therapy with cyclophosphamide and dexamethasone for prostate carcinoma. Cancer. 2003;98:1643–8.
56. Nelius T, Klatte T, de Riese W, Haynes A, Filleur S. Clinical outcome of patients with docetaxel-resistant hormone-refractory prostate cancer treated with second-line cyclophosphamide-based metronomic chemotherapy. Med Oncol. 2010;27:363–7.
57. Sliwkowski MX, Mellman I. Antibody therapeutics in cancer. Science. 2013;341:1192–8.
58. Ross JS, Gray KE, Webb IJ, Gray GS, Rolfe M, Schenkein DP, Nanus DM, Millowsky MI, Bander NH. Antibody-based therapeutics: focus on prostate cancer. Cancer Metastasis Rev. 2005;24:521–37.
59. Nanus DM, Milowsky MI, Kostakoglu L, Smith-Jones PM, Vallabahajosula S, Goldsmith SJ, Bander NH. Clinical use of monoclonal antibody HuJ591 therapy: targeting prostate specific membrane antigen. J Urol. 2003;170:S84–8.
60. Tagawa ST, Beltran H, Vallabhajosula S, Goldsmith SJ, Osborne J, Matulich D, Petrillo K, Parmar S, Nanus DM, Bander NH. Anti-prostate-specific membrane antigen-based radioimmunotherapy for prostate cancer. Cancer. 2010;116:1075–83.
61. Tagawa ST, Milowsky MI, Morris M, Vallabhajosula S, Christos P, Akhtar NH, Osborne J, Goldsmith SJ, Larson S, Taskar NP, Scher HI, Bander NH, Nanus DM. Phase II study of Lutetium-177-labeled anti-prostate-specific membrane antigen monoclonal antibody J591 for metastatic castration-resistant prostate cancer. Clin Cancer Res. 2013;19:5182–91.
62. Mega AE, Petrylak DP, Kantoff P, Stephenson J, Vogelzang NJ, Dreicer R, Shore ND, Stambler N, Carpenito J, D'Ambrosio P, Israel RJ. Prostate-specific membrane antigen antibody drug conjugate (PSMA ADC): A phase I trial in metastatic castration-resistant prostate cancer (mCRPC) previously treated with a taxane. J Clin Oncol. 2012;30.
63. Oertelt-Prigione S. The influence of sex and gender on the immune response. Autoimmun Rev. 2012; 11:A479–85.
64. Drake CG, Doody AD, Mihalyo MA, Huang CT, Kelleher E, Ravi S, Hipkiss EL, Flies DB, Kennedy EP, Long M, McGary PW, Coryell L, Nelson WG, Pardoll DM, Adler AJ. Androgen ablation mitigates tolerance to a prostate/prostate cancer-restricted antigen. Cancer Cell. 2005;7:239–49.
65. Koh YT, Gray A, Higgins SA, Hubby B, Kast WM. Androgen ablation augments prostate cancer vaccine immunogenicity only when applied after immunization. Prostate. 2009;69:571–84.
66. Mercader M, Bodner BK, Moser MT, Kwon PS, Park ES, Manecke RG, Ellis TM, Wojcik EM, Yang D, Flanigan RC, Waters WB, Kast WM, Kwon ED. T cell infiltration of the prostate induced by androgen withdrawal in patients with prostate cancer. Proc Natl Acad Sci U S A. 2001;98:14565–70.
67. Ramsdell F, Fowlkes BJ. Maintenance of in vivo tolerance by persistence of antigen. Science. 1992; 257:1130–4.
68. Drake CG. Radiation-induced immune modulation. In: DeWeese TLL, Laiho M, editors. Molecular determinants of radiation response. New York: Springer; 2011. p. 251–63.
69. Mole RJ. Whole body irradiation; radiobiology or medicine? Br J Radiol. 1953;26:234–41.
70. Demaria S, Kawashima N, Yang AM, Devitt ML, Babb JS, Allison JP, Formenti SC. Immune-mediated inhibition of metastases after treatment with local radiation and CTLA-4 blockade in a mouse model of breast cancer. Clin Cancer Res. 2005;11:728–34.
71. Demaria S, Ng B, Devitt ML, Babb JS, Kawashima N, Liebes L, Formenti SC. Ionizing radiation inhibition of distant untreated tumors (abscopal effect) is immune mediated. Int J Radiat Oncol Biol Phys. 2004;58:862–70.
72. Zitvogel L, Apetoh L, Ghiringhelli F, Andre F, Tesniere A, Kroemer G. The anticancer immune response: indispensable for therapeutic success? J Clin Invest. 2008;118:1991–2001.
73. Wada S, Yoshimura K, Hipkiss EL, Harris TJ, Yen HR, Goldberg MV, Grosso JF, Getnet D, DeMarzo AM, Netto GJ, Anders R, Pardoll DM, Drake CG. Cyclophosphamide augments antitumor immunity: studies in an autochthonous prostate cancer model. Cancer Res. 2009;69:4309–18.
74. Emens LA, Asquith JM, Leatherman JM, Kobrin BJ, Petrik S, Laiko M, Levi J, Daphtary MM, Biedrzycki B, Wolff AC, Stearns V, Disis ML, Ye X, Piantadosi S, Fetting JH, Davidson NE, Jaffee EM. Timed sequential treatment with cyclophosphamide, doxorubicin, and an allogeneic granulocyte-macrophage colony-stimulating factor-secreting breast tumor vaccine: a chemotherapy dose-ranging factorial study of safety and immune activation. J Clin Oncol. 2009;27: 5911–8.
75. Barroso-Sousa R, Santana IA, Testa L, de Melo GD, Mano MS. Biological therapies in breast cancer: common toxicities and management strategies. Breast. 2013;22:1009–18.
76. Drake CG, Lipson EJ, Brahmer JR. Breathing new life into immunotherapy: review of melanoma, lung and kidney cancer. Nat Rev Clin Oncol. 2014;11: 24–37.
77. Gerritsen WR, Kwon ED, Fizazi K, Bossi A, Van den

Eertwegh A, Logothetis C, Scher HI, Beer TM, McHenry MB, Gagnier P, Drake CG. CA184-043: A randomized, multicenter, double-blind phase 3 trial comparing overall survival (OS) in patients (pts) with post-docetaxel castration-resistant prostate cancer (CRPC) and bone metastases treated with ipilimumab (ipi) vs placebo (pbo), each following single-dose radiotherapy (RT). Eur J Cancer. 2013;49: S678–9.

78. Woo SR, Turnis ME, Goldberg MV, Bankoti J, Selby M, Nirschl CJ, Bettini ML, Gravano DM, Vogel P, Liu CL, Tangsombatvisit S, Grosso JF, Netto G, Smeltzer MP, Chaux A, Utz PJ, Workman CJ, Pardoll DM, Korman AJ, Drake CG, Vignali DA. Immune inhibitory molecules LAG-3 and PD-1 synergistically regulate T-cell function to promote tumoral immune escape. Cancer Res. 2012;72:917–27.

79. Nirschl CJ, Drake CG. Molecular pathways: coexpression of immune checkpoint molecules: signaling pathways and implications for cancer immunotherapy. Clin Cancer Res. 2013;19:4917–24.

第 10 章

骨靶向治疗：基本原理和当前地位

Benjamin A. Gartrell, Fred Saad

前列腺癌及其骨并发症

2013 年美国约有 238 590 人被诊断为前列腺癌，其中约 29 720 人死于前列腺癌[1]。据估计，全世界每年有 903 500 人被确诊为前列腺癌，其中 258 400 人死亡[2]。大约 90% 的转移患者会出现骨受累[3]。骨转移通常与骨相关事件（SRE）有关，所谓骨相关事件是指骨转移所引起的病理性骨折、脊髓压迫及其造成的需要放射或手术治疗的病症。在无骨转移的晚期前列腺癌患者的治疗过程中，雄激素剥夺疗法（ADT）的应用会降低骨密度（BMD）从而增加骨折的风险[4]。然而男性脆性骨折的风险与多种危险因素有关。

骨生理

正常的健康骨是成骨细胞及破骨细胞共同协调作用的结果。破骨细胞吸收骨的同时成骨细胞形成新生骨，从而形成一个维持正常骨完整性所必需的动态稳定状态。成骨细胞来源于间充质，分泌主要由 I 型胶原组成的非钙化类骨质，并且与类骨质的矿化有关。破骨细胞来源于单核-巨噬细胞的前体细胞，分泌裂解酶降解矿化的骨基质[5]。成骨细胞与破骨细胞的协同作用对于保持适当水平的骨密度至关重要，同时亦阐明了动态的分子机制。因此，骨是动态的，骨细胞成分之间存在错综复杂的通信与联系，同时，这些细胞成分受到来自局部及全身系统的因子调控，形成一个持续不断骨更新的过程。

肿瘤坏死因子（TNF）及其受体（TNFR）超家族的成员控制破骨细胞的分化及功能。护骨素（OPG）是 TNFR 家族的分泌物，在体外实验中，OPG 可以阻止破骨细胞的分化，且在过表达 OPG 动物模型中引起骨硬化症[6,7]。其他的 TNFR 家族成员为跨膜蛋白，而 OPG 缺乏跨膜结构域。因此可以猜想，这种分泌性可溶性的蛋白与配体相结合，从而阻断配体与靶细胞的相互作用[6,7]。随后的研究证实配体核因子 κB（RANKL）的激活剂是与 OPG 结合转化生长因子（TGF）家族[8,9]。在集落刺激因子（CSF-1）存在的情况下，RANKL 可以激活破骨细胞分化刺激其破骨活性并延长其存活期（SRANKL）[8]。RANKL 是一种跨膜蛋白，经蛋白裂解过程获得水溶性。RANKL 来源于成骨细胞、间充质干细胞或 T 细胞[9,10]。RANK-RANKL 信号对于 T 细胞及树突状细胞的功能同样重要[11-13]。破骨细胞前体与成熟破骨细胞均表达 RANK，由于破骨细胞形成及其功能严重受损，转基因敲除小鼠患有严重的骨硬化症[14,15]。RANK-RANKL 信号在维持钙的代谢稳定方面也发挥了重要作用。

晚期病变骨的病理及生理

雄激素剥夺疗法会导致血清中睾酮与雌二醇水平大大下降，这种激素水平变化会导致骨密度的丢失进而增加骨折的风险[16,17]。成骨细胞与破骨细胞均表达雌激素受体，在

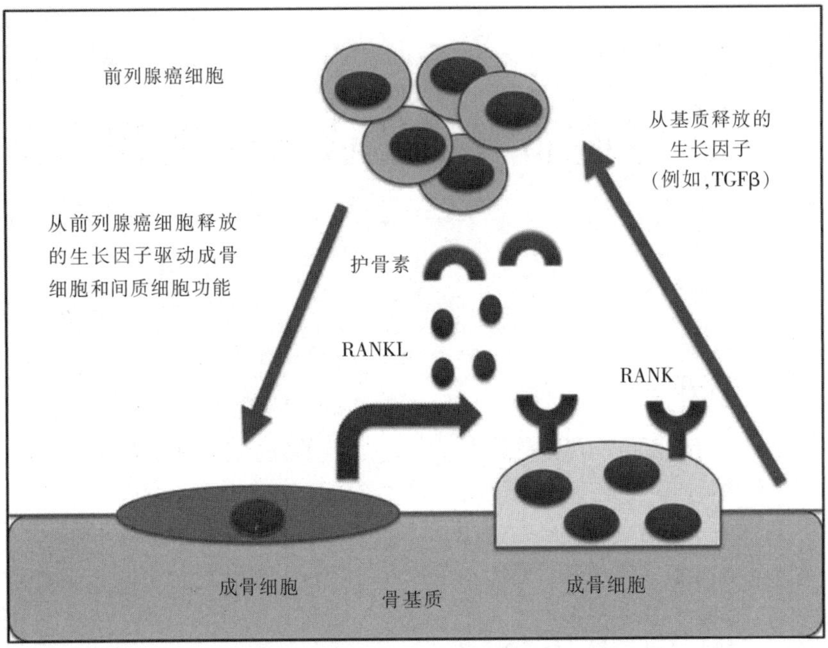

图 10.1 骨转移的恶性循环。(见彩插)

男性体内,主要的雌激素是雌二醇,它是在人体多种组织中在芳香化酶的催化下由睾酮与雌烯二醇产生[18]。雌激素在女性骨健康中的作用已被确认,但拥有雌激素受体突变基因的男性,BMD 会下降且患有骨骺闭合不全[19]。因此,男性 BMD 下降及骨折风险增加的根本原因似乎是雌二醇水平下降。

X 线片中所见到的前列腺癌骨转移通常是成骨性的。然而发生前列腺癌骨转移时成骨细胞及破骨细胞活性均呈上调趋势,骨转移在其他癌症中是一个病变特点,但骨几乎是前列腺癌转移的唯一部位[18]。转移性前列腺癌对骨的倾向性原因尚不清楚,但表达于前列腺癌细胞的趋化因子受体 4(CXCR4)与表达于骨基质细胞的基质细胞衍生因子-1(SDF-1)之间的相互作用似乎非常重要[20]。雄激素通过调节转录因子 ERG 与 CXCR4 启动子相互作用来诱导 CXCR4 的表达[21]。SDF-1/CXCR4 信号通路介导的信号可以调节前列腺癌细胞中雄激素受体核定位[22]。因此,雄激素在前列腺癌对骨的倾向性中或许起到了一定的作用。整合素(如 αVβ3)表达于前列腺癌细胞,并且使前列腺癌细胞以骨桥蛋白及波连蛋白这样的骨的微环境表达的分子为目标[23]。CD44 的活化及 αVβ3 通路造成转录因子 RUNX2 的磷酸化与核定位,而 RUNX2 的靶目标则包括基质金属蛋白酶(MMP)及 RANKL[24]。因此,整合素可能参与了前列腺癌细胞向骨的归巢过程及癌细胞抵达骨微环境后的病理生理过程。

前列腺癌细胞与骨微环境之间的相互作用驱动癌症的发展并加重对骨的破坏,这是一个“恶性循环”的过程[25](图 10.1)。根据这一模型,骨溶解的产物会成为癌细胞的生长因子,这一过程会推动成骨细胞及破骨成分的产生。这些破骨因子推动破骨细胞介导的骨吸收,同时释放其他基质因子,进一步延续“恶性循环”。这一过程的几个分子值得特别注意。

破骨细胞吸收的骨基质释放转化生长因子 β(TGFβ),甲状旁腺激素相关蛋白

(PTHrP)[26] 可使 TGFβ 显示出增强的信号，而转移至骨的前列腺癌细胞则表达 PTHrP[27]。成骨细胞和基质细胞表达甲状旁腺激素受体，这种受体传导的信号会使 RANKL 表达上调[28,29]。NK-κB 则通过前列腺癌细胞使PTHrP 和 RANKL 的表达上调[30]。吸收骨释放钙，前列腺癌细胞表达钙敏感受体(CaSR)，同时证实钙可以促进前列腺癌细胞的增生[31]。因此，TGFβ 及钙属于溶解骨(促进癌细胞释放 PTHrP)释放的肿瘤生长因子，这会介导破骨细胞因子的产生，从而推动"恶性循环"。

骨基质中另外含有许多生长因子，包括成纤维细胞生长因子(FGF)、血小板源性生长因子(PDGF)及胰岛素样生长因子-1(IGF1)[39]。这些和其他的生长因子可能有助于前列腺癌在骨微环境中的生长[40]。另有许多其他的分子作用于这一"恶性循环"，包括内皮素 1[32]、骨形态发生蛋白(BMPs)[33]、Wnt 通路及其 1 个抑制剂、DDK-1[34,35]、缺氧诱导因子 1(HIF1)[36]、肿瘤坏死因子 α(TNFα)[37] 及尿激酶型纤溶酶原激活剂(uPA)[38]。

晚期癌症的 SREs

如前所述，晚期前列腺癌骨转移非常常见。可以预测，转移至骨的疾病多与 SRE 相关。若不进行骨靶向治疗，大概 50%的转移性去势抵抗性前列腺癌(mCRPC)骨转移患者会在 2 年内出现 SRE，其中 33%需要局部放疗，25%会出现病理性骨折，8%出现脊髓压迫。SRE 对患者的影响非常重大。癌症治疗功能评价系统量表(FACT-G)评估的健康相关生活质量(HRQOL)显示伴有 SRE 的前列腺癌患者在身体、心理和功能状态方面的总评分及评分量表均较未出现 SRE 的患者降低[40]。简明疼痛评分量表确定伴有 SRE 的患者的疼痛更加严重[40]。或许最值得注意的是，伴有SRE 的前列腺癌患者预后更差[40,41]。

骨标志物已被确认，这可以使骨的转换率得以测量。像骨碱性磷酸酶及骨钙素这样的骨形成的标志物，骨溶解的标志物包括钙及羟浦氨酸。这些标记物缺乏特异性，因而实用性不大。对骨吸收具有特异性的骨转化标志物包括 1 型胶原降解产物，如氨基端肽(NTx)、羧基末端肽(CTx)、胶原吡啶交联(PYD)及脱氧吡啶啉(DPD)。骨转化标志物水平升高提示癌症发生进展、SRE 风险增加及生存率下降[42]。

ADT 相关的脆性骨折

ADT 应用于转移性前列腺癌的同时，往往也会用于没有转移的患者。ADT 导致严重的性功能减退，这在男性中是造成骨质疏松的一个重要危险因素[43]。ADT 在男性未转移前列腺癌患者中的应用与 BMD 的丢失及脆性骨折风险的增加有关[44,45]。临床上多个危险因素帮助预测骨折风险，包括年龄、脆性骨折个人史及家族史、吸烟、酗酒以及是否使用糖皮质激素[46]。脆性骨折评估工具(FRAX)通过整合各临床危险因素(包括或不包括 BMD)来评估骨折风险[47]。

二磷酸盐类药物用于晚期前列腺癌

二磷酸盐类药物是焦磷酸结构的类似物，它吸附于并存在于骨细胞外基质的羟基磷灰石上，并在那里抑制破骨细胞介导的骨吸收。一代二磷酸盐类药物如氯磷酸二钠和依替磷酸二钠是相对较低效的抗骨吸收药物。二代药物如帕米磷酸二钠和阿仑磷酸钠拥有一个可以提高效能的含氮侧链。三代药物如伊班磷酸钠、利塞磷酸钠及唑来磷酸是最有效的抗骨吸收的二磷酸盐类药物。

氯磷酸二钠的疗效通过一个安慰剂对照的随机试验进行评估，该试验纳入了 311

例伴有骨转移的去势抵抗性前列腺癌患者。氯磷酸二钠不能使骨无进展生存期及总生存期获得统计学意义的改善[48]。帕米磷酸二钠已在 mCRPC 项目中进行安慰剂对照的试验研究，在包含 378 名患者的Ⅱ期临床随机研究中，帕米磷酸二钠未能减少 SRE 事件的发生[49]。

唑来膦酸在一个针对 mCRPC 骨转移患者的Ⅲ期安慰剂对照的临床试验中进行评估(表 10.1)[50]。在 039 号试验中，643 名患者被随机分组，每隔 3 周分别给予唑来膦酸及Ⅳ号安慰剂。开始时试验包括唑来膦酸 4mg 及 8 mg 的分组。然而由于具有肾毒性，8mg 组被重新分配至 4mg 组，并且输注时间由 5 分钟增至 15 分钟。唑来膦酸的治疗降低了 15 个月内 SRE 的发生率，且具有统计学意义(33.2%比 44.2%；P=0.021)，同时，4mg 唑来膦酸组的首次 SRE 的发生时间是 488 天，而安慰剂组则是 321 天(P=0.009)[39]。而在疼痛缓解方面，8/4mg 组也较安慰剂组具有统计学上的优势。

唑来膦酸引起的常见不良反应包括疲劳、贫血、发热、肌肉酸痛和下肢水肿，非常少见严重的低钙血症(2%)。实验修改后，唑来膦酸引起的肾功能恶化率与安慰剂相当(15.2%比 11.5%)。尽管未有 ONJ(颌骨坏死)的报道，但研究结果公布了二磷酸盐类药物的使用与 ONJ 之间的关系[51]。

唑来膦酸同样在两项评估预防骨转移的随机研究中进行测试。其中一项试验的研究对象是男性非转移性 CRPC 患者及无骨转移但 PSA 持续升高的患者，在经过一个中期分析后该试验被提前终止，致使得出了比预期中较低的事件发生率[52]。ZUES 试验将 1433 例高危前列腺癌患者作为受试对象，并将其随机分为 2 组，1 组每 3 个月 1 次唑来膦酸，为期 4 年，1 组仅观察。2013 年，ZEUS 的结果在欧洲泌尿科协会第 28 届年度大会上被公布，结果显示，两组的骨转移率无差别。

相对于对照组，双膦酸盐已经被证明可以改善 ADT 治疗的非转移性前列腺癌的骨密度[53,54]。但是，还没有双膦酸盐的试验被用来检测一个不同的骨折风险分析。

唑来膦酸用于前列腺癌已获得监管机构的批准。在美国，批准条例规定，前列腺癌骨转移患者必须已对一种激素制剂无效。唑来膦酸及帕米磷酸二钠均获得监管部门的审批可用于治疗恶性高钙血症。

地诺塞麦用于晚期前列腺癌

地诺塞麦是一种以 RANKL 为靶点的单克隆抗体。如前面所述，RANK-RANKL 信号促进破骨细胞的生成、存活及功能。地诺塞麦已在多个晚期前列腺癌的研究中进行评估，在此回顾下这些研究。

激素相关的骨丢失试验(HALT 138)中，1468 例经 ADT 治疗的非转移性前列腺癌患者被随机分为 2 组，每 6 个月分别接受地诺塞麦 60mg 及安慰剂[45](表 10.1)。这一试验包括基于以下标准为高危脆性骨折的患者：年龄≥70 岁、BMD 下降或有脆性骨折病史。根据患者的年龄(<70 或≥70)及 ADT 疗程(≤6 个月或 > 6 个月)进一步分层。主要测量结果是 24 个月的腰椎 BMD。次要观测点包括 36 个月新发的椎体骨折、骨折部位及首次临床骨折出现的时间。

24 个月内地诺塞麦组的腰椎 BMD 增高了 5.6%，而安慰剂组降低了 1.0%(P<0.001)；新发椎体骨折在安慰剂组更常见(3.9 %比 1.5%；P=0.006)；骨折的发生率受到地诺塞麦的影响，但没有统计学意义(7.2%比 5.2%；P=0.10)；多发骨折在安慰剂组中更常见(2.5%比 0.7%；P=0.006)；两组间首次发生临床骨折的时间没有差异。地诺单抗组的骨转化标志物相对于安慰剂组降低。接受地诺塞麦的患者中有白内障的患者更常见。没有其他不良事件明确显示在地诺塞麦组更常见。

表 10.1 唑来膦酸和地诺塞麦治疗晚期前列腺癌的重要试验

研究内容	例数	人群	组 1	组 2	治疗时间	主要结果	监管部门批准与否
唑来膦酸	643	mCRPC	唑来膦酸静脉给药每 3 周	安慰剂	15[a]	部分出现了骨相关事件(SRE)	是
地诺塞麦激素相关的骨丢失实验	1468	非转移性CRPC 正在进行去势治疗	地诺塞麦 60mg,皮下注射每 6 个月	安慰剂	36[b]	在第 24 个月腰椎的骨密度	是
地诺塞麦	1432	非转移性 CRPC	地诺塞麦 120mg,皮下注射每 4 周	安慰剂	20.2(arm 1);19.0(arm 2)	无骨转移生存期	否
地诺塞麦	1904	mCRPC	地诺塞麦 120mg,皮下注射 + 安慰剂静脉输注每 4 周	唑来膦酸 4mg 静脉+安慰剂皮下注射每 4 周	12.2(arm 1);11.2(arm 2)	出现第一次骨相关事件的时间	否

注:[a] 这是一项固定间隔研究。一部分患者(n=122)持续治疗 24 个月。

[b] 非劣效性。

在其他地诺塞麦研究中，白内障发病率没有增加。地诺塞麦已得到监管部门批准用于ADT治疗后的无转移的前列腺癌高危骨折的患者。

地诺塞麦延迟骨转移的作用已在非转移性CRPC患者中进行评估[55]（表10.1）。这一试验纳入1432名高风险进展为转移性疾病的患者，即PSA≤8.0 μg/L或PSA倍增时间≤10个月。受试者通过PSA标准（1个或2个）及有无化疗进行分层。受试者随机分为两组，每4周分别给予120 mg的地诺塞麦或安慰剂。每4个月进行1次骨扫描，每年进行骨骼调查。主要的疗效指标是无骨转移生存时间，这一指标显示地诺塞麦有效（29.5个月比25.2个月；P=0.028）。地诺塞麦治疗同样显著延迟了首次骨转移的时间及降低了有症状骨转移的发生率。然而地诺塞麦对无进展生存期及总生存期没有效果。

接受地诺塞麦的患者中ONJ的发生率为5%，重度低钙血症的发生率为1.3%。基于其缺乏对生存期的影响及较高的不良反应，尤其是ONJ的发生率，美国食品药品监管局反对将地诺塞麦用于延迟非转移性CRPC患者发生的骨转移。

唑来膦酸与地诺塞麦用于mCRPC

唑来膦酸及地诺塞麦预防SRE的作用已在CRPC骨转移患者中进行对比[56]（表10.1）。在这个随机、双盲的试验研究中，1904名受试对象被随机分为两组，分别给予地诺塞麦120 mg及安慰剂或者唑来膦酸4 mg及安慰剂，每4周1次。分层因素包括既往有无SRE、PSA（<10或≥10 mg/mL）以及随机化之前6周内有无进行前列腺癌化疗。主要疗效指标是首次SRE时间，此指标显示地诺塞麦存在优势（20.7比17.1；非劣性检验P=0.0002，优效性检验P=0.008）。地诺塞麦是血清骨碱性磷酸酶及uNTx的一种更有效的抑制剂。

地诺塞麦会引起更多的低钙血症（13%比6%；P < 0.09）。地诺塞麦引起的ONJ的发生率是2.3%，唑来膦酸则是1.3%（P=0.09）。使用唑来膦酸不增加可能引起肾功能损害的不良反应的发生率。唑来膦酸组急性期反应更常见。地诺塞麦已被批准应用于实体瘤骨转移。不同于唑来膦酸的审批，地诺塞麦的批准条例中不要求去势抵抗。

放射性药物

放射性药物在治疗骨转移方面较外照射放疗存在几大优势。这些药物沉积于骨，并优先沉积于骨代谢活跃的部位，如未累及骨髓相对保守的骨转移区域[57]。同样，这些药物可暴露于一个患者所有的骨转移病灶，而无关组织保持最低的暴露浓度。

β-放射性药物包括^{89}锶和^{153}钐（ED-TMP）。β射线已显示出可以缓解疼痛，但已被证明无生存优势[58]。β粒子的范围以毫米为单位[59]，这表示与转移灶邻近的骨髓成分可能受到辐射。因此，尽管这些放射性药物的靶点是骨转移灶，其主要的毒性是骨髓抑制。^{89}锶大概可使血小板及白细胞计数降低20%~30%，治疗后约6周达最低点，在选择适当的患者时，出现罕见的严重血液学不良反应[57,60]。^{53}钐可引起相似程度的骨髓抑制[61,62]。

最近，α-放射性药物^{223}镭已被发展用于mCRPC。相对于β射线，α放射性同位素的组织穿透范围更短，小于100μm，仅相当于几个细胞的直径，这使药物更少暴露于未累及的骨髓。α射线同时拥有较高的线性能量传输能力，赋予它们更强的损伤前列腺癌细胞的DNA的能力，从而杀死癌细胞。

在^{223}镭用于有症状的前列腺癌患者的研究中，921名CRPC骨转移患者以2:1的比例随机分为两组，分别接受6个月的^{223}镭或安慰剂静脉注射[63]。要求受试者存在至少 2 处骨转移灶,同时要求有骨转移的相关症状,即规律使用止痛剂或者随机化之前 12 周内接受过骨转移部位外照射治疗。不要求受试者之前接受过化疗。分层因素包括既往多西他赛治疗（有或无)、碱性磷酸酶水平(<220 或≥22 U/L）以及目前二磷酸盐的使用情况(有或无)。排出标准包括内脏转移或直径大于 3 cm 的淋巴结转移病史。主要的测量结果是总生存率。次要指标为首次有症状骨事件的出现时间。接受 ^{223}镭治疗的受试者中位总生存期延长（14.9 个月比 11.3 个月;HR 为 0.70,95% CI 0.58~0.83;P<0.001)。接受 ^{223}镭者首次出现有症状 SRE 的中位时间也较长(15.6 个月比 9.8 个月;HR 为 0.66;95% CI 0.52~0.83;P<0.001)(表 10.2)。其他次要指标如 PSA 及碱性磷酸酶水平同样显示出 ^{223}镭的优势。^{223}镭同时还具有良好的耐受性,相较于安慰剂未明显增加血液学或非血液学的不良反应。^{223}镭已获得监管部门批准用于无内脏转移但存在有症状骨转移的 CRPC 患者。

其他减少 SRE 的药物

最近许多通过审批的用于治疗 mCRPC 的药物已被证明可延迟 SRE。在 COU-AA-301 的试验中,1195 名曾接受过化疗的 mCRPC 患者以 2:1 的比例被随机分为两组,分别接受阿比特龙联合泼尼松治疗或安慰剂联合泼尼松治疗[64]。主要指标总生存率显示出阿比特龙的优势(14.8 个月比 10.9 个月,P<0.001)。一个探索性的指标,25%的受试者出现骨事件的时间,显示出阿比特龙组具有优势(9.9 个月比 4.9 个月)(表 10.2)。

在 AFFIM 试验中,恩杂鲁胺在曾接受过化疗的 mCRPC 患者中得到评估[65]。这项试验中,1199 名受试者以 2:1 的比例随机分为两组,分别接受恩杂鲁胺或安慰剂治疗。结果显示,接受恩杂鲁胺治疗组的中位总生存期更长(18.4 个月比 13.6 个月,P<0.001)。首次 SRE 出现时间作为评估的次要指标,并显示出恩杂鲁胺组的优势（16.7 个月比 13.3 个月,HR 为 0.69,P<0.001)(表 10.2)。

疾病进展是 SRE 发展的危险因素[66]。因此,毫无疑问,具有生存优势的活性药物同样可以延迟 SRE。这使得有些人提出问题,当有更好的方法治疗 mCRPC 时,破骨细胞抑制剂是否同样重要。COU-AA-302 试验是评估阿比特龙在未接受过化疗的无症状或轻症 mCRPC 患者中的效果[67]。其数据分析显示,联合骨靶向治疗可以延迟症状进展,也可以延迟功能状态恶化,同时改善预后,这

表 10.2　疾病的药物改良制剂对于骨骼发病率的影响

研究	例数	人群	药物	总生存	骨相关事件
COU-AA-301[64]	1195	转移性去势抵抗性前列腺癌(化疗史)	阿比特龙+泼尼松	14.8 个月比 10.9 个月,HR 为 0.65,P<0.001	9.9 个月比 4.9 个月[a]
AFFIRM[65]	1199	转移性去势抵抗性前列腺癌(化疗史)	恩杂鲁胺	18.4 个月比 13.6 个月,HR 为 0.63,P<0.001	16.7 个月比 13.3 个月,HR 为 0.69,P<0.001[b]
ALSYMPCA[63]	921	转移性去势抵抗性前列腺癌(伴有骨痛)	^{223}镭	14.9 个月比 11.3 个月,HR 为 0.70,P<0.001	15.6 个月比 9.8 个月,HR 为 0.66,P<0.001[c]

注:[a] 入组人群中 25%出现骨骼事件的时间。这是考察的终点。
[b] 这个时间是第一次出现骨相关事件的时间。这是次要终点。
[c] 骨相关事件出现症状的时间。这是次要终点。

说明骨靶向药物为阿比特龙提供了额外的正向作用。TRAPEZE 试验中，患有 mCRPC 的受试者接受多西他赛治疗并被随机分组，分别接受唑来膦酸、[89]锶或 2 种药物联合治疗。结果显示，唑来膦酸延长无 SRE 间隔时间（18.1 个月比 13.1 个月；P=0.008）[68]。这些试验证明，骨靶向药物在某些 mCRPC 患者中仍是不可缺少的。

骨靶向药物的潜在并发症

颌骨坏死（ONJ）

破骨细胞抑制剂与 ONJ 有关（表 10.3）。ONJ 指的是经适当治疗后持续至少两个月的颌骨暴露[69]。二磷酸盐使用相关的 ONJ 首例报道出现在 2003 年[57]。不同的破骨细胞抑制剂 ONJ 的发病率不同，且与这些药物的剂量有关。更有效的破骨细胞抑制剂及更大剂量或更频繁地使用这些药物均可使 ONJ 的发病率增高。在唑来膦酸用于 mCRPC 骨转移患者的安慰剂对照试验中，没有 1 例 ONJ 的报道[50]。但是这项试验之后，这些药物和 ONJ 之间的关系仍没有被确认。在一项地诺塞麦试验中也没有一例 ONJ 被报道。试验中行 ADT 治疗的前列腺癌患者每 6 个月接受 60mg 的地诺塞麦[45]。在预防骨转移试验中，受试者每月接受 120mg 地诺塞麦，其中 5%的患者出现 ONJ[55]。在比较地诺塞麦与唑来膦酸用于 mCRPC 的效果试验中，两组分别有 2.3%及 1.3%的受试者出现 ONJ（P=0.09）[56]。

3 项比较地诺塞麦和唑来膦酸的随机试验的综合分析评估了这些患者各种实体瘤和多发性骨髓瘤患者中 ONJ 的发病率、危险因素及预后[70]。这一分析囊括了来自 5723 名患者的数据。地诺塞麦相关 ONJ 的发病率为 1.8%，唑来膦酸为 1.3%，这一差距没有统计学意义。患有 ONJ 的大多数患者仅需要保守治疗（54%）或者简单的外科清创手术（41%），仅不足 5%的诊断为 ONJ 的患者需要骨切除手术。ONJ 的主要危险因素是拔牙史。已有多项研究报道拔牙是 ONJ 的危险因素[71,73]。在开始破骨细胞抑制剂治疗之前预防拔牙或许会减少 ONJ 的发生[74,75]。另外，如果一个将要接受破骨细胞抑制剂治疗的患者需要进行创伤性的牙科操作，那么这些药物应该在牙科操作前应用，并且在完全愈合后再重新应用。

低钙血症

低钙血症是破骨细胞抑制剂的一种副作用（表 10.3）。在关于唑来膦酸预防 SRE 的 039 试验中，重度低钙血症见于 1.9%的受试者。当用低剂量的地诺塞麦（60mg/6 个月）来改善行 ADT 治疗的前列腺癌患者骨的健康状态时，重症低钙血症非常罕见。在比较地诺塞麦（每月 120mg）与每月用唑来膦酸预防 SRE 的Ⅲ期试验中，使用地诺塞麦的患者中低钙血症更常见（13%比 6%；P<0.0001），重度低钙血症也是在地诺塞麦组更常见（5%比 1%）。在大多数的病例中，与破骨细胞抑制剂治疗相关的低钙血症没有症状，但曾有低钙血症引起致命性事件的报道。

特别值得注意的是，120 mg 用量的地诺塞麦未在重度肾功能不全的患者（GFR≤30mL/min）中进行评估。尽管地诺塞麦没有肾毒性且不通过肾清除，但似乎重度肾功能不全或进行透析治疗的患者在服用地诺塞麦后有更大的可能出现低钙血症。55 个患有不同程度的肾功能不全的患者，均使用剂量为 60mg 的地诺塞麦治疗，患低钙血症的风险与肾损伤的程度有关。然而应该注意的是，在这一报道中，补充足够的钙及维生素 D 以后就没有出现更多的低钙血症。

表 10.3　唑来膦酸和地诺塞麦临床试验中出现的明显副作用

研究	治疗分组	分级≥3 的副作用 AE(%)	ONJ (%)	肾损伤(%)	低钙血症(%)
唑来膦酸 039[50]	(1)Z4mg 每三周 (2)Z4/8mg 每三周 (3)P	NR	NR	肾功能恶化 (1)21 (2)15 (3)13	3~4 级 (1)1.9 (2)2.0 (3)0
地诺塞麦 HALT138[45]	(1)D60mg 每 6 个月 (2)P	(1)35 (2)31	(1)0 (2)0	NA	任何级别 (1)0.1 (2)0
地诺塞麦 147[55]	(1)D120mg 每 4 周 (2)P	(1)46 (2)46	(1)5 (2)0	NA	任何级别 (1)1.7 (2)0.3
地诺塞麦 103[56]	(1)D120mg 每 4 周 (2)Z4mg 每 4 周	(1)63 (2)60	(1)2.3 (2)1.3	肾功能损伤引起的骨相关事件 (1)15 (2)16	任何级别 (1)13 (2)6

注：Z，唑来膦酸；P，安慰剂；NR，不要求；NA，不适用；ONJ，下颌骨坏死；AE，副作用。

所有接受地诺塞麦或唑来膦酸治疗的患者在治疗之前，其血钙水平均应正常，并且应该补充钙和维生素 D(除非有禁忌证，如已存在高钙血症)，而且所有患者均应规律监测血钙水平。严重肾功能不全的患者应给予特殊的干预，对于这种患者，使用地诺塞麦可能引起更高的低钙血症发生率。

肾功能不全

二磷酸盐类药物具有潜在肾毒性，而地诺塞麦对肾功能没有影响(表 10.3)。在 039 试验中，在剔除 8 mg 唑来膦酸剂量组并延长给药时间后，唑来膦酸组的肾功能减退的发生率(15.2%)仅较安慰剂组(11.5%)轻度增高。在 103 试验中，在地诺塞麦与唑来膦酸治疗过程中引起可能与肾功能不全相关的不良事件的概率相同；然而服用唑来膦酸的患者因肾功能不全而减少剂量者更常见。上市后检测已经发现多个二磷酸盐类药物引起的肾功能衰竭病例[77]。

监管机构已警示二磷酸盐类药物相关的潜在的肾毒性。至于唑来膦酸，基础 GFR 为 30~60mL/min 的患者需要调整剂量，GFR<30mL/min 的患者禁用该药物。每次给予唑来膦酸之前均应评估肾功能，若肾功能下降则停用该药，直至肾功能改善。在使用二磷酸盐类药物治疗之前，应该告知患者这些药物相关的潜在肾毒性。

其他

还有另外一些相关领域值得关注。其一，尽管骨转化标志物与疾病进展及生存有关，但是骨转化标志物的水平还没有应用到指导临床决策[42]。因此，在治疗过程中监测骨转化标志物没有明确的作用。只有有限的可用数据是关于从一种破骨细胞抑制剂转换为另一种。在一个Ⅱ期随机研究中，不同类型的实体瘤骨转移患者的 uNTx 水平均升高，尽管已使用一种二磷酸盐类药物治疗，随即决定继续给予他们二磷酸盐类药物或者改用地诺塞麦治疗[78,79]。地诺塞麦能更有效地降低 uNTx 的水平，且更换破骨细胞抑制剂类型后没有出现多余的毒性反应迹象。尽管这项研究的主要目的不是调查 SRE 的发病率降低，但是结果显示出地诺塞麦组的患者患 SRE 的比例较低(3%比 19%)。尽管有了这些数据，仍然需要一个Ⅲ期试验来探索更换破骨细胞抑制剂种类的安全性及有效性。

尽管有了骨靶向药物的治疗，但很多mCRPC 患者最终仍会出现 SRE。首次发生 SRE后继续使用唑来膦酸已被证明可以延迟 SRE 的复发[80]。因此，接受破骨细胞抑制剂治疗的 mCRPC 患者在出现 SRE 之后，应该继续使用骨靶向药物。

典型的晚期前列腺癌的自然演变史是，去势抵抗阶段之后进展为去势抵抗性疾病。转移性去势抵抗性前列腺癌患者中位生存期超过 5 年[81]。探索地诺塞麦在转移性前列腺癌中的应用的注册试验仅包括 mCRPC 患者。因此，基本没有数据来确定地诺塞麦用于转移性去势抵抗性前列腺癌患者的安全性与有效性。延长二磷酸盐类药物疗程似乎与 ONJ 的发病率增加有关[82]。地诺塞麦或唑来膦酸相关的 ONJ 中位发病时间是治疗后 14 个月[56,70]。因此，尽管 ONJ 是破骨细胞抑制剂一种相当罕见的并发症，但当疾病难以控制时，一部分去势抵抗性患者在进展为去势抵抗性疾病之前或许就会出现 ONJ。由于疾病进展时 ONJ 的重要危险因素[66]，这些患者或许不适于进一步使用破骨细胞抑制剂治疗，而预期中他们最有可能受益于骨靶向药物。因此，破骨细胞抑制剂用于预防去势抵抗性前列腺癌发生 SRE 的利弊仍未被确认，但给予去势抵抗性患者破骨细胞抑制剂是合理的。要特别注意的是也许适用于既往出现过 SRE 的去势抵抗性患者。

地诺塞麦与唑来膦酸的最佳疗程目前还未确定。103 试验中，地诺塞麦的中位治疗时间为 12.2 个月，唑来膦酸为 11.2 个月[56]。039 试验的受试者接受唑来膦酸治疗的时间为 24 个月[50]。乳腺癌经 5 年地诺塞麦或唑来膦酸治疗后，其 ONJ 的发病率分别为4.7%和 3.5%[83]。鉴于 mCRPC 患者中 ONJ 的发病率较 SRE 发病率低，如无 ONJ 等不良反应，应继续应用破骨细胞抑制剂治疗。

总结

晚期前列腺癌与重要的骨骼病变有关，如 ADT 治疗后出现的脆性骨折及 CRPC 骨转移的 SRE 形式。正常骨的生理学及伴随晚期病变的病理及生理学已获得深刻的理解。破骨细胞抑制剂，无论是二磷酸盐类或者是地诺塞麦，已成为晚期病变的常规治疗。最近 mCRPC 治疗方面的进展为引入了许多可延长生存期的活性药物。骨靶向药物及最近审批通过的疾病修饰剂将会改善晚期前列腺癌的预后。破骨细胞抑制剂相关的不良反应通常是可接受的，但是许多潜在的 ONJ、低钙血症及二磷酸盐类药物潜在的肾毒性等不良事件需要特别注意减少发生并减轻病态反应。

（王国文 译）

参考文献

1. Siegel R, Naishadham D, Jemal A. Cancer statistics, 2013. CA Cancer J Clin. 2013;63:11–30.
2. Jemal A, Bray F, Center MM, Ferlay J, Ward E, Forman D. Global cancer statistics. CA Cancer J Clin. 2011;61:69–90.
3. Scher HI, Morris MJ, Kelly WK, Schwartz LH, Heller G. Prostate cancer clinical trial end points: "RECIST"ing a step backwards. Clin Cancer Res. 2005;11:5223–32.
4. Alibhai SM, Duong-Hua M, Cheung AM, et al. Fracture types and risk factors in men with prostate cancer on androgen deprivation therapy: a matched cohort study of 19,079 men. J Urol. 2010;184:918–23.
5. Boyle WJ, Simonet WS, Lacey DL. Osteoclast differentiation and activation. Nature. 2003;423:337–42.
6. Simonet WS, Lacey DL, Dunstan CR, et al. Osteoprotegerin: a novel secreted protein involved in the regulation of bone density. Cell. 1997;89:309–19.
7. Yasuda H, Shima N, Nakagawa N, et al. Identity of osteoclastogenesis inhibitory factor (OCIF) and

osteoprotegerin (OPG): a mechanism by which OPG/OCIF inhibits osteoclastogenesis in vitro. Endocrinology. 1998;139:1329–37.
8. Lacey DL, Timms E, Tan HL, et al. Osteoprotegerin ligand is a cytokine that regulates osteoclast differentiation and activation. Cell. 1998;93:165–76.
9. Yasuda H, Shima N, Nakagawa N, et al. Osteoclast differentiation factor is a ligand for osteoprotegerin/osteoclastogenesis-inhibitory factor and is identical to TRANCE/RANKL. Proc Natl Acad Sci U S A. 1998; 95:3597–602.
10. Kong YY, Yoshida H, Sarosi I, et al. OPGL is a key regulator of osteoclastogenesis, lymphocyte development and lymph-node organogenesis. Nature. 1999; 397:315–23.
11. Anderson DM, Maraskovsky E, Billingsley WL, et al. A homologue of the TNF receptor and its ligand enhance T-cell growth and dendritic-cell function. Nature. 1997;390:175–9.
12. Wong BR, Rho J, Arron J, et al. TRANCE is a novel ligand of the tumor necrosis factor receptor family that activates c-Jun N-terminal kinase in T cells. J Biol Chem. 1997;272:25190–4.
13. Wong BR, Josien R, Lee SY, et al. TRANCE (tumor necrosis factor [TNF]-related activation-induced cytokine), a new TNF family member predominantly expressed in T cells, is a dendritic cell-specific survival factor. J Exp Med. 1997;186:2075–80.
14. Hsu H, Lacey DL, Dunstan CR, et al. Tumor necrosis factor receptor family member RANK mediates osteoclast differentiation and activation induced by osteoprotegerin ligand. Proc Natl Acad Sci U S A. 1999;96:3540–5.
15. Li J, Sarosi I, Yan XQ, et al. RANK is the intrinsic hematopoietic cell surface receptor that controls osteoclastogenesis and regulation of bone mass and calcium metabolism. Proc Natl Acad Sci U S A. 2000; 97:1566–71.
16. LeBlanc ES, Nielson CM, Marshall LM, et al. The effects of serum testosterone, estradiol, and sex hormone binding globulin levels on fracture risk in older men. J Clin Endocrinol Metab. 2009;94:3337–46.
17. Novara G, Galfano A, Secco S, Ficarra V, Artibani W. Impact of surgical and medical castration on serum testosterone level in prostate cancer patients. Urol Int. 2009;82:249–55.
18. Vidal O, Kindblom LG, Ohlsson C. Expression and localization of estrogen receptor-beta in murine and human bone. J Bone Miner Res. 1999;14:923–9.
19. Smith EP, Boyd J, Frank GR, et al. Estrogen resistance caused by a mutation in the estrogen-receptor gene in a man. N Engl J Med. 1994;331:1056–61.
20. Sun YX, Schneider A, Jung Y, et al. Skeletal localization and neutralization of the SDF-1(CXCL12)/CXCR4 axis blocks prostate cancer metastasis and growth in osseous sites in vivo. J Bone Miner Res. 2005;20:318–29.
21. Cai J, Kandagatla P, Singareddy R, et al. Androgens induce functional CXCR4 through ERG factor expression in TMPRSS2-ERG fusion-positive prostate cancer cells. Transl Oncol. 2010;3:195–203.
22. Kasina S, Macoska JA. The CXCL12/CXCR4 axis promotes ligand-independent activation of the androgen receptor. Mol Cell Endocrinol. 2012;351:249–63.
23. Cooper CR, Chay CH, Pienta KJ. The role of alpha(v) beta(3) in prostate cancer progression. Neoplasia. 2002;4:191–4.
24. Gupta A, Cao W, Chellaiah MA. Integrin alphavbeta3 and CD44 pathways in metastatic prostate cancer cells support osteoclastogenesis via a Runx2/Smad 5/receptor activator of NF-kappaB ligand signaling axis. Mol Cancer. 2012;11:66.
25. Guise TA. Molecular mechanisms of osteolytic bone metastases. Cancer. 2000;88:2892–8.
26. Sanders JL, Chattopadhyay N, Kifor O, Yamaguchi T, Brown EM. Ca(2+)-sensing receptor expression and PTHrP secretion in PC-3 human prostate cancer cells. Am J Physiol Endocrinol Metab. 2001;281: E1267–74.
27. Iddon J, Bundred NJ, Hoyland J, et al. Expression of parathyroid hormone-related protein and its receptor in bone metastases from prostate cancer. J Pathol. 2000;191:170–4.
28. Lupp A, Klenk C, Rocken C, Evert M, Mawrin C, Schulz S. Immunohistochemical identification of the PTHR1 parathyroid hormone receptor in normal and neoplastic human tissues. Eur J Endocrinol. 2010; 162:979–86.
29. Kondo H, Guo J, Bringhurst FR. Cyclic adenosine monophosphate/protein kinase A mediates parathyroid hormone/parathyroid hormone-related protein receptor regulation of osteoclastogenesis and expression of RANKL and osteoprotegerin mRNAs by marrow stromal cells. J Bone Miner Res. 2002;17:1667–79.
30. Jin R, Sterling JA, Edwards JR, et al. Activation of NF-kappa B signaling promotes growth of prostate cancer cells in bone. PLoS One. 2013;8:e60983.
31. Liao J, Schneider A, Datta NS, McCauley LK. Extracellular calcium as a candidate mediator of prostate cancer skeletal metastasis. Cancer Res. 2006;66:9065–73.
32. Nelson JB, Hedican SP, George DJ, et al. Identification of endothelin-1 in the pathophysiology of metastatic adenocarcinoma of the prostate. Nat Med. 1995;1: 944–9.
33. Feeley BT, Gamradt SC, Hsu WK, et al. Influence of BMPs on the formation of osteoblastic lesions in metastatic prostate cancer. J Bone Miner Res. 2005; 20:2189–99.
34. Hall CL, Daignault SD, Shah RB, Pienta KJ, Keller ET. Dickkopf-1 expression increases early in prostate cancer development and decreases during progression from primary tumor to metastasis. Prostate. 2008; 68:1396–404.
35. Thudi NK, Martin CK, Murahari S, et al. Dickkopf-1 (DKK-1) stimulated prostate cancer growth and metastasis and inhibited bone formation in osteoblastic bone metastases. Prostate. 2011;71:615–25.
36. Hiraga T, Kizaka-Kondoh S, Hirota K, Hiraoka M, Yoneda T. Hypoxia and hypoxia-inducible factor-1 expression enhance osteolytic bone metastases of breast cancer. Cancer Res. 2007;67:4157–63.

37. Fuller K, Murphy C, Kirstein B, Fox SW, Chambers TJ. TNFalpha potently activates osteoclasts, through a direct action independent of and strongly synergistic with RANKL. Endocrinology. 2002;143:1108–18.
38. Achbarou A, Kaiser S, Tremblay G, et al. Urokinase overproduction results in increased skeletal metastasis by prostate cancer cells in vivo. Cancer Res. 1994; 54:2372–7.
39. Saad F, Gleason DM, Murray R, et al. Long-term efficacy of zoledronic acid for the prevention of skeletal complications in patients with metastatic hormone-refractory prostate cancer. J Natl Cancer Inst. 2004;96:879–82.
40. DePuy V, Anstrom KJ, Castel LD, Schulman KA, Weinfurt KP, Saad F. Effects of skeletal morbidities on longitudinal patient-reported outcomes and survival in patients with metastatic prostate cancer. Support Care Cancer. 2007;15:869–76.
41. Oefelein MG, Ricchiuti V, Conrad W, Resnick MI. Skeletal fractures negatively correlate with overall survival in men with prostate cancer. J Urol. 2002;168:1005–7.
42. Brown JE, Cook RJ, Major P, et al. Bone turnover markers as predictors of skeletal complications in prostate cancer, lung cancer, and other solid tumors. J Natl Cancer Inst. 2005;97:59–69.
43. Watts NB, Adler RA, Bilezikian JP, et al. Osteoporosis in men: an Endocrine Society clinical practice guideline. J Clin Endocrinol Metab. 2012;97:1802–22.
44. Smith MR, Lee WC, Brandman J, Wang Q, Botteman M, Pashos CL. Gonadotropin-releasing hormone agonists and fracture risk: a claims-based cohort study of men with nonmetastatic prostate cancer. J Clin Oncol. 2005;23:7897–903.
45. Smith MR, Egerdie B, Hernandez Toriz N, et al. Denosumab in men receiving androgen-deprivation therapy for prostate cancer. N Engl J Med. 2009; 361:745–55.
46. Kanis JA, Borgstrom F, De Laet C, et al. Assessment of fracture risk. Osteoporos Int. 2005;16:581–9.
47. Kanis JA, Johnell O, Oden A, Johansson H, McCloskey E. FRAX and the assessment of fracture probability in men and women from the UK. Osteoporos Int. 2008;19:385–97.
48. Dearnaley DP, Sydes MR, Mason MD, et al. A double-blind, placebo-controlled, randomized trial of oral sodium clodronate for metastatic prostate cancer (MRC PR05 Trial). J Natl Cancer Inst. 2003; 95:1300–11.
49. Small EJ, Smith MR, Seaman JJ, Petrone S, Kowalski MO. Combined analysis of two multicenter, randomized, placebo-controlled studies of pamidronate disodium for the palliation of bone pain in men with metastatic prostate cancer. J Clin Oncol. 2003;21: 4277–84.
50. Saad F, Gleason DM, Murray R, et al. A randomized, placebo-controlled trial of zoledronic acid in patients with hormone-refractory metastatic prostate carcinoma. J Natl Cancer Inst. 2002;94:1458–68.
51. Marx RE. Pamidronate (Aredia) and zoledronate (Zometa) induced avascular necrosis of the jaws: a growing epidemic. J Oral Maxillofac Surg. 2003; 61:1115–17.
52. Smith MR, Kabbinavar F, Saad F, et al. Natural history of rising serum prostate-specific antigen in men with castrate nonmetastatic prostate cancer. J Clin Oncol. 2005;23:2918–25.
53. Smith MR, Eastham J, Gleason DM, Shasha D, Tchekmedyian S, Zinner N. Randomized controlled trial of zoledronic acid to prevent bone loss in men receiving androgen deprivation therapy for nonmetastatic prostate cancer. J Urol. 2003;169:2008–12.
54. Choo R, Lukka H, Cheung P, et al. Randomized, double-blinded, placebo-controlled, trial of risedronate for the prevention of bone mineral density loss in nonmetastatic prostate cancer patients receiving radiation therapy plus androgen deprivation therapy. Int J Radiat Oncol Biol Phys. 2013;85:1239–45.
55. Smith MR, Saad F, Coleman R, et al. Denosumab and bone-metastasis-free survival in men with castration-resistant prostate cancer: results of a phase 3, randomised, placebo-controlled trial. Lancet. 2012; 379:39–46.
56. Fizazi K, Carducci M, Smith M, et al. Denosumab versus zoledronic acid for treatment of bone metastases in men with castration-resistant prostate cancer: a randomised, double-blind study. Lancet. 2011;377: 813–22.
57. Robinson RG, Blake GM, Preston DF, et al. Strontium-89: treatment results and kinetics in patients with painful metastatic prostate and breast cancer in bone. Radiographics. 1989;9:271–81.
58. Bauman G, Charette M, Reid R, Sathya J. Radiopharmaceuticals for the palliation of painful bone metastasis – a systemic review. Radiother Oncol. 2005;75:258–70.
59. Henriksen G, Fisher DR, Roeske JC, Bruland OS, Larsen RH. Targeting of osseous sites with alpha-emitting 223Ra: comparison with the beta-emitter 89Sr in mice. J Nucl Med. 2003;44:252–9.
60. Laing AH, Ackery DM, Bayly RJ, et al. Strontium-89 chloride for pain palliation in prostatic skeletal malignancy. Br J Radiol. 1991;64:816–22.
61. Serafini AN, Houston SJ, Resche I, et al. Palliation of pain associated with metastatic bone cancer using samarium-153 lexidronam: a double-blind placebo-controlled clinical trial. J Clin Oncol. 1998;16: 1574–81.
62. Resche I, Chatal JF, Pecking A, et al. A dose-controlled study of 153Sm-ethylenediaminetetramethylenephosphonate (EDTMP) in the treatment of patients with painful bone metastases. Eur J Cancer. 1997;33:1583–91.
63. Parker C, Nilsson S, Heinrich D, et al. Alpha emitter radium-223 and survival in metastatic prostate cancer. N Engl J Med. 2013;369:213–23.
64. de Bono JS, Logothetis CJ, Molina A, et al. Abiraterone and increased survival in metastatic prostate cancer. N Engl J Med. 2011;364:1995–2005.
65. Scher HI, Fizazi K, Saad F, et al. Increased survival with enzalutamide in prostate cancer after chemotherapy. N Engl J Med. 2012;367:1187–97.

66. Tchekmedyian NS, Chen YM, Saad F. Disease progression increases the risk of skeletal-related events in patients with bone metastases from castration-resistant prostate cancer, lung cancer, or other solid tumors. Cancer Invest. 2010;28:849–55.
67. Saad F, Fizazi K, Smith MR, et al. Impact of concomitant bone-targeted therapies (BTT) on outcomes in metastatic castration-resistant prostate cancer (mCRPC) patients (pts) without prior chemotherapy (ctx) treated with abiraterone acetate (AA) or prednisone (P). J Clin Oncol. 2013;31(suppl; abstr 5037).
68. James ND, Pirrie S, Barton D, et al. Clinical outcomes in patients with castrate-refractory prostate cancer (CRPC) metastatic to bone randomized in the factorial TRAPEZE trial to docetaxel (D) with strontium-89 (Sr89), zoledronic acid (ZA), neither, or both (ISRCTN 12808747). J Clin Oncol. 2013;31(suppl; abstr LBA5000).
69. Advisory Task Force on Bisphosphonate-Related Ostenonecrosis of the Jaws AAoO, American Association of Oral and Maxillofacial Surgeons. American Association of Oral and Maxillofacial Surgeons position paper on bisphosphonate-related osteonecrosis of the jaws. J Oral Maxillofacial Surg. 2007;65:369–76.
70. Saad F, Brown JE, Van Poznak C, et al. Incidence, risk factors, and outcomes of osteonecrosis of the jaw: integrated analysis from three blinded active-controlled phase III trials in cancer patients with bone metastases. Ann Oncol. 2012;23:1341–7.
71. Barasch A, Cunha-Cruz J, Curro FA, et al. Risk factors for osteonecrosis of the jaws: a case–control study from the CONDOR Dental PBRN. Tex Dent J. 2013;130:299–307.
72. Yamazaki T, Yamori M, Ishizaki T, et al. Increased incidence of osteonecrosis of the jaw after tooth extraction in patients treated with bisphosphonates: a cohort study. Int J Oral Maxillofac Surg. 2012; 41:1397–403.
73. Vahtsevanos K, Kyrgidis A, Verrou E, et al. Longitudinal cohort study of risk factors in cancer patients of bisphosphonate-related osteonecrosis of the jaw. J Clin Oncol. 2009;27:5356–62.
74. Ripamonti CI, Maniezzo M, Campa T, et al. Decreased occurrence of osteonecrosis of the jaw after implementation of dental preventive measures in solid tumour patients with bone metastases treated with bisphosphonates. The experience of the National Cancer Institute of Milan. Ann Oncol. 2009;20: 137–45.
75. Dimopoulos MA, Kastritis E, Bamia C, et al. Reduction of osteonecrosis of the jaw (ONJ) after implementation of preventive measures in patients with multiple myeloma treated with zoledronic acid. Ann Oncol. 2009;20:117–20.
76. Block GA, Bone HG, Fang L, Lee E, Padhi D. A single-dose study of denosumab in patients with various degrees of renal impairment. J Bone Miner Res. 2012;27:1471–9.
77. Chang JT, Green L, Beitz J. Renal failure with the use of zoledronic acid. New Eng J Med. 2003;349: 1676–9. discussion –9.
78. Fizazi K, Bosserman L, Gao G, Skacel T, Markus R. Denosumab treatment of prostate cancer with bone metastases and increased urine N-telopeptide levels after therapy with intravenous bisphosphonates: results of a randomized phase II trial. J Urol. 2009; 182:509–15. discussion 15–6.
79. Fizazi K, Lipton A, Mariette X, et al. Randomized phase II trial of denosumab in patients with bone metastases from prostate cancer, breast cancer, or other neoplasms after intravenous bisphosphonates. J Clin Oncol. 2009;27:1564–71.
80. Saad F, Chen YM, Gleason DM, Chin J. Continuing benefit of zoledronic acid in preventing skeletal complications in patients with bone metastases. Clin Genitourin Cancer. 2007;5:390–6.
81. Hussain M, Tangen CM, Berry DL, et al. Intermittent versus continuous androgen deprivation in prostate cancer. N Engl J Med. 2013;368: 1314–25.
82. Bamias A, Kastritis E, Bamia C, et al. Osteonecrosis of the jaw in cancer after treatment with bisphosphonates: incidence and risk factors. J Clin Oncol. 2005;23:8580–7.
83. Stopeck AT, Lipton A, Martin M, et al. P3-16-07: denosumab in patients with breast cancer and bone metastases previously treated with zoledronic acid or denosumab: results from the 2-year open-label extension treatment phase of a pivotal phase 3 study. Cancer Res 2011;71(24 suppl; abstract nr P3-16-07).

第 11 章

前列腺癌中 ^{223} 镭和其他放射性药物的应用

Oliver Sartor, Brian Lewis

镭的历史

1895 年，伦琴发现 X 线预示着随之而来的一系列关于放射物和放射活性的新发现[1]。1896 年亨利·贝可勒尔描述了射线与 X 线类似来源于铀盐[2]。居里夫人和她的丈夫皮埃尔检验了铀的不同种形式，得出了射线是由原子产生的结论。正如皮埃尔·居里后来所言："我开始研究不同的已知化学元素，来决定除了赋予原子放射性的铀盐，是否还存在其他元素——也就是所有能释放贝克勒尔射线的化合物。"[3]经过对其他能够发射贝克勒尔射线的化合物系统的研究，居里发现这样的放射性也来源于钍。

于是他的注意力转移到沥青铀矿上，一种放射性的混合物包含铀矿，但是比铀放射性更强，这就意味着除了铀沥青铀矿里的其他元素也含有放射性。从沥青铀矿混合物中，居里夫妇能分辨出放射性钚和放射性镭。镭于 1898 年第一次由居里夫妇提出[4]。但是直到最近十年才被提纯。居里夫妇创造了"放射活性"这个词。亨利·贝克勒尔、玛丽·居里和皮埃尔·居里在 1903 年获得了诺贝尔奖。同年，玛丽·居里也拿到了她的博士学位。她的丈夫意外去世之后，玛丽·居里独自工作，分离提纯了金属镭，于 1911 年获得了诺贝尔化学奖。"通过发现镭和钚，并且对于属性和元素化合物的研究。她为化学的发展做出了巨大贡献"[5]。她是第一个赢得两次诺贝尔奖的人，也是索邦神学院的第一位女教授。

镭早期应用抗肿瘤

镭第一次应用在肿瘤治疗中的时间已无从考究。从一篇 1903 年的英国医学杂志上的出版文献清晰得知，在描述镭的放射性后不久，其就被应用在抗肿瘤治疗中[6]。在 1903 年来自维也纳的报道中指出局部应用镭盐能够破坏对于其他治疗方法无效的腭部肿瘤。这些盐主要是 ^{226} 镭的同位素，最常见的是镭同位素。在那个时代用镭治疗既包括直接应用也包括组织间插种，这代表了抗肿瘤治疗的近距离治疗的开始[7]。

镭的骨靶向治疗和其他放射性药物

元素周期表中碱性的材质包括一系列元素，如钙（Ca）、锶（Sr）、钡（Ba）和镭（Ra）（见图 11.1）。人体中的钙类似物和每一种这样的物质能够在不同程度上沉积在骨转移瘤的成骨细胞上。^{153} 钐（^{153}Sm）通过螯合作用结合到一种被称作乙二胺四甲叉磷酸盐（EDTMP）的化合物上。

对于骨靶向治疗的放射性药物如 ^{153} 钐 EDTMP，^{89} 锶、^{226} 镭及 ^{32} 磷，还有双磷酸盐（见彩插），骨靶点发生在羟磷灰石 $Ca_5(PO_4)_3(OH)$ 的复合物中[8]。羟磷灰石是骨的无机基质重要的组成部分，在病变的肿瘤细胞之间，表型为成骨细胞。羟磷灰石的放射性化合物的

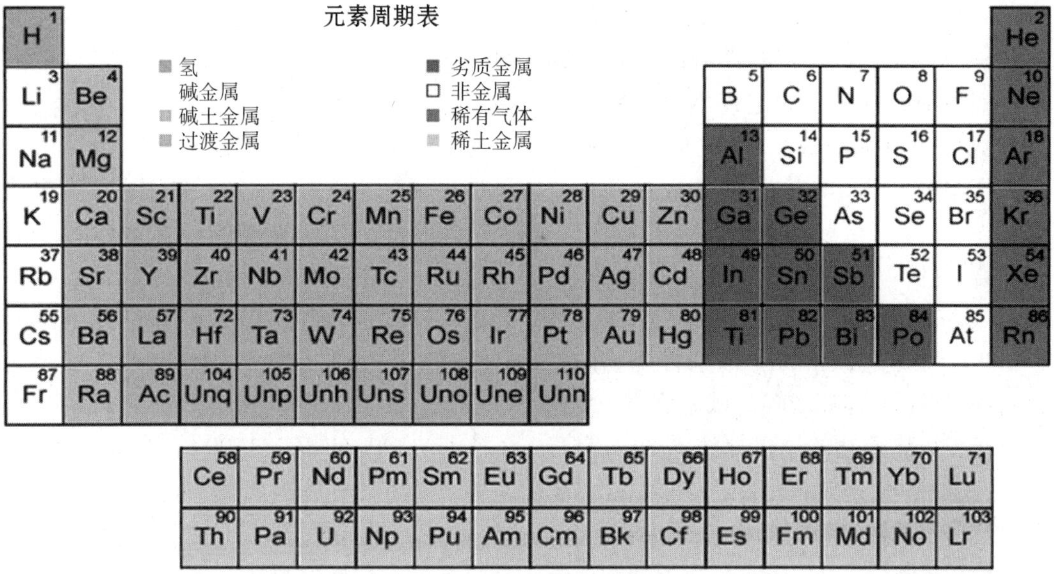

图 11.1　周期表。(见彩插)

靶点也被用于应用 ^{99}锝进行骨扫描或者氟化钠(F18)进行骨扫描。应用这些药物时,在骨病变处显影,放射性药物的化合物实际上是在感兴趣区域的羟磷灰石之间。

发射 β 射线的放射性药物:简短总结

第一次应用骨靶向放射性药物包括 ^{32}磷。在 1950 年,Friedell 和 Storaasli 报道[9],乳腺癌骨转移瘤能够在经过静脉注射 ^{32}磷的治疗后得到缓解。1958 年,放射性药物第一次应用在前列腺癌骨转移瘤被 Maxfield、Maxfield 和 Maxfield 报道[10]。尽管 ^{32}磷有效,但如今在美国由于骨髓抑制也很少应用于临床。

三种骨靶向放射性药物当前被 FDA 批准,并在美国广泛应用。这些药物包括 ^{89}锶,^{153}钐-EDTMP 和 ^{223}镭。锶和钐两种放射性药物发射 β 射线,但是镭发射 α 射线。

^{89}锶 β 粒子比起 ^{153}钐来,发射一种高能射线[11]。粒子的组织穿透力和能量成比例,这样的话,^{89}锶粒子比起 ^{153}钐更有穿透力。对于 ^{89}锶来讲,β 射线的平均能量是0.580 MeV。对于 ^{153}钐来讲,β 射线的平均能量是 0.23 MeV。来自 ^{89}锶的射线组织穿透力大约是 2.4mm,而 ^{153}钐的射线组织穿透力大约是 0.5mm。^{89}锶的半衰期是 50.5 天。^{153}钐的半衰期大约为 1.9 天。^{153}钐也具有能够显影成像的 γ 射线的能量。一项安慰剂对照的随机临床试验使得 ^{89}锶通过了 FDA 的批准。一共 126 名转移性 CRPC 患者随机被静脉注射 ^{89}锶,剂量为 10.8mCi 或者静脉注射安慰剂[12]。在锶治疗组中,很高的百分比的患者在静脉用药后的 3 个月之后,停止止痛药物的应用(17%比2%)。新的骨痛病灶也被前瞻性地追踪报道。注射后 3 个月,安慰剂组 59%的患者出现了新的骨痛病灶,而 ^{89}锶组患者只有 34%出现了新的骨痛病灶。4 级血小板抑制在 ^{89}锶治疗组中有 10.4%的患者中出现。

有两项比较重要的安慰剂随机对照试验使得 ^{153}钐-EDTMP 通过 FDA 批准应用于 CRPC 骨转移癌痛患者。第一项试验[13]应用对于异种骨转移癌患者分析方法,但是 2/3 是前列腺癌患者。患者被随机分为 ^{152}钐(没有放射性)结合 EDTMP 或者 ^{153}钐-EDTMP 两种剂量(0.5 mCi/kg 或 1 mCi/kg)。各组都是双盲,应用疼痛作为主要的终点。接受

1.0m Ci/kg 153 钐-EDTMP 中总共有 72%的患者在治疗 4 周之后出现疼痛减轻。血小板减少和白细胞减少之后出现疼痛减轻。血小板减少和白细胞减少下降到 3 级，放射性核素组分别为 14%和 3%，8 周之后恢复正常。

第二项 153 钐-EDTMP 随机对照试验[14]，在 152 名转移性 CRPC 患者中开展，患者按照 2:1 随机接受 1.0mCi/kg 放射性药物的剂量或者安慰剂。疼痛减轻是试验终点。疼痛的减轻和止痛药物的用量标注为 3~4，在静脉注射之后。有 38%的患者经过钐治疗的患者被报道有完全疼痛减轻，而安慰剂组有18%的患者有疼痛减轻。3 级血小板下降和白细胞下降在钐组患者中分别为 3%和 5%。

α 和 β 粒子的区别

89 锶和 153 钐都是 FDA 批准用于骨转移患者的 β 放射性粒子。β 粒子是从这些放射性核素的原子核释放出的主要的电子。α 粒子，如从 223 镭释放出来，代表了医学上新的治疗观念。α 粒子是两个中子和两个质子，质量大概是 β 粒子的 7300 倍。α 粒子的能量和质量并不成比例，而是与粒子的速度有关。β 粒子的速度是光速的 90%，而 α 粒子的速度是光速的 5%~10%[15,16]。粒子能量不同的同位素分类见表 11.1。

α 粒子放射源具有能够向高级局部区域传递辐射的能力。α 粒子作用有个特定的组织范围，只有几个细胞的直径，40~100 μm。考虑到小的辐射范围，假设 α 射线能够被特异地传递到包含肿瘤组织区域，正常细胞似乎不在辐射范围之内。α 例子线性能量传递(LET)在 25~230 kEv/μm 范围内很典型，是 β 粒子的 LET 的 100~1000 倍。高的 LETS 结果导致更多的细胞损伤。结合范围短的 α 粒子，高线性能量传递，产生了放射治疗的局部高剂量和高细胞毒性。

细胞 DNA 的双链破坏被认为是 α 粒子辐射效应最相关的表现。DNA 双链破坏引起细胞分裂的损伤，能够引发凋亡。双链破坏也能阻止 DNA 正常修复机制，因而比起其他辐射形式引起的单链损伤更具有杀伤力[17]。

223 镭的衰减

镭是碱土金属家族中的一种化学元素(伴随着钙、钡和锶)。为人所熟知的同位素

表 11.1 所选放射性药物的物理性质

Redionuclide	半衰期(天)	主要粒	最大能量(MeV)	平均能量	平均穿透深度
223 镭	11.4	α	27.78	6.94	<0.1
89 锶	50.5	β	1.46	0.58	2.4
153 钐	1.9	β	0.81	0.22	0.5
32 磷	4.3	β	1.71	0.69	3.0
90 钇	2.7	β	2.27	0.93	4.0
177 镥	6.7	β	0.49	0.14	0.3
131 碘	8.0	β	0.61	0.19	0.8
186 铼	3.8	β	1.07	0.33	1.0
188 铼	0.7	β	2.12	0.64	3.8
166 钬	1.1	β	1.84	0.67	3.3
117m 锡	13.6	CE	0.15	0.14	0.2

^{226}镭是最常见的，具有最长的半衰期，为1601年[18]。^{223}镭（本章后面将会讨论）的半衰期只有11.4 天，所以更适合应用于临床。^{223}镭在释放4 个 α 粒子后衰变为 ^{207}铅，通过以下途径：^{223}镭（半衰期为 11.4 天）到 ^{219}氡（半衰期为 3.96 秒）到 ^{215}钋（半衰期为 1.78 毫秒）到 ^{211}铅（半衰期为36.1 分）到 ^{211}铋（半衰期为 2.17分）到 ^{207}钍（半衰期为 4.77 分）到 ^{207}铅（稳定）。几种比较弱的 γ 射线和低能 β 射线也出现在 ^{223}镭衰减的过程中。

人类最初的 ^{223}镭试验

最早的 ^{223}镭的临床经验是在一项 I 期临床试验中得来的，该试验为给 5 名患者分别注射 ^{223}镭，剂量分别为 46、93、163、213 和 250kBq/kg[19]。乳腺癌（N=10）和前列腺癌（N=15）也包含在试验中。所有患者均有骨转移性病变。症状反应应用 QLQ-C30 问卷来评估，一名患者报道了疼痛的程度。静脉注射镭制剂后，开始研究药代动力学。每周的血样显示在注射后有一个轻微的可逆的骨髓抑制，在第 2~4 周达最低点。血小板减少症显示只达 1 级。3 级白细胞减少症在 3 名患者中被观察到，1 名患者处于 ^{223}镭的高水平剂量。没有剂量限制的骨髓抑制出现。没有患者在剂量为 46 kBq/kg 和 93 kBq/kg 组出现 3 级白细胞减少，没有患者在两组低剂量组出现血小板减少症。在 25 名患者中有 10 名患者出现一过性腹泻，但与剂量不相关。25 名患者中有 9 名患者出现典型的闪电样疼痛。25 名患者中有 5 名患者出现呕吐症状，5 名患者出现恶心的症状。在剂量最高的组，5 名患者中有 4 名出现了恶心和呕吐的症状。注射后 10 分钟血液里的放射活性的水平是初始测量值的 12%，1 小时后的水平是 6%，24 小时后降到<1%。^{223}镭主要经肠道排泄。^{223}镭的沉积物和排泄物能够因为衰减过程中产生的 γ 射线而显影。由于 γ 射线很弱，显影图像质量不高。

在 I 期试验中，经过 ^{223}镭治疗后，所有患者血清中的碱性磷酸酶都有所下降；前列腺癌比乳腺癌下降的平均值更显著一些，比值为 52.1%比 29.5%。一些患者中出现了疼痛评分的改善，但是疼痛减轻的结论缺乏安慰剂组随机对照的比较。对于疼痛来说，在第 1 周的节点，52%的患者疼痛有所改善，36%的患者没有变化，12%的患者疼痛的情况变糟。在第 4 周，60%的患者情况有所改善，20%的患者没有变化，20%的患者情况变糟。第 8 周的时候，56%的患者疼痛改善，24%的患者没有变化，20%的患者情况变糟。在疼痛评分方面，对于剂量反应没有明确的证据。综上所述，这些结果值得进一步研究。

一项 ^{223}镭的多机构 II 期安慰剂随机对照临床试验在 2007 年公布了结果[20]。在这 64 名患者参与的研究中，患者为去势抵抗性骨转移的前列腺癌患者，这些患者需要外照射放疗来缓解疼痛，他们被分为四组，静脉注射 ^{223}镭（剂量为 50 kBq/kg）或者安慰剂。主要的终点为骨碱性磷酸酶水平和发生骨相关事件（SRE）的时间。SRE 自由定义为包括骨放疗或者外科，由于骨痛的加剧、骨病进展治疗的初始反应或者由于骨转移产生的神经学症状会将使用止痛药物的用量提高。次要终点包括安全性评估，不同的骨的血清标记物的变化，如碱性磷酸酶、前胶原氨基端肽（PINP）、C 端交联端肽 I 型胶原（CTX-1）和 I 型胶原交联羧基末端肽（ICTP）。血清 PSA 和总生存率也在评估范围之内。

在 ^{223}镭治疗组中，骨碱性磷酸酶（ALP）的中位值有明确下降的将近 66%，而安慰剂组有 ALP 的中位值上升了 9.3%。比起安慰剂组，^{223}镭组的患者骨标记物（骨 ALP、总ALP、PINP、CTX-I 和 ICTP）的下降具有明显的统计学意义。^{223}镭组第一次发生 SRE 的中位时间是 14 周，而安慰剂组为 11 周（P=0.257）。PSA 进展的中位时间在镭组有所改善，和安慰剂组比较 26:8 周。中位总生存时间在镭治疗组有一个改善的趋势（P=0.066），镭治疗组为 65.3 周，而安慰剂组为 46.4 周。毒性在这个试验中比较小，比起安慰剂组，镭治疗组患者似乎最常见反应为便秘。这些试验直接引导了 ^{223}镭的Ⅲ期临床试验的计划和实施（见图 11.2）。

^{223}镭的Ⅲ期临床试验

在Ⅰ期和Ⅱ期的试验基础上，设计了一项Ⅲ期安慰剂对照的国际随机双盲临床试验，为了去验证 ^{223}镭能否延长骨转移的去势抵抗性前列腺癌患者的生存期[21]。对于理解这项试验的结果，纳入和排除标准很关键，这些因素如下：

（1）通过常规的骨扫描，确定患者至少有两处骨转移病灶；

（2）没有内脏转移；

（3）关于症状方面的要求（在之前的 12周内，无常规应用任何止痛药物或者通过外放疗缓解肿瘤相关的骨痛）；

（4）PSA 最小值为 5ng/mL，ECOG 体能评分为 0~2 分；

（5）预计生存期在 6 个月或以上；

（6）之前接受了多西他赛治疗，拒绝多西他赛的治疗或者不适合多西他赛治疗的患者；

（7）具有良好的血液学、肾功能和肝功能指标；

（8）24 周之内没有进行半身照射，没接受过其他同位素的系统治疗；

（9）无脊髓压迫症状的风险。

随机化分组时，患者按照之前应用过或没用过多西他赛治疗，基础的 ALP 值超过或者低于 220U/L，当前应用或者不用双磷酸盐

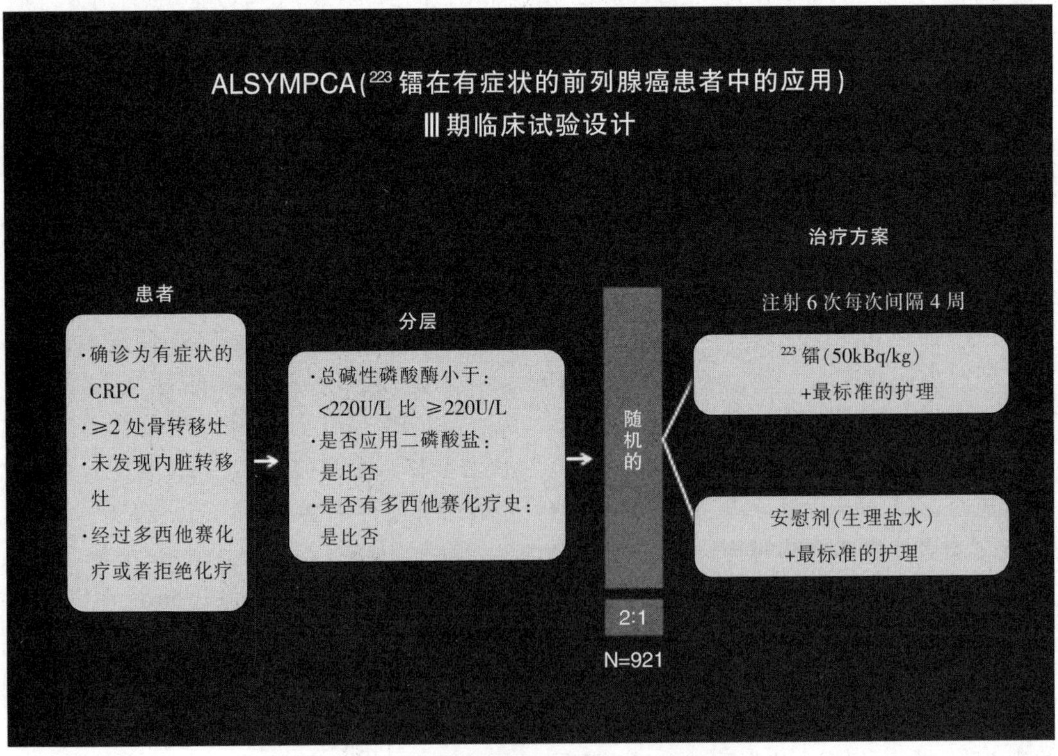

图 11.2　Ⅲ期 ^{223}镭试验示意图。（见彩插）

而分层分组。对于那些应用双磷酸盐的患者,唑来膦酸是主要药物。

本项研究的主要终点和次要终点包括第一次骨事件(SSE)发生的时间,ALP 的下降和 PSA 的下降都被前瞻性地评估。有症状的骨事件被定义为骨的放射治疗、外科治疗、病理性骨折或者脊髓压迫症状。在这项试验中,没有要求 X 线的检查,因此,所有骨相关事件都是临床的诊断。

剂量方案比较有意思的地方是在Ⅱ期临床试验中,50 kBq/kg 的静脉注射,每 4 周 1 次,共 4 次,但是在Ⅲ期临床试验中,这个剂量给了 6 个周期。之前没有关于镭的试验包含 6 个周期。223 镭组与安慰剂组按照 2:1 随机化分组比较(见图 11.2)。重要的是,最好的护理治疗标准在试验的两组中进行。最好的医疗措施包括内分泌药物如抗雄激素、皮质醇激素、酮康唑、不同的雌激素或外放射治疗。化疗、半身照射、经验性用药或者其他系统性放射性药物在治疗过程中是不被允许的。

有 921 名患者参加了临床试验。这项试验终止在通过独立的数据监测委员会发布的期中报告,试验设计时死亡数达到 50%时。试验终止,达到了总生存率的预设终点。

在中期的时候,有 314 名患者死亡,期中分析总生存率的 P 值为 0.002,风险比为 0.70(95% CI 为 0.55~0.88),这支持了 223 镭。更新分析中位生存在 223 镭组是 14.9 个月,而安慰剂组是 11.3 个月(图 11.3)。

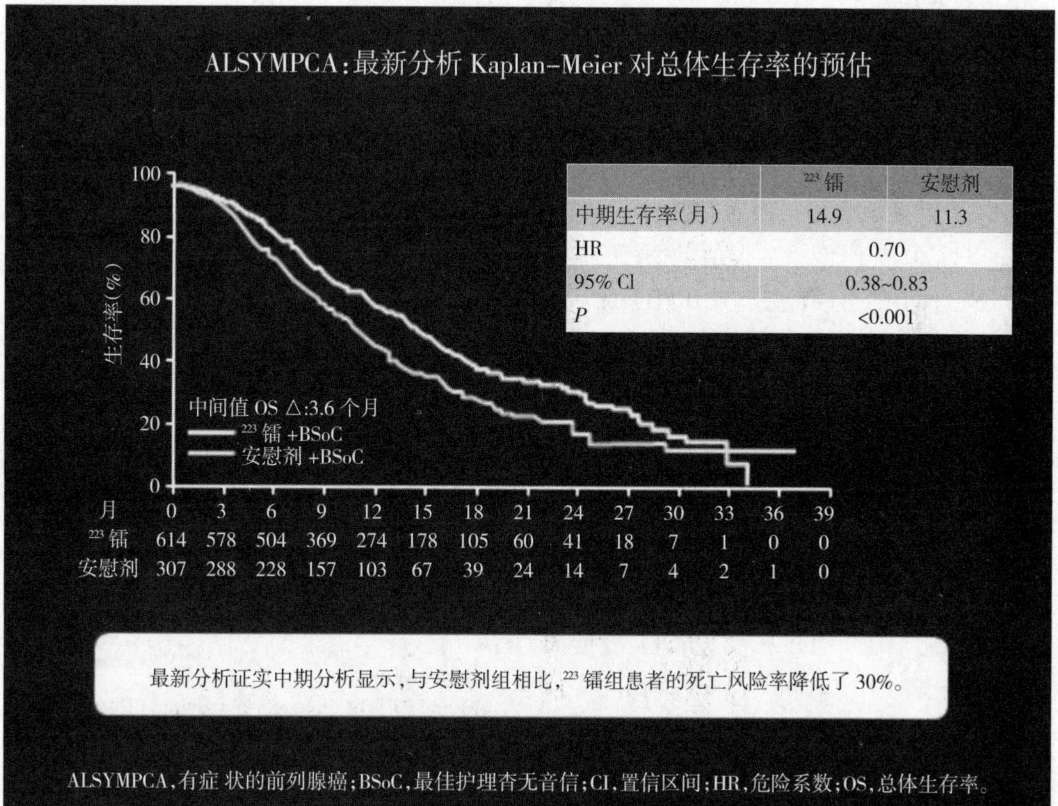

图 11.3　223 镭Ⅲ期试验中生存分析的最终结果。(见彩插)

多变量分析显示镭的随机化，高 PSA 基线、高的 ALP、高的 LDH、高龄、低人血白蛋白和低 ECOF 体能状态都与总生存率低下有关[22]。

值得注意的是，在预先设定的分层分析中，患者无论是否同时应用双磷酸盐或者多西他赛，都会有一个长期生存，这是第一次以这样的临床试验的方式来分析多西他赛的应用。治疗前未应用多西他赛的患者安慰剂组中位生存期为 11.5 个月，而 ^{223} 镭组中位生存期为 16.1 个月。对于应用过多西他赛的患者，在安慰剂组的中位生存期为 11.3 个月，而在 ^{223} 镭治疗组的中位生存期为 14.4 个月。这些结果是很关键的，当有关机构在通过 ^{223} 镭审批的时候没有考虑患者之前是否应用过多西他赛。

所有这些次要终点都是阳性的，包括第一次发生 SSE 的时间。第一次发生 SSE 的中位时间在 ^{223} 镭组是 15.6 个月，而安慰剂组是 9.8 个月（HR 为 0.66；P<0.0001）。应用SSE 作为终点，很有特色。正如上文提到的，在临床Ⅲ期试验中无影像学的评估。这样，所有符合 SSE 分类的事件都是与临床相关的。在 ^{223} 镭治疗组中，有 16%的患者在第 12 周的时候，血 PSA 下降了 30%或者更多，而安慰剂组只有 6%的患者的 PSA 有所下降。部分 PSA 的下降归功于除了应用 ^{223} 镭，还用了其他激素治疗。ALP 应用 ^{223} 镭后出现了持续下降，或许可以作为 ^{223} 镭治疗的生物标记物。^{223} 镭治疗的患者在 12 周时，平均 ALP 下降 32%，而安慰剂组上升了 37%。^{223} 镭显著延长了 ALP 进展的中位时间，与安慰剂组相比，中位时间 7.4 个月比 3.8 个月（P<0.0001）。

关于安全性问题，有很轻微的骨髓抑制。贫血在安慰剂组和镭治疗组无明显差异。3、4、5 级的血小板减少在 ^{223} 镭组发生率为7%，而安慰剂为 3%。3、4、5 级嗜中性粒细胞减少症在镭治疗组发生率为 3%，而安慰剂组为 1%。临床毒副作用不平衡，包括呕吐在镭治疗组为 18%，而安慰剂组为 14%。腹泻在镭治疗组为 25%，而安慰剂组为 15%。骨痛在镭治疗组几乎没有记录。其他临床副作用在两组之间比较平衡，提示在镭治疗过程中大多数可见的副作用很小。

2013 年 5 月 15 日，FDA 批准了 ^{223} 镭应用于去势抵抗性前列腺癌没有内脏转移的骨转移患者[22]。镭的应用包括具有放射性药物处方权的医生开出处方。特别是放射肿瘤学医生或者核医学医生。

特别指出，^{223} 镭在Ⅲ期临床试验中没有作为单一的治疗手段，但是在患者中都给予了最标准的医学护理，无论是接受了镭治疗组还是安慰剂组。这使得患者在他们的医生选择临床试验时，不用考虑其他试验的限制性条件，而患者都得到了最好的治疗。在Ⅲ期临床试验中，不同的激素治疗可以合并 ^{223} 镭一起应用，已证实无安全性问题。尽管一些药物，如阿比特龙和恩杂鲁胺，在 ^{223} 镭Ⅲ期临床试验之后，也得到了批准。但是没有关于这些药物和 ^{223} 镭合用的安全性问题的报道。一项未来的关于 ^{223} 镭的Ⅲ期临床试验（阿比特龙+/−^{223} 镭）正在计划中。

（陈艳芳 译）

参考文献

1. http://www.nobelprize.org/nobel_prizes/physics/laureates/1901/rontgen-facts.html.
2. http://www.nobelprize.org/nobel_prizes/physics/laureates/1903/becquerel-bio.html.
3. Curie MS. Radium and radioactivity. Century Mag. 1904;461–466.
4. Mould RF. The discovery of radium in 1898 by Maria Sklodowska-Curie (1867–1934) and Pierre Curie (1859–1906) with commentary on their life and times. Br J Radiol. 1998;71:1229–54.
5. http://www.nobelprize.org/nobel_prizes/themes/physics/curie/.
6. Macintyre J. Radium and its therapeutic effects. Br Med J. 1903;2:1524–6.
7. http://www.americanbrachytherapy.org/aboutbrachytherapy/history.cfm.

8. Sartor O, Hoskin P, Bruland OS. Targeted radionuclide therapy of skeletal metastases. Cancer Treat Rev. 2013;39:18–26.
9. Friedell HL, Storaasli JP. The use of radioactive phosphorus in the treatment of carcinoma of the breast with widespread metastases to bone. Am J Roentgenol Radium Ther. 1950;64:559–75.
10. Maxfield JR, Maxfield JGS, Maxfield WS. The use of radioactive phosphorus and testosterone in metastatic bone lesions from breast and prostate. South Med J. 1958;51:320–8.
11. Tomblyn M. The role of bone-seeking radionuclides in the palliative treatment of patients with painful osteoblastic skeletal metastases. Cancer Control. 2012;19:137–44.
12. Porter AT, McEwan AJ, Powe JE, et al. Results of a randomized phase-III trial to evaluate the efficacy of Sr-89 adjuvant to local field external beam irradiation in the management of endocrine resistant metastatic prostate cancer. Int J Radiat Oncol Biol Phys. 1993;25:805–13.
13. Serafini AN, Houston SJ, Resche I, et al. Palliation of pain associated with metastatic bone cancer using samarium-153 EDTMP: a double-blind placebo-controlled clinical trial. J Clin Oncol. 1998;16:1574–81.
14. Sartor O, Reid RH, Hoskin PJ, et al. Samarium-153-EDTMP complex for treatment of painful bone metastases in hormone-refractory prostate cancer. Urology. 2004;63:940–5.
15. http://www.epa.gov/rpdweb00/understand/beta.html.
16. http://www.epa.gov/rpdweb00/understand/alpha.html.
17. Ritter MA, Cleaver JE, Tobias CA. High-LET radiations induce a large proportion of non-rejoining DNA breaks. Nature. 1977;14(266):653–5.
18. Bruland ØS, Jonasdottir TJ, Fisher DR, Larsen RH. Radium-223: from radiochemical development to clinical applications in targeted cancer therapy. Curr Radiopharm. 2008;1:203–8.
19. Nilsson S, Balteskard L, Fosså SD, et al. First clinical experiences with alpha emitter radium-223 in the treatment of skeletal metastases from breast and prostate cancer. Clin Cancer Res. 2005;11:4451–9.
20. Nilsson S, Franzén L, Parker C, et al. Bone-targeted radium-223 in symptomatic, hormone refractory prostate cancer: a randomized, placebo-controlled, phase 2 study. Lancet Oncol. 2007;8:587–94.
21. Parker C, Nilsson S, Heinrich D, et al. Alpha emitter radium-223 and survival in metastatic prostate cancer. N Engl J Med. 2013;369:213–23.
22. Sartor AO, Amariglio R, Wilhelm S, et al. Correlation between baseline variables and survival in the radium-223 dichloride (Ra-223) phase III ALSYMPCA trial with attention to total ALP changes. J Clin Oncol. 2013;31:(suppl; abstr 5080).

第3部分

新药物的进展：去势抵抗性前列腺癌的临床试验设计

第 12 章

介绍

Aurelius Omlin, Carmel Pezaro, Johann S. de Bono

引言

虽然前列腺癌是西方人的重要致病和死亡原因之一[1],但开展 CRPC 的临床研究只是最近几十年的事。既往前列腺癌被认为是老年疾病,在去势疗法无效后主要采用支持疗法。然而目前情况发生了改变。多西他赛可以使前列腺癌患者得到生存获益。新一代的激素受体抑制剂,如阿比特龙和恩扎鲁胺,提示激素通路仍然是 CRPC 的关键驱动因素。作用于多通路和多靶点的药物正在迅猛发展。虽然最近几年批准了几种新药,但Ⅲ期临床研究未能证实联合治疗可以延长生存时间。众多的失败和成功提醒我们,富有智慧的临床研究在 CRPC 的研究中是很重要的。药物发展中最重要的是试验相关的临床终点的选择和统计学预估。本章将讨论 CRPC 中药物发展的一些共同点，在以后章节再进行深入探讨。

近年来成功的药物发展

在 2004 年报道的 TAX-327 研究中,多西他赛较米托蒽醌提高了 CRPC 患者 2.9 个月的生存期,同时也改善了疼痛和生活质量。多西他赛由此成了 CRPC 的标准治疗药物[2,3]。其后,在用多西他赛治疗发生进展的患者中,证实了卡巴他赛优于米托蒽醌，提高了 2.4 个月的中位生存时间[4]。

新一代药物阿比特龙和恩扎鲁胺已经在美国和欧洲注册。CYP17 的抑制剂阿比特龙Ⅰ~Ⅱ期临床研究有 3 个，Ⅱ期临床研究有 3 个,共纳入 234 例患者。这些研究在探索安全性、耐受性的同时还研究了药代动力学以及可能的新标志物。随后的Ⅲ期研究证实了该药在 CRPC 中可以获益[5,6]。恩扎鲁胺的Ⅰ~Ⅱ期研究纳入 140 例患者，并进行了爬坡试验,结果提示可快速进入Ⅲ期研究[7]。

其他可以延长 CRPC[12]生存时间的治疗方法还包括自体细胞免疫疗法 sipuleucel-T 以及放射性核素 ^{233} 镭[15]。对两项小的随机对照研究进行荟萃分析的结果提示 sipuleucel-T 可以延长生存时间。随后的Ⅲ期研究证实 sipuleucel-T 可延长 4.1 个月的生存时间(HR 为 0.78;P=0.03)[12]。虽然发现了 sipuleucel-T 可引起免疫应答,但 PSA 和肿物大小上并未发生改变。在肿瘤的治疗中仍然需要考虑免疫相关标志物的挑选以及安慰剂治疗的选择是否合适[13]。与 sipuleucel-T 不同的是放射性核素 ^{223} 镭在早期研究中强烈提示可改善骨转移，同时可延长 3.6 个月的生存时间(HR 为 0.7;P<0.001),生活质量也得到了改善[14,15]。

ClinicalTrials.gov 上登记了 100 多项关于 CRPC 的研究。目前肿瘤治疗方面大概只有 40%的Ⅲ期研究预定终点为阳性结果。这一情况提示Ⅱ期研究提供的信息还不够[16]。很难明确知道关于 CRPC 相关的阴性研究的确切数量。部分是因为发表偏倚,即使是Ⅲ期临床研究也存在这一问题[17]。目前关于

CRPC 的研究似乎越来越多，也希望 CRPC 患者能有更多的治疗方案。

以多西他赛为主的联合治疗

2004 年发表的 TAX-327 研究被认为是里程碑式的研究，由此理所当然地认为运用多西他赛联合新药可以获得阳性结果[3]。目前为止发表的多西他赛联合方案的Ⅱ期研究至少有 40 多项，部分方案认为可提高抗肿瘤活性，耐受性尚可[18]。然而共有 8 个方案证实是失败的（表 12.1）[40]。只有一项研究的骨进展时间达到了终点（TRAPEZE），提示较标准方案延长 1 个月。为什么多西他赛的联合方案会失败呢？表 12.1 列举了早期的Ⅰ~Ⅱ期研究结果以及随后的Ⅲ期研究。9 项研究中的 5 项Ⅰ期研究中，并未纳入 CRPC 患者。Ⅱ期研究之间的数据也不足以在统计学上进行预测。而且联合方案的早期研究并未进行药代动力学的研究。

比阴性研究结果更糟的是联合来那度胺、GVAX 和骨化三醇的Ⅲ期临床研究，结果均提示 OS 低于标准的多西他赛联合泼尼松方案。同时联合贝伐单抗和阿波西普的方案均报道毒性增加和治疗相关性死亡。多西他赛Ⅲ期联合方案的失败提示我们需要在Ⅰ~Ⅱ期研究方面进行更多的探索和设计，在得到清晰的信息后再考虑比较费事的Ⅲ期研究。同时，联合方案本身在生物学上应该是合理的。

CRPC 研究中的挑战

生存终点

随着最近几多种新药的获批，患者有可能在早期接受试验性治疗时就获得生存时间的延长。可能新药不再要求观察到中位 OS。阿比特龙应用在化疗前只是基于 COUAA-302，而该研究只是证实了在多西他赛治疗后使用阿比特龙存在获益。然而 orteronel（TAK-700）可能就会以失败告终。因此，CRPC 的药物治疗迫切需要考虑中间指标的可行性。

替代终点

理想的替代指标应该满足 Prentice 标准，同时还需要适应各个治疗方案和研究[41]。目前 CRPC 没有可替代 OS 的指标。循环肿瘤细胞（CTC）计数的下降以及 CTC 联合 LDH 提示有可能是生存的替代指标之一[42,43]。

预后指标

至少有 20 个基线指标和 8 个治疗因素提示与 CRPC 患者预后相关[44]。这些因素合起来绘制的列线图可预测从未化疗的 CRPC 患者的预后[45-48]。这些列线图在新药之前已经介绍过了，同时随着 CRPC 人群的变化需要更新[49]。

随着分子分型技术的广泛应用，更多的 CRPC 研究中的患者可在进行亚层分析的同时根据突变的基因发展相应的靶向药物。虽然这些措施有可能提高肿瘤治疗的应答率，但是肿瘤之间和患者之间的异质性仍需要克服。

组织获取

出于探索的目的，转化性研究通常需要在研究开始获得组织、蜡块或者切片。前列腺癌多发骨转移，这使得组织的获取有难度。但我们应该鼓励临床医生在可能的时间取到组织，使患者有最大可能进入前列腺癌和

表 12.1 多西他赛联合化疗Ⅲ期临床试验的总结

靶向治疗联合多西他赛	CRPC 中多西他赛联合化疗Ⅰ期临床试验	任何无法预料的安全信息？	药效学研究	多西他赛联合化疗方案在 CRPC 中应用Ⅱ期临床试验设计（N）	统计计划	主要和次要终点	结果	描述	多西他赛联合化疗方案Ⅲ临床试验设计	统计计划	主要和次要终点	结果	描述	参考文献
贝伐单抗	NA			Ⅱ期单臂试验 N=20	没有进行样本量计算	反应（生化和影像学）。次要终点，毒性	11/20（55%）PSA 下降≥50%	多西他赛 60mg/m² 贝伐单抗 10mg/m²	随机双盲安慰剂对照 N=1050	86%的功率检测到总生存有提高 24（DP+B）比 19m（DP）α0.05	OS，次要终点：50%PSA 下降，PFS，ORR，毒性	mOS22.6（DP+B）vs21.5m（DP）HR 为 0.91，（95% CI 为 0.78~1.05）	治疗相关的死亡数增加 4%比 1.2%，P=0.05；PFS 提高 9.3m 比 7.5m，P<0.001；ORR 提高 49.4%比 35.5%，P=0.0013	[19,20]
阿柏西普	在实体瘤中联合多西他赛Ⅰ期临床试验（N=54），包括 NA 在内的前列腺癌患者，无客观反映[21]，卵巢，腹膜和输卵管癌患者，不包括前列腺癌患者，Ⅰ~Ⅱ期试验[22]	NA							随机双盲安慰剂对照试验 N=1224	具有 90%的功率，检测 HR 为 0.8，α0.044	OS，次要终点：PFS，PSA PFS，ORR，安全性，疼痛反应，疼痛 PFS	22.1（DP+A）VS21.2m（DP）HR 为 0.94，95% CI 为 0.82~1.08）	以下方面差异明显：G3~4 胃肠道反应（30%比 8%），出血性病变（5.2%比 1.7%）和治疗相关死亡事件（3.4%比 1.5%）	[21-23]

（待续）

表 12.1(续)

靶向治疗联合多西他赛	CRPC中多西他赛联合化疗Ⅰ期临床试验	任何无法预料的安全信息?	药效学研究	多西他赛联合化疗方案在CRPC中应用Ⅱ期临床试验设计(N)	统计计划	主要和次要终点	结果	描述	多西他赛联合化疗方案Ⅲ临床试验设计	统计计划	主要和次要终点	结果	描述	参考文献
Atrasen-tan	*N*=12	Ⅰ/Ⅱ期研究中血液学毒性(粒细胞减少性发热)发生率的提高(21%)	骨碱性磷酸酶,泌尿系统,地诺单抗	*N*=19(扩展组)	最大扩展到24例,PSA反应率从40%~60%,Ⅰ类错误为0.05,统计效力为0.86	PSA下降,软组织反应	22.5%的患者PSA下降≥50%,30%的患者PSA下降≥30%,软组织反应占15%(2/13)	考虑到降低PSA反应率,联合多西他赛组没有加上泼尼松。MTD没有明显的下降,多西他赛推荐剂量为70~75mg/m².总生存17.6个月(TAX327组为19.2个月)	DvsD+A-trasentan,1:1;*N*=994	PFS提高了25%(6.0比7.5m)OS提高了25%(18m比22.5m)	协同的主要疗效指标PFS和OS	第三次中期分析后,试验因无效而停止。PFS 9.2比9.1M(HR为1.02,95%CI为0.89~1.16).OS17.8比17.6m(HR为1.04,95%CI为0.9~1.19)	Atrasen-tan单药在CRPC的Ⅲ期临床试验中为达到主要终点	[24–26]
Ziboten-tan	*N*=6	无剂量限制,5mg Ziboten-tan组三方面出现3级以上副作用(中性粒细胞减少,高血压,胃肠道出血)	无	Ⅱ期临床随机试验,*N*=31 (20例DP+Zibo-tentan VS11 DP)	PSA反应率从45%(TAX 327)到65%,α0.2,统计效力75%	PSA反应	PSA反应85%比73%,ORR22比17%	尿中NTx在D+Zibotentan组稳定,骨碱性磷酸酶和PINP在两组中均有下降,交联羧基末端肽没有变化	随机双盲安慰剂对照试验 *N*=1,052	功率检测的HR为0.75,具有90%的功率,α0.05	OS,次要终点:疼痛PFS,PSF,SRE,PSA PFS和PSA反应率	mOS20比19m(HR为1.00,95%CI为0.84~1.18)	在次要终点没有差别。心衰5.6%比1.7%	[27,28]

(待续)

表 12.1(续)

靶向治疗联合多西他赛	CRPC 中多西他赛联合化疗Ⅰ期临床试验	任何无法预料的安全信息?	药效学研究	多西他赛联合化疗方案在 CRPC 中应用Ⅱ期临床试验设计(*N*)	统计计划	主要和次要终点	结果	描述	多西他赛联合化疗方案Ⅲ临床试验设计	统计计划	主要和次要终点	结果	描述	参考文献
Dasatinib	*N*=16	无 DLT,MTD 未达到	泌尿系统,羧基末端肽,骨碱性磷酸酶	*N*=30(单臂Ⅱ期)	未提供	未提供	46 患者中有 26 名患者(57%)PSA 下降≥50% 持续 6 个月以上。软组织 PR 达 60%(18/30)		双盲,安慰剂对照 1:1;D+Pvs D+P+Dasa-tinib;*N*=1522	NA	OS;ORR,第一次发生骨相关事件的时间(TFSRE),PSA 进展的时间(TPSAP),羧基末端肽(uNTX)下降,疼痛减轻,PFS 和安全性	21.5 个月 VS 21.2 个月;HR 为 0.99;*P*=0.90	SREs 适度延迟	[29,30]
GVAX	无联合多西他赛研究,单药用于 CRPC,Ⅰ/Ⅱ期试验(*N*=80)			NA					*N*=600	NA	OS	12.2(DP+GVAX)比 14.1m(DP)(HR 为 1.7;95%CI 为 1.15)	实验提前结束因为实验组出现了患者死亡失衡	[31,32]

(待续)

表 12.1(续)

靶向治疗联合多西他赛	CRPC 中多西他赛联合化疗Ⅰ期临床试验	任何无法预料的安全信息?	药效学研究	多西他赛联合化疗方案在 CRPC 中应用Ⅱ期临床试验设计(*N*)	统计计划	主要和次要终点	结果	描述	多西他赛联合化疗方案Ⅲ临床试验设计	统计计划	主要和次要终点	结果	描述	参考文献
Lenalidomide	*N*=34	4级中性粒细胞减少(2pts)和发热性中性粒细胞减少(1pt)		NA				未完成	双盲,安慰剂 1:1,D+P 比 D+P+Lenalidomide,*N*=1059	NA	主要:OS,次要:PFS,ORR,安全性	OS NR(D+P)比 17.8m(D+P+L)(HR 为 1.53,95%CI 为 1.17~2.0),PFS NR(D+P)比 10.4m(D+P+L)(HR 为 1.32,95% CI 为 1.05~1.66)	治疗周期的中位数是 8(D+P)比 6(D+P+L),发热性中性粒细胞减少率 12%	[33,34]
Calcitriol	NA			*N*=37(多西他赛 36mg/m² 连用五周,每 6 周一周期,骨化三醇 0.5 μg/kg)	PSA 反应率提高了 0%,α0.05,效力 80%	PSA 下降≥50%,次要终点:ORR,PFS,OS	PSA 反应率 81%,ORR 53%,mOS 为 19.5 个月							[35]

(待续)

表 12.1(续)

靶向治疗联合多西他赛	CRPC中多西他赛联合化疗Ⅰ期临床试验	任何无法预料的安全信息?	药效学研究	多西他赛联合化疗方案在CRPC中应用Ⅱ期临床试验设计(*N*)	统计计划	主要和次要终点	结果	描述	多西他赛联合化疗方案Ⅲ临床试验设计	统计计划	主要和次要终点	结果	描述	参考文献
				N=250,双盲随机。多西他赛 36mg/m² 每三周用药共4周期,DN-101 45ug(化疗前一天)	PSA的反应率从40%到60%提高了20%。α0.045,效力85%	保证PSA下降≥50%,次要终点:ORR,PFS,OS	PSA反应58%比49%	mOS没有达到,DP+DN 101 24.5个月比16.4个月(DP),(HR为0.7,95% CI为0.48~1.04)	随机开放标记Ⅲ期,*N*=953	OS的HR为0.78,效力90%,α 0.05	主要:OS,次要:安全性,PFS,SR生存期	试验因无效而终止。OS 17.8m(DP+DN-101)比20.2个月(*P*=0.02)	毒性显著增加,导致多西紫杉醇剂量改变31%比15%	[36,37]
Custirsen(OGX-011)	40名患者,8个队列	在OGX-011 640mg联合多西他赛组9名患者出现了3种反应(黏膜反应4级,乏力3级,中性粒细胞减少4级)	Custirsen在所有患者中表现为单核细胞疾病	随机Ⅱ期试验(*N*=82名患者)	90%PSA的反应率发生了变化60%比40%,α0.1	保证PSA下降≥50%,次要终点:ORR,PFS,OS,血清聚类蛋白的变化	PSA下降≥50%:58%比54%,ORR为19%比25%	mO,23.8个月比16.9个月(HR为0.61,95%CI为0.36~1.02),在DP+OGX-011组第一周期化疗结束时血清聚类蛋白中值下降26%比DP组上升0.9%	双盲,非安慰剂对照,*N*=1000	NA	OS,次要终点:安全性,ORR,PSA反应率	NA	NA	[38]

(待续)

表 12.1(续)

靶向治疗联合多西他赛	CRPC中多西他赛联合化疗Ⅰ期临床试验	任何无法预料的安全信息?	药效学研究	多西他赛联合化疗方案在CRPC中应用Ⅱ期临床试验设计(N)	统计计划	主要和次要终点	结果	描述	多西他赛联合化疗方案Ⅲ临床试验设计	统计计划	主要和次要终点	结果	描述	参考文献
Strontium+/–Zoledronic acid	NA			N=200(4组:DP比DP+Zoledronate比DP+Sr89比DP+SR89+Zoledronate)	NA	可行性和安全性	没有发现安全问题,试验进展到Ⅲ期	NA	N=757,患者随机分为:6周期DP:单药或者联合ZA;6周期后应用Sr89或者同时应用	效力90%,α0.05	协同的主要疗效指标:骨临床PFS(SRE,任何原因的死亡,骨痛进展)次要终点:OS	临床PFSDP+Sr89 9.8比8.8m(DP),HR0.8,(95% CI为0.66–0.97)	mOS DP+SR89 16.8比16.4m(DP)	[39]

实体瘤的Ⅰ期临床研究中。

姑息性治疗的终点选择

最近FDA强调在临床研究中加入患者报道结果(PRO)的重要性[50]。相关推荐已经在2012年发表[51]。然而PRO通常是作为试验性探索开展的,而不是根据之前的假设或者合理的统计学做出的[52]。目前多数Ⅲ期研究开展了生活质量的评估和疼痛日记的记录[53,54]。而最近的关于疼痛治疗的一个Ⅲ期研究(NCT 01083615)因为入组缓慢而关闭。我们应该鼓励姑息性治疗采用疼痛控制和生活质量等作为终点指标,因为在目前多线治疗可延长生存时间的情况下,生活质量显得尤为重要。

总结

既往在很多年的时间内,晚期前列腺癌缺乏治疗的选择。但目前CRPC患者有了更多的选择。新药的临床研究从Ⅰ期到Ⅲ期有了很多挑战。Ⅰ~Ⅱ期临床研究主要涉及的是:①临床前信息是否有足够的逻辑性;②在相关患者身上进行新药和新组合的研究;③收集尽可能令人信服的药代学和药动学数据以支持进一步研究;④证明抗肿瘤活性以证实该方案值得在激烈的竞争中进行下一步研究。Ⅲ期研究主要涉及的是寻找适合该药物的人群、实现统计学上的可行性、仔细选择主要终点,尤其是在缺乏中间指标和可替代标志物时。随着CRPC的患者生存期的延长,防止诸如骨事件和不良反应等就显得更为重要。第13~15章将讨论CRPC靶向药物的Ⅰ~Ⅱ期研究的发展、临床和姑息性研究的终点选择。

(周礼鲲　译)

参考文献

1. Jemal A, Siegel R, et al. Cancer statistics, 2010. CA Cancer J Clin. 2010;60(5):277–300.
2. Berthold DR, Pond GR, et al. Treatment of hormone-refractory prostate cancer with docetaxel or mitoxantrone: relationships between prostate-specific antigen, pain, and quality of life response and survival in the TAX-327 study. Clin Cancer Res. 2008;14(9):2763–7.
3. Tannock IF, de Wit R, et al. Docetaxel plus prednisone or mitoxantrone plus prednisone for advanced prostate cancer. N Engl J Med. 2004;351(15):1502–12.
4. de Bono JS, Oudard S, et al. Prednisone plus cabazitaxel or mitoxantrone for metastatic castration-resistant prostate cancer progressing after docetaxel treatment: a randomised open-label trial. Lancet. 2010;376(9747):1147–54.
5. de Bono JS, Logothetis CJ, et al. Abiraterone and increased survival in metastatic prostate cancer. N Engl J Med. 2011;364(21):1995–2005.
6. Ryan CJ, Smith MR, et al. Abiraterone in metastatic prostate cancer without previous chemotherapy. N Engl J Med. 2013;368(2):138–48.
7. Scher HI, Fizazi K, et al. Increased survival with enzalutamide in prostate cancer after chemotherapy. N Engl J Med. 2012;367(13):1187–97.
8. Attard G, Reid AH, et al. Selective inhibition of CYP17 with abiraterone acetate is highly active in the treatment of castration-resistant prostate cancer. J Clin Oncol. 2009;27(23):3742–8.
9. Attard G, Reid AH, et al. Phase I clinical trial of a selective inhibitor of CYP17, abiraterone acetate, confirms that castration-resistant prostate cancer commonly remains hormone driven. J Clin Oncol. 2008; 26(28):4563–71.
10. Scher HI, Beer TM, et al. Antitumour activity of MDV3100 in castration-resistant prostate cancer: a phase 1–2 study. Lancet. 2010;375(9724):1437–46.
11. Higano CS, Schellhammer PF, et al. Integrated data from 2 randomized, double-blind, placebo-controlled, phase 3 trials of active cellular immunotherapy with sipuleucel-T in advanced prostate cancer. Cancer. 2009;115(16):3670–9.
12. Kantoff PW, Higano CS, et al. Sipuleucel-T immunotherapy for castration-resistant prostate cancer. N Engl J Med. 2010;363(5):411–22.
13. Huber ML, Haynes L, et al. Interdisciplinary critique of sipuleucel-T as immunotherapy in castration-resistant prostate cancer. J Natl Cancer Inst. 2012; 104(4):273–9.
14. Nilsson S, Franzen L, et al. Bone-targeted radium-223 in symptomatic, hormone-refractory prostate cancer: a randomised, multicentre, placebo-controlled phase II study. Lancet Oncol. 2007;8(7): 587–94.
15. Parker C, Nilsson S, et al. Alpha emitter radium-223 and survival in metastatic prostate cancer. N Engl J Med. 2013;369(3):213–23.
16. Sharma MR, Stadler WM, et al. Randomized phase II

trials: a long-term investment with promising returns. J Natl Cancer Inst. 2011;103(14):1093–100.
17. Krzyzanowska MK, Pintilie M, et al. Factors associated with failure to publish large randomized trials presented at an oncology meeting. JAMA. 2003; 290(4):495–501.
18. Galsky MD, Vogelzang NJ. Docetaxel-based combination therapy for castration-resistant prostate cancer. Ann Oncol. 2010;21(11):2135–44.
19. Di Lorenzo G, Figg WD, et al. Combination of bevacizumab and docetaxel in docetaxel-pretreated hormone-refractory prostate cancer: a phase 2 study. Eur Urol. 2008;54(5):1089–94.
20. Kelly WK, Halabi S, et al. Randomized, double-blind, placebo-controlled phase III trial comparing docetaxel and prednisone with or without bevacizumab in men with metastatic castration-resistant prostate cancer: CALGB 90401. J Clin Oncol. 2012;30(13):1534–40.
21. Isambert N, Freyer G, et al. Phase I dose-escalation study of intravenous aflibercept in combination with docetaxel in patients with advanced solid tumors. Clin Cancer Res. 2012;18(6):1743–50.
22. Coleman RL, Duska LR, et al. Phase 1-2 study of docetaxel plus aflibercept in patients with recurrent ovarian, primary peritoneal, or fallopian tube cancer. Lancet Oncol. 2011;12(12):1109–17.
23. Tannock I, Fizazi K, et al. Double-blind randomized trial of aflibercept versus placebo with docetaxel and prednisone for treatment of metastatic castration-resistant prostate cancer (mCRPC). J Clin Oncol. 2013;31 (suppl; abstr 5002).
24. Armstrong AJ, Creel P, et al. A phase I-II study of docetaxel and atrasentan in men with castration-resistant metastatic prostate cancer. Clin Cancer Res. 2008;14(19):6270–6.
25. Quinn DI, Tangen CM, et al. Docetaxel and atrasentan versus docetaxel and placebo for men with advanced castration-resistant prostate cancer (SWOG S0421): a randomised phase 3 trial. Lancet Oncol. 2013;14(9):893–900.
26. Carducci MA, Saad F, et al. A phase 3 randomized controlled trial of the efficacy and safety of atrasentan in men with metastatic hormone-refractory prostate cancer. Cancer. 2007;110(9):1959–66.
27. Trump DL, Payne H, et al. Preliminary study of the specific endothelin a receptor antagonist zibotentan in combination with docetaxel in patients with metastatic castration-resistant prostate cancer. Prostate. 2011;71(12):1264–75.
28. Fizazi KS, Higano CS, et al. Phase III, randomized, placebo-controlled study of docetaxel in combination with zibotentan in patients with metastatic castration-resistant prostate cancer. J Clin Oncol. 2013;31(14):1740–7.
29. Araujo JC, Mathew P, et al. Dasatinib combined with docetaxel for castration-resistant prostate cancer: results from a phase 1-2 study. Cancer. 2012;118(1):63–71.
30. Araujo JC, Trudel GC, et al. Docetaxel and dasatinib or placebo in men with metastatic castration-resistant prostate cancer (READY): a randomised, double-blind phase 3 trial. Lancet Oncol. 2013;14(13):1307–16.
31. Higano CS, Corman JM, et al. Phase 1/2 dose-escalation study of a GM-CSF-secreting, allogeneic, cellular immunotherapy for metastatic hormone-refractory prostate cancer. Cancer. 2008;113(5):975–84.
32. Small E, Demkow T, et al. A phase III trial of GVAX immunotherapy for prostate cancer in combination with docetaxel versus docetaxel plus prednisone in symptomatic, castration-resistant prostate cancer (CRPC). In: JCO 2009 Genitourinary Cancers Symposium. 2009; Abstract 07.
33. Petrylak DP, Fizazi K, et al. A phase 3 study to evaluate the efficacy and safety of docetaxel and prednisone (DP) with or without lenalidomide (LEN) in patients with castrate-resistant prostate cancer (CRPC): the MAINSAIL trial. Ann Oncol. 2012 (suppl 9); abstract 2462.
34. Petrylak DP, Resto-Garces K, et al. A phase I open-label study using lenalidomide and docetaxel in castration- resistant prostate cancer. J Clin Oncol. 2009;27:15s (suppl; abstr 5156).
35. Beer TM, Eilers KM, et al. Weekly high-dose calcitriol and docetaxel in metastatic androgen-independent prostate cancer. J Clin Oncol. 2003;21(1):123–8.
36. Beer TM, Ryan CW, et al. Double-blinded randomized study of high-dose calcitriol plus docetaxel compared with placebo plus docetaxel in androgen-independent prostate cancer: a report from the ASCENT investigators. J Clin Oncol. 2007;25(6):669–74.
37. Scher HI, Jia X, et al. Randomized, open-label phase III trial of docetaxel plus high-dose calcitriol versus docetaxel plus prednisone for patients with castration-resistant prostate cancer. J Clin Oncol. 2011;29(16):2191–8.
38. Chi KN, Zoubeidi A, et al. Custirsen (OGX-011): a second-generation antisense inhibitor of clusterin for the treatment of cancer. Expert Opin Investig Drugs. 2008;17(12):1955–62.
39. James ND, Pirrie S, et al. Clinical outcomes in patients with castrate-refractory prostate cancer (CRPC) metastatic to bone randomized in the factorial TRAPEZE trial to docetaxel (D) with strontium-89 (Sr89), zoledronic acid (ZA), neither, or both (ISRCTN 12808747). J Clin Oncol. 2013;31 (suppl; abstr LBA5000).
40. Antonarakis ES, Eisenberger MA. Phase III trials with docetaxel-based combinations for metastatic castration-resistant prostate cancer: time to learn from past experiences. J Clin Oncol. 2013;31(14): 1709–12.
41. Prentice RL. Surrogate endpoints in clinical trials: definition and operational criteria. Stat Med. 1989; 8(4):431–40.
42. de Bono JS, Scher HI, et al. Circulating tumor cells predict survival benefit from treatment in metastatic castration-resistant prostate cancer. Clin Cancer Res. 2008;14(19):6302–9.
43. Scher HI, Heller G, et al. Evaluation of a composite biomarker panel including circulating tumor cell (CTC) enumeration as a surrogate for survival in metastatic castration-resistant prostate cancer (mCRPC). In: The European cancer congress 2013, Abstract

2851; 2013.
44. Armstrong AJ, Eisenberger MA, et al. Biomarkers in the management and treatment of men with metastatic castration-resistant prostate cancer. Eur Urol. 2012;61(3):549–59.
45. Armstrong AJ, Garrett-Mayer E, et al. Prostate-specific antigen and pain surrogacy analysis in metastatic hormone-refractory prostate cancer. J Clin Oncol. 2007;25(25):3965–70.
46. Armstrong AJ, Garrett-Mayer ES, et al. A contemporary prognostic nomogram for men with hormone-refractory metastatic prostate cancer: a TAX327 study analysis. Clin Cancer Res. 2007;13(21):6396–403.
47. Halabi S, Small EJ, et al. Prognostic model for predicting survival in men with hormone-refractory metastatic prostate cancer. J Clin Oncol. 2003;21(7): 1232–7.
48. Smaletz O, Scher HI, et al. Nomogram for overall survival of patients with progressive metastatic prostate cancer after castration. J Clin Oncol. 2002;20(19): 3972–82.
49. Omlin A, Pezaro C, et al. Improved survival in a cohort of trial participants with metastatic castration-resistant prostate cancer demonstrates the need for updated prognostic nomograms. Eur Urol. 2013;64: 300–6.
50. Speight J, Barendse SM. FDA guidance on patient reported outcomes. BMJ. 2010;340:c2921.
51. Basch E, Abernethy AP, et al. Recommendations for incorporating patient-reported outcomes into clinical comparative effectiveness research in adult oncology. J Clin Oncol. 2012;30(34):4249–55.
52. Basch E. Toward patient-centered drug development in oncology. N Engl J Med. 2013;369(5):397–400.
53. Aaronson NK, Ahmedzai S, et al. The European organization for research and treatment of cancer QLQ-C30: a quality-of-life instrument for use in international clinical trials in oncology. J Natl Cancer Inst. 1993;85(5):365–76.
54. Esper P, Mo F, et al. Measuring quality of life in men with prostate cancer using the functional assessment of cancer therapy-prostate instrument. Urology. 1997;50(6):920–8.
55. Chi KN, Kheoh TS, et al. A prognostic model for predicting overall survival (OS) in patients (pts) with metastatic castration-resistant prostate cancer (mCRPC) treated with abiraterone acetate (AA) after docetaxel. J Clin Oncol. 2013;31(suppl; abstr 5013).
56. Halabi S, Armstrong AJ, et al. Prostate-specific antigen decline (PSA) as a surrogate for overall survival (OS) in patients (pts) with metastatic castrate-resistant prostate cancer (mCRPC) who failed first-line chemotherapy. J Clin Oncol. 2012;30(suppl; abstr 4515).
57. Hirano D, Okada Y, et al. Neuroendocrine differentiation in hormone refractory prostate cancer following androgen deprivation therapy. Eur Urol. 2004;45(5): 586–92. discussion 592.
58. Keizman D, Gottfried M, et al. Pretreatment neutrophil-to-lymphocyte ratio in metastatic castration-resistant prostate cancer patients treated with ketoconazole: association with outcome and predictive nomogram. Oncologist. 2012;17(12):1508–14.

第 13 章
靶向治疗的 I～II 期临床试验

Carmel Pezaro, Aurelius Omlin, Johann S. de Bono

引言

前列腺癌相关的研究目前正在飞速发展。虽然 CRPC 患者已经有了多种靶向治疗药物，但目前通过分子分析，在传统通路的基础上发现了新的通路和靶点。如何优化新药的临床研究仍然迫在眉睫。与其相关的挑战包括：肿瘤应答的评估、确定合乎规范的临床获益以及确定 PD，还有在肿瘤药代学研究中获取肿瘤组织。本章将着重回顾 CRPC 靶向药物中的 I～II 期临床研究相关问题。包括研究设计、患者挑选以及研究中安全性和有效性的监测。总之，早期研究不是一成不变的。事实上，目前迫切需要将免疫治疗和激素受体靶向治疗在临床设计和有效性的评估上区分开来。早期研究应该尽量包括大概的生物和科学假设，以及根据已知资料分析生物标志的可行性，详细描述肿瘤组织和非肿瘤组织的药代学，同时还需要选择合适的患者。

I 期临床研究

研究设计

I 期研究通常是新药首次体内研究。首要目的是评估药物在人体中的安全性，次要是获得初步有效的信息，以便于开展合适的进一步研究。一般采用 Fibonacci 法进行药物爬坡试验[1]，即在一个序列的患者中进行药物逐步加量滴定。方案中迅速提高剂量的益处在于保证安全性和研究进度的同时，尽量减少患者接受的不足治疗量的治疗[2]。也可采用 Bayesian 设计，在尽可能多数据的基础上，实时进行调整[3]。Bayesian 设计在研究的设计和实施时需要大量的统计数据[4]。不过首先是需要大量的数据。在激素受体的靶向药物中，爬坡研究可探索到最小的有效剂量，因此也是非常重要的。

I 期研究中，一般是逐渐增加受试者直至达到剂量限制性毒性（DLT）水平。抗激素药物恩杂鲁胺就是采用的这种方式对 I～II 期和 III 期进行无缝衔接[5,6]。该药物在 I～II 期研究探索了每天 60~480 mg 的剂量范围。通过 I 期很快积累了该药物的临床安全性数据，然后迅速进行 II 期研究。将 I～II 期联合的主要优势在于通过无缝衔接使研究进度大大加快。

确定目标

在治疗 CRPC 的药物研究中出现了越来越多的分子标志。激素受体（AR）仍然是其中的关键[6-8]。由于在循环肿瘤细胞中 AR 高度表达，因此治疗前 AR 浓度不能作为预后标志[9]。但目前二代测序可以检测患者标本更多的特征性突变。这可能使得新药在研发中可参考相关分子特征进行选择。AR 旁路也是肿瘤靶点之一[10]。

DLT 的定义和期限

DLT 是在细胞毒性药物的研究中逐渐发展完善的，主要关注的是血液学毒性[11]。因此，DLT 一般在治疗的 4 周内进行评估。但是在靶向治疗的评估中，采用同样的 DLT 定义可能并不合适。其中的一个例子是 ipilimumab 的临床研究过程。虽然前 5 周没有发生 DLT，然而其后有 32%的患者发生了 3~4 级免疫反应[12]。而且标准的 DLT 无法评估长期和累积性毒性，后者一般影响生活质量和治疗的耐受性。如果限定 DLT 为"研究期间发生在任何时间和任何地点，研究者和监察者认为和剂量相关的事件"，则可适用于长期和蓄积性的毒性[13]。

药代学和剂量爬升

很多Ⅰ期研究推荐的Ⅱ期研究剂量并非耐受性最好，而是大多数人可耐受的一个剂量。通过以 PK 为指导，用药可能能够针对性地给予合适的药物剂量。但有一个挑战是如何定义为无 SAE 的情况下的有效治疗剂量。在阿比特龙的Ⅰ期研究报道的 AUC 和血浆最大浓度差异高达 9 倍[14]。很多口服靶向药物都有类似问题。而且有的时候，PK 检测所用的标志无法明确。也无法明确兼顾疗效和安全性的最佳 AUC 值[15]。而且肿瘤穿刺标本做出来的检测结果也可能和真实情况有所不同，这使得肿瘤治疗中的确定治疗剂量面临挑战[16]。

早期临床研究时，我们应考虑剂量爬升中的生物学和伦理学因素。只要没有安全性的问题，患者自身进行的剂量提升可最大限度地提高患者获益的可能性。除患者个人的潜在获益外，患者进行的剂量爬升可提供有价值的"抵抗逆转"的信息以及最大限度地降低因耗时长所致的Ⅰ期研究的风险[13]，但却会对 DLT 的解读造成干扰。PK 引导的治疗的实际操作难度还包括在每个剂量下多次采集血样以及获得目标 AUC 存在困难[18]。

安全性监测

早期临床研究的安全性监测的目的是及早发现药物早期的副作用。这构成了临床研究的伦理基础，也是所有临床设计时需要主要考虑的问题。CRPC 患者额外还需要关注骨事件，高龄患者可能增加骨髓抑制。在 cabazitaxel 的研究中出现了类似情况[19]。不过，在一个纳入 442 例 CRPC 的临床研究中，治疗 30 天内死亡率较低，而多数死亡原因是非肿瘤原因，这一现象提示 CRPC 患者进入临床研究还是比较安全的[20]。

临床Ⅱ期研究

研究设计

Ⅱ期临床研究是测定新药抗肿瘤活性的重要一步。要能说明新药的抗肿瘤作用需要考虑统计方面是否合理。有众多的关于 CRPC 靶向治疗的Ⅱ期研究。采用单臂还是随机对照取决于研究的目的和既往研究采用对照的情况。在研究中根据生物标志物进行分层可以帮助研究者在Ⅲ期研究中确定合适的人群。

2007 年国际上发表了抗肿瘤靶向治疗的Ⅱ期研究的设计和实施意见，包括采用多个终点指标和设计、将新指标和设计进行整合、广泛地参考现有的临床研究，也包括阴性研究[21]。然而药物在临床上需要推广应用时，一直都会围绕体内研究的有效性存在争议。同时，也会考虑早期研究中存在的一些变数，如入组疾病是否代表了整个疾病以及影像学的改变是否有价值[22]。

早期研究也为转化性研究提供了支持。CYP-17 抑制剂阿比特龙的早期研究包括了内分泌治疗超敏患者，通过纳入该类患者进入研究证实了该药的作用机制[14]，同时也通过研究确定循环肿瘤细胞可作为肿瘤活动性指标之一[23-25]。

研究的适应性

肿瘤Ⅱ期的临床研究应逐步考虑肿瘤的不同分期即适应性设计，同时应兼顾临床意义和统计学要求[26,27]。CRPC 的Ⅱ期研究同时考虑了各个期别的患者，采用了一个对照组和多个治疗组的设计方案[28]。在 PARP 抑制剂奥拉帕尼的研究中，通过对早期数据的分析很快由非随机研究推进到随机研究[29]。奥拉帕尼的研究是基于新的生物标志物采取的适应性研究。主要针对 PARP 抑制剂敏感的患者。该药物的研究设计采用了多种适应性方法寻找到对 PARP 抑制剂敏感的亚组人群，加速了奥拉帕尼在 CRPC 中的研究进展。查找生物标志物的第一步是筛选，第二步是验证，为以后的Ⅲ期研究做好铺垫。适应性研究应事先确定好早期退出的条件、中期分析、用于提前判断疗效的标志物或影像学检查，以及如何与Ⅲ期研究无缝对接。

由于适应性研究可降低药物研发的后期成本，欧洲和美国都鼓励进行适应性研究[30,31]。经常被列举的例子显示非小细胞肺癌的 BATTLE 研究和乳腺癌的 I-SPY2 研究[32,33]。

适应性研究的主要风险在于增加Ⅰ类错误的发生，也就是出现了假阳性结果，或者由于样本量较小和其他的变数使结果不能够有明确的结论。但这类错误可以通过事先进行限定得以控制。在选择入组和统计学的效能不够时，也可能出现Ⅱ类错误（假阴性结果）[34]。

研究的实施

即使Ⅱ期研究有阳性结果也不一定会进行Ⅲ期研究[35]。一般有以下几个原因：选择的终点临床不适用、研究的后续治疗发生了改变、纳入者不均匀以及在实际患者人群中患者的特征与研究纳入者相差甚远。但是在多西他赛联合治疗 CRPC 的研究中，8 个临床研究的阴性结果不是在Ⅱ期研究提示有效的前提下开展的[36]。由单药外推到联合治疗和基于次要指标的阳性结果一样都是不可取的。在前列腺癌的研究中目前最大的问题仍然是设计和完成好的Ⅱ期临床研究。

客观来说，对Ⅱ期研究的解读应该慎重，因为样本量小，可信区间范围窄。举例而言，如果有效率是 40%，一般 95%可信区间多为 20%~60%。进行Ⅱ期随机研究得出的有效可信区间可能会重叠，因此无法检测出两者的差异[37]。一个令人深刻的例子是乳腺癌中采用 iniparib 联合化疗的Ⅱ期研究最后结果为阳性[38]，然而花费了大量金钱的Ⅲ期研究结果却是阴性的[39]。

定义研究人群

CRPC 研究中的纳入患者与一般研究存在差异。更多的考虑是临床和生物学上的标志物，而不会考虑年龄。然而某些评估是和年龄相关的，结果可能会导致无法纳入年龄较大的患者。一个例子显示采用 Cockcroft-Gault 方法评估肌酐清除率[40]，该方法在年龄上需要进行校正，即使是在肌酐很低的患者身上，肌酐清除率也可能很低。

定义疾病进展方面也是复杂而困难的。前列腺癌患者通常都有骨疾病，但普通 CT 和骨扫描并不能很好地监测。前列腺癌工作组

(PCWG) 很好地定义了 PSA 进展的标准[41]，使得即使是 PSA 很低的患者也可能参加临床试验。然而 PSA 并不能反应非去势疗法的疗效。PSA 的升高也并非都会同时伴随临床和影像学的进展[42]。

进入Ⅰ期研究的患者通常都是没有更好选择的晚期患者。这部分患者可能会迅速恶化，或者出现安全性问题。这都使得安全性的评估受到影响。预后评估能预判出生存期不长和容易发生相关毒性的患者[43,44]。Royal Marsden 评分已经广泛应用于靶向治疗患者的筛查[45]。该评分即使是在涉及循环肿瘤细胞计数靶向治疗中表现也良好[46]。患者入组的筛选也许可以通过检测循环肿瘤细胞的靶点实现，而且循环细胞靶点检测还可以评估患者的异质性和肿瘤克隆的变化。入组时即进行靶点检测的做法对增加有效率上可能有帮助，但会延长入组时间。但是循环肿瘤细胞的收集可以为抗肿瘤活性的评估提供机会[9,23]。考虑到已经有对 CRPC 功能区基因亚型的研究，进行 CTC 相关研究对于肿瘤分子多样性提供了数据，可能是未来肿瘤药物发展的方向之一。CRPC 中经常存在 *ETS* 基因融合以及 *PTEN* 的缺失[47,48]，这一点与向神经内分泌分化相吻合[49]。但是临床试验目前尚未对患者进行亚组分类入组，但是肿瘤细胞内的异质性和患者之间肿瘤的异质性可能在这方面有较大的影响。

研究终点选择

CRPC 治疗后循环肿瘤细胞计数和 OS

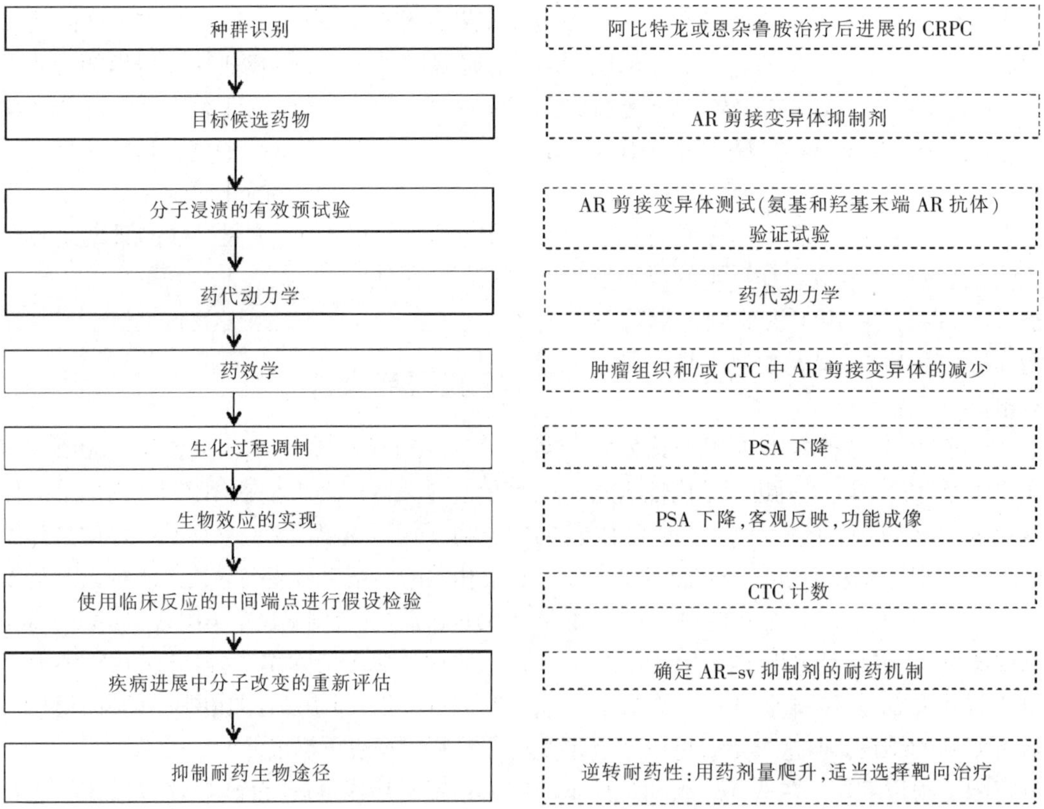

图 13.1　临床实验设计的药理学审计跟踪。实线框包含概念化的试验框架；虚线框展示了一种针对雄激素受体(AR)剪接变异体在 CRPC 中的新疗法的示例。CTC，循环肿瘤细胞；PSA，前列腺特异性抗原。

相关。由于 CRPC 治疗领域的快速发展，迫切需要能够用于新药研发批准的新标志物[50]。

预测性生物标志物

靶向治疗中同时研究生物标志物可增加药物注册的成功率。然而目前 CRPC 中没有预测性标志物。黑色素瘤中的 BRAF 突变和肺癌中的 EML-ALK 重排都是很成功的例子（找到了适用靶向药物的亚组人群）。正如之前的研究述及（图 13.1），Ⅰ~Ⅱ期研究可以在生物标志物方面进行探索[51]。根据初步的生物学假设，可以通过检测循环和肿瘤标志物对可能受益的患者进行选择。TO-PARP 研究提供了一个大致的框架，包括如何将药物和试验性治疗相结合（图 13.2 A）以及如何筛选适合的生物标志物（图 13.2 B）。

应答终点

在 CRPC 的治疗应答评估方面一直存在局限。无论是 PSA 水平还是 PSA 变化（PSA 变化的速度和程度）都没有满足成为 OS 替代指标的要求[50]。但 PSA 仍被广泛应用于有效的评估[41]。即使 PSA 可能毫无用处，Ⅰ~Ⅱ期研究中也采用其作为标志之一。比如免疫治疗可延长 OS 但却不影响 PSA 变化[52,53]。

20 世纪 80 年代，骨显像被广泛应用于骨转移的筛查。但很快认识到该方法存在着较高的假阴性、缺乏特异性和可重复性等缺点[55]。尽管存在上诉缺点，但骨扫描仍然被作为骨转移患者分期的标准方法之一。PCWG2 推荐骨转移如果出现新发病灶才考

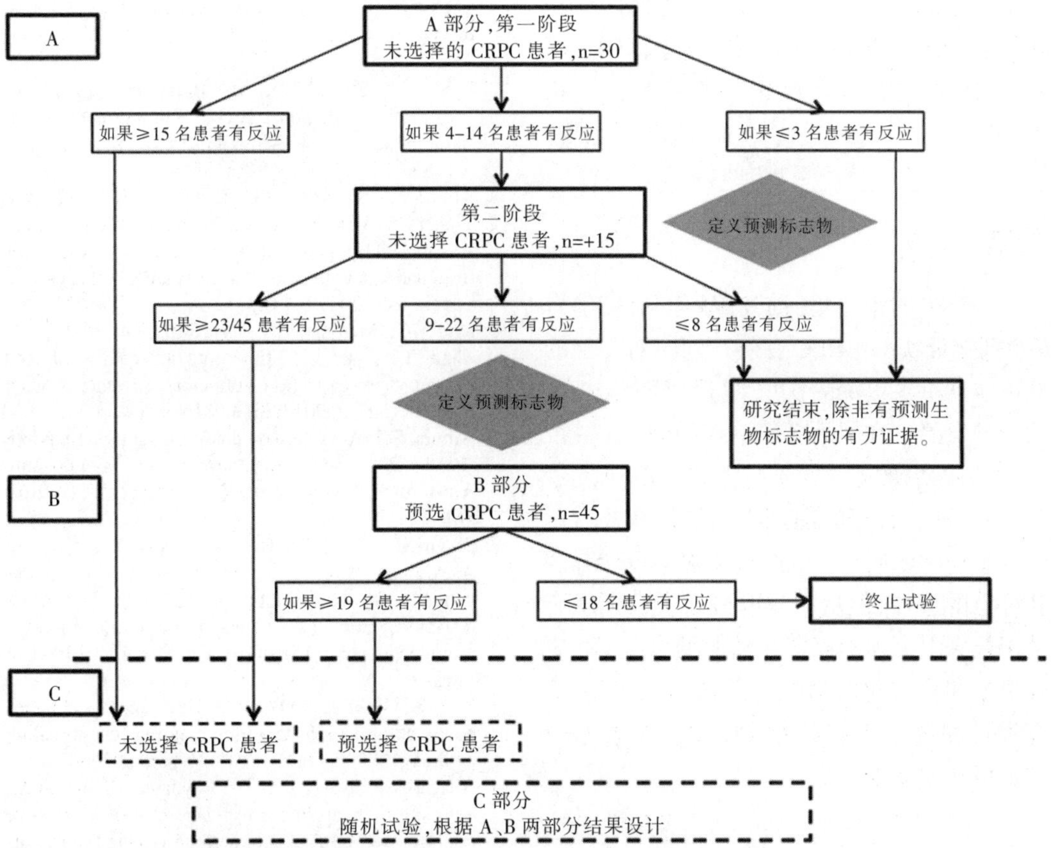

图 13.2 TO–PARTⅡ期临床试验框架。CRPC，去势抵抗性前列腺癌；pts，患者；n，数量。

虑进展，而不是放射性浓聚或者面积的改变[41]。目前试图在CT协助下由有经验的放射科医生进行评估。可以很好地对骨转移的密度、范围和数量进行重复评估[56]。

2000年发表的实体肿瘤评估标准对实体瘤的疗效评估进行了规范[57]。PCWG2据此进行了修订，包括3个月后的CT再评估和骨扫描。目前也开展了一些替代的检查手段。全身DW-MRI显示出优于^{99m}TC骨扫描，也许更适合于疗效评估[58]。PET-CT在前列腺癌转移灶的诊断上，特异性和敏感性也更高[59]。但这些方法的数据尚不充分，还不足以在临床研究和实践中广泛应用。

新的生物标志物包括循环肿瘤细胞和生物驱动的标志[50]。在能够胜任作为替代指标之前，还需要对目标进行严谨研究。但这方面的数据确实有可能协助我们筛选出合适的患者。在COU-AA-301的研究中，我们看到了一些积极的结果。其中CTC联合LDH被证实是生存相关的一个替代指标[60,61]。

总结

在过去的十年里，前列腺癌的研究中有6个药物证实对CRPC有效，同时对复杂的分子驱动有了更深的认识。与肿瘤生长相关的分子通路正在成为新药治疗的靶点。一个药物的成功研发，需要一个整体的研发策略，包括富有智慧的前期临床设计和效力足够的Ⅲ期临床研究。虽然有了很多设计方法和终点的选择，但从中挑取最适合的标志有助于最大限度地提高药物注册的可能。在研究早期即将转化医学融入进来，对后期的研究设计和进一步理解CRPC的生物学基础都有更多的益处。

（周礼鲲 译）

参考文献

1. Simon R, Freidlin B, Rubinstein L, Arbuck SG, Collins J, Christian MC. Accelerated titration designs for phase I clinical trials in oncology. J Natl Cancer Inst. 1997;89(15):1138–47.
2. Le Tourneau C, Lee JJ, Siu LL. Dose escalation methods in phase I cancer clinical trials. J Natl Cancer Inst. 2009;101(10):708–20.
3. Babb J, Rogatko A, Zacks S. Cancer phase I clinical trials: efficient dose escalation with overdose control. Stat Med. 1998;17(10):1103–20.
4. Eisenberger MA, Sinibaldi VJ, Reyno LM, Sridhara R, Jodrell DI, Zuhowski EG, et al. Phase I and clinical evaluation of a pharmacologically guided regimen of suramin in patients with hormone-refractory prostate cancer. J Clin Oncol. 1995;13(9):2174–86.
5. Scher HI, Beer TM, Higano CS, Anand A, Taplin ME, Efstathiou E, et al. Antitumour activity of MDV3100 in castration-resistant prostate cancer: a phase 1–2 study. Lancet. 2010;375(9724):1437–46.
6. Scher HI, Fizazi K, Saad F, Taplin ME, Sternberg CN, Miller K, et al. Increased survival with enzalutamide in prostate cancer after chemotherapy. N Engl J Med. 2012;367(13):1187–97.
7. de Bono JS, Logothetis CJ, Molina A, Fizazi K, North S, Chu L, et al. Abiraterone and increased survival in metastatic prostate cancer. N Engl J Med. 2011; 364(21):1995–2005.
8. Ryan CJ, Smith MR, de Bono JS, Molina A, Logothetis CJ, de Souza P, et al. Abiraterone in metastatic prostate cancer without previous chemotherapy. N Engl J Med. 2013;368(2):138–48.
9. Attard G, Swennenhuis JF, Olmos D, Reid AH, Vickers E, A'Hern R, et al. Characterization of ERG, AR and PTEN gene status in circulating tumor cells from patients with castration-resistant prostate cancer. Cancer Res. 2009;69(7):2912–8.
10. Patel JC, Maughan BL, Agarwal AM, Batten JA, Zhang TY, Agarwal N. Emerging molecularly targeted therapies in castration refractory prostate cancer. Prostate Cancer. 2013;2013:981684.
11. Arbuck SG. Workshop on phase I study design. Ninth NCI/EORTC new drug development symposium, Amsterdam, March 12, 1996. Ann Oncol. 1996;7(6): 567–73.
12. Slovin SF, Higano CS, Hamid O, Tejwani S, Harzstark A, Alumkal JJ, et al. Ipilimumab alone or in combination with radiotherapy in metastatic castration-resistant prostate cancer: results from an open-label, multicenter phase I/II study. Ann Oncol. 2013;24(7): 1813–21.
13. Yap TA, Omlin A, de Bono JS. Development of therapeutic combinations targeting major cancer signaling pathways. J Clin Oncol. 2013;31(12):1592–605.
14. Attard G, Reid AH, Yap TA, Raynaud F, Dowsett M, Settatree S, et al. Phase I clinical trial of a selective inhibitor of CYP17, abiraterone acetate, confirms that castration-resistant prostate cancer commonly

remains hormone driven. J Clin Oncol. 2008;26(28): 4563–71.
15. Engels FK, Loos WJ, van der Bol JM, de Bruijn P, Mathijssen RH, Verweij J, et al. Therapeutic drug monitoring for the individualization of docetaxel dosing: a randomized pharmacokinetic study. Clin Cancer Res. 2011;17(2):353–62.
16. Marcucci F, Corti A. Improving drug penetration to curb tumor drug resistance. Drug Discov Today. 2012;17(19–20):1139–46.
17. Ivy SP, Siu LL, Garrett-Mayer E, Rubinstein L. Approaches to phase 1 clinical trial design focused on safety, efficiency, and selected patient populations: a report from the clinical trial design task force of the national cancer institute investigational drug steering committee. Clin Cancer Res. 2010;16(6):1726–36.
18. Park JR, Scott JR, Stewart CF, London WB, Naranjo A, Santana VM, et al. Pilot induction regimen incorporating pharmacokinetically guided topotecan for treatment of newly diagnosed high-risk neuroblastoma: a children's oncology group study. J Clin Oncol. 2011;29(33):4351–7.
19. Yap TA, Pezaro CJ, de Bono JS. Cabazitaxel in metastatic castration-resistant prostate cancer. Expert Rev Anticancer Ther. 2012;12(9):1129–36.
20. Omlin A, Pezaro C, Mukherji D, Mulick Cassidy A, Sandhu S, Bianchini D, et al. Improved survival in a cohort of trial participants with metastatic castration-resistant prostate cancer demonstrates the need for updated prognostic nomograms. Eur Urol. 2013;64(2): 300–6.
21. Booth CM, Calvert AH, Giaccone G, Lobbezoo MW, Eisenhauer EA, Seymour LK. Design and conduct of phase II studies of targeted anticancer therapy: recommendations from the task force on methodology for the development of innovative cancer therapies (MDICT). Eur J Cancer. 2008;44(1):25–9.
22. Goodwin R, Giaccone G, Calvert H, Lobbezoo M, Eisenhauer EA. Targeted agents: how to select the winners in preclinical and early clinical studies? Eur J Cancer. 2012;48(2):170–8.
23. de Bono JS, Scher HI, Montgomery RB, Parker C, Miller MC, Tissing H, et al. Circulating tumor cells predict survival benefit from treatment in metastatic castration-resistant prostate cancer. Clin Cancer Res. 2008;14(19):6302–9.
24. Danila DC, Morris MJ, de Bono JS, Ryan CJ, Denmeade SR, Smith MR, et al. Phase II multicenter study of abiraterone acetate plus prednisone therapy in patients with docetaxel-treated castration-resistant prostate cancer. J Clin Oncol. 2010;28(9):1496–501.
25. Reid AH, Attard G, Danila DC, Oommen NB, Olmos D, Fong PC, et al. Significant and sustained antitumor activity in post-docetaxel, castration-resistant prostate cancer with the CYP17 inhibitor abiraterone acetate. J Clin Oncol. 2010;28(9):1489–95.
26. Gray R, Manola J, Saxman S, Wright J, Dutcher J, Atkins M, et al. Phase II clinical trial design: methods in translational research from the Genitourinary Committee at the Eastern Cooperative Oncology Group. Clin Cancer Res. 2006;12(7 Pt 1):1966–9.
27. Brown SR, Gregory WM, Twelves CJ, Buyse M, Collinson F, Parmar M, et al. Designing phase II trials in cancer: a systematic review and guidance. Br J Cancer. 2011;105(2):194–9.
28. James ND, Sydes MR, Clarke NW, Mason MD, Dearnaley DP, Anderson J, et al. Systemic therapy for advancing or metastatic prostate cancer (STAMPEDE): a multi-arm, multistage randomized controlled trial. BJU Int. 2009;103(4):464–9.
29. A'Hern R, de Bono JS, Sandhu S, Kalaitzaki E, Usdin M, Hall EE. Phase II investigation of a PARP inhibitor (olaparib) in castration resistant prostate cancer (CRPC) which incorporates the possibility that treatment effect may be restricted to biomarker defined subgroups. Trials. 2011;12(supp 1):A88.
30. Reflection paper on methodological issues in confirmatory clinical trials with flexible design and analysis plan 2006. Available from: http://www.ema.europa.eu/docs/en_GB/document_library/Scientific_guideline/2009/09/WC500003617.pdf.
31. Guidance for industry: adaptive design clinical trials for drugs and biologics 2010. Available from: http://www.fda.gov/downloads/Drugs/guidancecomplianceregulatoryinformation/guidances/ucm201790.pdf.
32. Kim ES, Herbst RS, Wistuba II, Lee JJ, Blumenschein Jr GR, Tsao A, et al. The BATTLE trial: personalizing therapy for lung cancer. Cancer Discov. 2011;1(1): 44–53.
33. Barker AD, Sigman CC, Kelloff GJ, Hylton NM, Berry DA, Esserman LJ. I-SPY 2: an adaptive breast cancer trial design in the setting of neoadjuvant chemotherapy. Clin Pharmacol Ther. 2009;86(1): 97–100.
34. Wang SJ, James Hung HM, O'Neill RT. Impacts on type I error rate with inappropriate use of learn and confirm in confirmatory adaptive design trials. Biomed J. 2010;52(6):798–810.
35. Chan JK, Ueda SM, Sugiyama VE, Stave CD, Shin JY, Monk BJ, et al. Analysis of phase II studies on targeted agents and subsequent phase III trials: what are the predictors for success? J Clin Oncol. 2008; 26(9):1511–8.
36. Antonarakis ES, Eisenberger MA. Phase III trials with docetaxel-based combinations for metastatic castration-resistant prostate cancer: time to learn from past experiences. J Clin Oncol. 2013;31(14): 1709–12.
37. Freidlin B, McShane LM, Polley MY, Korn EL. Randomized phase II trial designs with biomarkers. J Clin Oncol. 2012;30(26):3304–9.
38. O'Shaughnessy J, Osborne C, Pippen JE, Yoffe M, Patt D, Rocha C, et al. Iniparib plus chemotherapy in metastatic triple-negative breast cancer. N Engl J Med. 2011;364(3):205–14.
39. Mateo J, Ong M, Tan DS, Gonzalez MA, de Bono JS. Appraising iniparib, the PARP inhibitor that never was-what must we learn? Nat Rev Clin Oncol. 2013; 10(12):688–96.
40. Cockcroft DW, Gault MH. Prediction of creatinine clearance from serum creatinine. Nephron. 1976; 16(1):31–41.

41. Scher HI, Halabi S, Tannock I, Morris M, Sternberg CN, Carducci MA, et al. Design and end points of clinical trials for patients with progressive prostate cancer and castrate levels of testosterone: recommendations of the Prostate Cancer Clinical Trials Working Group. J Clin Oncol. 2008;26(7):1148–59.
42. Pezaro C, Omlin A, Lorente D, Nava Rodrigues D, Ferraldeschi R, Bianchini D, et al. Visceral disease in castration-resistant prostate cancer. Eur Urol. 2014; 65(2):270–3.
43. Bachelot T, Ray-Coquard I, Catimel G, Ardiet C, Guastalla JP, Dumortier A, et al. Multivariable analysis of prognostic factors for toxicity and survival for patients enrolled in phase I clinical trials. Ann Oncol. 2000;11(2):151–6.
44. Arkenau HT, Barriuso J, Olmos D, Ang JE, de Bono J, Judson I, et al. Prospective validation of a prognostic score to improve patient selection for oncology phase I trials. J Clin Oncol. 2009;27(16):2692–6.
45. Wheler J, Tsimberidou AM, Hong D, Naing A, Falchook G, Piha-Paul S, et al. Survival of 1,181 patients in a phase I clinic: the MD Anderson Clinical Center for targeted therapy experience. Clin Cancer Res. 2012;18(10):2922–9.
46. Olmos D, Baird RD, Yap TA, Massard C, Pope L, Sandhu SK, et al. Baseline circulating tumor cell counts significantly enhance a prognostic score for patients participating in phase I oncology trials. Clin Cancer Res. 2011;17(15):5188–96.
47. Tomlins SA, Rhodes DR, Perner S, Dhanasekaran SM, Mehra R, Sun XW, et al. Recurrent fusion of TMPRSS2 and ETS transcription factor genes in prostate cancer. Science. 2005;310(5748):644–8.
48. Reid AH, Attard G, Brewer D, Miranda S, Riisnaes R, Clark J, et al. Novel, gross chromosomal alterations involving PTEN cooperate with allelic loss in prostate cancer. Mod Pathol. 2012;25(6):902–10.
49. Mosquera JM, Beltran H, Park K, MacDonald TY, Robinson BD, Tagawa ST, et al. Concurrent AURKA and MYCN gene amplifications are harbingers of lethal treatment-related neuroendocrine prostate cancer. Neoplasia. 2013;15(1):1–10.
50. Armstrong AJ, Eisenberger MA, Halabi S, Oudard S, Nanus DM, Petrylak DP, et al. Biomarkers in the management and treatment of men with metastatic castration-resistant prostate cancer. Eur Urol. 2012; 61(3):549–59.
51. Yap TA, Sandhu SK, Workman P, de Bono JS. Envisioning the future of early anticancer drug development. Nat Rev Cancer. 2010;10(7):514–23.
52. Higano CS, Schellhammer PF, Small EJ, Burch PA, Nemunaitis J, Yuh L, et al. Integrated data from 2 randomized, double-blind, placebo-controlled, phase 3 trials of active cellular immunotherapy with sipuleucel-T in advanced prostate cancer. Cancer. 2009; 115(16):3670–9.
53. Kantoff PW, Higano CS, Shore ND, Berger ER, Small EJ, Penson DF, et al. Sipuleucel-T immunotherapy for castration-resistant prostate cancer. N Engl J Med. 2010;363(5):411–22.
54. Galasko CS. The significance of occult skeletal metastases, detected by skeletal scintigraphy, in patients with otherwise apparently 'early' mammary carcinoma. Br J Surg. 1975;62(9):694–6.
55. Galasko CS. Problems associated with the detection of skeletal metastases. J R Soc Med. 1978;71(1): 38–41.
56. Brown MS, Chu GH, Kim HJ, Allen-Auerbach M, Poon C, Bridges J, et al. Computer-aided quantitative bone scan assessment of prostate cancer treatment response. Nucl Med Commun. 2012;33(4): 384–94.
57. Therasse P, Arbuck SG, Eisenhauer EA, Wanders J, Kaplan RS, Rubinstein L, et al. New guidelines to evaluate the response to treatment in solid tumors. European Organization for Research and Treatment of Cancer, National Cancer Institute of the United States, National Cancer Institute of Canada. J Natl Cancer Inst. 2000;92(3):205–16.
58. Lecouvet FE, El Mouedden J, Collette L, Coche E, Danse E, Jamar F, et al. Can whole-body magnetic resonance imaging with diffusion-weighted imaging replace Tc 99 m bone scanning and computed tomography for single-step detection of metastases in patients with high-risk prostate cancer? Eur Urol. 2012;62(1):68–75.
59. Evangelista L, Zattoni F, Guttilla A, Saladini G, Colletti PM, Rubello D. Choline PET or PET/CT and biochemical relapse of prostate cancer: a systematic review and meta-analysis. Clin Nucl Med. 2013;38(5):305–14.
60. Scher HI, Heller G, Molina A, Kheoh TS, Attard G, Moreira J, et al. Evaluation of circulating tumor cell (CTC) enumeration as an efficacy response biomarker of overall survival (OS) in metastatic castration-resistant prostate cancer (mCRPC): planned final analysis (FA) of COU-AA-301, a randomized double-blind, placebo-controlled phase III study of abiraterone acetate (AA) plus prednisone (P) post docetaxel. J Clin Oncol. 2011;29(suppl; abstr LBA4517).
61. Scher HI, Heller G, Molina A, Attard G, McCormack R, Riisnaes R, et al. Evaluation of a composite biomarker panel including circulating tumor cell (CTC) enumeration as a surrogate for survival in metastatic castration-resistant prostate cancer (mCRPC). In: The European cancer congress; 27 September – 1 October; Amsterdam 2013. Abstr. 2851.

第 14 章
去势抵抗性前列腺癌具有决定性意义的临床指标

Jorge A. Garcia, Robert Dreicer

引言

虽然这对于前列腺癌的治疗是激动人心的时刻，但是研发治疗去势抵抗性前列腺癌(CRPC)患者的药物却面临着巨大挑战。疾病生物学和公认的前列腺癌异质性是固有的疾病特异性问题，这些问题持续影响着试验设计[1]。相似地，在较早的Ⅰ、Ⅱ期临床试验中所采用的传统指标，对于Ⅲ期临床试验中生存预后的评估效果不佳。随着药物研发复杂性的增加，一些新的前列腺癌试验设计准则已不再与美国食品监督管理局(FDA)针对药品注册和审批的必要性规定相一致[2]。迄今为止，对于患有转移性去势抵抗性前列腺癌(mCRPC)的患者，仍然不能有效地预测早期治疗效果的替代指标。已往的指标，如前列腺癌特异性抗原(PSA)、实体瘤疗效评价标准(RECIST)和无进展生存期(PFS)，均不能可靠地预测患者群体的生存益处[3]。虽然具有临床相关性，但是生活质量和疼痛的评分也不是可靠的试验指标。另外，将生物标志物 PSA 及雄激素受体(AR)基因产物的改变使用在非 AR 靶向治疗中，可能相对无意义，而且目前并没有发现这些指标比预后指标如生存率等更具有可接受性[4]。

随着对去势难治性前列腺癌生物学以及药物研发中将 AR 作为药物治疗靶点重要性的不断快速认识，会使常规使用的临床指标面临越来越多的挑战，加之 FDA 对于注册的要求，这些都在不断增加临床试验设计和执行的复杂性[5,6]。另一个挑战是随着AR靶向治疗药物如恩杂鲁胺、醋酸阿比特龙(AA)的广泛应用，还没有一项前瞻性研究来测试和验证这些药品的最佳使用顺序以及患者的最佳选择[7-10]。

另一个紧迫问题是如何将非 AR 靶向治疗如免疫治疗纳入常规临床实践，因为这些药品的作用机制可能会需要“不同的”指标，尤其是在疾病早期应用时。Sipuleucel-T 就是一个很好的例子，它反映了传统指标如前列腺特异性抗原(PSA)反应与客观反映率(ORR)以及总生存率之间的明显脱节[11]。

能在 CRPC 试验设计中合理实用定义的指标是迫切需要的，尤其是当临床肿瘤学迅速向基因组学和精确医疗发展，尽管有不确定性，并同时迅速转向成本控制时代，又使新药研发变得更具挑战性。本章我们回顾了以前曾在 CRPC 试验设计中使用过的传统指标。同时，我们还讨论了能够纳入未来 CRPC 研究的潜在新策略。

了解 CRPC

尽管从治疗单个患者的角度来看，CRPC 仍然是一个非常具有异质性的疾病，但是 CRPC 生物学方面的进展肯定了 AR 通路的重要性和它在发病机制及向去势抵抗状态进展方面的作用[5,12]。在这些挑战中，当试图定义前列腺癌患者的预后时，常缺乏可靠的替代标志物来预测总体生存率。疾病的异质性在去势抵抗疾病的发展中也起到了重要作用，它可能涉及AR抵抗中多通路的参与以及在某种程度上经验性地将去势难治性疾病临床定义为疾病生化进展，即睾酮处于设定的“去势水平”(<50ng/dL)，单纯PSA或明显的放射学和(或)症状的进展[12]。一些患者可仅表现为血清学的进展，而其他患者则会出现疾病症状。相似地，许多患者被“常规”影像学检查发现。最近在选择CRPC患者进行临床试验时，疾病的相关症状的重要性已经被越来越多地考虑到，并纳入了研究设计。由于更加现代的研究在试验设计中包含了安慰剂对照，并利用疼痛、生活质量(QOL)评分工具，病例组之间出现了不同，如无临床症状、少临床症状以及有临床症状，这些在解释试验结果时具有越来越多的相关性[13,14]。随着Sipuleucel-T、醋酸阿比特龙(AA)和恩杂鲁胺的使用，先前治疗的数量、治疗顺序以及早期引入化疗的可能性都将可能影响未来临床试验的选择指标。

另外的挑战包括在mCRPC试验设计中纳入血清学和组织学的生物标志物。在向精确医疗时代前进的过程中，我们面临着了解下一代基因组学的作用及其潜在利用价值的挑战，定义明确的策略中包含生物学相关标志物，这些策略可以使CRPC患者的治疗朝向一个更合理的方法发展[15,16]。

CRPC试验中的传统指标

PSA反应

自20世纪80年代末引入PSA，它就成了评估进展期PCa患者治疗效果和预测进展的最普遍的生物标记物[17,18]。无论手术还是放射治疗都是根治性治疗，虽然这些治疗后会有短期的PSA无法检测，但绝对PSA值、PSA下降百分比以及其他PSA动力学评估方法更难对疾病进展进行预测[19,20]。由于许多医生在常规临床实践中依靠PSA值来做治疗决策，超出实验环境要求的试验易变性以及PSA评估的变化使其对临床研究的解释变得复杂。当接受非AR依赖机制的药物治疗时，基于PSA进展而进行治疗方法的改变，可能会在更大的范围内产生影响。由于经常在接受治疗的mCRPC患者中观察到PSA下降与肿瘤负荷下降普遍不相关，因此客观反映PSA随时间改变之间的关系也受到了挑战。已往的PSA反应和PSA进展时间还没有纳入前列腺癌临床试验中[21]。20世纪80年代末期进行的回顾性研究表明，PSA下降可以作为反映治疗效果的良好指标[22,23]。密歇根大学的研究人员提供的初步证据表明，与PSA下降大于50%的患者相比，接受化疗后PSA下降未能大于50%的患者死亡风险会加倍[23]。另一个挑战是将PSA反应作为指标，这可由一项苏拉明的翻译研究解释，高电荷的多磺化萘脲能够结合多种蛋白质，包括各种生长因子，例如，碱性成纤维细胞生长因子。苏拉明抑制PSA分泌并且没有毒性效应，且PSA百分比下降(<50%；≥50%~75%；≥75%)与生存率之间无关联性[24]。这项研究结果与评估苏拉明和氢化可的松在mCRPC患者中疗效的Ⅲ期研究结果相冲突，在该研究中，mCRPC患者治疗后PSA下降≥50%并且持续≥4周与更长的PSA及总生存率相关。这种差异在矫正疾病负荷以及基线PSA值后仍存在[25]。

将PSA作为反应参数具有不确定性，也无法将其设定为晚期前列腺癌试验的标准指标，这促使参与前列腺癌新药研究的学术研究者聚集起来以前列腺癌特异性抗原工作组的名义发布指导声明。这些指导方针专注于去势难治性前列腺癌患者，明确了患者资格、预后评估、标准化 PSA 在临床试验中的使用[26]。

很多试验研究评估了将 PSA 反应作为潜在的生存期替代标志物的可能性，这些研究均用于评估以多西他赛为基础的化疗方案[18,27]。另一项美国大规模群体临床研究评估了持续性及间断性雄激素阻滞疗法在新发转移性前列腺癌患者中的作用，同时也探索了经过 7 个月 ADT 治疗后 PSA 最低值对总生存率的影响[28,29]。在这项研究中，尽管经过 7 个月 ADT 治疗后 PSA 最低值<0.2ng/mL 的患者总生存期中位数是 75 个月，但是 PSA 最低值介于 0.2~0.4 之间及>4mg/mL 的患者，他们的生存期中位数分别是 44 个月与 13 个月（$P<0.01$）。这些结果表明，在此次临床试验中，PSA 最低值的效用可以作为一个潜在的替代指标。尽管 PSA 最低值不是去势抵抗性环境下的常用指标，但是 PSA 下降与临床预后之间的关联已在同期的试验中进行了分析。TAX 327 的二次 PSA 分析，是一个随机Ⅲ期临床试验，对比多西他赛联合泼尼松每 3 周或每周给药一次与米托蒽醌联合泼尼松每 3 周一次的治疗效果，结果表明，于基线 PSA 值基础上 PSA 下降超过 50% 的转移性去势难治性前列腺癌患者死亡风险下降 60%[30]。与此相反，类似的随机化研究 SWOG 9916 评估了转移性去势难治性前列腺癌患者中以多西他赛为基础的化疗方式，检测了 PSA 百分比的下降对总生存期中位数的影响。为了确定 PSA 下降能否作为临床预后的替代标志物，使用 Cox 模型检验调整 PSA 下降后治疗和生存时间之间的关系。PSA 下降 10%、20%、30%、40%、60%、75%、80%和 90%均被考虑在内。调整治疗后，PSA 值下降 30%，治疗效果不再显著。尽管这些结果表明，在以多西他赛为基础的化疗期间，PSA 下降 ≥30% 可用作生存期的替代标志物，但 PSA 下降本身并不能充分解释治疗方式与生存期之间的所有联系[31]。

尽管 PSA 反应的效用仍然不确定，但在 AR 定向治疗中它仍是一个合理的靶点。但是由于目前的药物如 223 镭，前列腺癌疫苗以及一些新的药品并不能阻止 AR 的转录，因此我们没能观察到 PSA 下降产生的效应。在这些药品研究中，PSA 并不是那么有吸引力的活性生物标志物。把这一点和其他 PSA 反映问题考虑在内的话，前列腺癌临床试验工作小组（PCWG2）重新思考了 mCRPC 试验中 PSA 的作用、PSA 相关的检测以及其他结果的检测[32]。该小组强调了在Ⅱ~Ⅲ期试验过渡过程中的时间至事件指标（如无进展）的重要性。同样地，PCWG2 建议 PSA 不应该用于在个体病例或研究中判定治疗效果，也不应该作为一个停药标准。与 PCWG1 的建议相反，考虑到 PSA 的反应率，PCWG2 反对这样的情况，因为血清学反应几乎没有价值，它在基线的基础上下降程度并没有显著意义，而且它作为一个临床效果的衡量标志没有预期的证据。然而 PCWG2 明确建议，在 mCRPC 研究设计中，对每个患者而言，PSA 从基线水平到 12 周（包含了早期停止治疗的患者）变化的百分比，以及患者治疗后任意时刻出现的 PSA 下降最大值，都以瀑布图的形式报道[32]。这些建议目前被普遍接受，已经融入了现在的试验设计当中，用以评估卡巴他塞、Sipuleucel-T、醋酸阿比特龙（AA）、223 镭、恩杂鲁胺等药物[7,9,11,33]。

最近，Halabi 和他的同事分析了Ⅲ期研究的 PSA 数据，以评估在接受过包含多西他赛治疗的 mCRPC 患者中卡巴他塞与米托蒽醌、泼尼松联合治疗的效果[34]。他们分析的主要目的是确认 SWOG 9916 中先前的发现，即初始采用以多西他赛为基础化疗的 12 周内 PSA 下降（≥30%）的潜在替代物。当应用了 Prentice 手术标准时，接受的治疗是对总生存期的预测具有显著统计学意义的预测指标[35]。相似地，PSA 下降>30%也对总生存期的预测具有显著统计学意义，其 HR 为 0.52（$P<0.001$）。不幸的是，在多变量模型中，PSA 下降和个体治疗都具有统计学意义，因此不能满足替代物的标准。当使用 Prentice 手术标准时，在两个单变量模型中，如果它与总生存期都具有显著相关性（$P<0.05$），标志物就被认定为替代指标。然而在多变量模型中，标志物（而非治疗）需要有统计学意义。而且在报道中用 PSA 下降≥30%和 50%来解释治疗效果，其比例没有超过 0.50，即 95% CI 下限，表明缺少替代物[34]。

在使用了 CYP-17 抑制药物醋酸阿比特龙的 mCRPC 试验中也观察到了有意义的 PSA 反应。而在后来多西他赛的研究中，在 29.5%的患者中可以观察到 PSA 反应，化疗初始治疗研究中几乎 62%的患者 PSA 下降≥50%[8,9]。类似地，在恩杂鲁胺化疗后的Ⅲ期试验和恩杂鲁胺化疗初始治疗的Ⅲ期试验中观察到 PSA 反应率分别为 54%和 78%[7,36]。虽然在这些研究中能观察到明显的血清反应，但是将 PSA 下降作为替代指标仍然是不确定的。

PSA 限制指标

正如我们所描述的，在评估细胞毒性药物治疗的试验中，PSA 反应不能满足替代的需要，而 PSA 检测对于操作的医生和患者而言仍然是一个重要的参数。对于个体患者 PSA 数值常常出现，而且在常规的临床实践中被频繁地用于做出治疗决策。正是这个常规程序和无法控制的操作才影响了许多基于 US 的前列腺癌研究的正确性和结果。虽然接受化疗的患者 PSA 下降与预后高度相关，或许是在最初治疗后数月内评估反应的简单标准，但是仍没有一个截定点能用于完整预测个体患者的预后。同样地，在接受新药时 PSA 短暂升高也可以是“耀斑现象”，不能代表真正的疾病进程[32]。早期认识这一现象是在常规实践和临床试验中避免早期停药的关键。

在评价新的非 AR 靶向药物时，仍不清楚 PSA 是否能被用作评估抗肿瘤治疗和疾病预后的生物标记物。两项最新的大样本随机Ⅲ期临床研究评估了 mCRPC 的活性药物，研究强调了 PSA 与总体生存期之间存在的不相关性。IMPACT 试验（前列腺癌免疫治疗）是一个Ⅲ期、双盲、安慰剂对照试验，它包含了 512 例无临床症状或少临床症状的 mCRPC 患者，随机以 2:1 的比例接受 sipuleucel-T 或安慰剂[11]。使用 sipuleucel-T 治疗相比于安慰剂对照组延长了主要指标总体生存期中位数 4.1 个月（分别是 25.8 个月和 21.7 个月），并且降低了全因死亡率 22.5%（$P=0.032$）。有症状或少临床症状的 mCRPC 患者在接受 sipuleucel-T 治疗后，总体生存期有显著意义的提高，并没有证据证明具有显著的抗肿瘤效果，如软组织或 PSA 降低至少50%等客观反映。这些结果增加了对于这项新 mCRPC 免疫治疗的作用和应用的争议[37]。

最新的阿尔法粒子辐射器、^{223}镭表明已有骨转移的 mCRPC 患者的总体生存期有明显的改善[33]。除了统计和临床相关收益，^{223}镭还延缓了有症状骨事件（SSEs）的发展。然而有意思的是获取这些有临床意义的指标对 PSA 的影响很小。尽管不惊讶于它的假定激活机制，但是 PSA 下降和生存率下降之间缺乏联系却提供了额外的证据，证明在这个患者群体内需要移除 PSA 指标。虽然PCWG1 或 PCWG2 定义的 PSA 进展已经从当代 CRPC 试验设计中移除，但是在常规临床实践中将不连续治疗视为仅次于在治疗过程中 PSA 升高，这仍然是一个重要问题。虽然两项多西他赛试验(TAX327 和 SWG9916)的回顾性分析表明治疗 3 个月 PSA 升高与恶化的总体生存期有联系，但迄今为止，在去势抵抗的情况下 PSA 进展的使用还没有被前瞻性地验证，也没有被定义。

客观反映

肿瘤负荷减少是用来评估癌症治疗效果的最传统方法。许多实体肿瘤的Ⅱ期研究使用实体肿瘤反应评价标准(RECIST)定义的反应率用来评估治疗的效果和持续时间。虽然在这一基础上并没有被 FDA 完全批准的前列腺癌的治疗方法，但是客观反映评估通常包含在Ⅱ期的 mCRPC 试验设计中。除了 sipuleucel-T 和 ^{223}镭以外，所有的 FDA 批准用于 mCRPC 的药物都表现出了Ⅲ期测试中的客观反映。由于缺乏进展期前列腺癌的骨转移和评估骨反应的客观手段，用于评估 mCRPC 治疗效果方法的客观反映的使用仍然受限。在当前进行的大多数试验中，只有 35%~40%的 mCRPC 患者有公开证据证明有淋巴结转移，而不到 5%~8%的患者有内脏疾病[39]。

继多西他赛两大Ⅲ期试验结果以后，已经在努力探索 ORRs 提供生存期替代指标的潜在可能性。在 TAX 327 试验中，患者随机接受 3 周的多西他赛注射，证明 ORR 为 12%，而在 SWOG 9916 试验中接受多西他赛联合雌莫司汀的患者表现出了 17%的反应率[30,31]。TAX327 研究者随后的报道分析了可衡量的肿瘤反应与生存率之间的联系。肿瘤反应由世界卫生组织(WHO)标准评估，用最大直径和垂线相加来预测定义病变。

在参加 TAX327 研究的 1006 例患者中，412(41%)例有可预测的疾病。其中 37 例患者有客观反映(CR/PR 为 9.0%)。相比于那些有稳定或进展性疾病的患者，部分反应者有更长的总体生存期中位数(29 个月)，这些发现是经界标分析评估后得出的[40]。尽管所有出现客观反映的患者均表现出了 PSA 下降(这些患者肿瘤均可测量)，但是只有一部分 PSA 下降的患者表现出了客观反映。尽管这些数据表明，WHO 标准的客观反映可能会使接受多西他赛治疗的 mCRPC 患者获得更好的生存期，但是这一发现在广泛骨转移疾病中的临床相关性仍不明确。

最近研发的 AR 靶向药物证实，在患有可预测疾病的患者中存在客观反映。当在应用多西他赛后使用阿比特龙的Ⅲ期试验中评估阿比特龙联合泼尼松对患者的反映率时(有可预测疾病的患者)，阿比特龙治疗组中 14%的患者达到了 RECIST 定义的 PR 或 CR 标准，而阿比特龙+泼尼松治疗组中只有 3%的患者达到了上述标准($P<0.001$)[8]。在化疗试验中，阿比特龙+泼尼松治疗组的患者与泼尼松/安慰剂组患者的 ORR 分别为 36%比 16%($P<0.01$)[9]。与早期的多西他赛为基础的化疗研究不同，阿比特龙Ⅲ期试验使用了 RECIST 标准，且 RECIST 标准含有与之前不同的淋巴结病反应的评价标准，认识到这一点是重要的[38]。可能具有恩杂鲁胺、随机性、双盲性，安慰剂对照研究后的多西他赛试验是参与人数最多的一个 mCRPC 试验，这一试验使 mCRPC 患者随机化，这些患者曾经接受过 1 次或 2 次恩杂鲁胺或安慰剂治疗。在这次试验中，超过 92%的接受恩杂鲁胺治疗的患者发生了骨转移，其中几乎 40%的患者有广泛转移(骨损害>20)。估计有超过 70%的患者发生软组织转移。目前大约 55%的患者发生淋巴结转移，而发生肝和肺转移的患者分别是 11%和 15%。报道的恩杂鲁胺治疗的 ORR 是 29%比 4%($P<0.001$)[7]。最近，PREVAIL 研究报道了一项研究成果，即恩杂鲁胺治疗的患者的反应率为 58.8%，而安慰剂对照组的反应率是 4.9%($P<0.000\ 1$)。值

得注意的是，有 20%的患者达到了 RECIST 定义的 CR 标准[36]。评估恩杂鲁胺的两项研究（化疗前及化疗后）均使用 RECIST 1.1 版本测定肿瘤反应。RECIST 1.1 版本做出的一些重要改变包括：①评估病变数目的下降程度总体从最大值 10 到最小值 5；②每个器官病变数的最大值也下降到 2；③淋巴结短轴大于 1.5cm 被认为属于可测量病变；④就以 ORR 作为主要指标但对于不属于随机化研究而言，他们的肿瘤反应需要再次确认，因为对照研究是解释数据的适当方式；⑤疾病进展的判定，除以 20%作为升高标准外，同时要求肿瘤大小有 5mm 的绝对增加量[41]。

一些问题限制了客观反映在 mCRPC 试验中作为主要指标的应用。主要的问题是疾病造成的骨定向转移，以及目前不能客观地、可重复性地评估骨损害的变化。已往通过 ^{99} 锝标记的亚甲基二磷酸盐（MDP）骨扫描技术对骨转移进行评估。对骨显像的解释依赖于手术者本身，对病变大小的显著改变或已存在病变的吸收缺乏前瞻性的临床相关性。此外，骨显像不能直接反映前列腺癌细胞的活性，因为 MDP 融入了羟基磷灰石（一种骨筋膜室的主要成分）。再者，除了治疗剂的问题，骨转移的完整资料方案是非常罕见的。最近，一个已经终止的Ⅱ期随机试验论证了 mCRPC 患者骨显像发现问题的完整解决方案，同时也论证了接受卡博替尼胶囊（双 C-MET 和 VEGF-R2 抑制药物）治疗的患者所发生骨转移的完整解决方案[42]。本试验使用了标准骨显像技术以评估骨转移现象。虽然目前还不清楚骨显像是否是应用新药物后最佳的影像学评估方法，但是正在进行的Ⅲ期试验进一步评估了这些化合物在去势难治性环境中的临床活性及安全性，并且此试验也应作为原理论证晚期前列腺癌中彻底根除骨转移灶是否具有可能性。

较新的成像技术如 ^{18}F-氟化物 PET-CT 或 ^{11}C 胆碱 PET 可能会提高我们探测骨间隔的能力以评估治疗效果。然而，这些成像方式是昂贵的，是由手术者决定的，并且在临床试验或常规临床实践中还不属于疾病的常规评估。目前骨扫描是进展的唯一指标，PCWG2 定义了骨进展性疾病，即相比先前的试验扫描记录，在骨扫描上看到至少两个或更多的新病灶，并且这些在随后的一系列影像中被确认。在一个降低阅片者变异带来影响的尝试中，PCWG2 宣称在第一次 12 周评定中任何肿瘤体积的改变都在随后的扫描中被确认。同样地，在骨扫描中的改变应该也被重复影像来确认，以避免“耀斑反应”或未发现病变受假阳性的影响。随着 PSA 的改变，PCWG2 表示目标病灶尺寸的改变可被描述为一个瀑布图以促进研究间的比较。现在仍不清楚是否能在软组织疾病中观察到反应与骨转移的进展是平行的[32]。仍然不清楚的还有前列腺保持在原位时系统治疗对局部疾病的影响。如何更好地解释在稳定的骨显像情况下减少肿瘤负荷，这种改变仍然没有被定义，这还导致了临床试验设计中客观反映的使用受限。

使用下一代 AR 靶向药物治疗的患者，虽然对于其反应率和生存率之间可能存在联系的探索仍在进行，但是这种评估的主要临床应用将是为达到预后目的，以及在患有可预测疾病的患者身上进行早期治疗效果的评估。伴随时间的推移，将 PSA 的改变和患者报道的结局相结合，客观反映将会是常规治疗效果评估中的一个临床实用工具。

时间 – 事件指标

延缓或阻止 CRPC 患者疾病进展已经成为注册试验中一个吸引人的指标。诚然，非转移 CRPC 情况下的试验设计和处理更具有挑战性，因为这常常需要患者持续治疗，直到可探测到转移的出现。当有疑问的药物对于 PSA 水平没有直接影响时，就变得尤其困难。即使有人能够延缓无转移生存期，指标和总体生存期之间的联系仍然是未被定义的。将时间–事件指标应用于非转移 CRPC 患者试验设计会面临挑战，如评估新型内皮缩血管肽 A 抑制药物阿曲生坦活性的研究。一个大型Ⅲ期试验随机分配了 941 例患者，均在去势状态下有 PSA 升高，对于阿曲生坦和安慰剂组均没有疾病转移的证据。随着疾病的进展，将转移性疾病的进展作为主要的指标[45]。在接受阿曲生坦治疗的患者中，观察到进展的时间没有显著区别（P=0.288）。同样地，没有记录到对总体生存期（第二项试验指标）有影响。除了缺乏疗效，更多地接受阿曲生坦治疗的患者没有继续这个试验。尽管由于不良事件而出现治疗中断是常见的，但是许多患者在获得客观进展（研究的主要指标）前就停止治疗，这可能是由于患者和医生对于 PSA 进展的担心。

最近，地诺塞麦，一个全人抗 RANKL 单克隆抗体被评估在非转移 CRPC 患者中对于骨转移或死亡有无预防作用。有 1400 多例患者参与了这项国际研究，该研究表明，地诺塞麦相比于安慰剂能显著增加无骨转移生存率中位数 4.2 个月（P=0.028）[46]。地诺塞麦也显著延长了首次发生骨转移的时间（P=0.032）。尽管有明显的获益，但在两组间总体生存期没有显著差异（P=0.91）。对于一些患者，虽然骨骼微环境可能获益，但是由于在试验中缺乏可观察到的生存率收益，在非转移情况下单纯骨靶向药物的进一步研发仍然被停止了。

在有转移性疾病的患者中对这些药物进行的评估，在某种程度上不同于将骨相关事件（SRE）视为可接受的 CRPC 临床实验设计的指标。尽管未能证明生存获益，但是基于对骨相关事件（SRE）的预防，唑来膦酸和地诺塞麦这两种药物已经得到了 FDA 的批准[47,48]。SRE 被定义为由脊髓压迫、病理骨折、骨科手术等引发，或需要姑息性放疗，这导致 FDA 批准恩杂鲁胺、醋酸阿比特龙和放射性 ^{223} 镭纳入试验中。尤其相关的是我们进入了一个健康经济的新时代，在使用唑来膦酸和地诺塞麦的环境中，给予患者联合应用如恩杂鲁胺、阿比特龙、^{223} 镭等药物治疗，将进一步延长生存期，并会对延迟 SRE 或比 SSE 更具临床相关性的 ^{223} 镭产生影响[33,49,50]。PFS 被定义为从研究开始至疾病发展至骨或软组织、出现症状或者死亡，它是一个在Ⅱ期临床试验中常采用的实体肿瘤指标。这个参数在 mCRPC 试验中的重要性日益增加，因为对比总体生存期，这个参数不会被随后的治疗所混淆。PFS 是一个统计学上有吸引力的指标，因为它不仅减少了临床试验样本的大小，并且在Ⅱ期试验中使用的指标也可以在随后的Ⅲ期试验中使用，这降低了无活性药物进入大型权威随机Ⅲ期试验中的风险[51]。在 mCRPC 中使用PFS 有明显的限制，包括对于进展定义的变化、测量误差、观察者偏倚、测评量表、数据缺失或不完整[52]。最近，一个包含了放射学无进展生存期（rPFS）的复合指标已经被纳入 CRPC 的试验设计中，因为它包含了影响患者预后的相关临床特征。这些都被 PWGC2 定义为客观进展、SRE、症状进展或全因死亡率。在随后的治疗过程中，PSA 进展已不再是 PFS 的一部分，应该阻止它在试验设计和常规临床实践中的使用。目前 rPFS 被广泛地用作未化疗情况下试验设计的指标，化疗后的总体生存期仍然是 FDA 批准的金标准。PFS 没有被证明是生存期的一个准确指标，迄今为止，它已不是仅有的已被接受的监管指标。在一个化疗后Ⅲ期随机安慰剂研究中，评估口服铂模拟赛特铂，就提供了一个很好的例子[53]。在这项研究中使用了PFS和OS的复合指标。赛特铂组的PFS中位数为11.1周，而安慰剂组的PFS中位数为9.7周。Cox风险比例模型揭示，赛特铂组比安慰剂组降低了33%的进展或死亡风险。虽然实现了融合PFS的主要指标，但是这项研究没有能够证明生存获益。使用赛特铂分层意向性治疗分析的生存期中位数为61.3周，而安慰剂组为61.4周（HR为0.98；P=0.80）。

虽然PFS已经在包括卡巴他塞、阿比特龙、恩杂鲁胺对mCRPC患者化学治疗等现代研究中被用作指标，但是总体生存期仍然是主要的指标。客观地说，这些研究中的每一项都说明，在化疗后的情况下，总体生存期仍然是一个药品审批中指标合理的金标准。卡巴他塞Ⅲ期试验中，卡巴他塞组的生存期中位数是15.1个月，米托蒽醌组为12.7个月，这说明患者接受卡巴他塞会降低30%的死亡（P<0.0001）[54]。在最新的化疗后阿比特龙试验分析中也报道了类似的生存期结果。在随访时间中位数为20.2个月的试验中，阿比特龙组的生存期中位数（16.8个月）比安慰剂组（11.2个月）要长（HR为0.74；P<0.0001）[55]。在同样的情况下，恩杂鲁胺的评估也有了相似的发现，OS中位数为18.4个月，而安慰剂组为13.6个月（恩杂鲁胺组死亡HR为0.63；P<0.001）[7]。

与之前临床环境中的尝试相反，这三个临床试验还表明，这些是能够明显改善PFS的次要指标。卡巴他赛治疗组的PFS中位数为2.8个月，而米托蒽醌治疗组的PFS中位数为1.4个月（HR为0.74；P<0.0001）。阿比特龙治疗的rPFS中位数为5.6个月，安慰剂治疗为3.6个月（HR为0.66；P<0.0001），恩杂鲁胺治疗及安慰剂治疗的rPFS分别为8.3个月与2.9个月（HR为0.40；P<0.001）。重要的是，这些治疗方式的PSA在下降，RECIST定义的反应率，以及其他生活质量指标方面均可取得较显著疗效。到目前为止，在这些临床试验中尚没有数据表明存在PFS的潜在替代指标。

尽管最近大量的试验成功证明了多西他赛治疗可取得良好的生存期，但是最近orteronel药物的Ⅲ期试验结果给了人们一些警示，orterone是一种与阿比特龙有类似属性的裂合酶抑制药物。本次大规模国际性研究与多西他赛治疗后阿比特龙试验在本质上是一致的，orterone+泼尼松治疗组的总生存期为17个月，而泼尼松+安慰剂治疗组为15.2个月（HR为0.886；P=0.1897）。有意思的是，在对本地区接受治疗的大约1/3的患者进行预先设定的生存分析后，发现患者生存期获得改善，但试验时本地区对阿比特龙和恩杂鲁胺的接触是有限的，甚至没有接触过[56]。患者使用的多活性药物对疾病进展的影响是否会否决OS作为有意义指标的作用，这一点仍是不清楚的，但却引起了广泛关注。

患者报道的结局指标

健康相关生活质量问题包括与疾病症状相关的问题以及与治疗毒性相关的问题，它们均是mCRPC患者临床上需要考虑的问题。其中使用多种验证仪器及阿片类药物来评估疾病相关的疼痛，并且已经有足够的证据表明它足以用作监管机构批准的指标。1996年FDA批准具有细胞毒性的米托蒽醌上市是基于它对姑息治疗的令人信服的证据，这一点是由它对疼痛的改善作用来判定的，即在McGin-Melzack疼痛强度量表问卷的6项调查项目中有2项下降[57]。能观察到它对疼痛起到的改善作用，但却不能观察到它对OS的影响。当然，20世纪90年代中期前列腺癌的治疗状况是应该被考虑到的相关因素，那时 ADT 治疗后疾病发生进展没有任何有效的治疗方式。尽管有关 HRQoL 测定的一些参数，如疼痛指标，仍然在很多Ⅲ期试验中使用，但是自 2004 年多西他赛批准上市以来，总生存期已成为事实上的标准指标[58]。

随着下一代抗雄激素药物的使用，将患者报道的结局评估作为指标使用已经变得更有意义。并且，随着 sipuleucel-T 疫苗潜在使用的可能性增加，免疫调节疗法已经被越来越多的人考虑。解释这些评估措施很具有挑战性，包括患者报道的结局与临床相关指标之间缺乏的关联性，如 PSA 反应和疼痛改善以及更加有效的指标即生存期。

引入生物标志物作为 CRPC 的疾病指标

尽管 PSA 是前列腺癌治疗中使用最广泛的生物标志物，但是它不能用作相关指标的替代物，这一点已经促使我们付出更大的努力去发现新的标志物。尽管关于这些努力的全面讨论超出了本章的范围，但是对于循环肿瘤细胞（CTC）作为潜在的生物标志物的研究工作已经证实，CTC 在预测 OS 以及评估治疗效果方面有一定作用，同时 CTC 仍是一个很有前景的研究领域[59,60]。mCRPC 的定义、分离以及鉴定识别均已被他人彻底审校过。在乳腺癌中，CTC 计数被用作连续变量以在治疗前评估生存预期，治疗后的变化用以预测 PFS 及 OS[61]。在前列腺癌中，将基线 CTC 数与 PSA 水平相结合进行评估，显示出与生存期有强烈的相关性。CTC 数越大，mCRPC 患者死亡风险越高。事实上，在预测 OS 方面，CTC 比传统的以 PSA 下降>50%作为参数表现得更好[62,63]。对阿比特龙及恩杂鲁胺的早期试验表明，二者具有改变 CTC 数值的能力，可将治疗前的不利状态转变为有利状态[64,65]。

研究新化合物的大部分Ⅲ期临床试验已经包含了前瞻性的 CTC 评估。在多西他赛治疗后阿比特龙Ⅲ期试验中，评估了基线水平及 4，8，12 周随访时的 CTC 含量。使用不利及有利计数标准定义的 CTC 转化于治疗后 4 周即可用于预测 OS[66]。尽管有这些振奋人心的发现，但是目前我们仍不能确定 CTC 计数可以作为 mCRPC 患者生存期的替代指标。

总结

随着对雄激素受体生物学认识的快速发展，以及这些新的见解快速转变成新的治疗药物，目前在 mCRPC 的治疗上已经取得了实质性的进展。在过去的几年里，5 种药物被批准用于 mCRPC 的治疗，他们均基于 OS 指标被 FDA 批准。最近，来自Ⅲ期 orteronel（一种与阿比特龙有着相似生物学特性的药物）研究的负面结果可能是第一次真正地提示，尽管 OS 指标是清晰的、明确的，但是我们在治疗上的进步可能已经开始超越我们发现可使用指标的能力。目前迫切需要发现可替代指标。

（刘冉录 译）

参考文献

1. Sator O. Endpoints in prostate cancer clinical trials. Urology. 2002;60(Suppl 3A):101–8.
2. Scher H, Morris M, Basch E, Heller G. End points and outcomes in castration-resistant prostate cancer: from clinical trials to clinical practice. J Clin Oncol. 2011; 27:3695–704.
3. Oxnard G, Morris M, Hodi F, Baker L, Kris M, Venook A, et al. When progressive disease does not mean treatment failure: reconsidering the criteria for progression. J Natl Cancer Inst. 2012;104:1534–41.
4. Scher H, Morris M, Kelly W, Schwartz L, Heller G. Prostate cancer clinical trial end points: "RECIST"ing a step backwards. Clin Cancer Res. 2005;15: 5223–32.

5. Grossmann M, Huang H, Tindall D. Androgen receptor signaling in androgen-refractory prostate cancer. J Natl Cancer Inst. 2001;93:1687–97.
6. Scher H, Buchanan G, Gerald W, Butler L, Tilley W. Targeting the androgen receptor: improving outcomes for castration-resistant prostate cancer. Endocr Relat Cancer. 2004;11:459–76.
7. Scher HI, Fizazi K, Saad F, Taplin M-E, Sternberg CN, Miller K, et al. Increased survival with enzalutamide in prostate cancer after chemotherapy. N Engl J Med. 2012;367(13):1187–97.
8. de Bono JS, Logothetis CJ, Molina A, Fizazi K, North S, Chu L, et al. Abiraterone and increased survival in metastatic prostate cancer. N Engl J Med. 2011; 364(21):1995–2005.
9. Ryan CJ, Smith MR, de Bono JS, Molina A, Logothetis CJ, de Souza P, et al. Abiraterone in metastatic prostate cancer without previous chemotherapy. N Engl J Med. 2013;368(2):138–48.
10. Galsky M, Small A, Tsao C, Oh W. Clinical development of novel therapeutics for castration-resistant prostate cancer: historic challenges and recent successes. CA Cancer J Clin. 2012;62:299–308.
11. Kantoff PW, Higano CS, Shore ND, Berger ER, Small EJ, Penson DF, et al. Sipuleucel-T immunotherapy for castration-resistant prostate cancer. N Engl J Med. 2010;363(5):411–22.
12. Scher H, Sawyers C. Biology of progressive, castration-resistant prostate cancer: directed therapies targeting the androgen-receptor signaling axis. J Clin Oncol. 2005;23:8253–61.
13. Armstrong A, Ferrari A, Quinn D. The role of surrogate markers in the management of men with metastatic castration-resistant prostate cancer. Clin Adv Hematol Oncol. 2011;9:1–14.
14. Morris M, Autio K, Basch E, Danila D, Larson S, Scher H. Monitoring the clinical outcomes in advanced prostate cancer: what imaging modalities and other markers are reliable? Semin Oncol. 2013;40: 375–92.
15. Roychowdhury S, Chinnaiyan A. Advancing precision medicine for prostate cancer through genomics. J Clin Oncol. 2013;31:1866–73.
16. Seton-Rogers S. Cancer genomics: coming in waves. Nat Rev Cancer. 2013;13:379.
17. Fleming M, Morris M, Heller G, Scher H. Post-therapy changes in PSA as an outcome measure in prostate cancer clinical trials. Nat Clin Pract Oncol. 2006;12:658–67.
18. Petrylak D, Ankerst D, Jiang C, Tangen C, Hussain M, Lara P, et al. Evaluation of prostate-specific antigen declines for surrogacy in patients treated on SWOG 99-16. J Natl Cancer Inst. 2006;98:516–21.
19. Collette L, Burzykowski T, Carroll K, Newling D, Morris T, Schröder F. Is prostate-specific antigen a valid surrogate end point for survival in hormonally treated patients with metastatic prostate cancer? Joint research of the European Organisation for Research and Treatment of Cancer, the Limburgs Universitair Centrum, and AstraZeneca Pharmaceuticals. J Clin Oncol. 2005;23:6139–48.
20. Ferro M, Gillatt D, Symes M, Smith P. High-dose intravenous estrogen therapy in advanced prostatic carcinoma. Use of serum prostate-specific antigen to monitor response. Urology. 1989;34:134–8.
21. Scher H, Curley T, Geller N, Engstrom C, Dershaw D, Lin S, et al. Trimetrexate in prostatic cancer: preliminary observations on the use of prostate-specific antigen and acid phosphatase as a marker in measurable hormone-refractory disease. J Clin Oncol. 1990;8:1830–8.
22. Scher H, Kelly W, Zhang Z, Ouyang P, Sun M, Schwartz M, et al. Post-therapy serum prostate-specific antigen level and survival in patients with androgen-independent prostate cancer. J Natl Cancer Inst. 1999;91:244–51.
23. Smith D, Dunn R, Strawderman M, Pienta K. Change in serum prostate-specific antigen as a marker of response to cytotoxic therapy for hormone-refractory prostate cancer. J Clin Oncol. 1998;19:1835–41.
24. Thalmann G, Sikes R, Chang S, Johnston D, von Eschenbach A, Chung L. Suramin-induced decrease in prostate-specific antigen expression with no effect on tumor growth in the LNCaP model of human prostate cancer. J Natl Cancer Inst. 1996;88:794–801.
25. Sridhara R, Eisenberger M, Sinibaldi V, Reyno L, Egorin M. Evaluation of prostate-specific antigen as a surrogate marker for response of hormone-refractory prostate cancer to suramin therapy. J Clin Oncol. 1995;12:2944–53.
26. Scher H, Eisenberger M, D'Amico A, Halabi S, Small E, Morris M, et al. Eligibility and outcomes reporting guidelines for clinical trials for patients in the state of a rising prostate-specific antigen: recommendations from the Prostate-Specific Antigen Working Group. J Clin Oncol. 2004;22:537–66.
27. Hussain M, Goldman B, Tangen C, Higano C, Petrylak D, Wilding G, et al. Prostate-specific antigen progression predicts overall survival in patients with metastatic prostate cancer: data from Southwest Oncology Group Trials 9346 (Intergroup Study 0162) and 9916. J Clin Oncol. 2009;27:2450–6.
28. Hussain M, Tangen C, Higano C, Schellhammer P, Faulkner J, Crawford E, et al. Absolute prostate-specific antigen value after androgen deprivation is a strong independent predictor of survival in new metastatic prostate cancer: data from Southwest Oncology Group Trial 9346 (INT-0162). J Clin Oncol. 2006; 24:3984–90.
29. Hussain M, Tangen C, Berry D, Higano C, Crawford E, Liu G, et al. Intermittent versus continuous androgen deprivation in prostate cancer. N Engl J Med. 2013;368:1314–25.
30. Tannock I, de Wit R, Berry W, Horti J, Pluzanska A, Chi K, et al. Docetaxel plus prednisone or mitoxantrone plus prednisone for advanced prostate cancer. N Engl J Med. 2004;351:1502–12.
31. Petrylak D, Tangen C, Hussain M, Lara P, Jones J, Talpin M, et al. Docetaxel and estramustine compared with mitoxantrone and prednisone for advanced refractory prostate cancer. N Engl J Med. 2004;351: 1513–20.

32. Scher HI, Halabi S, Tannock I, Morris M, Sternberg C, Carducci M, et al. Design and end points of clinical trials for patients with progressive prostate cancer and castrate levels of testosterone: recommendations of the Prostate Cancer Clinical Trials Working Group. J Clin Oncol. 2008;26:1148–59.
33. Parker C, Nilsson S, Heinrich D, Helle SI, O'Sullivan JM, Fosså SD, et al. Alpha emitter radium-223 and survival in metastatic prostate cancer. N Engl J Med. 2013;369(3):213–23.
34. Halabi S, Armstrong A, Sartor O, de Bono J, Kaplan E, Lin C, et al. Prostate-specific antigen changes as surrogate for overall survival in men with metastatic castration-resistant prostate cancer treated with second-line chemotherapy. J Clin Oncol. 2013;31:3944–50.
35. Prentice R. Surrogate endpoints in clinical trials: definition and operational criteria. Stat Med. 1989;8:431–40.
36. Beer T, Armstrong A, Sternberg C, Higano C, Iverson P, Loriot Y, et al. Enzalutamide in men with chemotherapy-naïve metastatic prostate cancer (mCRPC): Results of Phase 3 PREVAIL Study. J Clin Oncol. 2014;32 suppl 4:abstr LBA1.
37. Garcia J. Sipuleucel-T in patients with metastatic castration-resistant prostate cancer: an insight for oncologists. Ther Adv Med Oncol. 2011;3:101–8.
38. Therasse P, Arbuck S, Eisenhauer E, Wanders J, Kaplan R, Rubinstein L, et al. New guidelines to evaluate the response to treatment in solid tumors. European Organization for Research and Treatment of Cancer, National Cancer Institute of the United States, National Cancer Institute of Canada. J Natl Cancer Inst. 2000;92:205–16.
39. Figg W, Ammerman K, Patronas N, Steinberg S, Walls R, Dawson N, et al. Lack of correlation between prostate-specific antigen and the presence of measurable soft tissue metastases in hormone-refractory prostate cancer. Cancer Invest. 1996;14:513–7.
40. Sonpavde G, Pond G, Berry W, de Wit R, Eisenberger M, Tannock I, et al. The association between radiographic response and overall survival in men with metastatic castration-resistant prostate cancer receiving chemotherapy. Cancer. 2011;117:3963–71.
41. Eisenhauer EA, Therasse P, Bogaerts J, Sargent D, Ford R, Dancey J, et al. New response evaluation criteria in solid tumours: revised RECIST guideline (version 1.1). Eur J Cancer. 2009;45:228–47.
42. Smith D, Smith M, Sweeney C, Elfiky A, Logothetis C, Corn P, et al. Cabozantinib in patients with advanced prostate cancer: results of a phase II randomized discontinuation trial. J Clin Oncol. 2013;31:412–9.
43. Jadvar H, Desai B, Ji L, Conti P, Dorff T, Groshen S, et al. Prospective evaluation of 18F-NaF and 18F-FDG PET/CT in detection of occult metastatic disease in biochemical recurrence of prostate cancer. Clin Nucl Med. 2012;37:637–43.
44. Beheshti M, Haim S, Zakavi R, Steinmair M, Waldenberger P, Kunit T, et al. Impact of 18F-choline PET/CT in prostate cancer patients with biochemical recurrence: influence of androgen deprivation therapy and correlation with PSA kinetics. J Nucl Med. 2013;54:833–40.
45. Nelson J, Love W, Chin J, Saad F, Schulman C, Sleep D, et al. Phase 3, randomized, controlled trial of atrasentan in patients with nonmetastatic, hormone-refractory prostate cancer. Cancer. 2008;113:2478–87.
46. Smith M, Saad F, Coleman R, Shore N, Fizazi K, Tombal B, et al. Denosumab and bone-metastasis-free survival in men with castration-resistant prostate cancer: results of a phase 3, randomised, placebo-controlled trial. Lancet. 2012;379:39–46.
47. Saad F, Gleason DM, Murray R, Tchekmedyian S, Venner P, et al. A randomized, placebo-controlled trial of zoledronic acid in patients with hormone-refractory metastatic prostate carcinoma. J Natl Cancer Inst. 2002;94:1458–68.
48. Fizazi K, Carducci M, Smith M, Damião R, Brown J, Karsh L, et al. Denosumab versus zoledronic acid for treatment of bone metastases in men with castration-resistant prostate cancer: a randomised, double-blind study. Lancet. 2011;377:813–22.
49. Logothetis C, Basch E, Molina A, Fizazi K, North S, Chi K, et al. Effect of abiraterone acetate and prednisone compared with placebo and prednisone on pain control and skeletal-related events in patients with metastatic castration-resistant prostate cancer: exploratory analysis of data from the COU-AA-301 randomised trial. Lancet Oncol. 2012;13:1210–7.
50. Fizazi K, Scher H, Saad F, et al. Impact of enzalutamide, an androgen receptor signaling inhibitor, on time to first skeletal related event (SRE) and pain in the phase 3 AFFIRM study. In: 37th European society for medical oncology congress. 2012; Abstract 8960.
51. Korn R, Crowley J. Progression-free survival as an endpoint in clinical trials with solid tumors. Clin Cancer Res. 2013;19:2607–12.
52. Halabi S, Vogelsang N, Ou S, Archer L, Small E. Progression-free survival as a predictor of overall survival in men with castrate-resistant prostate cancer. J Clin Oncol. 2009;27:2766–71.
53. Sternberg C, Petrylak D, Sartor O, Witjes J, Demkow T, Ferrero I, et al. Phase III trial of satraplatin, an oral platinum plus prednisone vs. prednisone alone in patients with hormone-refractory prostate cancer. J Clin Oncol. 2009;27:5431–8.
54. de Bono J, Oudard S, Ozguroglu M, Hansen S, Machiels J, Kocak I, et al. Prednisone plus cabazitaxel or mitoxantrone for metastatic castration-resistant prostate cancer progressing after docetaxel treatment: a randomised open-label trial. Lancet. 2010;376:1147–54.
55. Fizaz K, Scher H, Molina A, Logothetis C, Chi K, Jones R, et al. Abiraterone acetate for treatment of metastatic castration-resistant prostate cancer: final overall survival analysis of the COU-AA-301 randomised, double-blind, placebo-controlled phase 3 study. Lancet Oncol. 2012;13:982–92.
56. Dreicer R, Jones R, Oudard S, et al. Results from a phase 3, randomized, double-blind, multicenter,

placebo-controlled trial of orteronel (TAK-700) plus prednisone in patients with metastatic castration-resistant prostate cancer (mCRPC) that has progressed during or following docetaxel-based therapy (ELM-PC 5 trial). J Clin Oncol. 2014;32 suppl 4:abstr 7.

57. Tannock I, Osaba D, Stackler M, Ernst D, Neville A, Moore M, et al. Chemotherapy with mitoxantrone plus prednisone or prednisone alone for symptomatic hormone-resistant prostate cancer: a Canadian randomized trial with palliative end points. J Clin Oncol. 1996;14:1756–64.
58. Halabi S, Vogelsang N, Kornblith A, Ou S, Kantoff P, Dawson N, et al. Pain predicts overall survival in men with metastatic castration-refractory prostate cancer. J Clin Oncol. 2008;26:2544–9.
59. Shaffer D, Leversha M, Danila D, Lin O, Gonzalez-Espinoza R, Gu B, et al. Circulating tumor cell analysis in patients with progressive castration-resistant prostate cancer. Clin Cancer Res. 2007;13:2023–9.
60. Allard W, Matera J, Miller M, Repollet M, Connelly M, Rao C, et al. Tumor cells circulate in the peripheral blood of all major carcinomas but not in healthy subjects or patients with nonmalignant diseases. Clin Cancer Res. 2004;10:6897–904.
61. Cristofanilli M, Budd G, Ellis M, Stopeck A, Matera J, Miller M, et al. Circulating tumor cells, disease progression, and survival in metastatic breast cancer. N Engl J Med. 2004;351:781–91.
62. Scher H, Jia X, de Bono J, Fleisher M, Pienta K, Raghavan D, et al. Circulating tumour cells as prognostic markers in progressive, castration-resistant prostate cancer: a reanalysis of IMMC38 trial data. Lancet Oncol. 2009;10:233–9.
63. de Bono J, Scher H, Montgomery R, Parker C, Miller M, Tissing H, et al. Circulating tumor cells predict survival benefit from treatment in metastatic castration-resistant prostate cancer. Clin Cancer Res. 2008;14:6302–9.
64. Danila D, Morris M, De Bono J, Ryan C, Smith M, Taplin M, et al. Phase II multicenter study of abiraterone acetate plus prednisone therapy in patients with docetaxel-treated castration-resistant prostate cancer. J Clin Oncol. 2010;28:1496–501.
65. Scher H, Beer T, Higano C, Anand A, Taplin M, Efstathiou E, et al. Antitumour activity of MDV3100 in castration-resistant prostate cancer: a phase 1–2 study. Lancet. 2010;375:1437–46.
66. Scher H, Heller G, Molina A, et al. Evaluation of circulating tumor cell enumeration as an efficacy response biomarker of overall survival in metastatic castration-resistant prostate cancer: planned final analysis of COU-AA-301, a randomized double-blind, placebo-controlled phase III study of abiraterone acetate plus low-dose prednisone post docetaxel. J Clin Oncol. 2011;29(suppl), abstract LBA4517.

第 4 部分

新药研发：
特异性靶向治疗药物

第 15 章

抗血管生成治疗在去势抵抗性前列腺癌中的应用

Daniel J. George, William Kelly, Aaron Mitchell

血管生成作为肿瘤治疗的靶点

抗血管生成概念的起源

1971 年,Judah Folkman 最早提出了将肿瘤血管生成作为肿瘤治疗靶点的概念。在他具有开创性思想的论著《肿瘤血管生成:治疗学意义》中,Folkman 总结了以前的研究,证明了肿瘤的生长依赖于肿瘤细胞诱导新生血管生成的能力,从而把这一过程作为治疗靶点提供了合理依据。在其文章中,Folkman 还创造了“抗血管生成”一词,并且预测“抗血管生成治疗……将会成为一种针对实性肿瘤的有效辅助治疗手段”[1]。在此后的几十年里,肿瘤血管形成慢慢受到了越来越多的关注,并最终使科学家和公众都认为抗血管生成可能是治疗肿瘤的“希望”所在[2]。

然而直到多年以后,独立的血管生成调控因子才得以成功分离出来,而这是临床应用前必不可少的一步。目前研究最多的血管生成刺激分子——血管内皮生长因子(VEGF,也称为血管渗透因子或 VPF)直到 1989 年才被分离出来[3]。从那以后,我们对血管生成的生物化学机制的认识得到了很大的发展,了解了很多重要的信号因子,其中包括转化生长因子 α 和 β(TGF-α 和 TGF-β)、血管生成素、血小板源生长因子(PDGF)、肿瘤坏死因子 α(TNF-α)、成纤维细胞生长因子(FGF)家族和血管生成素(ANG)[4]。目前被称为“血管生成开关”的概念模型认为当促进和抵抗血管生成的因素所构成的平衡网络达到一定阈值后,便开始促使血管生成[5]。

虽然大体上血管生成对成年人的作用相对较小,但它仍然是一个可以接受的治疗靶点。尽管在胚胎发育时期,血管内皮生长因子的表达水平很高,但在成年后,它在多数机体组织中几乎不表达,只在性腺组织[6]和伤口愈合[7]的特定环境中有所表达。血管生成因子在大部分成年人组织中被限制表达,这一发现表明了抑制血管生成可能不会对机体造成显著的毒性作用。

抗血管生成治疗的发展历程

虽然从生理学的角度上新生血管形成作为肿瘤生长主要动力的假说似乎是可信的,恶性肿瘤的高代谢需要和氧在固体组织中有限的弥散能力以及要快速生长的肿瘤保持充足的血供,但我们需要更多的数据去证明它在人体病理状态下的作用。人们对抗血管生成治疗领域的兴趣驱动着新的研究开始探索新生血管形成与人类癌症不良预后的直接关系。

一些来自 20 世纪 80 年代中期针对黑色素瘤的早期临床研究支持血管生成在人

类癌症中发挥着重要作用。Srivastava 等发现皮肤黑色素瘤的新生血管形成程度和病变的深度相关，这表明新生血管形成在肿瘤发生侵袭的过程中是必不可少的[8]。由同一研究小组进行的进一步实验证实，新生血管形成不仅与肿瘤的血供和侵袭深度相关，还与肿瘤的复发和转移相关[9]。

这项研究很快启发了科研工作者们对其他恶性肿瘤进行了类似的研究，在几年的时间内，大量的研究证实，肿瘤新生血管的形成与很多其他人类恶性肿瘤的不良预后相关。Folkman 的团队证明，在乳腺癌原发病变中的微血管密度和肿瘤的远处转移存在关联[10]。在 20 世纪 90 年代早期，类似的实验证实了肺[11]、前列腺[12]和膀胱[13]的恶性肿瘤也存在这种关联。

同时，生化研究开始解密肿瘤新生血管形成的分子机制，发现肿瘤在很大程度上依赖和正常组织一样的分子信号通路来启动这一过程。组织病理学研究证明，血管内皮生长因子在肿瘤细胞和邻近的血管都有表达，这表明血管内皮生长因子“是在肿瘤细胞内部合成并在邻近的血管聚集，从而发挥作用”[14]。血管内皮生长因子的过度表达能使人类宫颈癌细胞[15]的侵袭性增加，并在体外促进卵巢细胞株的过度生长[16]。更多的间接证据，如肿瘤患者相对于健康对照组有更高的血清血管内皮生长因子水平[17]。Folkman 团队的进一步研究成果再次印证了这些发现的重要性，他们证实在胰腺癌模型中，血管生成是肿瘤从增生到成瘤过程中必不可少的步骤[18]。

从基础研究到临床应用

直到 20 世纪 90 年代初，用于治疗抗血管生成的药物才得以面世。最早的体内原理验证研究是通过使用 VEGF-A 的单克隆抗体，在小鼠模型上抑制了各种人类肿瘤的生长[19]。这种非人源性的抗体是后来成为人类标志性血管生成抗体——贝伐单抗的先驱。关于贝伐单抗的进一步研究证实了它能减少肿瘤的血管生成和血流[20]，并对正常细胞没有直接的毒性作用[21]。

1997 年，贝伐单抗正式成为了临床试验新药。Ⅰ期临床试验发现贝伐单抗在化疗中的毒性很小，这进一步证实了抑制血管生成可能对正常组织的影响很微弱[22]。在Ⅲ期临床试验证明贝伐单抗对转移结直肠癌患者[24]的总体生存率起到改善作用后，2004 年贝伐单抗获得了 FDA 的认证[23]。自此以后，它的治疗范围逐步扩展到了肺癌、肾癌、乳腺癌以及多形性成胶质细胞瘤[23]。

然而贝伐单抗的疗效没有能达到人们最初预想的理想水平。在对结直肠癌、非小细胞肺癌、乳腺癌和肾细胞癌[24-27]的无病生存率的研究中，人们发现只有结直肠癌[24]和非小细胞肺癌[25]的总体生存率有所改善。而且肺癌总体生存率的提高没有在后期的安慰剂对照、非开放式临床研究中再次被证实[28]。颇具争议的是，FDA 后来删除了它对转移性乳腺癌的治疗指征[23]。

尽管人们对贝伐单抗的热情并不高，但对抗血管生成治疗路径的研究还在继续，有很多新的治疗靶点正在研发并获批成为新药上市。各种酪氨酸激酶抑制剂（TKIs）包括舒尼替尼、索拉非尼、帕唑帕尼、卡博替尼，在几个不同的血管生成路径上抑制多个靶点，这可能使这些药物比窄谱的单克隆抗体更加有效[29]。具体机制不祥或许通过免疫调节能力发挥抗血管生成作用的萨利多安家族正在因其对很多类型肿瘤的治疗作用而重新受到了人们的关注。很多其他药物，包括几种新的小分子，仍处在研发的早期阶段。尽管贝伐单抗的临床应用已经经历了将近十年，但抗血管生成治疗依然处在萌芽阶段。

前列腺癌中的血管生成:临床前研究

前列腺癌中血管生成的组织病理学证据

虽然目前还没有已获批准的用于前列腺癌治疗的抗血管生成药物[31],但大量的病理及生理学研究成果为该药物用于前列腺癌的治疗提供了充分的理论依据。

正如其他肿瘤一样,前期研究已经证实前列腺癌也存在组织缺氧,这提示该肿瘤组织的生长也依赖于新生血管形成[32]。在前列腺肿瘤中新生的微血管与周围的良性组织中明显不同,这表明两者存在着病理及生理学差异[33]。

与其他肿瘤类似,前列腺肿瘤的微血管的扩增程度与转移风险和格林森评分呈正相关[12]。还有一些研究更进一步地论证了前列腺癌微血管密度和不良预后关系的相关性。Silberman 等人发现对于经过根治性前列腺切除术的中危前列腺癌,微血管密度和格林森评分是复发的独立预测因素[34]。在此后的一项类似研究中,Storhmeyer 等人发现血管生成与根治性前列腺切除后的复发率相关[35]。随后,Halvorsen 等人进行的一项多变量分析发现很多被测试的因素,包括肿瘤大小、是否穿透包膜,以及积极的围术期处理等,其中只有微血管密度能够预测临床复发率[36]。前列腺癌的微血管密度还可以预测疾病特异生存期的硬终点[37]。

有趣的是,最近越来越多的研究证实正是前列腺肿瘤微血管的其他特征,而并非单纯的血管数量,与疾病的进展存在关联。Mucci 评估肿瘤血管的不同指标,得出的不是微血管密度,而是更小的微血管直径、不规则的形态对肿瘤的死亡率有预测作用[38]。血管结构的破坏导致血管通透性增高,这也迎合了近期越来越受关注的“肿瘤微环境”理论[38]。对代谢物质的需求驱动了新生血管形成,这会引起局部产生化学信号改变、炎症、增加血管通透性、细胞黏附能力丧失等一系列变化,从而造成了远处转移,并增加了死亡率。

血管生成的生化路径

血管内皮生长因子

尽管在健康组织和癌组织中诱导血管生成过程的信号通路很多(图 15.1),但血管内皮生长因子的路径已经成了标志性通路。不仅它的下游靶点是最具有特点的,而且它得到了在抗血管生成治疗研究中最多的关注。

血管内皮生长因子实际上是一个包含 7 个相关生长因子的家族(血管内皮生长因子 A 到 E 以及胎盘生长因子 1 和 2),每一个都对特定的血管内皮生长因子受体有着不同的亲和力。血管内皮生长因子 A,最早被人们称为血管渗透因子(VFP),是血管生成的主要中介,它已经成为一个重要的治疗靶点。事实上,在医学文献中,血管内皮生长因子被认为是血管内皮生长因子 A 的同义词。

分泌的血管内皮生长因子蛋白会与 3 个已知的受体酪氨酸激酶:VEGFR-1(Flt-1)、VEGFR-2(KDR/Flk-1)和 VEGFR-3(Flt-4)发生结合。在 VEGF-2 发挥作用时,特别是它与 VEGF-A 配体的结合,在抗血管生成治疗中的研究最为全面[39]。VEGFR-1 和 VEGFR-2 的表达在很大程度上受血管内皮细胞的影响,因而它们对这种组织的作用也相对特异。而 VEGFR-3 受淋巴管内皮细胞的调控[40],虽然已被证实它可以像 VEGFR-2 一样激活了 Ras 路径,但相对于血管生成,VEGFR-3 对淋巴管生成的作用更为显著[41]。

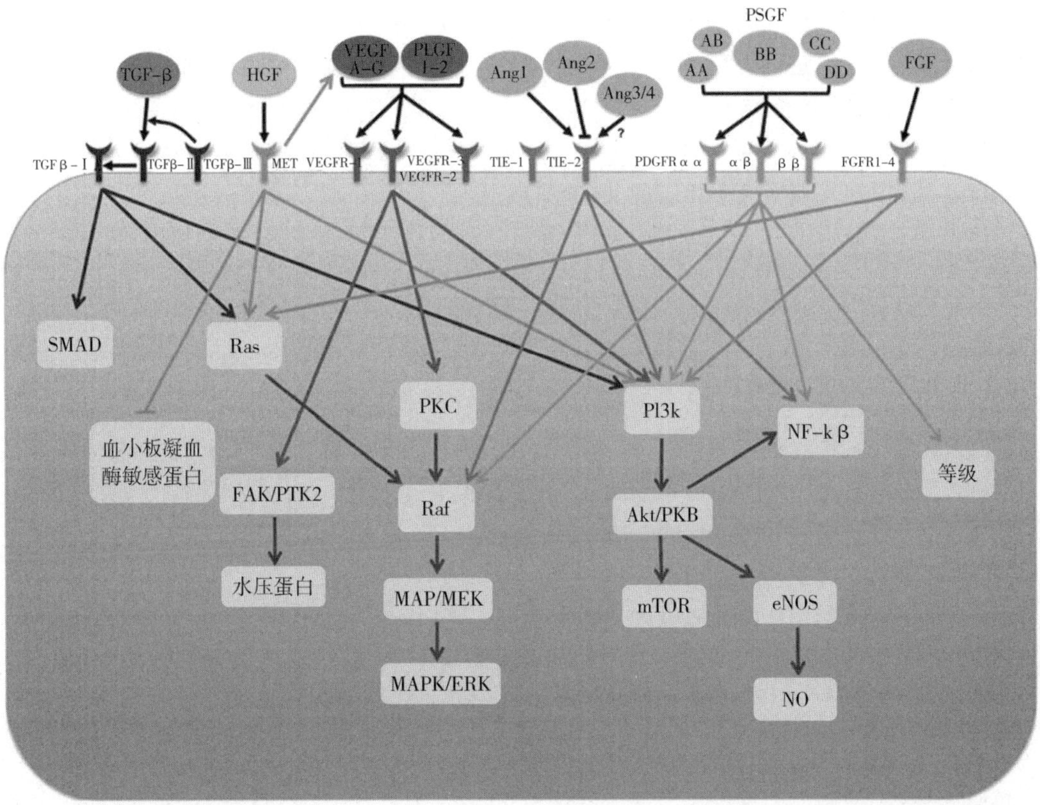

图 15.1　TGF-β，转化生长因子-β；HGF，肝细胞生长因子；VEGF，血管内皮生长因子；PLGF，胎盘生长因子；Ang，血管紧张素；PDGF，血小板源性生长因子；FGF，纤维母细胞生长因子。（见彩插）

此外，VEGFR-3 不结合 VEGF-A，而结合 VEGF-C 和 D。VEGFR-1 的功能尚不清楚，但它似乎在单核细胞的迁移中发挥着作用，并且细胞外可溶性的 VEGFR-1，相当于 VEGF-A 配体的“开关”，可能在胚胎发生的过程中对血管生成发挥起到负调节作用[41]。

配体结合形成同源二聚体 VEGFR-2，导致多个细胞信号通路激活，这些通路上调了促进血管内皮细胞生长、存活和迁移的基因。蛋白激酶 C(PKC)-Raf-MAP/ERK kinase (MEK)-MAPK/ERK 通路的激活促进内皮细胞生长。VEGFR-2 也能激活磷脂酰肌醇 3-kinase (PI3K)-Akt/PKB 通路，这个通路会上调促进细胞增殖和生存的 mTOR。此外，Akt/PKB 也会导致内皮一氧化氮合酶的磷酸化(eNOS)，增加一氧化氮生成，从而增加内皮的通透性[42]。最后，通过激活黏着斑激酶(FAK，也称为蛋白质酪氨酸激酶 2 或 PTK2)-桩蛋白通路，VEGFR-2 会调控内皮细胞的迁移和重组，从而形成新的血管[43]。

血管生成素

通过 TIE 受体酪氨酸激酶调节信号转导的血管生成素对胚胎血管发生和成人血管系统稳态发挥着至关重要的作用[44]。从对下游信号的激活来看，血管生成素和 VEGF 在功能上有着显著的重叠。就像 VEGF-A 信号通过 VEGFR-2 激活，血管生成素通过激活 Raf-MEK-MAPK 途径来促进内皮细胞生长[45]。同样的，通过上调mTOR 和 eNOS 的方式，血管生成素也可以激活 PI3K-Akt 的路径,从而促进血管细胞生存、增殖和通透[45]。NF-kB 也会被激活,进而调节炎症反应[45]。

血管生成素家族有两个受体——TIE-1 和 TIE-2。人们对 TIE-1 了解甚少,它没有已知的配体[46],但显然 TIE-1 在胚胎生长中发挥着一些重要的作用,敲出它会导致胚胎死亡[47]。另外,血管生成素家族(Ang 1-4)和 TIE-2 之间的相互作用是非常复杂的。Ang-1 是 TIE-2 的激动剂。然而 Ang-2 对 TIE-2 的作用是可变的,这种变化是环境产生的依赖性,即在缺乏 VEGF-A 时 Ang-2 会作为拮抗剂, 在 VEGF-A 存在时它会作为激动剂[44]。Ang-3、Ang-4 与 Ang-1、Ang-2 的同源性不强;它们对 TIE-2 和下游血管生成信号通路的影响似乎是可变的,且具有环境依赖性[45]。

血小板源性生长因子

血小板源性生长因子(PDGF)家族包括 4 种肽类,从 A 到 D,这些肽类通过相同和异同聚合的方式形成了总共 5 种有功能的二聚体:PDGF-AA、PDGF-AB、PDGF-BB、PDGF-CC 和 PDGF-DD[48]。PDGF 介导的信号可以刺激血管生成[49]。结合 PDGF 二聚体的跨膜酪氨酸蛋白激酶受体是由 PDGFR-α 和 PDGFR-β 分子构成的,包括 PDGFR-αα、PDGFR-αβ 和 PDGFR-ββ。PDGF-BB 是唯一能够结合三种 PDGFR 二聚体的蛋白质形式[48],这种能力可能使 PDGF-BB 比其他 PDGF 二聚体有着更大的血管生成潜力[50]。

像 VEGF 和血管生成素一样,PDGF 也能激活 Raf-MEK-MAPK 和 PI3K-Akt 通路来控制细胞增殖和生存[51]。此外,PDGF 也影响 NF-kB 和 Notch 通路,进而增加细胞产生 VEGF 和基质金属蛋白酶 9(MMP-9),促进血管生成以及侵袭和转移[52]。尽管 VEGF 和PDGF 产生的下游信号级联反应在很大程度上有重叠,但 PDGF 能够不依赖于 VEGF 诱导血管生成[53],这更突显了 PDGF 在这一过程中的重要性和其作为治疗靶点的潜力。

成纤维细胞生长因子

成纤维细胞生长因子(FGF)信号系统包括超过 20 个生长因子和 4 种已知 FGF 受体(FGFR 1~4)。在这个大家族中,FGF2 是被了解最多的生长因子,已成为研究 FGF 信号系统的典型代表。FGFR1 是主要的受体,表达于内皮细胞、调节生长、转移和这些细胞的管状形态发生, 而 FGFR2 主要驱动细胞迁移[54]。FGF 通路依赖于 FGF-FGFR 结合时充当共同受体的硫酸乙酰肝素蛋白聚糖[55]。

结合于 FGFR 的 FGF 激活 Ras-MEK-MAPK 生长调节通路。有研究者在 PI3K-Akt 通路的激活过程中也观察到了 FGF,尽管已被证实这一现象只在非血管细胞才会发生,并且它在 FGF 调节血管生成的过程中有何重要意义尚不清楚[54]。FGF 也可以激活 p38 MAP 激酶通路,虽然这似乎作为一种负反馈机制下调了 FGF 介导的血管生成[54]。跟大多数血管生成路径一样,FGF 和 FGFR 在肿瘤过度表达。在肿瘤新生血管形成的过程中,FGF 和 VEGF[55]以及 FGF 和 PDGF[48]之间有协同效应。特别是由于 FGFR2 剪接变异体的过度表达已经被证明与人类前列腺癌模型中雄激素抵抗的发展有关,FGF 在前列腺癌中可能发挥着额外作用[56]。

转化生长因子 -β

转化生长因子(TGF)配体存在 3 种亚型,TGF-β 1~3。TGF-β 受体有 3 种,Ⅰ~Ⅲ,每一种在 TGF-β 信号的传导中都具有独特的作用。Ⅲ型受体不直接导致下游信号级联反应,但能促进 TGF-β 结合Ⅱ型受体。然后Ⅱ型受体吸引并磷酸化Ⅰ型受体,Ⅰ型受体依次激活一组名为 SMAD 的转录因子。SMAD 对 TFG-β 的信号转导具有特异性，激活的 SMAD 易位到细胞核，调控与细胞增殖、分化和血管生成有关的基因转录[44]。

TGF-β 在癌症中的作用是复杂的。SMAD 调控的信号转导是抑制细胞凋亡的，它可能具有抑制肿瘤生长的预期作用。事实上，有证据表明，TGF-β 在肿瘤形成早期是作为肿瘤抑制物的[57]。然而除了调控SMAD 通路，TGF-β 还有许多其他作用，包括激活 Ras-Raf-MEK-MAPK 和 PI3K-Akt 级联反应，这两种级联反应可能是很多血管生成诱导生长因子的“最终共同通路”[58,59]。有趣的是，肿瘤发生常常同时出现 TGF-β 的表达增加和 SMAD 蛋白功能丧失的突变[57]，这一系列变化可能导致 TGF-β 在肿瘤内的致瘤作用被保留而丧失抗增殖的作用。

肝细胞生长因子

肝细胞生长因子（HGF），也被称为散射因子（SF），能调控许多细胞生理过程。它的受体是跨膜酪氨酸激酶 MET（c-MET、HGF 受体）。配体结合导致 MET 同源二聚体化和自身磷酸化，并激活胞内部分。HGF-MET 通路主要是通过激活下游 Ras-Raf-MEK-MAPK 和 PI3K-Akt 的通路来调控的[60]。

人们很早就发现 HGF 在体外[61]和体内[62]能刺激血管生成。HGF-MET 信号通路可能间接地作用于其他通路，进而产生这种效果。具体来说，HGF 信号会抑制一种血管生成的负调节蛋白——凝血酶敏感蛋白 1；HGF 同样促进 VEGFA 产生，从而有效上调血管生成路径[63]。

此外，HGF-MET 信号通路是与上皮-间质转化（EMT）过程最密切相关的路径之一。在胚胎发育过程中正常的 EMT 允许前体细胞迁移，而这一迁移依赖于 HGF-MET[60]。类似地，恶性肿瘤中的 EMT 在迁移能力的演化过程中发挥着主要作用[64]。据报道，HGF-MET 信号通路在多种恶性肿瘤中发挥作用，其中包括肝癌[65]，而对 HGF-MET 介导的EMT 的抑制作用则可能是索拉非尼治疗肝癌的作用机制[66]。在前列腺癌的进展中，EMT 能在肿瘤微环境中诱导产生局部因子，从而促进细胞迁移、侵袭和存活[64]。

前列腺癌中特定的血管生成因子

血管通路的生化路径图使我们对那些特定的信号因子和通路参与了前列腺癌的发生发展有了更好的了解。正如在其他癌症中，VEGF 似乎在前列腺癌血管生成中也发挥着主要作用。从 1997 年开始，通过对前列腺肿瘤的免疫组化染色发现，VEGF 在肿瘤组织中有高水平的表达，而在正常前列腺组织中很少或没有表达[67,68]。其他体内研究也证实了这一结果，并且证明在良性前列腺增生中缺乏 VEGF 的表达[69]。还有研究发现，在前列腺癌微血管中存在 VEGF 和 VEGF 受体的共同表达[70]。

VEGF 在前列腺癌的表达不仅与血管生成相关，还与预后相关。一项队列研究发现，VEGF 的表达与肿瘤进展的风险相关[71]。前列腺癌微血管密度也与更高的格林森评分和病理分期相关[72]。正是由于这些发现，有人建议把血管生成作为评估前列腺穿刺活检结果的辅助预后指标。此外，VEGF 可能还有作为循环生物标志的作用。尿液中较高的 VEGF 水平可能是去势抵抗性前列腺癌（CRPC）生存率的一个独立预测因素[73]，尽管这个关系还没有在其他研究中被证实[74]。血浆 VEGF 水平升高也与不良预后有关[75]。这些发现支持 VEGF 在前列腺癌中的病理及生理作用，表明它可能是一个有效的化疗靶点。

其他血管生成通路在前列腺癌中也很

重要。对培养的前列腺癌细胞分泌的蛋白质加入中和抗体发现,除了 VEGF、FGF-2 也部分地发挥着诱导血管生成的功能[76]。有研究者对前列腺肿瘤的免疫组织化学染色分析也证实了 FGF 家族的激活，并发现 FGF-2 和 FGF 受体在病变组织而不是正常前列腺组织中共同表达。TGF-β 过表达不仅与血管生成的增加有关,还与发生转移和患者的不良预后有关[78]。血管生成素-2 在其中也发挥着作用,因为在小鼠前列腺肿瘤模型中抑制它会减少微血管密度、细胞增殖和血清 PSA,并延长生存期[79]。抑制血管生成素-2 也会使低氧诱导因子-1α(HIF-1α)RNA 表达增加，这提示减少微血管密度会导致肿瘤组织缺血。

有趣的是，前列腺癌的增长主要驱动力——雄激素可能在一定程度上是通过刺激血管生成而发挥作用的。体外实验提示 VEGF 和 VEGF 受体对雄激素的反应增加[80]。这种功能重叠表明了雄激素和血管生成信号通路之间可能存在协同抑制作用。

联合疗法中抗血管生成治疗的潜在益处

在前列腺癌和其他癌症中,抗血管新生疗法有可能增强传统的化疗效果。虽然这种作用还不是很清楚，但几种可能的机制已经被提出。肿瘤组织具有高组织间隙液压,能够阻止药物的充分扩散。抗血管生成药物,尤其是贝伐单抗,能降低肿瘤内组织间隙液压,从而增加了药物递送[82]。这种效应可能是通过促进肿瘤微血管的正常化来实现的[83],这再一次强调了肿瘤微环境的重要性。正常的微血管可能还会通过减少血管通透性和降低药物到组织间质的非治疗性外渗来增加细胞毒性药物的运送[84]。抗血管生成药物也可能通过抑制自分泌和旁分泌来减缓肿瘤生长[85]。此外,传统化疗和抗血管生成药物可能只是单纯地通过在不同的信号通路起到独立作用来产生联合治疗效应的[85]。

众所周知,对于前列腺癌,雄激素在一定程度上是通过刺激血管生成来促进肿瘤生长的。在前列腺癌模型细胞中,雄激素能够增加 VEGF 和 VEGF 受体的表达[80]。相反,有研究证实雄激素阻断能降低 VEGF 在前列腺癌体内模型中的表达,同时还能减少微血管密度和降低肿瘤负荷[86]。去雄治疗也可以在前列腺肿瘤内阻止低氧诱导的新生血管形成[87]。这些发现增加了通过联合阻断雄激素和血管生成路径来产生协同效应的可能性。

至少在一定程度上,雄激素是通过低氧诱导因子(HIF)途径导致血管生成的。事实上,肿瘤内 HIF-1 的表达上调是导致去势抵抗的原因之一,这是由于 HIF-1 的表达上调使得肿瘤对低水平雄激素发生反应,从而在去雄环境中得以生存。正是因为许多抗血管生成药物能够抑制 HIF-1,所以它可能会抑制雄激素抵抗并增强去势治疗的效果。

前列腺癌中的抗血管生成治疗：在临床中的应用

前列腺癌的血管内皮生长因子靶向治疗

贝伐单抗

贝伐单抗治疗前列腺癌的临床前研究提示在体外它能成功地抑制血管生成和前列腺癌细胞的扩散[89]。然而早期的临床试验数据并没有提示贝伐单抗治疗前列腺癌有显著的作用。在 2001 年贝伐单抗治疗前列腺癌的首次Ⅱ期临床试验中，研究者通过开放性试验对 15 例 CRPC 患者给予单一的贝伐单抗治疗，发现患者没有获得完整缓解或部分缓解（表 15.1）。最好的结果是一个“可能的混合性缓解”，发生在 3 例患者身上；但研究者发现，没有患者 PSA 缓解大于 50%。

多年来，人们对贝伐单抗在前列腺癌治疗中的兴趣渐渐开始下降，但最终研究者把重点转向贝伐单抗联合化疗，并取得了不少的成绩。在 2008 年，一项贝伐单抗联合多西他赛的Ⅱ期临床试验中，研究者先用多西他赛治疗 20 例患者，然后再联合贝伐单抗治疗后，55%的患者 PSA 下降大于 50%[91]。之后，一项更大规模的贝伐单抗联合多西他赛和雌莫司汀治疗 CRPC 的Ⅱ期临床试验取得了更加令人鼓舞的成果，79 例受试者中有 75%的受试者获得了大于 50%的 PSA 缓解，59%的受试者的可测量病灶有部分缓解[92]。最近，有研究者在治疗局灶高风险前列腺癌进行根治性切除术前采用贝伐单抗结合多西他赛作为新辅助疗法，实现了术前减少肿瘤体积和降低 PSA，但尚未增加手术治愈率的长期随访时间[93]。有研究对贝伐单抗与 sipuleucel-T 的结合效果进行了评价，但还

表 15.1　贝伐单抗治疗前列腺癌的Ⅱ期和Ⅲ期临床试验结果报道

试验名称	分期	样本例数	主要终点和结果	年份	参考文献
人源抗血管内皮生长因子抗体对去势抵抗前列腺癌治疗的Ⅱ期临床试验	Ⅱ	15	目标肿瘤缓解，PSA 缓解 0%目标肿瘤缓解，27 %有大于 50%的 PSA 降低	2001	Reese 等，《前列腺杂志》，3: 65–70
贝伐单抗联合多西他赛治疗，预处理激素去势抵抗前列腺癌	Ⅱ	20	目标肿瘤缓解，PSA 缓解 37.5%目标肿瘤缓解，55%有大于 50%的 PSA 降低	2008	Di Lorenzo 等［91］
Ⅱ期临休研究雌莫司汀，多西他赛和贝伐单抗治疗去势抵抗前列腺癌患者：癌症和白血病 B 组（CALGB）9006 的结果	Ⅱ	79	无进展生存期 中位无进展生存期 8 个月，中位总生存期 24 个月	2011	Picus 等［92］ NCT00016107
多西他赛联合贝伐单抗作为新辅助疗法治疗高危局限性前列腺癌患者的Ⅱ期临床试验：前列腺癌临床试验的国际协作研究	Ⅱ	41	经直肠磁共振部分缓解情况 29%患者有大于 50%的肿瘤体积缩小	2012	Ross 等［93］ NCT00321646
前列腺碱性磷酸酶加抗原提呈细胞加贝伐单抗的联合免疫治疗对经明确局部治疗后有血清学进展的患者的治疗作用	Ⅱ	22	PSA 缓解 5%患者 PSA 下降大于50%	2006	Rini 等［94］
随机，双盲，安慰剂对照的Ⅲ期临床试验：比较 CRPC 患者用多西他赛和泼尼松在给予或不给予贝伐单抗时的疗效 CALGB 90401	Ⅲ	1050	总生存期 多西他赛 + 泼尼松 + 贝伐单抗组总体生存期 22.6 个月 多西他赛 + 泼尼松组总体生存期 21.5 个月（P=0.181）	2012	Kelly 等［95］ NCT00110214
贝伐单抗，萨力多胺，多西他赛，泼尼松在去势抵抗前列腺癌中的Ⅱ期临床试验	Ⅱ	60	PSA 缓解 90%的患者 PSA 下降超过 50%	2010	Ning 等［98］ NCT00091364

需要更多的研究来检验贝伐单抗对sipuleucel-T 和其他免疫疗法的增强效应[94]。

基于这些Ⅱ期临床试验的结果，一项随机、安慰剂对照的Ⅲ期临床试验将 CRPC 患者分别在使用多西他赛和泼尼松在给予或不给予贝伐单抗的情况下来比较治疗效果（CALGB90401）。1050 名患者参与了这项研究。他们总体生存期（OS）的主要终点没有差别（贝伐单抗治疗的 22.6 个月，安慰剂治疗的 21.6 个月；$P=0.181$），但贝伐单抗组在次要终点，如中位无进展生存期（PFS）（9.9 个月和 7.5 个月；$P<0.0001$）、PSA 缓解和客观缓解等方面表现优异。此外，因为贝伐单抗治疗组死亡率相对增加（3.8%比 1.1%），研究者推断它可能会增强药物毒性作用[95]。

CALGB90401 试验在 PFS 和 OS 之间产生的差异可能有以下几个原因，包括贝伐单抗治疗组的并发症更多[96]，以及部分患者在完成多西他赛治疗后不能持续地进行贝伐单抗治疗导致治疗时间过短[97]。在亚组分析中，有不良预后因素（如 LDH 和碱性磷酸酶升高）的患者能从贝伐单抗治疗中获得更多益处。此外，抗 VEGF 治疗如贝伐单抗治疗可能会为肿瘤患者提供更多的好处，但在研究过程中受患者数量的局限，我们可能还没有充分地发掘这些益处。其他队列（CALGB9480）已经证实升高的血浆 VEGF 水平可为一个独立的不良预后因素[75]，这提示以后的研究有可能会选取 VEGF 依赖的患者进行试验。

自那以后，与贝伐单抗联合治疗 CRPC 就有了新的方向。一项贝伐单抗联合萨力多胺、泼尼松和多西他赛的Ⅱ期临床试验取得了 90%的患者 PSA 下降大于 50%的显著疗效，但骨髓抑制等毒性作用使这种联合的应用受到了一定限制[98]。一项使用贝伐单抗、来那度胺、泼尼松和多西他赛的类似的联合治疗方案目前正在研究中（NCT00942578）。其他正在进行的临床试验将首次报告贝伐单抗联合 mTOR 抑制剂依维莫司（NCT00574769）和替西罗莫司（NCT01083368）的治疗效果。出于对理论上存在的协同效应的兴趣[88]，几个研究小组正在测试雄激素和抗血管生成治疗的联合效应。此外，一项Ⅱ期临床试验研究了用比卡鲁胺阻断雄激素后给予或不给予贝伐单抗能否作为前列腺切除术后 PSA 复发患者的一线治疗方案（NCT00776594）。另一个正在进行的Ⅱ期临床试验将评估贝伐单抗联合化学去势与多西他赛在类似的首次复发的情况下的治疗效果（NCT00658697）。然而没有对 VEGF 依赖患者的肿瘤生物学的研究，这些试验在该领域就不可能取得有重大意义的新成果。

阿柏西普

阿柏西普也能够阻断 VEGF 通路，但与贝伐单抗的机制不同。它包含 VEGF 受体 1 和 2，并可以作为一种可溶的 VEGF“开关”。Ⅰ期临床试验的结果是比较乐观的，在联合多西他赛对多种癌症类型，包括前列腺癌治疗后，该信号出现了激活[99]。基于这些数据，阿柏西普直接进入Ⅲ期临床试验——对大于 1200 例威尼斯患者用阿柏西普联合与多西他赛和泼尼松进行了试验（NCT00519285）（表 15.1）。在威尼斯的试验中，阿柏西普与安慰剂相比没有改善作为主要评价指标的总体生存率，并且还增加了多种药物毒性的风险[100]。与 CALGB 90401 类似，这个威尼斯的试验没有对有不良预后因素或 VEGF 水平升高的队列进行充分的研究，因而需要进一步讨论某一特定队列可能产生的有益的临床价值。虽然寻找应用贝伐单抗治疗 CRPC 新的试验研究仍在继续进行，但将来阿柏西普在治疗 CRPC 中的应用价值仍不明确。

免疫调节剂:沙利度胺家族

沙利度胺

尽管已被证实沙利度胺具有潜在的致畸作用,但在 20 世纪 90 年代中期人们也发现沙利度胺具有强效的抗血管生成作用。研究者应用兔角膜的微囊袋模型证实沙利度胺能抑制 FGF 介导的血管生成[101],随后的研究也提示它能够阻止兔子模型的肿瘤生长[102]。人们还没有完全了解沙利度胺的抗血管生成作用机制。有研究者通过减少血管生成因子如 VEGF 和 FGF,观察到促细胞凋亡的效应[103]。此外,通过抑制 TNF-α 沙利度胺具有显著免疫调节效应,这也被认为与其抗血管生成能力密切相关[44]。

自从人们发现沙利度胺的抗血管生成作用,沙利度胺及其衍生物已成为多发性骨髓瘤的基本的治疗方法,它们显著地改善了疾病的治疗效果。而人们也已经开始逐步探索沙利度胺对前列腺癌的应用价值。

2001 年,有研究开始报道沙利度胺治疗前列腺癌的Ⅱ期临床实验数据(表 15.2)。沙利度胺联合多西他赛对 63 名 CRPC 患者进行治疗,18%的受试者有大于 50%的 PSA 下降,但缓解率并没有随着沙利度胺剂量的增加而增加[104]。然而几年后,一项多西他赛联合或不联合沙利度胺的随机开放试验带来了令人鼓舞的结果,总体生存期在沙利度胺组显著提高(沙利度胺组 25.9 个月,安慰剂组 14.7 个月;P=0.0407)[105]。静脉血栓栓塞是沙利度胺的一个严重不良反应,但后来研究者通过给予所有受试者低分子量肝素后有效地解决了这一问题。也有研究者进行了沙利度胺联合多西他赛和雌莫司汀的Ⅱ期临床试验,研究中 90%的受试者出现了大于 50%的 PSA 缓解,且无进展生存期为 7.2 个月[106]。

唯一的沙利度胺对前列腺癌的双盲随机对照Ⅲ期临床试验数据来自对复发前列腺癌而非 CRPC 的研究。这项研究把复发前列腺癌患者在去势疗法后随机分组为沙利度胺组和安慰剂组,以 PSA 进展为主要终点;一旦发生进展,这一过程就会被重复,这样就允许存在两个治疗和进展阶段。虽然两种治疗都有更长的无进展间期,但在第二阶段两者出现了显著的统计学差异(沙利度胺组 17.1 个月,安慰剂组 6.5 个月;P=0.0002)[107]。

也有研究者发现沙利度胺能够有效地联合贝伐单抗、泼尼松和多西他赛。这个方案实现了 90%的受试者 PSA 下降超过 50%,但由于骨髓抑制它不适合被进一步研究[98]。研究者开始将兴趣转向沙利度胺衍生物来那度胺,因为它的副作用相对较小[108]。

来那度胺

来那度胺比沙利度胺的副作用要小一些。这在骨髓瘤的治疗中已经被证实,前列腺癌患者的剂量递增Ⅰ期临床试验再次验证了这一结论[109]。从那时起,对这个沙利度胺家族的新成员——来那度胺的研究越来越多,目前还有不少试验正在进行(表 15.2)。

早期Ⅱ期临床试验表明,沙利度胺联合贝伐单抗、泼尼松和多西他赛的方案治疗效果很好,但毒副作用使它的应用受到了限制[98]。在此基础上,人们有希望通过用来那度胺代替沙利度胺来减少毒副作用,因此有研究者已经开始进行来那度胺联合贝伐单抗、泼尼松、多西他赛的Ⅱ期临床试验(NCT00942578)。这项试验仍在进行中,但是初步结果报道影像学缓解率为 79.3%,PSA 缓解率为 86.7%[110]。另一项来那度胺联合 GM-CSF 的一项Ⅱ期临床试验提示虽然毒副作用相对减小,但抗肿瘤作用也随之降

表 15.2　沙利度胺和来那度胺治疗前列腺癌的Ⅱ期和Ⅲ期临床试验的结果报道

试验名称	分期	样本例数	主要终点和结果	年份	参考文献
沙利度胺					
血管生成抑制剂沙利度胺治疗去势抵抗前列腺癌的随机对照Ⅱ期临床试验	Ⅱ	63	没有特定的主要终点 0%的受试者有客观缓解 14%的受试者有大于 50%的 PSA 降低	2001	Figg 等[104]
多西他赛联合沙利度胺治疗去势抵抗前列腺癌的Ⅱ期临床试验	Ⅱ	75	总体生存期和无进展生存期 中位无进展生存期多西他赛组 3.7 个月，多西他赛联合沙利度胺组 5.9 个月（*P*=0.32）。 18 个月的总体生存期在多西他赛组有 42.9%，在沙利度胺联合多西他赛组有 68.2%（*P*=0.11）	2004	Dahut 等[105] NCT00020046
雌莫司汀、多西他赛联合沙利度胺治疗去势抵抗前列腺癌的临床前评估和临床评价	Ⅱ	20	无进展生存期，客观缓解，PSA 缓解 无进展生存期是 7.2 个月，20%的受试者有部分的影像学缓解，90%的受试者 PSA 下降大于 50%	2007	Figg 等[106] NCT00083005
口服沙利度胺和安慰剂对间断去雄治疗的雄激素依赖前列腺癌的双盲随机交叉研究	Ⅲ	159	生化无进展生存期 PSA 进展的中位时间在沙利度胺组为 15 个月，在安慰剂组为 9.6 个月（*P*=0.21）	2009	Figg 等[107] NCT00004635
贝伐单抗、沙利度胺、多西他赛和泼尼松治疗 CRPC 的Ⅱ期临床试验	Ⅱ	60	PSA 缓解 90%的受试者 PSA 降低大于 50%	2010	Ning 等[98] NCT00091364
来那度胺					
沙格司亭（GM-CSF）和来那度胺治疗 CRPC：Ⅰ期和Ⅱ期临床试验的结果	Ⅰ~Ⅱ	32	肿瘤客观缓解率，PSA 缓解和安全性 肿瘤客观缓解率为 18%。13%的受试者 PSA 降低大于 50%，药物对 22%的受试者有 3~4 级毒性	2013	Garcia 等[111] NCT00939510
多西他赛和泼尼松联合或不联合来那度胺治疗 CRPC 的Ⅲ期临床试验，即 MAINSAIL 试验	Ⅲ	1059	总体生存期 中位总体生存期在多西他赛 + 泼尼松 + 来那度胺组为 77 周，而多西他赛 + 泼尼松 + 安慰剂组还没有达到中位总体生存期（*P*=0.0017）	2011	Petrylak 等[112] NCT00988208

低，12.5%的 CRPC 患者达到>50% PSA 缓解，18%的患者有影像学缓解[111]。

为了达到像沙利度胺联合多西他赛一样的治疗效果，研究者们又开展了来那度胺联合多西他赛治疗 CRPC 的Ⅲ期临床试验。这是一项多中心、随机、双盲试验，简称为 MAINSAIL 试验，共有 1059 名受试者参与其中。但令人失望的是，由于治疗效果不明显，MAINSAIL 试验被提前中止，来那度胺未能提高作为实验主要终点的总体生存期[112]。

尽管遇到了重大挫折，但对来那度胺在治疗 CRPC 的其他潜在应用价值的研究还在进行。目前正在研究来那度胺联合多西他赛(NCT00676650)和环磷酰胺(NCT00676650)对 CRPC 的治疗作用。

抗血管生成酪氨酸激酶抑制剂

舒尼替尼

许多小分子酪氨酸激酶抑制剂(TKI)作用于血管生成途径。理论上,它们比单靶点药物,如贝伐单抗有更强的抗血管生成效应,因为它们通常能阻断多个血管生成信号通路。然而这也使它们更有可能产生较多的副作用。TKI 作用于肿瘤细胞以及内皮细胞,阻断促进肿瘤新生血管形成的自分泌和旁分泌信号[31]。

苹果酸舒尼替尼可以抑制许多血管生成前的靶点,包括 VEGF 受体、PDGF 受体、酪氨酸蛋白激酶 KIT、集落刺激因子 1 受体、由 c-RET 编码的受体酪氨酸激酶[31]。FDA 批准其用于治疗肾癌和胰腺神经内分泌肿瘤,而舒尼替尼是目前研究最多的治疗 CRPC 的 TKIs。

几项Ⅱ期临床试验证实了舒尼替尼对前列腺癌的治疗作用(表 15.3)。2009 年有研究团队报道了首个治疗 CRPC 的Ⅱ期临床试验,结果显示 PSA 缓解率不佳(34 例患者中有 2 个 PSA 缓解,主要终点),但值得注意的是,影像学缓解大多与 PSA 缓解不一致,这提示舒尼替尼的抗肿瘤作用有可能没有充分地在以 PSA 缓解为主要终点的研究中展现出来[113]。在一项类似的研究中,研究者用舒尼替尼单药治疗细胞毒性药物化疗失败后的 CRPC 患者,结果也显示了较低水平的>50%的 PSA 缓解率(12.1%),但大量的受试者出现了 PSA 和影像学的双重小幅缓解[114]。其他研究也带来了令人鼓舞的结果,舒尼替尼联合多西他赛、泼尼松治疗未接受过化疗的 CRPC 患者,结果显示 PSA 缓解率为 56.4%,平均 PFS 为 12.6 个月[115]。

基于上述结果,一项舒尼替尼联合泼尼松对接受过多西他赛化疗的 CRPC 患者的安慰剂对照Ⅲ期临床试验正在进行[NCT00676650]。不幸的是,由于初步结果显示作为主要终点的总体生存率没有明显的改善,这项试验提前中止了。类似于 CALBG 90401 贝伐单抗治疗 CRPC 的试验[95],舒尼替尼能显著改善 PFS (5.6 个月比 3.7 个月;P=0.0077),但没有提高总体生存期(13.1 个月比 12.8 个月;P=0.58)[116]。

尽管遇到了这些挫折,人们依然积极地研究舒尼替尼对前列腺癌的治疗价值。一项单组的Ⅱ期临床试验正在对舒尼替尼在非 CRPC 中的治疗作用进行研究,研究者在前列腺癌根治术后 PSA 复发的情况下,把舒尼替尼纳入了联合多西他赛和补救性放疗的治疗方案(NCT00734851)。还有研究者正在尝试把舒尼替尼作为前列腺癌根治术前的新辅助治疗(NCT00329043)。一项随机Ⅱ期临床试验正在比较舒尼替尼和达沙替尼分别与阿比特龙和泼尼松联合后对 CRPC 的治疗作用(NCT01254864)。

索拉菲尼

索拉菲尼是另外一个小分子,具有广谱的多酪氨酸激酶抑制作用。多数学者认为抗血管生成活性是由于索拉菲尼抑制 VEGF 受体 2 和 3,PDGF 受体 β 以及 p38、c-kit、b-Raf、c-Raf。通过这些途径,索拉菲尼还显示出直接抗肿瘤和诱导凋亡以及抗血管生成效应[117]。

从 2007 年开始,几个Ⅱ期临床试验评估索拉菲尼对 CRPC 的治疗作用(表 15.3)。单药用于 CRPC 时,实体瘤疗效评价标准(RECIST)的最佳效果是 55 例受试者中有 4

表 15.3 酪氨酸蛋白激酶抑制剂治疗前列腺癌的Ⅱ期、Ⅲ期、以及部分Ⅰ期临床试验的结果报道

试验名称	分期	样本例数	主要终点和结果	年份	参考文献
舒尼替尼					
舒尼替尼治疗晚期前列腺癌的Ⅱ期临床试验	Ⅱ	34	PSA 缓解；在不考虑未接受多西他赛治疗的情况下，6%的受试者 PSA 缓解大于 50%	2009	Dror Michaelson 等[113] NCT00299741
苹果酸舒尼替尼治疗多西他赛化疗后发生转移的 CRPC	Ⅱ	36	无进展生存期；中位无进展生存期为 19.4 周	2010	Sonpavde 等[114]
舒尼替尼联合多烯紫杉醇和泼尼松治疗发生转移且未经化疗的 CRPC 的Ⅰ期/Ⅱ期临床试验	Ⅰ~Ⅱ	55	PSA 缓解；56%的受试者 PSA 缓解大于 50%	2012	Zurita 等[115] NCT00137436
比较舒尼替尼联合泼尼松与泼尼松对多西他赛化疗失败后的发生转移的 CRPC 治疗效果的多中心随机双盲Ⅲ期临床研究	Ⅲ	873	总体生存期；试验由于无价值而被终止，终止时，疾病进展率在舒尼替尼组为 28.1%，在安慰剂组为 47.3%	2010	Ou 等[116] NCT00676650
索拉菲尼					
索拉菲尼治疗进展的激素难治性前列腺癌的Ⅱ期临床研究，为欧洲抗癌药物协会 CESAR 中心的研究	Ⅱ	47	12 周无进展生存率；中位无进展生存期为 8 周	2007	Steinbild 等[118]
BAY 43-9006（索拉菲尼）对发生转移的 CRPC 治疗作用的Ⅱ期临床研究	Ⅱ	22	进展(影像学的，生化的，症状的)；中位无进展生存期为 1.8 个月，没有显著的影像学缓解和生化缓解	2008	Dahu 等[119] NCT00090545
索拉菲尼治疗发生转移的 CRPC 的Ⅱ期临床试验结果的最终分析	Ⅱ	24	无进展生存期；中位无进展生存期为 3.7 个月，中位总体生存期 18 个月	2009	Aragon-Ching 等[120] NCT00090545
索拉菲尼治疗未经化疗的 CRPC 的Ⅱ期临床试验	Ⅱ	28	PSA 缓解；3.6%的受试者 PSA 下降大于 50%	2008	Chi 等[121]
索拉菲尼联合比卡鲁胺治疗未经化疗的 CRPC 的Ⅱ期临床研究	Ⅱ	3	PSA 缓解；32%的受试者 PSA 下降大于 50%	2012	Beardsley 等[122]
卡博替尼					
卡博替尼对晚期前列腺癌的治疗作用为一项终止的随机Ⅱ期临床试验的结果	Ⅱ	171	客观缓解率和无进展生存期；卡博替尼中位无进展生存期为 23.9 周，安慰剂组为 5.9 周（$P<0.001$）	2013	Smith 等[123] NCT00940225

（待续）

表 15.3(续)

试验名称	分期	样本例数	主要终点和结果	年份	参考文献
凡德他尼					
一项评价多西他赛、泼尼松龙、ZD6474 对比多西他赛、泼尼松龙、安慰剂治疗激素难治性前列腺癌的有效性和安全性的Ⅱ期双盲安慰剂对照随机临床试验	Ⅱ	86	PSA 缓解； 在多西他赛、泼尼松龙、ZD6474 组中 40%的受试者有大于 50%的 PSA 降低，而在多烯紫杉醇、泼尼松龙、安慰剂组中有 67%	2011	NCT00498797
Zactima™ 治疗 CRPC 的有效性和安全性	Ⅱ	110	4 个月的 PSA 无进展生存期； PSA 无进展生存期达标率在比卡鲁胺 + 凡德他尼组为 18%，在比卡鲁胺 + 安慰剂组为 16%	2011	NCT00659438
帕唑帕尼					
盐酸帕唑帕尼治疗经醋酸亮丙瑞林或醋酸戈舍瑞林治疗的复发性前列腺癌	Ⅱ	37	到 PSA 出现进展的时间； 试验由于过高的失访率被提早终止	2012	Ward 等[128] NCT00454571
西地尼布					
AZD2171——血管内皮生长因子酪氨酸激酶抑制剂治疗激素难治性前列腺癌的剂量累积效应和药代动力学Ⅰ期临床研究	Ⅰ	26	最大耐受剂量； 最大耐受剂量是每天 20mg，15%的受试者出现 PSA 降低	2007	Ryan 等[130]

例病情稳定；2 例受试者有 PSA 缓解，总共 31%的受试者达到了无进展 12 周生存期的主要终点标准。另一项索拉菲尼单药治疗 CRPC 的试验发现受试者的影像学缓解与 PSA 缓解不一致；大多数受试者(22 例中的 21 例)的病情进展；21 例病情进展的受试者中，有 13 例只有 PSA 进展却没有任何影像学进展。此外，其中有 2 例受试者的骨转移病灶开始出现显著减少[119]。在这些令人鼓舞的结果的基础上，受试者还在持续获益，最终结果报道，在 24 例受试者中 1 例有部分缓解，11 例病情稳定[120]。索拉菲尼治疗 CRPC 的另一个独立试验也注意到 PSA 缓解率欠佳，28 例受试者中只有 1 例 PSA 下降大于 50%；且该试验中的多数受试者也出现了影像学进展[121]。索拉菲尼联合去雄激素疗法(比卡鲁胺）治疗 CRPC 取得了更好的结果——几乎一半(39 例中有 18 例)的患者达到了主要终点的标准，即 PSA 缓解或病情持续稳定大于 6 个月[122]。由于许多这样的受试者曾在应用比卡鲁胺等去雄激素治疗时有过疾病进展，这些结果提高了去雄激素疗法和抗血管生成疗法发挥协同效应的可能性。然而这种可能性尚待进一步研究论证，并且目前没有正在开展的索拉菲尼治疗前列腺癌的临床试验。

卡博替尼

卡博替尼是小分子 TKI，它通过抑制 VEGF 受体 2 和 MET(HGF 受体)发挥抗血管生成作用，其中 MET 能促进肿瘤侵袭与转移[31]。它还能通过抑制 c-ret 和 c-kit 发挥抗肿瘤作用。几个正在进行的该药物的Ⅱ期临床试验早期数据显示出了显著的缓解率(表 15.3),这使得它的进一步临床应用备受期待。卡博替尼已经被 FDA 批准用于治疗甲状腺髓样癌。

到目前为止,只报道了一项卡博替尼治疗 CRPC 的Ⅱ期临床试验。在一项终止的随机临床试验中,171 例 CRPC 患者接受 12 周卡博替尼单药治疗作为试验的导入阶段,其中 154 例病变组织可被测量的患者中,72% 的患者软组织病变较之前减小;而对于其中 31 例病情稳定的患者在导入阶段后随机分配继续给予卡博替尼或安慰剂治疗。该试验由于利益问题被提前终止了。在随机分组之后,无进展生存期在卡博替尼组为 23.9 周,安慰剂组为 5.9 周($P<0.001$)。此外,一些次要终点结果如骨痛和止痛药的使用量均显著减少[123]。

当这项试验的初步结果在 2011 年的美国临床肿瘤学会会议上报告后,多个试验已经开始在这些令人兴奋的结果基础上继续扩展。COMET-Ⅰ试验——一项双盲、安慰剂对照的Ⅲ期临床试验中,比较卡博替尼和泼尼松对在之前接受过治疗的 CRPC 的疗效,该试验目前正在进行中(NCT01605227);COMET-Ⅱ试验,比较卡博替尼和米托蒽醌联合泼尼松对在之前接受过治疗的 CRPC 的疗效,主要终点为疼痛缓解,目前正在招募患者(NCT01522443)。其他正在进行的Ⅱ期临床试验,如评估卡博替尼单药治疗有内脏(NCT01834651)和骨(NCT01428219)转移的 CRPC,或非转移性疾病(NCT01703065)的疗效,以及其与阿比特龙联合后的疗效(NCT01995058),还有把它联合抗血管生成药物作为转移性非去势前列腺癌的一线治疗方案(NCT01630590)。

凡德他尼

凡德他尼是一个用于治疗甲状腺髓样癌的小分子酪氨酸激酶抑制剂,其作用机制是抑制 RET 的致癌基因。它也能通过抑制 VEGF 受体 2 和 3 以及表皮生长因子(EGF)受体发挥抗血管生成作用[124]。也有凡德他尼在其他恶性肿瘤中的研究,一项凡德他尼治疗晚期非小细胞肺癌的Ⅲ期临床试验结果提示,凡德他尼能在一定程度上改善受试者的无进展生存期(凡德他尼组 4.0 个月,安慰剂组 3.2 个月;$P<0.0001$),但对总体生存期没有显著影响[125]。

2007 年,有研究者首次报道了凡德他尼治疗前列腺癌的研究,该研究是一项凡德他尼联合多烯紫杉醇和泼尼松治疗 CRPC 的随机、双盲Ⅱ期的临床试验(表 15.3)。每组有 43 位受试者;与安慰剂组(29)相比,凡德他尼组有更多的受试者(38)出现不良事件。作为主要终点的是 PSA 缓解的情况,在安慰剂组更显著(安慰剂组 29 例受试者和凡德他尼组 17 例受试者)(NCT00498797)。人们也尝试用凡德他尼联合比卡鲁胺治疗 CRPC,结果对 PSA 进展,无进展生存期或总体生存期等主要终点指标没有改善作用(NCT00659438)。目前没有正在开展的凡德他尼治疗前列腺癌的临床试验。

帕唑帕尼

这种酪氨酸激酶抑制剂对一些血管生成靶点,包括 VEGF 受体 1-3、PDGF 受体 α 和 β,FGF 受体[126]等起作用。在Ⅲ期临床试验证实帕唑帕尼能显著改善无进展生存期后,它已经被批准用于晚期软组织肉瘤和晚期肾细胞癌的治疗[127]。

几项帕唑帕尼治疗前列腺癌的早期临床试验遇到了重大障碍(表 15.3)。一项帕唑帕尼治疗去势抵抗性前列腺癌的Ⅱ期临床试验由于高失访率终止，这是由帕唑帕尼治疗的毒副作用和安慰剂对照组不遵守协议造成的[128]。另一项帕唑帕尼治疗 CRPC 的Ⅱ期临床试验由于招募受试者进展缓慢而被迫终止(NCT00945477)。尽管有这些挫折，在这个领域的研究仍在继续。一项帕唑帕尼联合多西他赛和泼尼松治疗有不利危险因素的 CRPC 的随机双盲Ⅰ/Ⅱ期临床试验目前正在招募受试者(NCT01385228)。此外，一项把帕唑帕尼作为前列腺根治性切除术前的新辅助治疗的Ⅱ期临床试验正处于计划中，该试验以转移风险作为主要终点，但还没有开始招募受试者(NCT01832259)。

西地尼布

西地尼布和帕唑帕尼的抑制范围有很大重叠，它对 VEGF 受体 1-3、PDGF 受体 α 和 β、FGF 受体以及 c-KIT 有抑制作用[129]。

西地尼布治疗前列腺癌的剂量递增效应的早期研究报道 26 例受试者中有 5 例 PSA 下降，值得注意的是，这些缓解作用通常都是推迟出现的，常常在停药后才发生(表 15.3)[130]。Ⅱ期临床试验的结果还没有出来。一项多西他赛和泼尼松联合或不联合西地尼布治疗 CRPC 的随机化Ⅱ期临床试验正在进行(NCT00527124)。还有研究者正在评估西地尼布对之前接受过多西他赛治疗的 CRPC 的单药治疗效果[NCT00436956]。

其他种类的新药

他喹莫德

他喹莫德是一种喹啉-3-咪唑羧酰胺衍生物，已经被证实在前列腺癌模型中有抗血管生成效应。它的作用机制是通过在体外使前列腺癌细胞的凝血酶敏感蛋白-1（一种 HIF-1 抑制剂）表达上调，导致 VEGF 的合成减少[131]。这种崭新的作用机制使它成为一个特别有趣的药物，特别是它可能通过多种方式用于与其他 VEGF 通路的药物的联合治疗。

一项已经报道的Ⅱ期临床试验结果非常鼓舞人心(表 15.4)。这是一项评价他喹莫德治疗未经化疗且转移的 CRPC 疗效的随机、双盲、大样本(201 例)临床研究，结果发现他喹莫德能显著改善无进展 OS(他喹莫德组 7.6 个月，安慰剂组 3.3 个月；P=0.0042)[132]。这项试验最新结果继续提示他喹莫德对无进展 OS 的改善作用，而其对总体 OS 的延长没有统计学意义[133]。

目前另外三项研究他喹莫德治疗前列腺癌的试验正在进行中。一项关键的安慰剂对照Ⅲ期临床试验已经取得了一定的成效，并且将进一步评价他喹莫德单药对未经化疗转移 CRPC 的治疗效果(NCT01234311)。还有一项随机双盲Ⅱ期临床试验尝试把他喹莫德作为转移性 CRPC 接受多西他赛化疗成功后的维持治疗方案(NCT00527124)。最后，目前还有一项评价他喹莫德联合卡巴他赛疗效的Ⅰ期临床试验正在进行[NCT01513733]。从目前已经取得的可喜成绩来看，未来这些试验的结果是值得期待的。

依维莫司

依维莫司是西罗莫司(mTOR)在哺乳动物中的靶向抑制剂，它是一种胞内的丝氨酸-苏氨酸激酶，能够诱导多种细胞增长和增殖，是一种对机体有潜在益处的药物。目前该药已被证实对多种恶性肿瘤有治疗作用。依维莫司也可以通过抑制 HIF-1α 而发挥抗血管生成作用[134]。人们对它在抗血管生成方面的研究兴趣正在增加，尤其是它对前

表 15.4 新的抗血管生成药物治疗前列腺癌的Ⅱ期Ⅲ期临床试验

试验名称	分期	样本例数	主要终点和结果	年份	参考文献
依维莫司					
RAD001 对转移、激素难治性前列腺癌的治疗作用	Ⅱ	35	PSA 缓解；0%的受试者 PSA 下降大于 50%	2013	NCT00629525
依维莫司单药治疗未经化疗的 CRPC 的Ⅱ期临床试验	Ⅱ	37	无进展生存期；35%的受试者无进展生存期为 12 周	2013	Templeton 等 [135] NCT00976755
RAD001 联合多西他赛对转移、雄激素非依赖性前列腺癌的治疗作用	Ⅰ~Ⅱ		没有研究报道	2013	NCT00459186
他喹莫德					
ABR-215050 对无症状转移 CRPC 的治疗效果——随机双盲安慰剂对照的Ⅱ期临床试验	Ⅱ	201	6 个月的无进展生存期；他喹莫德组有 69%的受试者达到主要终点标准，而对照组有 37%(P<0.001)	2011	Pili 等 [132] NCT00560482
二甲基呫吨酮乙酸					
AS1404 联合多西他赛治疗激素难治性转移前列腺癌	Ⅱ	74	主要终点未指定；中位总体生存期在多西他赛联合二甲基呫吨酮乙酸组为 17.0 个月，在多西他赛组为 17.2 个月	2010	Pili 等 [137] NCT00111618
恩扎妥林					
恩扎妥林对已接受激素治疗和化疗的前列腺癌患者的疗效的Ⅱ期临床试验	Ⅱ	42	无进展生存期；中位无进展生存期为 11 周	2011	Dreicer 等 [140] NCT00428714
PI-88					
PI-88 联合多西他赛治疗前列腺癌的临床试验研究	Ⅰ~Ⅱ	35	PSA 缓解；该试验由于毒副作用被提前终止 70%的受试者 PSA 下降大于 50%	2010	Khasraw 等 [142] NCT00268593
西仑吉肽					
西仑吉肽对转移前列腺癌的治疗	Ⅱ	16	PSA 缓解；0%的受试者 PSA 下降大于 50%	2012	Alva 等 [150] NCT00103337
西仑吉肽对前列腺癌的治疗	Ⅱ	44	6 个月的无进展生存期；6 个月的无进展生存期在低剂量组为 9%，在高剂量组为 23%		Bradley 等 [153] NCT00121238
坦螺旋霉素(17-AGG)					
17-AAG 对激素治疗不敏感的转移前列腺癌的疗效评价	Ⅱ	15	PSA 缓解；没有受试者出现 PSA 缓解，中位无进展生存期为 1.8 个月	2008	Heath 等 [159] NCT00118092
瑞他霉素					
IPI-504 对激素非依赖前列腺癌的疗效评价的Ⅱ期临床试验	Ⅱ	19	PSA 缓解；没有受试者 PSA 下降大于 50%	2011	Oh 等 [160] NCT00564928

列腺癌的潜在治疗作用。

依维莫司治疗 CRPC 的Ⅱ期临床试验早期数据——前两项试验的结果在 2013 年初公布(表 15.4)。该研究是针对依维莫司治疗 CRPC 的单药开放性试验，招募了 35 位受试者,但最终没有任何 1 位受试者有生化或临床缓解(NCT00629525)。另一项依维莫司单药治疗未经化疗的 CRPC 的临床试验结果显示,37 例中有 35%的受试者达到了预先规定的终点标准,即 12 周的无进展期,但只有 5%(37 例中的 2 例）的患者 PSA 下降>50%[135]。

还有许多其他的Ⅱ期临床试验正在进行中,有几项研究依维莫司在联合方案中的作用。目前正在等待结果的试验包括研究依维莫司单药治疗未经化疗的 CRPC 的Ⅱ期临床试验(NCT00919035),依维莫司联合多西他赛和贝伐单抗治疗 CRPC 的Ⅱ期临床试验(NCT00574769),依维莫司联合卡铂和泼尼松治疗多西他赛化疗失败的 CRPC 的Ⅱ期临床试验(NCT01051570),依维莫司联合多西他赛治疗 CRPC 的Ⅰ~Ⅱ期试验(NCT00459186),依维莫司联合比卡鲁胺治疗一线去雄激素疗法失败后的 CRPC 的Ⅱ期临床试验(NCT00814788)。

二甲基呫吨酮乙酸

二甲基呫吨酮乙酸,也被称为 DMXAA、ASA404 或 AS1404,是一类小分子“血管破坏药物”(VDA)。DMXAA 和类似的药物通过破坏内皮细胞的肌动蛋白细胞骨架,产生使肿瘤血管迅速塌陷的效果,可以在几分钟内几乎完全阻断血液流动,进而使肿瘤坏死[136]。

一项Ⅱ期临床试验评估了 DMXAA 治疗前列腺癌的效果(表 15.4)。这项试验随机分配未经化疗的 CRPC 患者到多西他赛联合 DMXAA 组或多西他赛组。DMXAA 联合组能够改善 PSA 下降中位百分比（84.0%比61.9%)和影像学缓解率(23.1%比 9.1%),但这些差异并不显著。2 年生存率分别为 DMXAA 组为 33.3%，而无 DMXAA 组为 22.8%[137],两者差异也不显著。不幸的是,虽然 DMXAA 对 CRPC 的治疗取得了一定的初步成果,但该药物在治疗其他癌症中的表现不佳,例如,其对肺癌的作用，因而人们没有在此基础上继续进一步研究。

恩扎妥林

恩扎妥林(LY317615)是合成的双吲哚马来酰亚胺苏氨酸-丝氨酸激酶抑制物,作用于蛋白激酶 C（PKC)。PKC 是 VEGF 在 MAPK 信号通路内的下游物质,这增加了恩扎妥林发挥抗血管生成作用的可能性[138]。恩扎妥林的临床前研究证实了这种效果,在小鼠肿瘤模型中恩扎妥林减少了肿瘤的血管以及循环中 VEGF 的水平[139]。

目前只公布了一项恩扎妥林治疗前列腺癌的临床试验结果(表 15.4)。在这项实验中,CRPC 患者根据之前是否接受过多西他赛治疗被分为两组,且两组均给予恩扎妥林单药治疗。由于两组间的治疗效果没有差异,这项试验早早就被终止了,在 18 位未经多西他赛治疗组的受试者中只有 1 例有缓解。在最终的分析中,中位无进展生存期在两组之间无差异[140]。

PI-88

硫酸磷酸甘露戊糖(PI-88)是一个结构类似于硫酸类肝素的硫酸寡糖。人们通常认为 PI-88 及相关化合物通过阻止血管生成生长因子识别硫酸类肝素来发挥抗血管生成作用,并通过类肝素酶抑制硫酸类肝素的裂解。临床前研究表明,PI-88 在模型肿瘤中能显著降低肿瘤血管生成和肿瘤转移潜能[141]。

一项无对照的 PI-88 治疗前列腺癌的 Ⅰ~Ⅱ期临床试验已经开展(表 15.4)。经过Ⅰ期的剂量递增效应试验后,CRPC 患者被随机分配分别接受 2 种 PI-88 剂量联合多西他赛和泼尼松的治疗。虽然 PSA 缓解率是令人振奋的——70%的患者 PSA 降低>50%,但与历史研究对照相比,血液学毒性明显增高,27%的受试者出现中性粒细胞减少性发热[142]。PI-88 对其他实体肿瘤如肝癌等治疗作用的相关研究仍在继续,但没有继续研究重新评估它在前列腺癌中的应用价值。

TRC105

TCR105 是一个针对 CD105 跨膜受体的单克隆抗体。这种受体参与 TFG-β 信号转导,通过 HIF-1α 的诱导在肿瘤内皮细胞表达上调。它在 TGF-β 介导的新生血管形成中发挥主要作用,因而它也是一个治疗抗血管生成的潜在目标[143]。临床前研究已经证实它具有重要的抗血管生成和抗转移效果[144]。此外,TCR105 的首个Ⅰ期临床试验报道了在对多种实体肿瘤的治疗中,它的副作用较少,且在 45 例受试者中 47%的受试者病情稳定或好转[143]。

人们对 TCR105 的兴趣很高,目前有 12 项研究正在进行,涉及针对多种恶性肿瘤的治疗,其中包括一项 TCR105 治疗已接受抗血管生成疗法的转移性 CRPC 患者的Ⅰ~Ⅱ期试验(NCT01553188)(表 15.4)。这些正在进行的试验其结果备受期待。

Trebananib

Trebananib(原名 AMG386)是一个融合蛋白,通过结合血管生成素受体 1 和 2 抑制促血管生成因子。Ⅰ期临床试验的结果显示它的副作用较少,只有很少一部分(12%)的受试者出现了大于一级的毒性。此外,在 trabananib 治疗多种实体肿瘤的试验中,研究者发现它能减少肿瘤的血供和起到一些部分缓解的效应[145]。

此后,几项随机、安慰剂对照Ⅱ期临床试验针对 trabananib 在各种恶性肿瘤中的作用进行了研究。结果令人非常失望,在对转移性肾细胞癌[146]、胃食管肿瘤[147]或结直肠癌[148]的治疗中,trabananib 在联合其他治疗方案治疗的情况下未能改善 PFS 或 OS。在 trabananib 对卵巢癌的治疗中,试验结果很混杂,没有显著地延长 PFS[149]。对于前列腺癌,目前研究者正在评估 trabananib 联合阿比特龙和泼尼松治疗转移性 CRPC 的效果(NCT01553188)(表 15.4)。

西仑吉肽

西仑吉肽(原名 EMD121974)是一个循环五肽,通过竞争性抑制配体与 $\alpha_v\beta_3$ 和 $\alpha_v\beta_5$ 整合素的结合来发挥作用。$\alpha_v\beta_3$ 整合素在前列腺癌细胞中表达,但在正常前列腺细胞中不表达。这类分子调节细胞间黏附,尤其是在骨组织的细胞外基质,它们在骨转移的发生发展中发挥着核心作用;转移到骨的胰腺癌细胞均表达 $\alpha_v\beta_3$。此外,整合素介导的信号转导促进细胞生存、血管生成,以及抑制细胞凋亡[150]。在体外,西仑吉肽能增加肿瘤细胞的凋亡[151],抑制 VEGF 和 FGF 介导的血管生成[152]。

两项西仑吉肽治疗前列腺癌的临床试验已经完成了,一项是研究转移性前列腺癌,另一项是研究非转移性前列腺癌(表 15.4)。在西仑吉肽单药治疗非转移性 CRPC 的无对照Ⅱ期临床试验中,16 个受试者加入了该试验,没有显著的 PSA 缓解[150]。另一项研究，无症状的转移性CRPC 患者随机接受两种不同剂量的西仑吉肽单药治疗，这项试验报道了最好的治疗效果，即 6 个月病情稳定无进展，并发生在 9%的低剂量治疗组和 23%的高剂量治疗组[153]。没有正在进行的西仑吉肽治疗 CRPC 的试验。

坦螺旋霉素(17-AGG)和瑞螺旋霉素

17-AAG 是一个格尔德霉素的小分子衍生物，通过抑制热休克蛋白 90(Hsp90)发挥作用。Hsp90 能促进肿瘤细胞的多种功能，包括复制、侵袭，并避免细胞凋亡，通过持续的血管生成来抵抗低氧血症[154]。此外，Hsp90 可能帮助肿瘤细胞逃避免疫监视，研究者已经发现它能够抑制 NK 细胞的增加，而 NK 细胞通过上调 MHC Ⅰ类对肿瘤细胞发挥着杀伤作用[155]。

17-AAG 治疗乳腺癌[156]和多发性骨髓瘤[157]的Ⅱ期临床试验结果是鼓舞人心的。然而尽管有这些发现，药物制造商(百时美施贵宝)由于某些原因最终停止了对 17-AAG 的进一步研发[158]。在药物研发终止前，一项 17-AAG 治疗前列腺癌的Ⅱ期临床试验已经完成(表 15.4)。该试验探讨了 17-AAG 单药治疗化疗失败的 CRPC 患者的效果，15 例受试者均未见显著的缓解。

在人们放弃对 17-AAG 的进一步研发后，研究者们把焦点转移到瑞他霉素(IPI - 504)——一种不具有亲体分子的疏水性的 17-AAG 衍生物，该衍生物具有更好的药代动力学和弥散能力。一项 17-AAG 单药治疗 CRPC 的Ⅱ期临床试验已经完成，结果显示没有显著的 PSA 缓解和明显的药物毒性(表 15.4)，目前还没有针对前列腺癌治疗的进一步试验计划[160]。

未来针对 CRPC 的血管生成治疗方式

尚未面世的新兴潜在抗血管生成治疗

尽管我们在肿瘤生物学方面发现一个可靠的病理及生理学理论，但对于抗血管生成疗法的临床应用结果却是令人失望的。虽然许多新的药物正在研发或正处于临床评估的初期阶段，现有药物也正处于进一步的评估中，但目前观察到的抗血管生成疗法治疗前列腺癌的效果并不十分显著。贝伐单抗[95]、阿柏西普[100]、来那度胺[112]、舒尼替尼[116]在进入Ⅲ期临床试验后都没能产生显著的疗效。然而有些新的药物，最具代表性的是他喹莫德、卡博替尼，在早期的试验中显示出令人鼓舞的结果，但仍不能显著地阻止肿瘤的血液供应。

我们不应该从这些挫折中得出抗血管生成在 CRPC 中没有治疗作用的结论。相反，抗血管生成治疗之所以失败只是由于我们当前治疗模式的局限性。这种模式的失败之处在于——把针对特定血管生成途径的药物通过全身给药的方式用在所有患者身上——这在阿柏西普的 VENICE 试验中被很好地证明。基于这些结果，我们可以非常确信地说全身性阻断个别血管生成途径，即使是像 VEGF 一样重要，也不能在总体上改善 CRPC 患者的治疗效果。

然而这并不是说明抗血管生成治疗对于任何患者都没有益处。相反，它的治疗方式可能需要更多的复杂性而不是简单的针对单一通路，并且需要更好的选择性而不是试图针对所有患者。这些药物的疗效在目前的临床试验中没有被证实可能有几个原因：第一，多个通路的抑制可能是必要的；第二，不同的肿瘤可能依赖于不同的通路；此外，前列腺癌有很多风险，相同的效果可能在低风险组的治疗中不会出现。

人们还在不断提高对血管生成的认识。在未来，抗血管生成治疗正如人们所期望的，可能不只局限于针对哪种通路，更需要知道针对哪类患者。

肿瘤微环境：局部思考

我们对肿瘤生物学理解的深化使我们逐渐认识到微环境是决定肿瘤生长和恶性潜能的一个重要因素。人们不再单纯地认为肿瘤是由单个致癌基因突变导致的克隆增殖，而是一个依赖与相邻细胞进行复杂的相互作用和信号交流的有机体。前列腺癌在由成纤维细胞、免疫细胞、内皮细胞、细胞外基质组成的基质中生长，并浸润在细胞因子、生长因子、黏附分子中。癌细胞最终依赖与此基质间的交互作用实现自身的血管生成、侵袭和转移。

人们越来越多地从肿瘤细胞在微环境中的交互作用、生长、信号转导的角度来探讨肿瘤的治疗策略。根据微环境理论，促生长信号、细胞外基质、氧气等微环境因素可以减少一些治疗效果或产生一些其他的潜在影响。

前列腺癌微环境与血管生成最直接相关的自然是微脉管系统的结构。肿瘤组织内细胞的快速增殖导致组织缺氧，刺激低氧诱导因子（HIF）生成，进而产生促血管生成因子[161]。新的血管在肿瘤内生成，但它们的结构却发生了显著的变异。它们小而曲折，分支混乱，有异常的基底膜。因此，这些血管是“易漏出”的，允许液体溢出进入血管外基质从而导致局部间隙流体压力增加[162]。

越来越多的证据表明，缺氧和血管渗漏的微环境因素可能通过促进转移[163]、抵抗化疗和放疗而直接增加肿瘤的恶性程度[164]。不规则的血管导致血管渗漏已被确定为一个早期男性前列腺癌患者病情进展的风险因素[38]。理论上，在肿瘤微环境中间隙流体压力增加能减少血管内物质的扩散和药物的输送[82]。还有证据表明，缺氧会导致具有损伤作用而产生氧自由基，降低化疗[165]和放疗[164]的细胞毒性效应。

这种对微环境因素的理解产生了一个抗血管发生治疗如何改善对前列腺癌疗效的新模式：通过“正常化”异常的肿瘤脉管系统和违反直觉的增加组织氧供应[83]。在某种意义上，缺氧是一种肿瘤的适应性反应，它会导致形成异常通透血管，促进转移和抵抗化疗作用。缺氧还使肿瘤细胞进行糖酵解，并合成乳酸，进而形成一个酸性微环境，这种微环境不利于药物输送[165]。VEGF 抑制剂能减少肿瘤血管的异常组织病理变异，降低组织间隙流体压力和增加药物输送[166]。这些是现在抗血管生成疗法作用机制的重要组成部分。

肿瘤微环境也提供了许多新的治疗靶点，其目标是扰乱旁分泌信号以及促进肿瘤的生长和恢复力的局部生化条件。例如 MET 致癌基因，在缺氧时上调[60]，促进蛋白酶生产和细胞间黏附性的丧失，而这些是侵袭和转移[167]的重要过程。这为双重靶向血管生成和 MET 路径提供了理论基础，例如，卡博替尼抑制 VEGFR-2 和 c-Met 受体[168]。

前列腺癌干细胞依赖与微环境中非恶性细胞的相互作用。例如，实验模型表明，成纤维细胞在肿瘤间质促进前列腺癌干细胞的增殖[169]。因此肿瘤-间质交互作用提供了另外一些潜在的治疗靶点，包括 Src 激酶、内皮素受体 ET-1、TGF-β[168]。

由于前列腺癌骨转移的倾向在其病理过程中发挥着重要作用，干扰其在骨髓微环境中的生长能力成为另一个潜在治疗的方向。前列腺癌的成功转移到骨骼依赖于“类骨性”——这是一个用以描述前列腺癌细胞产生正常的骨骼特异性蛋白如成骨蛋白、骨钙素、骨涎蛋白而产生的术语[168]。研究破坏这些交互作用的药物试验正在进行，包括内皮素受体和 RANK 配体抑制剂。有一种药物是特异针对细胞黏附分子的整合素家族。整合素参与多种细胞进程，包括信号转导、生存和扩散[170]。尤其是 α_v 组的整合素，在人类前列腺癌细胞中表达上调[171]，与肿瘤骨转移[172]和血管生成[170]的病理过程相关。科学家们正在试图通过破坏整合素信号阻止前列腺癌细胞操纵微环境的能力；西仑吉肽、整合素抑制剂已经进入临床试验阶段[168]，针对整合素的单克隆抗体也正在研发[172]。

个体化抗血管生成治疗

虽然有些肿瘤对抗血管生成疗法出现了明显反应，但大多数临床试验未能观察到实质性的效果。然而抗血管生成疗法治疗前列腺癌未来研究的重点可能在于如何解决这一悖论。个体肿瘤可能受着截然不同的潜在生物学因素驱使；期望应用相同的疗法治疗广泛的患者群体，总会因为部分患者不依赖于该药物的靶向途径，使得总体的治疗效果被淡化。提高对个人肿瘤生物学行为的认识——不管是通过量化循环的生物学标志物，基因组测序或其他方法可能使我们能够制定个体化的治疗方案。此外，对个人肿瘤风险的深入了解会提升我们进行靶向治疗的能力，例如，从转移风险较高的患者中鉴定出有可能受益于“正常化”微脉管系统治疗的个体。

例如，某些基因的多态性和生物标记能够预测贝伐单抗的效应。据报道，VEGF-936 的多态性能够影响卵巢癌对贝伐单抗的反应[173]。临床前研究发现了一些可能与贝伐单抗耐药性相关的生物标记物，包括 Bv8，PDGF-C 和跨膜蛋白-1[174]。这些发现都不是在前列腺癌中，但这些恶性肿瘤无疑是受一个相同的复杂交互网络调控，在这方面进一步的研究中，研究者肯定会对药物在特定环境中的功效有更加深入的理解。

还有研究证实，肿瘤诱导血管生成的能力是高度可变的，这可能是由于肿瘤-宿主交互作用和微环境因素。例如，肿瘤在不同组织部位需要不同水平的 VEGF 以促进血管生成[175]。因此，血浆的 VEGF 水平可能是一个不精确的衡量肿瘤血管生成能力的指标[175]。更加详细地了解这个过程中的血管生成信号和生物标志物，可能使我们更容易识别出哪些肿瘤具有向结构紊乱、渗漏的微脉管系统发展的最高风险，而这种微脉管系统与肿瘤转移和不良预后相关。针对高危疾病患者使用的抗血管生成治疗可能是更有成效的策略。识别出对抗血管生成疗法起反应的生物学标志物将进一步改善这类药物的疗效，并会使患者最大限度地受益于该治疗[176]。

（杨阔　译）

参考文献

1. Folkman J. Tumor angiogenesis: therapeutic implications. N Engl J Med. 1971;285(21):1182–6. doi:10.1056/NEJM197111182852108.
2. Boehm-Viswanathan T. Is angiogenesis inhibition the Holy Grail of cancer therapy? Curr Opin Oncol. 2000;12(1):89–94.
3. Ferrara N, Henzel WJ. Pituitary follicular cells secrete a novel heparin-binding growth factor specific for vascular endothelial cells. Biochem Biophys Res Commun. 1989;161(2):851–8.
4. Ribatti D. The crucial role of vascular permeability factor/vascular endothelial growth factor in angiogenesis: a historical review. Br J Haematol. 2005;128(3):303–9. doi:10.1111/j.1365-2141.2004.05291.x.
5. Hanahan D, Folkman J. Patterns and emerging mechanisms of the angiogenic switch during tumorigenesis. Cell. 1996;86(3):353–64.
6. Ferrara N, Chen H, Davis-Smyth T, et al. Vascular endothelial growth factor is essential for corpus luteum angiogenesis. Nat Med. 1998;4(3):336–40.
7. Nissen NN, Polverini PJ, Koch AE, Volin MV, Gamelli RL, DiPietro LA. Vascular endothelial growth factor mediates angiogenic activity during the proliferative phase of wound healing. Am J Pathol. 1998;152(6):1445–52.

8. Srivastava A, Laidler P, Hughes LE, Woodcock J, Shedden EJ. Neovascularization in human cutaneous melanoma: a quantitative morphological and Doppler ultrasound study. Eur J Cancer Clin Oncol. 1986;22(10):1205–9.
9. Srivastava A, Laidler P, Davies RP, Horgan K, Hughes LE. The prognostic significance of tumor vascularity in intermediate-thickness (0.76–4.0 mm thick) skin melanoma. A quantitative histologic study. Am J Pathol. 1988;133(2):419–23.
10. Weidner N, Semple JP, Welch WR, Folkman J. Tumor angiogenesis and metastasis–correlation in invasive breast carcinoma. N Engl J Med. 1991;324(1):1–8. doi:10.1056/NEJM199101033240101.
11. Macchiarini P, Fontanini G, Hardin MJ, Squartini F, Angeletti CA. Relation of neovascularisation to metastasis of non-small-cell lung cancer. Lancet. 1992;340(8812):145–6.
12. Weidner N, Carroll PR, Flax J, Blumenfeld W, Folkman J. Tumor angiogenesis correlates with metastasis in invasive prostate carcinoma. Am J Pathol. 1993;143(2):401–9.
13. Jaeger TM, Weidner N, Chew K, et al. Tumor angiogenesis correlates with lymph node metastases in invasive bladder cancer. J Urol. 1995;154(1):69–71.
14. Dvorak HF, Sioussat TM, Brown LF, et al. Distribution of vascular permeability factor (vascular endothelial growth factor) in tumors: concentration in tumor blood vessels. J Exp Med. 1991; 174(5):1275–8.
15. Kondo S, Asano M, Suzuki H. Significance of vascular endothelial growth factor/vascular permeability factor for solid tumor growth, and its inhibition by the antibody. Biochem Biophys Res Commun. 1993;194(3):1234–41. doi:10.1006/bbrc.1993.1955.
16. Ferrara N, Winer J, Burton T, et al. Expression of vascular endothelial growth factor does not promote transformation but confers a growth advantage in vivo to Chinese hamster ovary cells. J Clin Invest. 1993;91(1):160–70. doi:10.1172/JCI116166.
17. Kondo S, Asano M, Matsuo K, Ohmori I, Suzuki H. Vascular endothelial growth factor/vascular permeability factor is detectable in the sera of tumor-bearing mice and cancer patients. Biochim Biophys Acta. 1994;1221(2):211–4.
18. Folkman J, Watson K, Ingber D, Hanahan D. Induction of angiogenesis during the transition from hyperplasia to neoplasia. Nature. 1989; 339(6219):58–61. doi:10.1038/339058a0.
19. Kim KJ, Li B, Winer J, et al. Inhibition of vascular endothelial growth factor-induced angiogenesis suppresses tumour growth in vivo. Nature. 1993;362(6423):841–4. doi:10.1038/362841a0.
20. Willett CG, Boucher Y, di Tomaso E, et al. Direct evidence that the VEGF-specific antibody bevacizumab has antivascular effects in human rectal cancer. Nat Med. 2004;10(2):145–7. doi:10.1038/nm988.
21. Wang Y, Fei D, Vanderlaan M, Song A. Biological activity of bevacizumab, a humanized anti-VEGF antibody in vitro. Angiogenesis. 2004;7(4):335–45. doi:10.1007/s10456-004-8272-2.
22. Margolin K, Gordon MS, Holmgren E, et al. Phase Ib trial of intravenous recombinant humanized monoclonal antibody to vascular endothelial growth factor in combination with chemotherapy in patients with advanced cancer: pharmacologic and long-term safety data. J Clin Oncol. 2001;19(3):851–6.
23. USFDA. Drugs@FDA: FDA Approved Drug Products. Available at: http://www.accessdata.fda.gov/scripts/cder/drugsatfda/index.cfm?fuseaction=Search.DrugDetails. Accessed 30 June 2013.
24. Hurwitz H, Fehrenbacher L, Novotny W, et al. Bevacizumab plus irinotecan, fluorouracil, and leucovorin for metastatic colorectal cancer. N Engl J Med. 2004;350(23):2335–42. doi:10.1056/NEJMoa032691.
25. Sandler A, Gray R, Perry MC, et al. Paclitaxel-carboplatin alone or with bevacizumab for non-small-cell lung cancer. N Engl J Med. 2006;355(24):2542–50. doi:10.1056/NEJMoa061884.
26. Robert NJ, Diéras V, Glaspy J, et al. RIBBON-1: randomized, double-blind, placebo-controlled, phase III trial of chemotherapy with or without bevacizumab for first-line treatment of human epidermal growth factor receptor 2-negative, locally recurrent or metastatic breast cancer. J Clin Oncol. 2011;29(10):1252–60. doi:10.1200/JCO.2010.28.0982.
27. Rini BI, Halabi S, Rosenberg JE, et al. Phase III trial of bevacizumab plus interferon alfa versus interferon alfa monotherapy in patients with metastatic renal cell carcinoma: final results of CALGB 90206. J Clin Oncol. 2010;28(13):2137–43. doi:10.1200/JCO.2009.26.5561.
28. Reck M, von Pawel J, Zatloukal P, et al. Overall survival with cisplatin-gemcitabine and bevacizumab or placebo as first-line therapy for nonsquamous non-small-cell lung cancer: results from a randomised phase III trial (AVAiL). Ann Oncol. 2010;21(9):1804–9. doi:10.1093/annonc/mdq020.
29. Young RJ, Reed MWR. Anti-angiogenic therapy: concept to clinic. Microcirculation. 2012;19(2):115–25. doi:10.1111/j.1549-8719.2011.00147.x.
30. Segler A, Tsimberidou A-M. Lenalidomide in solid tumors. Cancer Chemother Pharmacol. 2012;69(6): 1393–406. doi:10.1007/s00280-012-1874-2.
31. Lin J, Kelly WK. Targeting angiogenesis as a promising modality for the treatment of prostate cancer. Urol Clin North Am. 2012;39(4):547–60. doi:10.1016/j.ucl.2012.07.010.
32. Movsas B, Chapman JD, Horwitz EM, et al. Hypoxic regions exist in human prostate carcinoma. Urology. 1999;53(1):11–8.
33. Siegal JA, Yu E, Brawer MK. Topography of neovascularity in human prostate carcinoma. Cancer. 1995; 75(10):2545–51.
34. Silberman MA, Partin AW, Veltri RW, Epstein JI. Tumor angiogenesis correlates with progression after radical prostatectomy but not with pathologic stage in Gleason sum 5 to 7 adenocarcinoma of the prostate. Cancer. 1997;79(4):772–9.
35. Strohmeyer D, Rössing C, Strauss F, Bauerfeind A, Kaufmann O, Loening S. Tumor angiogenesis is asso-

ciated with progression after radical prostatectomy in pT2/pT3 prostate cancer. Prostate. 2000;42(1):26–33.
36. Halvorsen OJ, Haukaas S, Høisaeter PA, Akslen LA. Independent prognostic importance of microvessel density in clinically localized prostate cancer. Anticancer Res. 2000;20(5C):3791–9.
37. Borre M, Offersen BV, Nerstrom B, Overgaard J. Microvessel density predicts survival in prostate cancer patients subjected to watchful waiting. Br J Cancer. 1998;78(7):940–4.
38. Mucci LA, Powolny A, Giovannucci E, et al. Prospective study of prostate tumor angiogenesis and cancer-specific mortality in the health professionals follow-up study. J Clin Oncol. 2009;27(33):5627–33. doi:10.1200/JCO.2008.20.8876.
39. Grothey A, Galanis E. Targeting angiogenesis: progress with anti-VEGF treatment with large molecules. Nat Rev Clin Oncol. 2009;6(9):507–18. doi:10.1038/nrclinonc.2009.110.
40. Kukk E, Lymboussaki A, Taira S, et al. VEGF-C receptor binding and pattern of expression with VEGFR-3 suggests a role in lymphatic vascular development. Development. 1996;122(12):3829–37.
41. Ferrara N, Gerber H-P, LeCouter J. The biology of VEGF and its receptors. Nat Med. 2003;9(6):669–76. doi:10.1038/nm0603-669.
42. Dimmeler S, Fleming I, Fisslthaler B, Hermann C, Busse R, Zeiher AM. Activation of nitric oxide synthase in endothelial cells by Akt-dependent phosphorylation. Nature. 1999;399(6736):601–5. doi:10.1038/21224.
43. Le Boeuf F, Houle F, Huot J. Regulation of vascular endothelial growth factor receptor 2-mediated phosphorylation of focal adhesion kinase by heat shock protein 90 and Src kinase activities. J Biol Chem. 2004; 279(37):39175–85. doi:10.1074/jbc.M405493200.
44. Cook KM, Figg WD. Angiogenesis inhibitors: current strategies and future prospects. CA Cancer J Clin. 2010;60(4):222–43. doi:10.3322/caac.20075.
45. Huang H, Bhat A, Woodnutt G, Lappe R. Targeting the ANGPT-TIE2 pathway in malignancy. Nat Rev Cancer. 2010;10(8):575–85. doi:10.1038/nrc2894.
46. Augustin HG, Koh GY, Thurston G, Alitalo K. Control of vascular morphogenesis and homeostasis through the angiopoietin-Tie system. Nat Rev Mol Cell Biol. 2009;10(3):165–77. doi:10.1038/nrm2639.
47. Peters KG, Kontos CD, Lin PC, et al. Functional significance of Tie2 signaling in the adult vasculature. Recent Prog Horm Res. 2004;59:51–71.
48. Cao Y, Cao R, Hedlund E-M. R Regulation of tumor angiogenesis and metastasis by FGF and PDGF signaling pathways. J Mol Med (Berl). 2008;86(7):785–9. doi:10.1007/s00109-008-0337-z.
49. Risau W, Drexler H, Mironov V, et al. Platelet-derived growth factor is angiogenic in vivo. Growth Factors. 1992;7(4):261–6.
50. Oikawa T, Onozawa C, Sakaguchi M, Morita I, Murota S. Three isoforms of platelet-derived growth factors all have the capability to induce angiogenesis in vivo. Biol Pharm Bull. 1994;17(12):1686–8.
51. Li L, Asteriou T, Bernert B, Heldin C-H, Heldin P. Growth factor regulation of hyaluronan synthesis and degradation in human dermal fibroblasts: importance of hyaluronan for the mitogenic response of PDGF-BB. Biochem J. 2007;404(2):327–36. doi:10.1042/BJ20061757.
52. Wang Z, Kong D, Li Y, Sarkar FH. PDGF-D signaling: a novel target in cancer therapy. Curr Drug Targets. 2009;10(1):38–41.
53. Li X, Kumar A, Zhang F, et al. VEGF-independent angiogenic pathways induced by PDGF-C. Oncotarget. 2010;1(4):309–14.
54. Auguste P, Javerzat S, Bikfalvi A. Regulation of vascular development by fibroblast growth factors. Cell Tissue Res. 2003;314(1):157–66. doi:10.1007/s00441-003-0750-0.
55. Korc M, Friesel RE. The role of fibroblast growth factors in tumor growth. Curr Cancer Drug Targets. 2009;9(5):639–51.
56. Carstens RP, Eaton JV, Krigman HR, Walther PJ, Garcia-Blanco MA. Alternative splicing of fibroblast growth factor receptor 2 (FGF-R2) in human prostate cancer. Oncogene. 1997;15(25):3059–65. doi:10.1038/sj.onc.1201498.
57. Bierie B, Moses HL. TGF-beta and cancer. Cytokine Growth Factor Rev. 2006;17(1–2):29–40. doi:10.1016/j.cytogfr.2005.09.006.
58. Bakin AV, Tomlinson AK, Bhowmick NA, Moses HL, Arteaga CL. Phosphatidylinositol 3-kinase function is required for transforming growth factor beta-mediated epithelial to mesenchymal transition and cell migration. J Biol Chem. 2000;275(47):36803–10. doi:10.1074/jbc.M005912200.
59. Derynck R, Zhang YE. Smad-dependent and Smad-independent pathways in TGF-beta family signalling. Nature. 2003;425(6958):577–84. doi:10.1038/nature02006.
60. Gherardi E, Birchmeier W, Birchmeier C, Vande WG. Targeting MET in cancer: rationale and progress. Nat Rev Cancer. 2012;12(2):89–103. doi:10.1038/nrc3205.
61. Bussolino F, Di Renzo MF, Ziche M, et al. Hepatocyte growth factor is a potent angiogenic factor which stimulates endothelial cell motility and growth. J Cell Biol. 1992;119(3):629–41.
62. Grant DS, Kleinman HK, Goldberg ID, et al. Scatter factor induces blood vessel formation in vivo. Proc Natl Acad Sci U S A. 1993;90(5):1937–41.
63. Zhang Y-W, Su Y, Volpert OV, Vande Woude GF. Hepatocyte growth factor/scatter factor mediates angiogenesis through positive VEGF and negative thrombospondin 1 regulation. Proc Natl Acad Sci U S A. 2003;100(22):12718–23. doi:10.1073/pnas.2135113100.
64. Nauseef JT, Henry MD. Epithelial-to-mesenchymal transition in prostate cancer: paradigm or puzzle? Nat Rev Urol. 2011;8(8):428–39. doi:10.1038/nrurol.2011.85.
65. Ogunwobi OO, Liu C. Hepatocyte growth factor upregulation promotes carcinogenesis and epithelial-mesenchymal transition in hepatocellular

carcinoma via Akt and COX-2 pathways. Clin Exp Metastasis. 2011;28(8):721–31. doi:10.1007/s10585-011-9404-x.
66. Nagai T, Arao T, Furuta K, et al. Sorafenib inhibits the hepatocyte growth factor-mediated epithelial mesenchymal transition in hepatocellular carcinoma. Mol Cancer Ther. 2011;10(1):169–77. doi:10.1158/1535-7163.MCT-10-0544.
67. Jackson MW, Bentel JM, Tilley WD. Vascular endothelial growth factor (VEGF) expression in prostate cancer and benign prostatic hyperplasia. J Urol. 1997;157(6):2323–8.
68. Ferrer FA, Miller LJ, Andrawis RI, et al. Vascular endothelial growth factor (VEGF) expression in human prostate cancer: in situ and in vitro expression of VEGF by human prostate cancer cells. J Urol. 1997;157(6):2329–33.
69. Ferrer FA, Miller LJ, Andrawis RI, et al. Angiogenesis and prostate cancer: in vivo and in vitro expression of angiogenesis factors by prostate cancer cells. Urology. 1998;51(1):161–7.
70. Ferrer FA, Miller LJ, Lindquist R, et al. Expression of vascular endothelial growth factor receptors in human prostate cancer. Urology. 1999;54(3):567–72.
71. Strohmeyer D, Rössing C, Bauerfeind A, et al. Vascular endothelial growth factor and its correlation with angiogenesis and p53 expression in prostate cancer. Prostate. 2000;45(3):216–24.
72. Pallares J, Rojo F, Iriarte J, Morote J, Armadans LI, de Torres I. Study of microvessel density and the expression of the angiogenic factors VEGF, bFGF and the receptors Flt-1 and FLK-1 in benign, premalignant and malignant prostate tissues. Histol Histopathol. 2006;21(8):857–65.
73. Bok RA, Halabi S, Fei DT, et al. Vascular endothelial growth factor and basic fibroblast growth factor urine levels as predictors of outcome in hormone-refractory prostate cancer patients: a cancer and leukemia group B study. Cancer Res. 2001;61(6):2533–6.
74. Mao K, Badoual C, Camparo P, et al. The prognostic value of vascular endothelial growth factor (VEGF)-A and its receptor in clinically localized prostate cancer: a prospective evaluation in 100 patients undergoing radical prostatectomy. Can J Urol. 2008;15(5):4257–62.
75. George DJ, Halabi S, Shepard TF, et al. Prognostic significance of plasma vascular endothelial growth factor levels in patients with hormone-refractory prostate cancer treated on Cancer and Leukemia Group B 9480. Clin Cancer Res. 2001;7(7):1932–6.
76. Doll JA, Reiher FK, Crawford SE, Pins MR, Campbell SC, Bouck NP. Thrombospondin-1, vascular endothelial growth factor and fibroblast growth factor-2 are key functional regulators of angiogenesis in the prostate. Prostate. 2001;49(4):293–305.
77. Huss WJ, Barrios RJ, Foster BA, Greenberg NM. Differential expression of specific FGF ligand and receptor isoforms during angiogenesis associated with prostate cancer progression. Prostate. 2003;54(1):8–16. doi:10.1002/pros.10163.
78. Wikström P, Stattin P, Franck-Lissbrant I, Damber JE, Bergh A. Transforming growth factor beta1 is associated with angiogenesis, metastasis, and poor clinical outcome in prostate cancer. Prostate. 1998;37(1):19–29.
79. Morrissey C, Dowell A, Koreckij TD, et al. Inhibition of angiopoietin-2 in LuCaP 23.1 prostate cancer tumors decreases tumor growth and viability. Prostate. 2010;70(16):1799–808.
80. Sieveking DP, Lim P, Chow RWY, et al. A sex-specific role for androgens in angiogenesis. J Exp Med. 2010;207(2):345–52.
81. Gerber H-P, Ferrara N. Pharmacology and pharmacodynamics of bevacizumab as monotherapy or in combination with cytotoxic therapy in preclinical studies. Cancer Res. 2005;65(3):671–80.
82. Heldin C-H, Rubin K, Pietras K, Ostman A. High interstitial fluid pressure – an obstacle in cancer therapy. Nat Rev Cancer. 2004;4(10):806–13. doi:10.1038/nrc1456.
83. Jain RK. Normalization of tumor vasculature: an emerging concept in antiangiogenic therapy. Science. 2005;307(5706):58–62. doi:10.1126/science.1104819.
84. Ryan CJ, Lin AM, Small EJ. Angiogenesis inhibition plus chemotherapy for metastatic hormone refractory prostate cancer: history and rationale. Urol Oncol. 2006;24(3):250–3. doi:10.1016/j.urolonc.2005.11.021.
85. Gasparini G, Longo R, Fanelli M, Teicher BA. Combination of antiangiogenic therapy with other anticancer therapies: results, challenges, and open questions. J Clin Oncol. 2005;23(6):1295–311. doi:10.1200/JCO.2005.10.022.
86. Cheng L, Zhang S, Sweeney CJ, Kao C, Gardner TA, Eble JN. Androgen withdrawal inhibits tumor growth and is associated with decrease in angiogenesis and VEGF expression in androgen-independent CWR22Rv1 human prostate cancer model. Anticancer Res. 2004;24(4):2135–40.
87. Stewart RJ, Panigrahy D, Flynn E, Folkman J. Vascular endothelial growth factor expression and tumor angiogenesis are regulated by androgens in hormone responsive human prostate carcinoma: evidence for androgen dependent destabilization of vascular endothelial growth factor transcripts. J Urol. 2001;165(2):688–93. doi:10.1097/00005392-200102000-00095.
88. Boddy JL, Fox SB, Han C, et al. The androgen receptor is significantly associated with vascular endothelial growth factor and hypoxia sensing via hypoxia-inducible factors HIF-1a, HIF-2a, and the prolyl hydroxylases in human prostate cancer. Clin Cancer Res. 2005;11(21):7658–63. doi:10.1158/1078-0432.CCR-05-0460.
89. Yang L, You S, Kumar V, Zhang C, Cao Y. In vitro the behaviors of metastasis with suppression of VEGF in human bone metastatic LNCaP-derivative C4-2B prostate cancer cell line. J Exp Clin Cancer Res. 2012;31:40. doi:10.1186/1756-9966-31-40.
90. Reese D, Fratesi P, Corry M, Novotny W, Holmgren E, Small E. A phase II trial of humanized anti-vascular endothelial growth factor antibody for the

treatment of androgen-independent prostate cancer. Prostate J. 2001;3(2):65–70.

91. Di Lorenzo G, Figg WD, Fossa SD, et al. Combination of bevacizumab and docetaxel in docetaxel-pretreated hormone-refractory prostate cancer: a phase 2 study. Eur Urol. 2008;54(5):1089–94. doi:10.1016/j.eururo.2008.01.082.
92. Picus J, Halabi S, Kelly WK, et al. A phase 2 study of estramustine, docetaxel, and bevacizumab in men with castrate-resistant prostate cancer: results from Cancer and Leukemia Group B Study 90006. Cancer. 2011;117(3):526–33. doi:10.1002/cncr.25421.
93. Ross RW, Galsky MD, Febbo P, et al. Phase 2 study of neoadjuvant docetaxel plus bevacizumab in patients with high-risk localized prostate cancer: a Prostate Cancer Clinical Trials Consortium trial. Cancer. 2012;118(19):4777–84. doi:10.1002/cncr.27416.
94. Rini BI, Weinberg V, Fong L, Conry S, Hershberg RM, Small EJ. Combination immunotherapy with prostatic acid phosphatase pulsed antigen-presenting cells (provenge) plus bevacizumab in patients with serologic progression of prostate cancer after definitive local therapy. Cancer. 2006;107(1):67–74. doi:10.1002/cncr.21956.
95. Kelly WK, Halabi S, Carducci M, et al. Randomized, double-blind, placebo-controlled phase III trial comparing docetaxel and prednisone with or without bevacizumab in men with metastatic castration-resistant prostate cancer: CALGB 90401. J Clin Oncol. 2012;30(13):1534–40. doi:10.1200/JCO.2011.39.4767.
96. Halabi S, Kelly W, George D, Kaplan EB, Small EJ. Comorbidities predict overall survival (OS) in men with metastatic castrate-resistant prostate cancer (CRPC). J Clin Oncol. (suppl 7):abstr 189
97. Antonarakis ES, Carducci MA. Targeting angiogenesis for the treatment of prostate cancer. Expert Opin Ther Targets. 2012;16(4):365–76. doi:10.1517/14728222.2012.668887.
98. Ning Y-M, Gulley JL, Arlen PM, et al. Phase II trial of bevacizumab, thalidomide, docetaxel, and prednisone in patients with metastatic castration-resistant prostate cancer. J Clin Oncol. 2010;28(12):2070–6. doi:10.1200/JCO.2009.25.4524.
99. Isambert N, Freyer G, Zanetta S, et al. Phase I dose-escalation study of intravenous aflibercept in combination with docetaxel in patients with advanced solid tumors. Clin Cancer Res. 2012;18(6):1743–50. doi:10.1158/1078-0432.CCR-11-1918.
100. Tannock IF, Fizazi K, Ivanov S, et al. Aflibercept versus placebo in combination with docetaxel and prednisone for treatment of men with metastatic castration-resistant prostate cancer (VENICE): a phase 3, double-blind randomised trial. Lancet Oncol. 2013;14(8):760–8. doi:10.1016/S1470-2045(13)70184-0.
101. D'Amato RJ, Loughnan MS, Flynn E, Folkman J. Thalidomide is an inhibitor of angiogenesis. Proc Natl Acad Sci U S A. 1994;91(9):4082–5.
102. Verheul HM, Panigrahy D, Yuan J, D'Amato RJ. Combination oral antiangiogenic therapy with thalidomide and sulindac inhibits tumour growth in rabbits. Br J Cancer. 1999;79(1):114–8. doi:10.1038/sj.bjc.6690020.
103. Figg WD, Kruger EA, Price DK, Kim S, Dahut WD. Inhibition of angiogenesis: treatment options for patients with metastatic prostate cancer. Invest New Drugs. 2002;20(2):183–94.
104. Figg WD, Dahut W, Duray P, et al. A randomized phase II trial of thalidomide, an angiogenesis inhibitor, in patients with androgen-independent prostate cancer. Clin Cancer Res. 2001;7(7):1888–93.
105. Dahut WL, Gulley JL, Arlen PM, et al. Randomized phase II trial of docetaxel plus thalidomide in androgen-independent prostate cancer. J Clin Oncol. 2004;22(13):2532–9. doi:10.1200/JCO.2004.05.074.
106. Figg WD, Li H, Sissung T, et al. Pre-clinical and clinical evaluation of estramustine, docetaxel and thalidomide combination in androgen-independent prostate cancer. BJU Int. 2007;99(5):1047–55. doi:10.1111/j.1464-410X.2007.06763.x.
107. Figg WD, Hussain MH, Gulley JL, et al. A double-blind randomized crossover study of oral thalidomide versus placebo for androgen dependent prostate cancer treated with intermittent androgen ablation. J Urol. 2009;181(3):1104–13. doi:10.1016/j.juro.2008.11.026. discussion 1113.
108. Keizman D, Zahurak M, Sinibaldi V, et al. Lenalidomide in nonmetastatic biochemically relapsed prostate cancer: results of a phase I/II double-blinded, randomized study. Clin Cancer Res. 2010;16(21):5269–76. doi:10.1158/1078-0432.CCR-10-1928.
109. Tohnya T, Gulley JL, Arlen PM, et al. Phase I study of lenalidomide, a novel thalidomide analog, in patients with refractory metastatic cancer. J Clin Oncol. 2006;24(18S):13038.
110. Adesunloye B, Huang X, Ning Y, et al. Phase II trial of bevacizumab and lenalidomide with docetaxel and prednisone in patients with metastatic castration-resistant prostate cancer (mCRPC). J Clin Oncol. 2012;30(5(S)):abstract 207.
111. Garcia JA, Elson P, Tyler A, Triozzi P, Dreicer R. Sargramostim (GM-CSF) and lenalidomide in castration-resistant prostate cancer (CRPC): results from a phase I–II clinical trial(). Urol Oncol. 2014;32:33.e11–7. doi:10.1016/j.urolonc.2012.12.004.
112. Petrylak DP, Fizazi K, Sternberg CN, et al. A phase 3 study to evaluate the efficacy and safety of Docetaxel and Prednisone (DP) with or without Lenalidomide (LEN) in patients with Castrate-Resistant Prostate Cancer (CRPC): the MAINSAIL trial. In: Vol Abstract LBA24. Vienna, Austria; 2012.
113. Dror Michaelson M, Regan MM, Oh WK, et al. Phase II study of sunitinib in men with advanced prostate cancer. Ann Oncol. 2009;20(5):913–20. doi:10.1093/annonc/mdp111.
114. Sonpavde G, Periman PO, Bernold D, et al. Sunitinib malate for metastatic castration-resistant prostate cancer following docetaxel-based chemotherapy. Ann Oncol. 2010;21(2):319–24. doi:10.1093/annonc/mdp323.

115. Zurita AJ, George DJ, Shore ND, et al. Sunitinib in combination with docetaxel and prednisone in chemotherapy-naive patients with metastatic, castration-resistant prostate cancer: a phase 1/2 clinical trial. Ann Oncol. 2012;23(3):688–94. doi:10.1093/annonc/mdr349.
116. Ou Y, Michaelson MD, Sengelov L, et al. Randomized, placebo-controlled, phase III trial of sunitinib in combination with prednisone (SU+P) versus prednisone (P) alone in men with progressive metastatic castration-resistant prostate cancer (mCRPC). J Clin Oncol. 2011;29(15(S)):abstract 4515.
117. Aragon-Ching JB, Dahut WL. The role of angiogenesis inhibitors in prostate cancer. Cancer J. 2008;14(1): 20–5. doi:10.1097/PPO.0b013e318161c014.
118. Steinbild S, Mross K, Frost A, et al. A clinical phase II study with sorafenib in patients with progressive hormone-refractory prostate cancer: a study of the CESAR Central European Society for Anticancer Drug Research-EWIV. Br J Cancer. 2007;97(11):1480–5. doi:10.1038/sj.bjc.6604064.
119. Dahut WL, Scripture C, Posadas E, et al. A phase II clinical trial of sorafenib in androgen-independent prostate cancer. Clin Cancer Res. 2008;14(1):209–14. doi:10.1158/1078-0432.CCR-07-1355.
120. Aragon-Ching JB, Jain L, Gulley JL, et al. Final analysis of a phase II trial using sorafenib for metastatic castration-resistant prostate cancer. BJU Int. 2009; 103(12):1636–40. doi:10.1111/j.1464-410X.2008.08327.x.
121. Chi KN, Ellard SL, Hotte SJ, et al. A phase II study of sorafenib in patients with chemo-naive castration-resistant prostate cancer. Ann Oncol. 2008;19(4): 746–51. doi:10.1093/annonc/mdm554.
122. Beardsley EK, Hotte SJ, North S, et al. A phase II study of sorafenib in combination with bicalutamide in patients with chemotherapy-naive castration resistant prostate cancer. Invest New Drugs. 2012;30(4):1652–9. doi:10.1007/s10637-011-9722-5.
123. Smith DC, Smith MR, Sweeney C, et al. Cabozantinib in patients with advanced prostate cancer: results of a phase II randomized discontinuation trial. J Clin Oncol. 2013;31(4):412–9. doi:10.1200/JCO.2012.45.0494.
124. Sherman SI. Targeted therapies for thyroid tumors. Mod Pathol. 2011;24 Suppl 2:S44–52. doi:10.1038/modpathol.2010.165.
125. Herbst RS, Sun Y, Eberhardt WEE, et al. Vandetanib plus docetaxel versus docetaxel as second-line treatment for patients with advanced non-small-cell lung cancer (ZODIAC): a double-blind, randomised, phase 3 trial. Lancet Oncol. 2010;11(7):619–26. doi:10.1016/S1470-2045(10)70132-7.
126. Pick AM, Nystrom KK. Pazopanib for the treatment of metastatic renal cell carcinoma. Clin Ther. 2012; 34(3):511–20. doi:10.1016/j.clinthera.2012.01.014.
127. Sternberg CN, Davis ID, Mardiak J, et al. Pazopanib in locally advanced or metastatic renal cell carcinoma: results of a randomized phase III trial. J Clin Oncol. 2010;28(6):1061–8. doi:10.1200/JCO.2009.23.9764.
128. Ward JE, Karrison T, Chatta G, et al. A randomized, phase II study of pazopanib in castrate-sensitive prostate cancer: a University of Chicago Phase II Consortium/Department of Defense Prostate Cancer Clinical Trials Consortium study. Prostate Cancer Prostatic Dis. 2012;15(1):87–92. doi:10.1038/pcan.2011.49.
129. Rogosin S, Sandler AB. Beyond bevacizumab: antiangiogenic agents. Clin Lung Cancer. 2012;13(5):326–33. doi:10.1016/j.cllc.2011.12.001.
130. Ryan CJ, Stadler WM, Roth B, et al. Phase I dose escalation and pharmacokinetic study of AZD2171, an inhibitor of the vascular endothelial growth factor receptor tyrosine kinase, in patients with hormone refractory prostate cancer (HRPC). Invest New Drugs. 2007;25(5):445–51. doi:10.1007/s10637-007-9050-y.
131. Olsson A, Björk A, Vallon-Christersson J, Isaacs JT, Leanderson T. Tasquinimod (ABR-215050), a quinoline-3-carboxamide anti-angiogenic agent, modulates the expression of thrombospondin-1 in human prostate tumors. Mol Cancer. 2010;9:107. doi:10.1186/1476-4598-9-107.
132. Pili R, Häggman M, Stadler WM, et al. Phase II randomized, double-blind, placebo-controlled study of tasquinimod in men with minimally symptomatic metastatic castrate-resistant prostate cancer. J Clin Oncol. 2011;29(30):4022–8. doi:10.1200/JCO.2011.35.6295.
133. Armstrong AJ, Haggman M, Stadler WM, et al. Tasquinimod and survival in men with metastatic castration-resistant prostate cancer: Results of long-term follow-up of a randomized phase II placebo-controlled trial. J Clin Oncol. 2012;30(suppl):abstract 4550.
134. Grgic T, Mis L, Hammond JM. Everolimus: a new mammalian target of rapamycin inhibitor for the treatment of advanced renal cell carcinoma. Ann Pharmacother. 2011;45(1):78–83. doi:10.1345/aph.1M288.
135. Templeton AJ, Dutoit V, Cathomas R, et al. Phase 2 trial of single-agent everolimus in chemotherapy-naive patients with castration-resistant prostate cancer (SAKK 08/08). Eur Urol. 2013;64(1):150–8. doi:10.1016/j.eururo.2013.03.040.
136. Tozer GM, Kanthou C, Baguley BC. Disrupting tumour blood vessels. Nat Rev Cancer. 2005;5(6):423–35. doi:10.1038/nrc1628.
137. Pili R, Rosenthal MA, Mainwaring PN, et al. Phase II study on the addition of ASA404 (vadimezan; 5,6-dimethylxanthenone-4-acetic acid) to docetaxel in CRMPC. Clin Cancer Res. 2010;16(10):2906–14. doi:10.1158/1078-0432.CCR-09-3026.
138. Ma S, Rosen ST. Enzastaurin. Curr Opin Oncol. 2007;19(6):590–5. doi:10.1097/CCO.0b013e3282f10a00.
139. Keyes KA, Mann L, Sherman M, et al. LY317615 decreases plasma VEGF levels in human tumor xenograft-bearing mice. Cancer Chemother Pharmacol. 2004;53(2):133–40. doi:10.1007/s00280-003-0713-x.
140. Dreicer R, Garcia J, Hussain M, et al. Oral enzastaurin in prostate cancer: a two-cohort phase II trial in patients with PSA progression in the non-

metastatic castrate state and following docetaxel-based chemotherapy for castrate metastatic disease. Invest New Drugs. 2011;29(6):1441–8. doi:10.1007/s10637-010-9428-0.
141. Parish CR, Freeman C, Brown KJ, Francis DJ, Cowden WB. Identification of sulfated oligosaccharide-based inhibitors of tumor growth and metastasis using novel in vitro assays for angiogenesis and heparanase activity. Cancer Res. 1999;59(14):3433–41.
142. Khasraw M, Pavlakis N, McCowatt S, et al. Multicentre phase I/II study of PI-88, a heparanase inhibitor in combination with docetaxel in patients with metastatic castrate-resistant prostate cancer. Ann Oncol. 2010;21(6):1302–7. doi:10.1093/annonc/mdp524.
143. Rosen LS, Hurwitz HI, Wong MK, et al. A phase I first-in-human study of TRC105 (anti-endoglin antibody) in patients with advanced cancer. Clin Cancer Res. 2012;18(17):4820–9. doi:10.1158/1078-0432.CCR-12-0098.
144. Uneda S, Toi H, Tsujie T, et al. Anti-endoglin monoclonal antibodies are effective for suppressing metastasis and the primary tumors by targeting tumor vasculature. Int J Cancer. 2009;125(6):1446–53. doi:10.1002/ijc.24482.
145. Herbst RS, Hong D, Chap L, et al. Safety, pharmacokinetics, and antitumor activity of AMG 386, a selective angiopoietin inhibitor, in adult patients with advanced solid tumors. J Clin Oncol. 2009;27(21):3557–65. doi:10.1200/JCO.2008.19.6683.
146. Rini B, Szczylik C, Tannir NM, et al. AMG 386 in combination with sorafenib in patients with metastatic clear cell carcinoma of the kidney: a randomized, double-blind, placebo-controlled, phase 2 study. Cancer. 2012;118(24):6152–61. doi:10.1002/cncr.27632.
147. Eatock MM, Tebbutt NC, Bampton CL, et al. Phase II randomized, double-blind, placebo-controlled study of AMG 386 (trebananib) in combination with cisplatin and capecitabine in patients with metastatic gastro-oesophageal cancer. Ann Oncol. 2013;24(3):710–8. doi:10.1093/annonc/mds502.
148. Peeters M, Strickland AH, Lichinitser M, et al. A randomised, double-blind, placebo-controlled phase 2 study of trebananib (AMG 386) in combination with FOLFIRI in patients with previously treated metastatic colorectal carcinoma. Br J Cancer. 2013;108(3):503–11. doi:10.1038/bjc.2012.594.
149. Karlan BY, Oza AM, Richardson GE, et al. Randomized, double-blind, placebo-controlled phase II study of AMG 386 combined with weekly paclitaxel in patients with recurrent ovarian cancer. J Clin Oncol. 2012;30(4):362–71. doi:10.1200/JCO.2010.34.3178.
150. Alva A, Slovin S, Daignault S, et al. Phase II study of cilengitide (EMD 121974, NSC 707544) in patients with non-metastatic castration resistant prostate cancer, NCI-6735. A study by the DOD/PCF prostate cancer clinical trials consortium. Invest New Drugs. 2012;30(2):749–57. doi:10.1007/s10637-010-9573-5.
151. Brooks PC, Montgomery AM, Rosenfeld M, et al. Integrin alpha v beta 3 antagonists promote tumor regression by inducing apoptosis of angiogenic blood vessels. Cell. 1994;79(7):1157–64.
152. Nisato RE, Tille J-C, Jonczyk A, Goodman SL, Pepper MS. Alphav beta 3 and alphav beta 5 integrin antagonists inhibit angiogenesis in vitro. Angiogenesis. 2003;6(2):105–19. doi:10.1023/B:AGEN.0000011801.98187.f2.
153. Bradley DA, Daignault S, Ryan CJ, et al. Cilengitide (EMD 121974, NSC 707544) in asymptomatic metastatic castration resistant prostate cancer patients: a randomized phase II trial by the prostate cancer clinical trials consortium. Invest New Drugs. 2011;29(6):1432–40. doi:10.1007/s10637-010-9420-8.
154. Neckers L, Workman P. Hsp90 molecular chaperone inhibitors: are we there yet? Clin Cancer Res. 2012;18(1):64–76. doi:10.1158/1078-0432.CCR-11-1000.
155. Fionda C, Soriani A, Malgarini G, Iannitto ML, Santoni A, Cippitelli M. Heat shock protein-90 inhibitors increase MHC class I-related chain A and B ligand expression on multiple myeloma cells and their ability to trigger NK cell degranulation. J Immunol. 2009;183(7):4385–94. doi:10.4049/jimmunol.0901797.
156. Modi S, Stopeck A, Linden H, et al. HSP90 inhibition is effective in breast cancer: a phase II trial of tanespimycin (17-AAG) plus trastuzumab in patients with HER2-positive metastatic breast cancer progressing on trastuzumab. Clin Cancer Res. 2011;17(15):5132–9. doi:10.1158/1078-0432.CCR-11-0072.
157. Richardson PG, Chanan-Khan AA, Lonial S, et al. Tanespimycin and bortezomib combination treatment in patients with relapsed or relapsed and refractory multiple myeloma: results of a phase 1/2 study. Br J Haematol. 2011;153(6):729–40. doi:10.1111/j.1365-2141.2011.08664.x.
158. The Myeloma Beacon Staff. Bristol-Myers Squibb Halts Development of Tanespimycin. The Myeloma Beacon. http://www.myelomabeacon.com/news/2010/07/22/tanespimycin-development-halted/. Published July 22, 2010. Accessed 4 July 2013.
159. Heath EI, Hillman DW, Vaishampayan U, et al. A phase II trial of 17-allylamino-17-demethoxygeldanamycin in patients with hormone-refractory metastatic prostate cancer. Clin Cancer Res. 2008;14(23):7940–6. doi:10.1158/1078-0432.CCR-08-0221.
160. Oh WK, Galsky MD, Stadler WM, et al. Multicenter phase II trial of the heat shock protein 90 inhibitor, retaspimycin hydrochloride (IPI-504), in patients with castration-resistant prostate cancer. Urology. 2011;78(3):626–30. doi:10.1016/j.urology.2011.04.041.
161. Harris AL. Hypoxia–a key regulatory factor in tumour growth. Nat Rev Cancer. 2002;2(1):38–47. doi:10.1038/nrc704.
162. Carmeliet P, Jain RK. Molecular mechanisms and clinical applications of angiogenesis. Nature. 2011;473(7347):298–307. doi:10.1038/nature10144.
163. Bertout JA, Patel SA, Simon MC. The impact of O2 availability on human cancer. Nat Rev Cancer. 2008;8(12):967–75. doi:10.1038/nrc2540.

164. Fokas E, McKenna WG, Muschel RJ. The impact of tumor microenvironment on cancer treatment and its modulation by direct and indirect antivascular strategies. Cancer Metastasis Rev. 2012;31(3–4):823–42. doi:10.1007/s10555-012-9394-4.
165. Trédan O, Galmarini CM, Patel K, Tannock IF. Drug resistance and the solid tumor microenvironment. J Natl Cancer Inst. 2007;99(19):1441–54. doi:10.1093/jnci/djm135.
166. Tong RT, Boucher Y, Kozin SV, Winkler F, Hicklin DJ, Jain RK. Vascular normalization by vascular endothelial growth factor receptor 2 blockade induces a pressure gradient across the vasculature and improves drug penetration in tumors. Cancer Res. 2004;64(11):3731–6. doi:10.1158/0008-5472.CAN-04-0074.
167. Peruzzi B, Bottaro DP. Targeting the c-Met signaling pathway in cancer. Clin Cancer Res. 2006;12(12):3657–60. doi:10.1158/1078-0432.CCR-06-0818.
168. Corn PG. The tumor microenvironment in prostate cancer: elucidating molecular pathways for therapy development. Cancer Manag Res. 2012;4:183–93. doi:10.2147/CMAR.S32839.
169. Liao C-P, Adisetiyo H, Liang M, Roy-Burman P. Cancer stem cells and microenvironment in prostate cancer progression. Horm Cancer. 2010;1(6):297–305. doi:10.1007/s12672-010-0051-5.
170. Van der Horst G, van den Hoogen C, Buijs JT, et al. Targeting of α(v)-integrins in stem/progenitor cells and supportive microenvironment impairs bone metastasis in human prostate cancer. Neoplasia. 2011;13(6):516–25.
171. Van den Hoogen C, van der Horst G, Cheung H, et al. High aldehyde dehydrogenase activity identifies tumor-initiating and metastasis-initiating cells in human prostate cancer. Cancer Res. 2010;70(12):5163–73. doi:10.1158/0008-5472.CAN-09-3806.
172. Bisanz K, Yu J, Edlund M, et al. Targeting ECM-integrin interaction with liposome-encapsulated small interfering RNAs inhibits the growth of human prostate cancer in a bone xenograft imaging model. Mol Ther. 2005;12(4):634–43. doi:10.1016/j.ymthe.2005.05.012.
173. Schultheis AM, Lurje G, Rhodes KE, et al. Polymorphisms and clinical outcome in recurrent ovarian cancer treated with cyclophosphamide and bevacizumab. Clin Cancer Res. 2008;14(22):7554–63. doi:10.1158/1078-0432.CCR-08-0351.
174. Jubb AM, Harris AL. Biomarkers to predict the clinical efficacy of bevacizumab in cancer. Lancet Oncol. 2010;11(12):1172–83. doi:10.1016/S1470-2045(10)70232-1.
175. Fukumura D, Jain RK. Tumor microvasculature and microenvironment: targets for anti-angiogenesis and normalization. Microvasc Res. 2007;74(2–3):72–84. doi:10.1016/j.mvr.2007.05.003.
176. Willett CG, Boucher Y, Duda DG, et al. Surrogate markers for antiangiogenic therapy and dose-limiting toxicities for bevacizumab with radiation and chemotherapy: continued experience of a phase I trial in rectal cancer patients. J Clin Oncol. 2005;23(31):8136–9. doi:10.1200/JCO.2005.02.5635.

第 16 章 共同靶点适应性的生存通路

Amina Zoubeidi, Martin Gleaye

引言

雄激素阻断治疗(ADT)是当前男性晚期前列腺癌一线系统性的治疗方法。不幸的是,由于致命的去势抵抗性前列腺癌(CRPC)的出现,ADT 只能提供一个短期的生存获益[1-3]。与信号通路的发展一样,这种后天获得性治疗方法的抗药性的发展归因于雄激素受体(AR)的再活化、瘤原性信号通路的激活、压力诱发型残存基因和细胞保护性分子伴侣网这 4 种因素的相互作用。在 CRPC 的进展过程中,对 AR 信号的持续性依赖通常是由 AR 调节的前列腺特异抗原(PSA)的血清水平的升高表现出来的。的确,CRPC 对类固醇生成和 AR 联合抑制剂[4]的频繁响应已经被引进到二线的激素类抗肿瘤药物中。在临床药物研发中更多地以 AR 为靶点,这其中就包括了阿比特龙和恩杂鲁胺(ENZ),阿比特龙以 CYP-17(一种肿瘤细胞内部从头合成胆固醇所需要的酶)为靶点,而恩杂鲁胺是以 AR 配体结合域为靶点的一种雄性激素受体强有力的拮抗剂。尽管阿比特龙和恩杂鲁胺药物的有效率非常鼓舞人心,患者的总生存率被提高了 4 个月,但是抗药性总是以血清 PSA 的升高显现出来,这表明雄激素受体仍然持续性活跃。尽管去势和雄性激素受体通路拮抗剂能够对晚期前列腺癌引起意义深远的持续性响应,但是后期病情仍有生化复发的可能,这与 AR 基因组或新陈代谢再活化紧密相关。

许多抗癌治疗都是激活抑制细胞凋亡的生存通路,这有助于提高肿瘤细胞的可塑性和促进后天出现治疗抵抗表型。可塑性是指肿瘤细胞对治疗应答的适应性,它表明细胞摆脱治疗影响能力大小。阻断肿瘤细胞的可塑性可以延缓或阻止治疗抵抗的出现[5-8],并且很大程度改善晚期前列腺癌的预后。适应性通路是前列腺癌细胞所固有的,它们拥有共同靶点会出现条件性致死,并且极大地改善患者的治疗效果。条件性致死的概念是指在特定的基因和环境条件中,通过结合多种定向的治疗方式来改进治疗方法,以此明确治疗靶点并杀死肿瘤细胞。适应性生存通路由一个驱动型突变的抑制因子所引发,例如,在 CRPC 的病例中,雄性激素受体呈阳性有可能出现条件性致死和一个较高的治疗指数。尽管确定持续的 AR 靶点非常重要,本综述将会集中讨论 AR 和串道信号通路的共同靶点,它会产生协同性激活 AR 和其他生存通路,或是在应激状态下维持蛋白质稳态和起到保护细胞作用的应激反应通路(表 16.1)。

共同靶点微管及同步化学激素结合治疗

多西他赛和卡巴他赛是两类被批准应用于 CRPC 的临床治疗的紫杉烷类药物[9,10]。多西他赛是最先被认可的非激素治疗方法,

表 16.1 CRPC 的适应性通路

持续的 AR 信号	应激反应通路	信号通路	发展性通路
AR，N 端 AR，辅助因子 LSD-1 和 BF3	Hsp27，CLU，细胞自噬，Hsp90，p38 MAPK	PI3K/Akt，MAPK，JNK，NF-κB，CCL2，MET，src	EMT（N-Cad，Zeb 1，2，Twist，TGF-B，IL-6）；WNT，Hedgehog(Shh)，MAPK，IL8，Trop-2

它在 CRPC 的治疗中已被证实能提高患者的生存质量。关于 TAX327 的研究表明，每 3 周多西他赛联合泼尼松的治疗方法优于每周使用米托蒽醌联合泼尼松[10]。每 3 周多西他赛联合泼尼松疗法的中位生存期为 19.2 个月，与其对应的每周米托蒽醌加泼尼松疗法的中位生存期仅为 16.3 个月[9]。回顾性研究确定了卡巴他赛作为治疗 CRPC 的二线药物的地位，这里我们分别随机抽取了部分病情进展中或之前给予多西他赛+泼尼松和米托蒽醌+泼尼松治疗的病例做对比[11]，结果显示，使用卡巴他赛治疗的生存期为 2.4个月，存活率为 100%。

紫杉烷类药物是通过稳定动态微管聚合起作用的。微管的聚合和解离能力对有丝分裂是非常重要的，因此在快速分离癌细胞中要优先以微管作为靶点。对紫杉烷类的耐药性可由以下因素介导：①多重耐药性 p 糖蛋白流出泵的过分表达[12]；②微管结合位点的突变；③微管相关性蛋白的突变使得细胞微管获得较大的稳定性[13,14]。

紫杉烷类也影响 AR 信号，并通过改变微管相关性 AR 细胞转运和核转运来实现[15,16]，这就提出了关于 AR 通路拮抗剂交叉耐药的问题，以及结合性化学激素疗程同步测序的问题。伊格尔顿等人[17]证实了同步结合以紫杉醇为基础的化学疗法联合雄性激素去除要比在脱敏 Shionogi 和 LNCaP 肿瘤模型上持续测试这些治疗方法更有效。有趣的是，尽管基因表达研究证实正调节的几个已知基因在应答紫杉醇暴露的过程中对去势抵抗起着非常重要的作用，在最初紫杉醇治疗之后却又出现了去势应答的缺乏。这些研究结果阐明了在化学疗法或去势后压力诱导型基因表达是如何转变的，其可以产生交叉耐药性并为进行中的临床实验提供临床前期的原理论证，从而为明确前列腺癌系统疗法作用和时间窗提供帮助。

ECOG3805（随机试验）将标准序列 ADT 与转移性去势抵抗性前列腺癌做了对比。其中前者是研究 790 例前列腺癌患者，在去势抵抗的基础上应用多西他赛相比于在 ADT 的开始即应用多西他赛（http://clinicaltrials.gov/show/NCT00309985）。在总共 18 周的时间里，患者独自接受 ADT 或者在每 3 周应用化疗药物的条件下接受 ADT。接受同步化学激素联合治疗的患者要比单纯接受 ADT 的患者生存的时间更久一些，两者的 3 年总生存率分别为 69.0%和 52.5%（nih.gov/news/health/dec2013/nci-05.htm）。多西他赛加 ADT 的治疗方法对提高高程度转移癌患者的总生存率的效果是最好的（3 年总生存率为 63.4%，单纯应用 ADT 的为 43.9%）。尽管我们还需要进一步的随访来确定这种联合治疗的方法对较低程度转移癌的治疗效果，此研究还是为使用联合疗法应用于晚期前列腺癌的临床疗效提供了先例，并且支持早期即在 ADT 治疗中加入多西他赛而不是一直等到病情发展到 CRPC 阶段。

AKT 和 MAPK 的交互串道激活

CRPC 是细胞在低水平雄激素浓度下生存和增殖的一个复杂的过程。这个过程涉及

AR 的再活化[18]，该过程通过促活基因和选择性促有丝分裂生长因子通路[19-22]，包括磷酸肌醇 3-激酶(PI3K)/AKT 通路来实现。确实，AR(经由扩增)和 PI3K/AKT(经由 Pten 缺失)通路是在前列腺癌中最常被激活的 2 个信号通路。尽管 AR 抑制剂在大多数患者中都有临床效果，但是 PI3K 抑制剂却很少在潜伏期的病例模型中引起肿瘤衰退。甚至，只使用 AR 或 AKT 抑制剂的单一疗法会导致交互串道激活，这有助于获得性耐药的出现[23-26]。例如，卡佛等人[23]的研究表明，这些通路通过相互的负反馈来进行彼此调控，像这样一个通路的抑制会激活其他通路。PI3K 通路的抑制会通过减轻对 HER 激酶的负反馈部分修复 PTEN 缺乏的前列腺细胞中的 AR 信号。相反，AR 信号阻断后降低了 FKBP5 的水平，进而削弱磷酸酶 PHLPP 的稳定性，从而减少 AKT 的反馈抑制作用。尽管当任何一个单一的通路被药理性抑制时肿瘤细胞仍可以适应和生存，使用PI3K/mTOR 抑制剂 BEZ235 和 AR 拮抗剂 ENZ 对 PI3K/AKT 和 AR 信号通路的联合抑制会明显延迟在 LNCAP 模型中 CRPC 的进程[23]。

据托马斯等人[27]报道，使用 AKT 抑制剂 AZD5363 的单一疗法会增加 AR 转录的活跃度和 AR 依赖基因如 PSA 和 NKX3.1 的表达。AZD5363 和比卡鲁胺的结合能克制这些效应，导致体外细胞增殖和感应细胞凋亡的协同抑制、肿瘤生长抑制的延伸以及 CRPC 中体内 PSA 的活性增强。这些研究表明，一个潜伏期的概念验证，就是一种 AKT 抑制剂和一种共同靶点的 AR 拮抗剂的结合会使得 CRPC 的进程长时间延迟。

除了 AKT 通路以外，其他信号通路已经确定是由 AR 阻滞诱导性串道的激活所引发(图 16.1)。例如，AR 阻滞会诱导 MAPK 通路的激活，它由一个前馈环路所控制，其中涉及 YB-1 的 p90rsk 介导的磷酸活化，随后会引起生存通路的激活导致分子伴侣 CLU 的上调，最终会导致出现耐药性[28]。有趣的是，目前在Ⅲ期临床实验中把将 CLU作为靶点的 OGX-011 与 ENZ 结合，不仅会延迟对 ENZ 的耐药性，而且能抑制 AKT 和 MAPK 通路，从而进一步为共同靶点 AR 通路和 OGX-011 的结合提供一个临床前期的原理论证[28]。

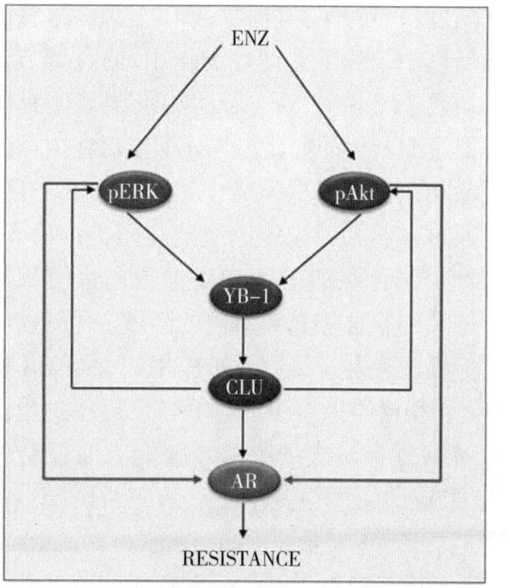

图 16.1 ENZ 通过正反馈机制引发耐药性，其中涉及 MAPK 和 AKT 通路以及分子伴侣 CLU。(见彩插)

分子伴侣和应激反应

在癌症中，应激是进展(癌发生)和适应(获得耐药性)背后的驱动力。在转化过程中，癌细胞在它们的细胞内和细胞外环境中都要经历剧烈的改变，频繁地暴露于应激微环境中。这些应激包括缺氧、酸中毒、营养缺失和宿主的免疫攻击。就像生物生存在野外一样，为了存活和繁殖，肿瘤细胞必须能够适应各种应激环境。许多抗肿瘤疗法引起的应激反应会抑制细胞凋亡，并促进出现获得性耐药表型。例如，热休克反应在真核细胞中是一个与生存、耐热性和致癌性转化有关的高度保守的保护机制。分子伴侣在这些应激反应中起到了关键性的作用，通过调节蛋白质稳态还有许多信号和转录调节生存网来促进耐药性的产生[29]。分子伴侣在内质网应激和未折叠蛋白反应中也起着中心作用，它通过抑制翻译来定制重建蛋白质内稳态，增加分子伴侣的表达和促进蛋白水解酶复合体及细胞自噬介导蛋白的降解。尽管这些适应性反应是有细胞保护作用的，当ER应激[30-32]和错误折叠蛋白（VPR）负担超过蛋白水解酶复合体或细胞自噬的能力时就会发生细胞死亡[33-38]。共同靶点的应激诱导生存通路控制调节蛋白质内稳态（如ERAD、ERAA或KENN），也许能更好地调节肿瘤细胞对治疗的敏感性。

分子伴侣包括热休克蛋白（HSP），是应激反应的关键介导因子，它充当着基因缓冲器的角色，用以稳定细胞和帮助细胞应对偶尔的环境压力。在癌症的进展中，热休克蛋白增加了达尔文学说在细胞转化、行进、耐药等一系列过程中的适用度[39]。分子伴侣结合错误折叠的蛋白以促进基质的复性或降解，保护细胞应对蛋白质聚集并促进其复性或降解。分子伴侣的表达是在许多不同的刺激后引发的，这些刺激包括缺氧、热休克、缺氧症、葡萄糖缺失、自由基、致癌物、激素疗法和化学疗法[40-43]。实际上在许多肿瘤和相关性转移瘤中，HSP表达的调控非常频繁，其化学疗法的效果和患者生存情况都不是很乐观。

HSP的转录调节由于因素繁多和反馈调节而显得非常复杂，但是只有几个压力相关性转录因素被认为是HSP的主要诱因。热休克因子1（HSF-1）是一个在HSP基因[44]的启动区域里被结合到热休克元素中的高度保守的转录因子。HSF-1的压力感应是一个多步骤的过程，其中涉及HSF-1单体的组成性表达、应激诱导性HSF-1丝氨酸磷酸化，接下来是它的三聚作用及伴随着转录增强的核转位[45]。HSF1不仅激活HSP的转录，也激活其他与HSF1相关的分子伴侣的转录来抑制负反馈循环和HSF1的转录活性[46]。哺乳动物细胞中*HSF1*基因的缺失不会改变HSP正常的基础表达，但会终止HSP的应激诱导性表达，这表明其他转录因子也参与到HSP[47]的基础表达。在小鼠中，HSF-1缺失会抑制自发性肿瘤的形成，这是由显性负相的*p53*基因的突变和*H-Ras*[29]原癌基因的突变激活相关性化学诱导皮肤癌所引发的。尽管HSF-1不是一个能驱动转化的经典的原癌基因，但它在细胞功能方面有着同等广泛的效应网，这支持着肿瘤发生并突显HSF-1作为应激反应的一个在肿瘤发生过程中被篡夺的关键调节器的地位，提升了适应性和推动恶性的进程。

这一章将回顾Hsp27和CLU在应激反应中的作用以及获得性耐药，还有它们作为CRPC治疗靶点的现况。

Hsp27

Hsp27（HspB1）是由HSF1控制转录的，几项研究表明，Hsp27的特殊性反式激活是有刺激依赖性的[48-50]。Hsp27的转录调节是由细胞类型和细胞环境影响的许多因素所控制的。此外，Hsp27可以在三种丝氨酸（Ser15、Ser78和Ser82）和苏氨酸（Thr143）中被磷酸化。Hsp27磷酸化是一个可以被很多激酶催化的可逆过程。这些激酶包括MAPKAP激酶2、3，p90Rsk，PKC，PKD和PKG。Hsp27的磷酸化对许多应激都有反应，这些应激包括氧化应激，炎症细胞因子，如肿瘤坏死因子（TNF-α）、白细胞介素-1β、转移生长因子（TGF-β），促细胞分裂剂如胰岛素样生长因子（IGF-1）[51]和类固醇激素[52]。Hsp27的磷酸化在细胞骨架形成和细胞迁移中起着至关重要的作用。因此，Hsp27的磷酸化对于TGF-β诱导的金属蛋白酶-2的活化和侵袭乳腺癌细胞是必需的，并且抑制Hsp27磷酸化会导致肿瘤细胞迁移和侵袭的抑制[53]。Hsp27磷酸化涉及许多恶性肿瘤，在前列腺癌[51]中与p90Rsk有很大关系，与去势抵抗的进程也有很大关联[51]。

（a）**Hsp27调控细胞存活**。Hsp27在耐药性癌症（包括CRPC）中一致地呈现高表达。它的表达由激素撤退和化学治疗所诱导，并且抑制治疗通过许多机制诱发细胞凋亡[56-60]。Hsp27与应激和受体介导的凋亡通路组件相互作用，同时又抑制它们。它通过减少细胞质的细胞色素C[61]来阻止胱蛋白酶的活化，与半胱天冬酶[62]相互作用又抑制其活性，并且通过结合F肌动蛋白来稳定肌动蛋白微丝，以此防止细胞骨架被破坏[63]。Hsp27也调节Akt和抑制Bax的活性[64]。Hsp27抑制细胞凋亡的作用是由依托泊苷或TNF-α在不同的肿瘤细胞系通过增加IκBα泛素化和降解诱导，这最终导致了NF-κB的活化[65]。在AR阳性的LNCaP前列腺癌细胞中，雄激素通过p38激酶促进Hsp27的磷酸化，它也取代了Hsp90成为AR伴侣，然后使AR穿梭移动进入细胞核以促进其与雄激素反应元件的结合，并增强AR的转录活性和细胞存活[52]。

在去雄激素之后，几种生长因子通路对PCa细胞的存活起了非常关键的作用，其中包括IGF-1和IL-6。IGF-1以一种剂量和时间依赖性的方式激发着Hsp27的磷酸化；Hsp27是一种新颖的p90Rsk基质，也是Erk的下游效应器，它能增加Erk，p90Rsk和Akt[51]的IGF-1诱导型磷酸化。相反，Hsp27浓度的降低也能减少Erk、p90Rsk和Akt的IGF-1诱导型磷酸化，由此形成不稳定的Bad/14-3-3复合物并导致细胞凋亡率不断增加[51]。Hsp27能调节致瘤信号通路的活性，例如，STAT3[56,66,67]能控制与耐药性有关的细胞生存基因和信号通路的表达。Hsp27在调节PEA-15的活性中起着一个“开关”的作用，这能提高细胞增殖率并减少脂肪酸合成酶诱导的细胞死亡[68]。Hsp27增强AKT的活性反而促进PEA-15在Ser-116上的磷酸化，从而切换PEA-15将绑定ERK到FADD的特异性。PEA-15从ERK的解离能缓解ERK的细胞质隔离，允许它运输进入细胞核，在那里调整其促有丝分裂。在Ser-116上PEA-15一经磷酸化，就会结合到FADD上，从而抑制脂肪酸合成酶诱导的细胞死亡。这些研究告诉我们，患有抑癌基因功能异常型肿瘤的患者可能对Hsp27抑制剂有着更好的临床治疗效果[68]，因此，鉴别一种群体类型能更好地从Hsp27抑制治疗方法中获益。

（b）**Hsp27调节上皮间质转化（EMT）和转移**。除了它在细胞存活中所起的作用，Hsp27也驱动着前列腺癌的上皮间质转化，然而它的衰减会使EMT变弱，而且减少细胞迁移和侵袭，并降低基质金属蛋白酶的活性。同样，消除Hsp27能减少白细胞介素-6的依赖性，STAT3的磷酸化、核移位，以及STAT3结合到扭转启动子。这表明，通过对STAT3/Twist的调节，Hsp27对于白细胞介素-6介导的EMT来说是必不可少的。我们观察到在分期晚的前列腺癌中，Hsp27和Twist的表达均增高。目前一项Ⅱ期临床试验中，有一种抗转录疗法，即使用OGX-427来抑制Hsp27。在前列腺癌小鼠模型中，它能减少肿瘤的转移，更为重要的是，在一项Ⅰ期临床试验中，OGX-427能减少去势抵抗性前列腺癌患者体内的循环肿瘤细胞（CTC）的数量。总的来说，此研究明确了对于无论是白细胞介素-6的依赖性还是白细胞介素-6的非依赖性EMT，Hsp27都是一个关键的调节器，这也验证了此分子伴侣在转移性前列腺癌的治疗中作为治疗靶点的作用。此外，它还能调节肌动蛋白的重新排列，调整细胞骨架形成和细胞迁移[53]，通过调整 Fak 依赖性肌动蛋白组织和 STAT-3 依赖性 MMP-2 的表达[69]来增强细胞迁移和侵袭。Hsp27 的减少能抑制 VEGF 介导的细胞迁移[70]，并能使 TGF-β 介导的 MMP-2 失活，同样也能减弱人体中前列腺癌细胞系对细胞的侵袭[71,72]。

(c)**Hsp27 作为一个预后指标。**在临床病例中，Hsp27 在许多癌症中都呈高表达，其中就包括前列腺[54,65]，而且它[73]与侵袭性癌症的活跃、转移和不良预后[66,74]密切相关。在前列腺癌中，诊断性的穿刺活检 Hsp27 的表达常常预示着不良的临床结果[75]，而且与去势抵抗性前列腺癌的进展有着密切的关系[56]。Hsp27 的表达和磷酸化都与去势抵抗性前列腺癌的进展有关[51,56]。在去势抵抗性前列腺癌中，使用雄激素去除治疗后不久，Hsp27 就呈现一致性高表达[51,54,56,74]。Hsp27 的表达在诊断过程中预示不良的临床结果不依赖于 *ETS* 基因的重组[75]。

(d)**Hsp27 作为一个药物作用靶点。**作为一种应激激活性分子伴侣，Hsp27 的表达是由激素治疗和化疗所介导的，并且通过多种机制抑制治疗诱导型细胞凋亡[51,56-60]。与它的多种细胞保护功能一样，Hsp27 的过度表达会导致人 LNCaP 细胞对紫杉醇的耐药性，提高肿瘤的生长速度，并给予其去势抵抗特征[56,76]。与 Hsp27 相互作用的因素涉及致癌信号通路和 CRPC 的进展，如 STAT3、IGF-1、AR 和 eIF4E[52,56,66,76]。例如，在雄激素去除治疗后，Hsp27 结合到 AR 并取代Hsp90 作为主要的分子伴侣，使 AR 穿梭向细胞核移动，在 AR 主导的基因中[52]，促进 AR 结合到雄激素响应元件中。此外，在去势治疗之后，增长的 Hsp27 给予肿瘤细胞抗药性以增强其生存能力。其中使细胞产生抗药性的过程是通过活化 STAT3[56]、稳定 eIF4E e-以抑制其应激诱导性泛素化、自酶体的降解等作用实现的[76]。

OGX-427（致癌基因 X 药物）是一种第二代 2 甲氧乙基硫代磷酸 ASO，它以 Hsp27 为靶点，其半衰期大于 7 天。罗基等人最先发现并报道，当二者联合使用时[74,77]，ASO 介导的 Hsp27 的减少是在单一肿瘤抑制剂的作用下诱导细胞凋亡，也增强了细胞和化学疗法的活性。Hsp27 被 OGX-427 抑制证实了体内和体外[52,56,74,78]的抗癌活性，产生 AR[52]和 eIF4E[76]白酶体的降解，伴随着体内 AR 反式激活和 PSA 表达减少[52]。在小鼠前列腺癌模型中，Hsp27ASO 会诱导细胞凋亡并延缓前列腺癌的进展[74]，也会使膀胱、前列腺、卵巢、子宫癌对紫杉醇的化学敏感性增加[74,79,80]，还能抑制肿瘤的远处转移[67]。由于 Hsp27 是一个很有吸引力的治疗靶点，并起到一个并联的适应性生存信号和转录调节通路的开关作用，在癌症的疾病进展中以及对激素和化学疗法的抵抗中，Hsp27 可能同时抑制许多通路的连接。

在前列腺癌、膀胱癌、乳腺癌和肺癌中，OGX-427 有着完整的单一用药和多西他赛联合用药递增阶段 I 期临床试验。与多西他赛联合用药时，OGX-427 在剂量 800~1000 mg 之间的范围内能被很好地接受。在患有前列腺癌（PSA）和卵巢癌（CA-125）的患者中，我们观察到其肿瘤标志物减少。不论总样本还是 Hsp27+CTCs 的减少程度都达到 50%或更多，这一现象在超过一半的患者身上都能发现[67]。在化疗初始伴有转移的CRPC 的患者中，进行的一项关于 OGX-427 联合泼尼松对比单一使用泼尼松的随机性研究 Ⅱ 期临床实验也完成了。我们跟踪记录了一部分患有 CRPC 且未经治疗的患者，按照两个对照组 1:1 的比例进行，单一给予每天 2 次泼尼松口服或者第一周 OGX-427 给予 600mgx^3 负荷剂量的静脉注射，随后每周给予 2 小时的输液，治疗进行为期 4 周的循环。初步的结果表明 82%给予 OGX+泼尼松的患者都出现了 PSA 的下降（其中 45%的人下降幅度超过 30%），另外 18%的患者 PSA 上升，相比而言，只给予泼尼松的患者有 50%的人出现了 PSA 的下降（其中 20%的人下降幅度超过 30%），另外 50%的患者 PSA 上升[81]。CTC 的转化从≥5 到<5/7.5mL 发生在 50%的给予 OGX+泼尼松的患者身上，而在单独给予泼尼松的患者中这一现象的发生比例仅为 20%。这些结果第一次证实了在癌症中单独药剂对 Hsp27 抑制剂的活性，同时Ⅱ期实验联合研究 CRPC、肺癌、胰腺癌和膀胱癌等领域都在不断进展。

从生蛋白（凝集素）

分泌性凝集素（CLU）是一个多功能的、应激介导的、非 ATP 依赖性的分子伴侣，它包含亲两性的卷曲螺旋线和很大的内在的混乱空间。这些凝集素的特征类似于与组织损害和病理样急性期蛋白结合珠蛋白[82]及小 Hsp 有关的生存分子伴侣[83]。其实，在许多生物过程中都包含 CLU，从乳腺和前列腺退化到淀粉样变性和神经退行性病变，还有癌症进展和治疗抵抗[84]。在进化演变中，*CLU* 基因的启动子序列是保守的，而且包含一些相关的应激性位点，例如激活蛋白-1（AP-1）、AP-2、SP-1 和 HSE（热休克元件），都能被 HSF-1/HSF-2 络合物和 CRE（cAMP 响应元件）识别。此外，还有糖皮质激素响应元件（GRE）[86-88]、雄激素响应元件（ARE）[89]和 Y-box 结合蛋白（YB-1）位点[90]。CLU 的表达增加了下游的生存信号通路和对 ER 应激的响应。CLU 通过 Src-Mek-Erk-EGR-1[91]调控 IGF-1、通过 Jak/STAT1[92]调控细胞因子、通过 YB-1 调控 ER 下游应激诱导物（包括紫杉醇）。YB-1 直接结合到 CLU 启动子区域来转录调节凝集素的表达。在对内质网应激诱导物（包括紫杉醇）的应答中，YB-1 移向细胞核来反式激活 CLU。作为对应激的响应，YB-1 对 CLU 的反式激活是前列腺癌中紫杉醇产生抗药性的重要中介物[90]。

CLU 提高应激状态下的细胞生存能力

CLU 保护细胞功能是来源于许多不同的引起细胞凋亡的治疗应激源，其中包括雄激素或雌激素的去除、辐射、化疗以及生物制剂[93]。CLU 是由 HSF1[85]控制的，其功能像是小型的 HsP，以保护和稳定偶尔出现的细胞应激中蛋白质的构造，在非天然蛋白质中，通过与疏水基的暴露区域结合来强有力地抑制应激诱导性蛋白质析出以此使其构建可溶性，CLU 是一个高分子量的复合物[94-96]。CLU 抑制细胞应激，后退移动从 ER 到胞液中，从而抑制胞内蛋白的聚集并防止细胞凋亡[97]。有趣的是，CLU 是阿尔茨海默病中储量最丰富的并与 β-类淀粉蛋白有关的蛋白质，这可能与其抑制蛋白质聚集的作用有关[94]。总体而言，前面所述表明，CLU 在蛋白质内稳态中对展开蛋白质和 ER 应激反应起着非常重要的作用。

CLU 通过抑制 p53 活化的应激信号来抑制线粒体凋亡，而且稳定细胞质基质Ku70-Bax 蛋白质复合体来抑制 Bax 活化[98]，对化疗药物响应并与构象变异的 Bax 相互作用来抑制细胞凋亡[99]。另外，CLU 增加 Akt 磷酸化的水平和细胞存活率[100]并通过增加 NF-κB 细胞核反式激活促进前列腺癌细胞的存活。它还起着泛素结合蛋白的作用，通过与 E3 连接酶家族成员的相互作用促进 COMMD1 和 I-kB 白酶体的降解[101]。实验和临床研究使 CLU 与治疗抵抗的发展相互联系，其中 CLU 在对雄激素减少、化疗和辐射的应答中抑制治疗诱导型细胞凋亡[102-104]。

与 CLU 相关的不良预后

CLU 在人类许多癌症中表达，包括乳腺癌、肺癌、膀胱癌、肾癌、大肠癌和前列腺癌[105-109]。在前列腺癌中，CLU 起初是从退化的小鼠前列腺作为“睾酮抑制性前列腺信息 2”[110]克隆的，但之后被认为是一个应激激活性和细胞凋亡相关性而非雄激素的抑制性基因[102]。在 *Nkx3.1* 基因敲除小鼠前列腺癌发生的初级阶段中看，CLU 的表达与肿瘤抑制基因 *Nkx3.1* 的缺失有关[111]。CLU 高表达与肿瘤的迁移、侵袭和远处转移息息相关，可增加 Smad2/3 的稳定性，并增强 TGF-β 介导的 Smad 转录激活[112]。对比之下，CLU 沉默通过 Slug 引起间充质细胞-上皮细胞转化[113]。

在低级别的癌症中，CLU 的水平很低，但是为一个较高的格林森评分增长[109]。雄激素去除后，CLU 的水平增加几个层次，与它的应激激活性相吻合，这是对抗肿瘤治疗的细胞保护性应答[104]。在前列腺切除的样本中，CLU 强烈表达的患者的生化无复发生存率比那些弱表达的患者要低[114]。在有前列腺外侵犯高肿瘤分期的患者中，其 CLU 的血浆水平比肿瘤局限于器官内的患者要高[115]。这些实验数据表明，在许多癌症中 CLU 与高等级肿瘤、治疗后应激和预后不良有关。

CLU 作为治疗靶点

在 CRPC[102,103]和雌激素水平下降的乳腺癌细胞中[116-119]，以及使用顺铂[120,121]、阿霉素[122,123]、赫塞汀[124]、Hsp90 抑制剂[125]和 HDAC 抑制剂[126]后 CLU 的水平都很高。为了保持其细胞保护的功能，所以 CLU 抑制激素、放疗和化疗细胞毒性的增强。抗转录治疗抑制剂 OGX-001（库司替森），是一个有着 7 天长半衰期的二代 ASO，它能够强有力地抑制体内外 CLU 的水平[119,127,128]。在许多异种移植的癌症模型中，OGX-001 通过抑制治疗诱导型 CLU 和应激反应临床前期活化并增强许多不同的抗癌治疗效果[128-131]。CLU ASO 能增加膀胱癌对顺铂[121]化疗药的敏感性，也能增加前列腺癌对紫杉醇[103]的敏感性和前列腺癌对激素疗法[102]的敏感性，所以它能延迟 CRPC 的进程[102,121,125,132]。

在针对 OGX-001 的首次人体 I 期临床实验中，为了鉴定在人类癌症中 OGX-001抑制 CLU 表达的有效剂量[123]。我们使用了一个新颖的辅助疗法即化疗去势同时执行。在 320 mg 和更高的全身 OGC-001 的剂量上，它与临床前期活性有关。OGX-001 的生成在正常和癌组织中，剂量依赖性 CLU>90%的减少具有统计学意义，并认定了 640 mg 是 Ⅱ 期试验中的最佳生物剂量。在整个 I 期试验中，血浆药动学参数都是相似的，包括当 OGX-001 与化疗结合时，并且常观察到血清中 CLU 减少[134,135]。在一项 Ⅱ 期试验中，85名患有非小细胞肺癌的患者使用 OGX-011 结合吉西他滨顺铂[135,136]化合物化疗，其结果报道为 23%的回应率，58%的生存期>1 年，其总生存期的中位数为 383 天。

我们做了一个随机化化学治疗的 Ⅱ 期研究，随机抽取的 81 名转移性 CRPC 患者给予多西他赛结合 OGX-001 或单独给予多西他赛治疗[137]。其中使用多西他赛结合 OGX-001 的中位循环数为 9，单纯使用多西他赛疗法的中位循环数为 7，这就是生物疗法效果的证据，在使用了多西他赛结合 OGX-001 治疗的患者中，有 18%的患者平均血浆 CLU 浓度下降，相比有 8%的浓度上升（P=0.0005）。使用多西他赛结合 OGX-001 治疗的患者的总生存期为 23.8 个月，比单独使用多西他赛（16.9 个月）要长 7 个月（HR 为 0.49；P=0.012）[138]。考虑到要进行多西他赛结合 OGX-001 疗法的生存结果的观察，我们进行了一个随机化

Ⅲ期研究。在这个实验中,我们随机抽取了42名患有多西他赛复发性CRPC的患者,给予多西他赛或米托蒽醌结合OGX-001治疗,以此来检验OGX-001是否能逆转多西他赛抵抗或者提升产生化学抵抗人群中米托蒽醌的效果[139,148]。在55%的使用多西他赛结合OGX-001患者中观察到其PSA下降率超过30%,这一现象在使用米托蒽醌结合OGX-001的患者中出现率为32%。在平均13.3个月后续随访之后,超过50%的患者中也出现了疼痛反应,两种处理都有60%的人仍然存活。考虑到经常有报道称对多西他赛存在抵抗的患者在接受二线治疗后PSA反应率小于20%和中位生存期少于12个月,这些结果将会非常有意义,它支持CRPC二线治疗方法[141]的进一步研究。目前Ⅲ期的研究还在进行,主要是化疗诱导应激的共同靶点CLU法则和OGX-001同化疗的结合在CRPC和肺癌中的应用。例如,SYNERGY已经登记了超过1000名患有化学转移性CRPC并随机给予单纯多西他赛或添加OGX-011的患者,这些结果已于2014年公布。

细胞自噬

许多生理学应激原都与细胞自噬的活化密切相关,它是一个在进化上守恒旨在降解长寿蛋白质和细胞器以维持蛋白质和新陈代谢内稳态的过程[142,143]。在细胞自噬的过程中,大分子和细胞器在自噬体中是游离的,自噬体与溶酶体是融合的,以降解蛋白质聚合物并为合成代谢和能量学提供可回收生命控制中心。细胞自噬通过使错误折叠蛋白降解或破坏其结构来帮助细胞适应光线损害、新陈代谢和其他应激,以此来维持其内环境的稳态。细胞自噬和癌症的关系是复杂且前后是有关联的。早在有致癌作用的时候,细胞自噬就具有肿瘤抑制性,它能减少在应激状态下受损蛋白质或细胞器的积累和基因的损坏[145,146],其实细胞自噬的缺陷能导致肿瘤的发展[147]。可是在已经形成的肿瘤中,细胞自噬却是有细胞保护作用的,特别是在应激状态下,它通过消除有毒的蛋白质和提供营养来源促进细胞生存和适应性以此维持蛋白质和新陈代谢的内稳态[145,146,148,149]。

在应激状态下,PI3K/Akt通路通过mTOR的活化抑制细胞自噬;在缺乏生长因子和营养或缺氧的环境中,细胞自噬激活AMPK通路,这通过TSC2[150]的磷酸化导致细胞自噬基因的上调和up-regulation活性的抑制。细胞自噬是一个多步骤的过程,它以感应现象、成核现象、延期和一个隔离膜吞噬泡为特征,由大约30个细胞自噬关联基因控制,其中包括2个对自噬体细胞膜形成至关重要的泛素化样结合步骤。自噬体随后和溶酶体融合,在那里其内容物降解为氨基酸、脂肪酸和核苷酸,用以被再次利用。

在由化疗、电离辐射、营养缺乏、氧化应激或生长因子缺失引起的新陈代谢的应激状态下,癌细胞通过细胞自噬延长其生存期以获得后天性治疗抵抗[151-156]。其实,调整细胞自噬的方法最近已经被用作改进癌症治疗的分子靶点,积累证据表明,单独以细胞自噬为靶点或与化疗结合能增强细胞死亡和许多癌症疗法的效果。在临床前期癌症模型中,细胞自噬的抑制可以增强化疗敏感性和肿瘤细胞死亡[156-159]。拉穆勒等人[160]报道,使用前列腺癌模型,Akt抑制剂AZD5363能减少p-mTOR和p-S6K,诱发G2生长停滞和细胞自噬,但并不能引起细胞凋亡。与AKT抑制剂单一疗法相比,使用药理学抑制剂或基因抑制剂阻塞细胞自噬能增强AZD5363诱导性细胞凋亡和AZD5363与氯奎宁的结合,从而显著地减慢肿瘤生长[160]。

细胞自噬最近被认为是前列腺癌细胞用来克服AR路径抑制的生存机制。AR减少[161]、化学去势或比卡鲁胺治疗会引起细胞自噬,虽然细胞自噬抑制会增加 LNCaP 细胞对比卡鲁胺诱导性细胞凋亡的敏感性[162]。抑制细胞自噬同样也可以克服 CRPC 中对 ENZ 治疗的耐药性。小鼠原位植入 ENZ 抵抗细胞的体内研究展示了 ENZ 和细胞自噬调节器的结合,氯丙咪嗪或二甲双胍能极大地减慢肿瘤生长速度[163]。

当前,唯一通过 FDA 认可的抑制细胞自噬的药物就是氯奎宁,它是一种抗疟疾药,它有一种衍生物即羟化氯喹(HCQ)。有几种使用羟化氯喹作为细胞自噬抑制剂的临床研究正在进行中[164-166]。有一个完整的使用 HCQ 的试验表明,将其加入常规治疗中可以在多形性恶性胶质细胞瘤中得到生存优势,但是实验结果没有统计学意义。追加细胞自噬抑制性药物是有效的,其中包括氯丙咪嗪和二甲双胍[161]。这些数据支持细胞自噬作为一种对 AR 通路抑制的适应性应答,而且细胞自噬的药理学抑制可以损害前列腺癌细胞的生存,确定了其在结合性 AR 共同靶点策略中的一个潜在的作用。

共同靶点适应性生存通路

虽然多西他赛、ENZ、阿比特龙等其他新型药物重塑了 CRPC 的治疗大局,一个持续存在的临床挑战却是如何把它们整合成最佳序列以及如何联合用药来避免肿瘤出现耐药性。在面对许多通路和异质性肿瘤中不足为奇,没有一个特殊通路被定性为 CRPC 药物抵抗的主要原因,而且选择单一通路作为治疗靶点限制了其治疗效果。研究联合治疗靶向分子涉及多重信号的串扰,这会引起条件性致死。例如,使用 ENZ 把 AR 作为靶点会引起细胞应激,这涉及由前馈环路整合的 Akt[23]和 MAPK 的活化。其活化又与p90rsk 介导的 CLU 后感应对 YB-1 的磷酸活化有关[28]。低浓度的 CLU 与 ENZ 的结合能促进 AR 的降解和增强被抑制的 AR 转录活性,其作用机制涉及减少的 YB-1 控制 AR 分子伴侣 FKBP52 的表达。把 AR 和 CLU 都作为治疗靶点能协同地提高细胞凋亡率,如使用 ENZ 或 OGX-011 单一疗法,并可以延迟体内 CRPCLNCaP 肿瘤和 PSA 的进程[28]。此外,Hsp90 抑制剂能同时增加体内外的 CLU 水平。使用 siRNA 或 OGX-011 来沉默 CLU 可以废除 Hsp90 介导的 HSF-1 转录活性,尽管 CLU 的过表达可以增强 Hsp90 介导的 HSF-1 转录活性这一特征被认为是 CLU 在 HSF-1 和他自身的热休克响应中的作用。使用 Hsp90 抑制剂的治疗中,CLU 的减少阻塞 HSF-1 向细胞核移位[125]。CLU 对 HSF-1 活性的这一影响是与生物学相关的,它源自 CLU 的过表达保护,虽然 CLU 沉默能增强 Hsp90 抑制剂在体内的细胞毒性,而且OGX-011 能通过增强治疗诱导性细胞凋亡协同地增强 PC-3 和 LNCaP 模型体内 Hsp90 抑制剂的活性。总而言之,这些结果突出了 CLU在 HSF-1 和热休克响应中的一个生物学相关的前瞻规则环路[125]。

Hsp27 由于其保护前列腺癌细胞对抗由蛋白酶体抑制引起的应激而为人们所熟知,其实使用抗转录疗法(OGX-427)引起的 Hsp27 沉默能同时诱发细胞自噬和细胞凋亡。其作用机制涉及减小的蛋白酶体活性和内质网应激感应。这些调查结果能认定细胞自噬是有细胞保护作用的,应激诱导型适应性通路会激活破坏蛋白质内稳态和 Hsp27 沉默介导的内质网应激[167]。临床前期的数据表明,通过结合 OGX-427 和细胞自噬抑制剂氯奎宁将细胞自噬和 Hsp27 都作为治疗靶点的方法可以显著地延缓体内 PC-3 前列腺肿瘤的生长。

这些数据突出显示了共同适应性应激通路是如何被 AR 通路抑制剂或细胞毒性药物

所激活的，其过程是通过 MAPK、AKT、CLU或Hsp27 介导的（图 16.2），这创造了条件性致死，并为指导生物学合理地结合临床试验设计提供了物理性临床前期原理的检验。

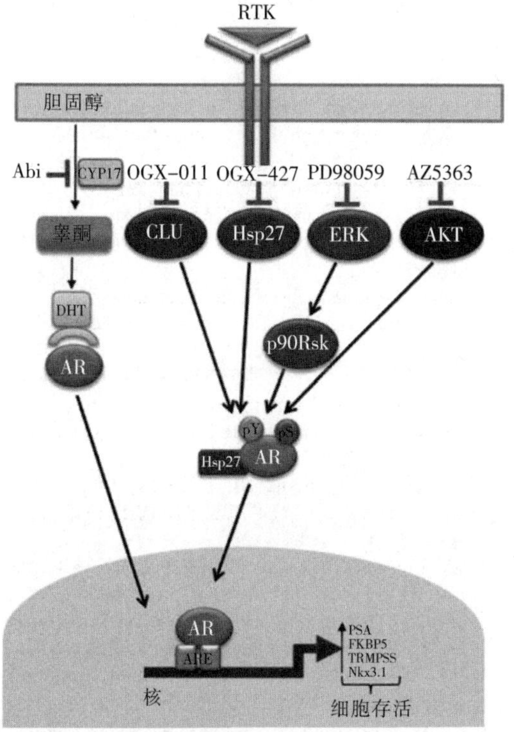

图 16.2 对 ENZ 抵抗中 AR 活化可靠的共同信号通路可以作为获得条件性致死的共同靶点。（见彩插）

总结

总之，明确治疗应激和适应性生存通路中的关键介质，能使创造条件性致死的共同靶点选择策略得以实现，并能改善治疗效果。优先选择哪个通路作为靶点必须由稳健的有着临床证据的理论原理作为指导，要前后相互关联，也要对多靶向通路的物理性相互作用有着清晰的理解。比较有代表性的例子就包括 AR 拮抗剂同 AKT 抑制剂的结合策略，Hsp27、CLU 或细胞自噬共同控制细胞保护性转录调节和涉及后天获得性治疗抵抗的信号通路。

（杨阔 译）

参考文献

1. Goldenberg SL, et al. The combination of cyproterone acetate and low dose diethylstilbestrol in the treatment of advanced prostatic carcinoma. J Urol. 1988;140(6):1460–5.
2. Bruchovsky N, Rennie P, Goldenberg S. Mechanisms and effects of androgen withdrawal therapies. In: Prostatic cancer: rationale of endocrine management. Berlin: Walter De Gruyer & Co.; 1988. p. 3–14.
3. Bruchovsky N, et al. Limitations of androgen withdrawal therapy of prostatic carcinoma-the next step? In: Prostate cancer – the second Tokyo symposium. New York: Elsevier; 1989. p. 1–10.
4. Chen CD, et al. Molecular determinants of resistance to antiandrogen therapy. Nat Med. 2004;10(1):33–9.
5. Pillay V, et al. The plasticity of oncogene addiction: implications for targeted therapies directed to receptor tyrosine kinases. Neoplasia. 2009;11(5):448–58. 2 p following 458.
6. Leder K, Holland EC, Michor F. The therapeutic implications of plasticity of the cancer stem cell phenotype. PLoS One. 2010;5(12):e14366.
7. He K, Xu T, Goldkorn A. Cancer cells cyclically lose and regain drug-resistant highly tumorigenic features characteristic of a cancer stem-like phenotype. Mol Cancer Ther. 2011;10(6):938–48.
8. Strauss R, et al. Regulation of stem cell plasticity: mechanisms and relevance to tissue biology and cancer. Mol Ther. 2012;20(5):887–97.
9. Berthold DR, et al. Docetaxel plus prednisone or mitoxantrone plus prednisone for advanced prostate cancer: updated survival in the TAX 327 study. J Clin Oncol. 2008;26(2):242–5.
10. Tannock IF, et al. Docetaxel plus prednisone or mitoxantrone plus prednisone for advanced prostate cancer. N Engl J Med. 2004;351(15):1502–12.
11. de Bono JS, et al. Prednisone plus cabazitaxel or mitoxantrone for metastatic castration-resistant prostate cancer progressing after docetaxel treatment: a randomised open-label trial. Lancet. 2010;376(9747):1147–54.
12. Greenberger LM, et al. Distinct P-glycoprotein precursors are overproduced in independently isolated drug-resistant cell lines. Proc Natl Acad Sci U S A. 1988;85(11):3762–6.
13. Hari M, et al. Mutations in alpha- and beta-tubulin that stabilize microtubules and confer resistance to colcemid and vinblastine. Mol Cancer Ther. 2003;2(7):597–605.
14. Wilson L, Jordan MA. New microtubule/tubulin-targeted anticancer drugs and novel chemotherapeutic strategies. J Chemother. 2004;16 Suppl 4:83–5.
15. Zhu ML, et al. Tubulin-targeting chemotherapy impairs androgen receptor activity in prostate cancer. Cancer Res. 2010;70(20):7992–8002.
16. Gan L, et al. Inhibition of the androgen receptor as a

novel mechanism of taxol chemotherapy in prostate cancer. Cancer Res. 2009;69(21):8386–94.
17. Eigl BJ, et al. Timing is everything: preclinical evidence supporting simultaneous rather than sequential chemohormonal therapy for prostate cancer. Clin Cancer Res. 2005;11(13):4905–11.
18. Snoek R, et al. In vivo knockdown of the androgen receptor results in growth inhibition and regression of well-established, castration-resistant prostate tumors. Clin Cancer Res. 2009;15(1):39–47.
19. Guo Z, et al. A novel androgen receptor splice variant is up-regulated during prostate cancer progression and promotes androgen depletion-resistant growth. Cancer Res. 2009;69(6):2305–13.
20. Shiota M, Yokomizo A, Naito S. Increased androgen receptor transcription: a cause of castration-resistant prostate cancer and a possible therapeutic target. J Mol Endocrinol. 2011;47:R25–41.
21. Sun S, et al. Castration resistance in human prostate cancer is conferred by a frequently occurring androgen receptor splice variant. J Clin Invest. 2010; 120(8):2715–30.
22. Locke JA, et al. Androgen levels increase by intratumoral de novo steroidogenesis during progression of castration-resistant prostate cancer. Cancer Res. 2008;68(15):6407–15.
23. Carver BS, et al. Reciprocal feedback regulation of PI3K and androgen receptor signaling in PTEN-deficient prostate cancer. Cancer Cell. 2011;19(5): 575–86.
24. Mulholland DJ, et al. Pten loss and RAS/MAPK activation cooperate to promote EMT and metastasis initiated from prostate cancer stem/progenitor cells. Cancer Res. 2012;72:1878–89.
25. Mulholland DJ, et al. Cell autonomous role of PTEN in regulating castration-resistant prostate cancer growth. Cancer Cell. 2011;19(6):792–804.
26. Santiskulvong C, et al. Dual targeting of phosphoinositide 3-kinase and mammalian target of rapamycin using NVP-BEZ235 as a novel therapeutic approach in human ovarian carcinoma. Clin Cancer Res. 2011;17(8):2373–84.
27. Thomas C, et al. Synergistic targeting of PI3K/AKT-pathway and androgen-receptor axis significantly delays castration-resistant prostate cancer progression in vivo. Mol Cancer Ther. 2013;12:2342–55.
28. Matsumoto H, et al. Co-targeting androgen receptor and clusterin delays castrate resistant prostate cancer progression by inhibiting adaptive stress response and AR stability. Cancer Res. 2013;73:5206–17.
29. Dai C, et al. Heat shock factor 1 is a powerful multifaceted modifier of carcinogenesis. Cell. 2007; 130(6):1005–18.
30. Garrido C, et al. Heat shock proteins 27 and 70: anti-apoptotic proteins with tumorigenic properties. Cell Cycle. 2006;5(22):2592–601.
31. Harding HP, et al. Transcriptional and translational control in the Mammalian unfolded protein response. Annu Rev Cell Dev Biol. 2002;18:575–99.
32. Kopito RR. Aggresomes, inclusion bodies and protein aggregation. Trends Cell Biol. 2000;10(12): 524–30.
33. Codogno P, Meijer AJ. Autophagy and signaling: their role in cell survival and cell death. Cell Death Differ. 2005;12 Suppl 2:1509–18.
34. Ding WX, et al. Linking of autophagy to ubiquitin-proteasome system is important for the regulation of endoplasmic reticulum stress and cell viability. Am J Pathol. 2007;171(2):513–24.
35. Ding WX, Yin XM. Sorting, recognition and activation of the misfolded protein degradation pathways through macroautophagy and the proteasome. Autophagy. 2008;4(2):141–50.
36. Ge PF, et al. Inhibition of autophagy induced by proteasome inhibition increases cell death in human SHG-44 glioma cells. Acta Pharmacol Sin. 2009; 30(7):1046–52.
37. Yang Z, Klionsky DJ. Mammalian autophagy: core molecular machinery and signaling regulation. Curr Opin Cell Biol. 2010;22(2):124–31.
38. Zhu K, Dunner Jr K, McConkey DJ. Proteasome inhibitors activate autophagy as a cytoprotective response in human prostate cancer cells. Oncogene. 2010;29(3):451–62.
39. Whitesell L, Lindquist SL. HSP90 and the chaperoning of cancer. Nat Rev Cancer. 2005;5(10): 761–72.
40. Lindquist PJ, Svensson LT, Alexson SE. Molecular cloning of the peroxisome proliferator-induced 46-kDa cytosolic acyl-CoA thioesterase from mouse and rat liver–recombinant expression in Escherichia coli, tissue expression, and nutritional regulation. Eur J Biochem. 1998;251(3):631–40.
41. Cotto JJ, Morimoto RI. Stress-induced activation of the heat-shock response: cell and molecular biology of heat-shock factors. Biochem Soc Symp. 1999;64: 105–18.
42. Lebret T, Watson RW, Fitzpatrick JM. Heat shock proteins: their role in urological tumors. J Urol. 2003;169(1):338–46.
43. Calderwood SK, Ciocca DR. Heat shock proteins: stress proteins with Janus-like properties in cancer. Int J Hyperthermia. 2008;24(1):31–9.
44. Westerheide SD, Morimoto RI. Heat shock response modulators as therapeutic tools for diseases of protein conformation. J Biol Chem. 2005;280(39): 33097–100.
45. Anckar J, Sistonen L. Heat shock factor 1 as a coordinator of stress and developmental pathways. Adv Exp Med Biol. 2007;594:78–88.
46. Shi Y, Mosser DD, Morimoto RI. Molecular chaperones as HSF1-specific transcriptional repressors. Genes Dev. 1998;12(5):654–66.
47. Xiao X, et al. HSF1 is required for extra-embryonic development, postnatal growth and protection during inflammatory responses in mice. EMBO J. 1999;18(21):5943–52.
48. Trinklein ND, et al. Transcriptional regulation and binding of heat shock factor 1 and heat shock factor 2 to 32 human heat shock genes during thermal

stress and differentiation. Cell Stress Chaperones. 2004;9(1):21–8.
49. Wilkerson DC, Skaggs HS, Sarge KD. HSF2 binds to the Hsp90, Hsp27, and c-Fos promoters constitutively and modulates their expression. Cell Stress Chaperones. 2007;12(3):283–90.
50. Whitlock NA, et al. Hsp27 upregulation by HIF-1 signaling offers protection against retinal ischemia in rats. Invest Ophthalmol Vis Sci. 2005;46(3):1092–8.
51. Zoubeidi A, et al. Hsp27 promotes insulin-like growth factor-I survival signaling in prostate cancer via p90Rsk-dependent phosphorylation and inactivation of BAD. Cancer Res. 2010;70(6):2307–17.
52. Zoubeidi A, et al. Cooperative interactions between androgen receptor (AR) and heat-shock protein 27 facilitate AR transcriptional activity. Cancer Res. 2007;67(21):10455–65.
53. Kostenko S, Johannessen M, Moens U. PKA-induced F-actin rearrangement requires phosphorylation of Hsp27 by the MAPKAP kinase MK5. Cell Signal. 2009;21(5):712–8.
54. Bubendorf L, et al. Hormone therapy failure in human prostate cancer: analysis by complementary DNA and tissue microarrays. J Natl Cancer Inst. 1999;91(20):1758–64.
55. Cornford PA, et al. Heat shock protein expression independently predicts clinical outcome in prostate cancer. Cancer Res. 2000;60(24):7099–105.
56. Rocchi P, et al. Increased Hsp27 after androgen ablation facilitates androgen-independent progression in prostate cancer via signal transducers and activators of transcription 3-mediated suppression of apoptosis. Cancer Res. 2005;65(23):11083–93.
57. Vargas-Roig LM, et al. Heat shock protein expression and drug resistance in breast cancer patients treated with induction chemotherapy. Int J Cancer. 1998;79(5):468–75.
58. Garrido C, et al. HSP27 inhibits cytochrome c-dependent activation of procaspase-9. FASEB J. 1999;13(14):2061–70.
59. Parcellier A, et al. Small heat shock proteins HSP27 and alphaB-crystallin: cytoprotective and oncogenic functions. Antioxid Redox Signal. 2005;7(3–4): 404–13.
60. Garrido C, et al. Heat shock protein 27 enhances the tumorigenicity of immunogenic rat colon carcinoma cell clones. Cancer Res. 1998;58(23):5495–9.
61. Pandey P, et al. Hsp27 functions as a negative regulator of cytochrome c-dependent activation of procaspase-3. Oncogene. 2000;19(16):1975–81.
62. Paul C, et al. Hsp27 as a negative regulator of cytochrome C release. Mol Cell Biol. 2002;22(3): 816–34.
63. Lavoie JN, et al. Modulation of actin microfilament dynamics and fluid phase pinocytosis by phosphorylation of heat shock protein 27. J Biol Chem. 1993;268(32):24210–4.
64. Havasi A, et al. Hsp27 inhibits Bax activation and apoptosis via a phosphatidylinositol 3-kinase-dependent mechanism. J Biol Chem. 2008;283(18): 12305–13.
65. Parcellier A, et al. HSP27 is a ubiquitin-binding protein involved in I-kappaBalpha proteasomal degradation. Mol Cell Biol. 2003;23(16):5790–802.
66. Song H, et al. Stat3 modulates heat shock 27 kDa protein expression in breast epithelial cells. Biochem Biophys Res Commun. 2004;314(1):143–50.
67. Shiota M, et al. Hsp27 regulates epithelial mesenchymal transition, metastasis, and circulating tumor cells in prostate cancer. Cancer Res. 2013;73(10):3109–19.
68. Hayashi N, et al. Hsp27 silencing coordinately inhibits proliferation and promotes Fas-induced apoptosis by regulating the PEA-15 molecular switch. Cell Death Differ. 2012;19(6):990–1002.
69. Lee JW, et al. HSP27 regulates cell adhesion and invasion via modulation of focal adhesion kinase and MMP-2 expression. Eur J Cell Biol. 2008;87(6): 377–87.
70. Evans IM, Britton G, Zachary IC. Vascular endothelial growth factor induces heat shock protein (HSP) 27 serine 82 phosphorylation and endothelial tubulogenesis via protein kinase D and independent of p38 kinase. Cell Signal. 2008;20(7):1375–84.
71. Xu L, Chen S, Bergan RC. MAPKAPK2 and HSP27 are downstream effectors of p38 MAP kinase-mediated matrix metalloproteinase type 2 activation and cell invasion in human prostate cancer. Oncogene. 2006;25(21):2987–98.
72. Di K, Wong YC, Wang X. Id-1 promotes TGF-beta1-induced cell motility through HSP27 activation and disassembly of adherens junction in prostate epithelial cells. Exp Cell Res. 2007;313(19):3983–99.
73. Bruey JM, et al. Differential regulation of HSP27 oligomerization in tumor cells grown in vitro and in vivo. Oncogene. 2000;19(42):4855–63.
74. Rocchi P, et al. Heat shock protein 27 increases after androgen ablation and plays a cytoprotective role in hormone-refractory prostate cancer. Cancer Res. 2004;64(18):6595–602.
75. Foster CS, et al. Hsp-27 expression at diagnosis predicts poor clinical outcome in prostate cancer independent of ETS-gene rearrangement. Br J Cancer. 2009;101(7):1137–44.
76. Andrieu C, et al. Heat shock protein 27 confers resistance to androgen ablation and chemotherapy in prostate cancer cells through eIF4E. Oncogene. 2010;29:1883–96.
77. Rocchi P, et al. Small interference RNA targeting heat-shock protein 27 inhibits the growth of prostatic cell lines and induces apoptosis via caspase-3 activation in vitro. BJU Int. 2006;98(5):1082–9.
78. Hadaschik BA, et al. Intravesically administered antisense oligonucleotides targeting heat-shock protein-27 inhibit the growth of non-muscle-invasive bladder cancer. BJU Int. 2008;102(5):610–6.
79. Kamada M, et al. Hsp27 knockdown using nucleotide-based therapies inhibit tumor growth and enhance chemotherapy in human bladder cancer cells. Mol Cancer Ther. 2007;6(1):299–308.
80. Tanaka Y, et al. Paclitaxel inhibits expression of heat shock protein 27 in ovarian and uterine cancer cells. Int J Gynecol Cancer. 2004;14(4):616–20.

81. Chi KN, Hotte SJ, Ellard S, Gingerich JR, Joshua AM, Kollmannsberger CK, Yu EY, Gleave ME. A randomized phase II study of OGX-427 plus prednisone versus prednisone alone in patients with chemotherapy-naive metastatic castration-resistant prostate cancer. J Clin Oncol. 2012;30 suppl 5: abstr 121.
82. Yerbury JJ, et al. The acute phase protein haptoglobin is a mammalian extracellular chaperone with an action similar to clusterin. Biochemistry. 2005;44(32):10914–25.
83. Carver JA, et al. Small heat-shock proteins and clusterin: intra- and extracellular molecular chaperones with a common mechanism of action and function? IUBMB Life. 2003;55(12):661–8.
84. Gleave M, et al. Antisense therapy: current status in prostate cancer and other malignancies. Cancer Metastasis Rev. 2002;21(1):79–92.
85. Loison F, et al. Up-regulation of the clusterin gene after proteotoxic stress: implication of HSF1–HSF2 heterocomplexes. Biochem J. 2006;395(1):223–31.
86. Rosemblit N, Chen CL. Regulators for the rat clusterin gene: DNA methylation and cis-acting regulatory elements. J Mol Endocrinol. 1994;13(1):69–76.
87. Wong P, et al. Genomic organization and expression of the rat TRPM-2 (clusterin) gene, a gene implicated in apoptosis. J Biol Chem. 1993;268(7):5021–31.
88. Michel D, et al. Stress-induced transcription of the clusterin/apoJ gene. Biochem J. 1997;328(Pt 1): 45–50.
89. Cochrane DR, et al. Differential regulation of clusterin and its isoforms by androgens in prostate cells. J Biol Chem. 2007;282(4):2278–87.
90. Shiota M, et al. Clusterin is a critical downstream mediator of stress-induced YB-1 transactivation in prostate cancer. Mol Cancer Res. 2011;9:1755–66.
91. Criswell T, et al. Delayed activation of insulin-like growth factor-1 receptor/Src/MAPK/Egr-1 signaling regulates clusterin expression, a pro-survival factor. J Biol Chem. 2005;280(14):14212–21.
92. Sallman DA, et al. Clusterin mediates TRAIL resistance in prostate tumor cells. Mol Cancer Ther. 2007;6(11):2938–47.
93. Zellweger T, et al. Chemosensitization of human renal cell cancer using antisense oligonucleotides targeting the antiapoptotic gene clusterin. Neoplasia. 2001;3(4):360–7.
94. Yerbury JJ, et al. The extracellular chaperone clusterin influences amyloid formation and toxicity by interacting with prefibrillar structures. FASEB J. 2007;21(10):2312–22.
95. Hochgrebe TT, et al. A reexamination of the role of clusterin as a complement regulator. Exp Cell Res. 1999;249(1):13–21.
96. Poon S, et al. Mildly acidic pH activates the extracellular molecular chaperone clusterin. J Biol Chem. 2002;277(42):39532–40.
97. Nizard P, et al. Stress-induced retrotranslocation of clusterin/ApoJ into the cytosol. Traffic. 2007;8(5): 554–65.
98. Trougakos IP, et al. Intracellular clusterin inhibits mitochondrial apoptosis by suppressing p53-activating stress signals and stabilizing the cytosolic Ku70-Bax protein complex. Clin Cancer Res. 2009; 15(1):48–59.
99. Zhang H, et al. Clusterin inhibits apoptosis by interacting with activated Bax. Nat Cell Biol. 2005;7(9): 909–15.
100. Ammar H, Closset JL. Clusterin activates survival through the phosphatidylinositol 3-kinase/Akt pathway. J Biol Chem. 2008;283(19):12851–61.
101. Zoubeidi A, et al. Clusterin facilitates COMMD1 and I-kappaB degradation to enhance NF-kappaB activity in prostate cancer cells. Mol Cancer Res. 2010;8(1):119–30.
102. Miyake H, et al. Testosterone-repressed prostate message-2 is an antiapoptotic gene involved in progression to androgen independence in prostate cancer. Cancer Res. 2000;60(1):170–6.
103. Miyake H, et al. Acquisition of chemoresistant phenotype by overexpression of the antiapoptotic gene testosterone-repressed prostate message-2 in prostate cancer xenograft models. Cancer Res. 2000; 60(9):2547–54.
104. July LV, et al. Clusterin expression is significantly enhanced in prostate cancer cells following androgen withdrawal therapy. Prostate. 2002;50(3):179–88.
105. Redondo M, et al. Overexpression of clusterin in human breast carcinoma. Am J Pathol. 2000;157(2): 393–9.
106. Miyake H, et al. Overexpression of clusterin in transitional cell carcinoma of the bladder is related to disease progression and recurrence. Urology. 2002; 59(1):150–4.
107. Miyake H, et al. Over expression of clusterin is an independent prognostic factor for nonpapillary renal cell carcinoma. J Urol. 2002;167(2 Pt 1):703–6.
108. Chen X, et al. Clusterin as a biomarker in murine and human intestinal neoplasia. Proc Natl Acad Sci U S A. 2003;100(16):9530–5.
109. Steinberg J, et al. Intracellular levels of SGP-2 (clusterin) correlate with tumor grade in prostate cancer. Clin Cancer Res. 1997;3(10):1707–11.
110. Montpetit ML, Lawless KR, Tenniswood M. Androgen-repressed messages in the rat ventral prostate. Prostate. 1986;8(1):25–36.
111. Song H, et al. Loss of Nkx3.1 leads to the activation of discrete downstream target genes during prostate tumorigenesis. Oncogene. 2009;28(37):3307–19.
112. Lee KB, et al. Clusterin, a novel modulator of TGF-beta signaling, is involved in Smad2/3 stability. Biochem Biophys Res Commun. 2008;366(4): 905–9.
113. Chou TY, et al. Clusterin silencing in human lung adenocarcinoma cells induces a mesenchymal-to-epithelial transition through modulating the ERK/Slug pathway. Cell Signal. 2009;21(5):704–11.
114. Miyake H, et al. Enhanced expression of the secreted form of clusterin following neoadjuvant hormonal therapy as a prognostic predictor in patients undergoing radical prostatectomy for prostate cancer.

Oncol Rep. 2005;14(5):1371–5.
115. Girard FP, et al. Detecting soluble clusterin in in-vitro and in-vivo models of prostate cancer. Neoplasma. 2010;57(5):488–93.
116. Criswell T, et al. Repression of IR-inducible clusterin expression by the p53 tumor suppressor protein. Cancer Biol Ther. 2003;2(4):372–80.
117. So A, et al. Knockdown of the cytoprotective chaperone, clusterin, chemosensitizes human breast cancer cells both in vitro and in vivo. Mol Cancer Ther. 2005;4(12):1837–49.
118. Patterson SG, et al. Novel role of Stat1 in the development of docetaxel resistance in prostate tumor cells. Oncogene. 2006;25(45):6113–22.
119. Zellweger T, et al. Enhanced radiation sensitivity in prostate cancer by inhibition of the cell survival protein clusterin. Clin Cancer Res. 2002;8(10): 3276–84.
120. Lee CH, et al. Suppression of clusterin expression enhanced cisplatin-induced cytotoxicity on renal cell carcinoma cells. Urology. 2002;60(3):516–20.
121. Miyake H, et al. Synergistic chemsensitization and inhibition of tumor growth and metastasis by the antisense oligodeoxynucleotide targeting clusterin gene in a human bladder cancer model. Clin Cancer Res. 2001;7(12):4245–52.
122. Lourda M, Trougakos IP, Gonos ES. Development of resistance to chemotherapeutic drugs in human osteosarcoma cell lines largely depends on up-regulation of clusterin/apolipoprotein J. Int J Cancer. 2007;120(3):611–22.
123. Trougakos IP, Gonos ES. Functional analysis of clusterin/apolipoprotein J in cellular death induced by severe genotoxic stress. Ann N Y Acad Sci. 2004;1019:206–10.
124. Biroccio A, et al. Antisense clusterin oligodeoxynucleotides increase the response of HER-2 gene amplified breast cancer cells to Trastuzumab. J Cell Physiol. 2005;204(2):463–9.
125. Lamoureux F, et al. Clusterin inhibition using OGX-011 synergistically enhances Hsp90 inhibitor activity by suppressing the heat shock response in castrate resistant prostate cancer. Cancer Res. 2011;71: 5838–49.
126. Liu T, et al. Over-expression of clusterin is a resistance factor to the anti-cancer effect of histone deacetylase inhibitors. Eur J Cancer. 2009;45(10): 1846–54.
127. Trougakos IP, Gonos ES. Clusterin/apolipoprotein J in human aging and cancer. Int J Biochem Cell Biol. 2002;34(11):1430–48.
128. Zoubeidi A, Chi K, Gleave M. Targeting the cytoprotective chaperone, clusterin, for treatment of advanced cancer. Clin Cancer Res. 2010;16(4): 1088–93.
129. Miyake H, Hara I, Gleave ME. Antisense oligodeoxynucleotide therapy targeting clusterin gene for prostate cancer: Vancouver experience from discovery to clinic. Int J Urol. 2005;12(9):785–94.
130. Sowery RD, et al. Clusterin knockdown using the antisense oligonucleotide OGX-011 re-sensitizes docetaxel-refractory prostate cancer PC-3 cells to chemotherapy. BJU Int. 2008;102(3):389–97.
131. Gleave M, Miyake H. Use of antisense oligonucleotides targeting the cytoprotective gene, clusterin, to enhance androgen- and chemo-sensitivity in prostate cancer. World J Urol. 2005;23(1):38–46.
132. July LV, et al. Nucleotide-based therapies targeting clusterin chemosensitize human lung adenocarcinoma cells both in vitro and in vivo. Mol Cancer Ther. 2004;3(3):223–32.
133. Chi KN, et al. A phase I pharmacokinetic and pharmacodynamic study of OGX-011, a 2′-methoxyethyl antisense oligonucleotide to clusterin, in patients with localized prostate cancer. J Natl Cancer Inst. 2005;97(17):1287–96.
134. Chi KN, et al. A phase I study of OGX-011, a 2′-methoxyethyl phosphorothioate antisense to clusterin, in combination with docetaxel in patients with advanced cancer. Clin Cancer Res. 2008;14(3): 833–9.
135. Laskin J, et al. A phase I/II study of OGX-011 and a gemcitabine (GEM)/platinum regimen as first-line therapy in 85 patients with advanced non-small cell lung cancer. J Clin Oncol. 2007;25(S18):7596.
136. Laskin JJ, et al. Phase I/II trial of custirsen (OGX-011), an inhibitor of clusterin, in combination with a gemcitabine and platinum regimen in patients with previously untreated advanced non-small cell lung cancer. J Thorac Oncol. 2011;7:579–86.
137. Chi KN, et al. Mature results of a randomized phase II study of OGX-011 in combination with docetaxel/prednisone versus docetaxel/prednisone in patients with metastatic castration-resistant prostate cancer. J Clin Oncol. 2009;27(15s):Abstract 5012.
138. Chi KN, et al. Randomized phase II study of docetaxel and prednisone with or without OGX-011 in patients with metastatic castration-resistant prostate cancer. J Clin Oncol. 2010;28(27): 4247–54.
139. Saad F, et al. A phase II randomized study of custirsen (OGX-011) combination therapy in patients with poor-risk hormone refractory prostate cancer (HRPC) who relapsed on or within six months of 1st-line docetaxel therapy. J Clin Oncol. 2008;26(15S):5002.
140. Saad F, et al. Randomized phase II trial of custirsen (OGX-011) in combination with docetaxel or mitoxantrone as second-line therapy in patients with metastatic castrate-resistant prostate cancer progressing after first-line docetaxel: CUOG trial P-06c. Clin Cancer Res. 2011;17(17):5765–73.
141. Michels J, et al. First- and second-line chemotherapy with docetaxel or mitoxantrone in patients with hormone-refractory prostate cancer: does sequence matter? Cancer. 2006;106(5):1041–6.
142. Meijer AJ, Codogno P. Autophagy: regulation and role in disease. Crit Rev Clin Lab Sci. 2009;46(4):210–40.
143. Mizushima N, et al. Autophagy fights disease through cellular self-digestion. Nature. 2008; 451(7182):1069–75.
144. Gozuacik D, Kimchi A. Autophagy and cell death.

Curr Top Dev Biol. 2007;78:217–45.
145. Chen N, Debnath J. Autophagy and tumorigenesis. FEBS Lett. 2010;584(7):1427–35.
146. Roy S, Debnath J. Autophagy and tumorigenesis. Semin Immunopathol. 2010;32(4):383–96.
147. Liang XH, et al. Induction of autophagy and inhibition of tumorigenesis by beclin 1. Nature. 1999;402(6762):672–6.
148. Levine B. Cell biology: autophagy and cancer. Nature. 2007;446(7137):745–7.
149. White E, DiPaola RS. The double-edged sword of autophagy modulation in cancer. Clin Cancer Res. 2009;15(17):5308–16.
150. Inoki K, Zhu T, Guan KL. TSC2 mediates cellular energy response to control cell growth and survival. Cell. 2003;115(5):577–90.
151. Ryter SW, Cloonan SM, Choi AM. Autophagy: a critical regulator of cellular metabolism and homeostasis. Mol Cells. 2013;36(1):7–16.
152. Yamanaka-Tatematsu M, et al. Autophagy induced by HIF1alpha overexpression supports trophoblast invasion by supplying cellular energy. PLoS One. 2013;8(10):e76605.
153. Singleton DC, Harris AL. Microenvironmental induced essentiality of autophagy. Clin Cancer Res. 2013;19(11):2791–3.
154. Hu YL, et al. Hypoxia-induced autophagy promotes tumor cell survival and adaptation to antiangiogenic treatment in glioblastoma. Cancer Res. 2012; 72(7):1773–83.
155. Shi Z, et al. A systems biology analysis of autophagy in cancer therapy. Cancer Lett. 2013;337(2):149–60.
156. Ziparo E, et al. Autophagy in prostate cancer and androgen suppression therapy. Int J Mol Sci. 2013;14(6):12090–106.
157. Jain K, et al. Autophagy in breast cancer and its implications for therapy. Am J Cancer Res. 2013;3(3):251–65.
158. Liu H, He Z, Simon HU. Targeting autophagy as a potential therapeutic approach for melanoma therapy. Semin Cancer Biol. 2013;23(5):352–60.
159. Hu YL, et al. Tumor cell autophagy as an adaptive response mediating resistance to treatments such as antiangiogenic therapy. Cancer Res. 2012;72(17): 4294–9.
160. Lamoureux F, Zoubeidi A. Dual inhibition of autophagy and the AKT pathway in prostate cancer. Autophagy. 2013;9(7):1119–20.
161. Jiang Q, et al. Targeting androgen receptor leads to suppression of prostate cancer via induction of autophagy. J Urol. 2012;188(4):1361–8.
162. Boutin B, et al. Androgen deprivation and androgen receptor competition by bicalutamide induce autophagy of hormone-resistant prostate cancer cells and confer resistance to apoptosis. Prostate. 2013;73(10):1090–102.
163. Nguyen HG, Yang JC, Kung HJ, Shi XB, Tilki D, Lara PN Jr, DeVere White RW, Gao AC, Evans CP. Targeting autophagy overcomes enzalutamide resistance in castration resistant prostate cancer cells and improves therapeutic response in a xenograft model. Oncogene. 2014; in press.
164. Kimura T, et al. Chloroquine in cancer therapy: a double-edged sword of autophagy. Cancer Res. 2013;73(1):3–7.
165. Solomon VR, Lee H. Chloroquine and its analogs: a new promise of an old drug for effective and safe cancer therapies. Eur J Pharmacol. 2009;625(1–3):220–33.
166. Sotelo J, Briceno E, Lopez-Gonzalez MA. Adding chloroquine to conventional treatment for glioblastoma multiforme: a randomized, double-blind, placebo-controlled trial. Ann Intern Med. 2006;144(5):337–43.
167. Kumano M, et al. Cotargeting stress-activated hsp27 and autophagy as a combinatorial strategy to amplify endoplasmic reticular stress in prostate cancer. Mol Cancer Ther. 2012;11(8):1661–71.

第 17 章

前列腺癌的 PI3K/AKT/mTOR 通路靶点

Hans J. Hammers, Emmannel S. Antonarakis

PI3K/AKT/mTOR 通路是人类癌症中变异最频繁的通路之一。抛开它的活化作用不谈，这个通路与细胞生存、分化、增殖、生长、新陈代谢、迁移和血管生成有关。在正常细胞中，比较有代表性的是信号通过此通路，开始是一个生长因子与受体酪氨酸激酶分子的结合，导致下游磷脂酰肌醇 3-激酶(PI3K)的活化。PI3K 有 3 种类别，其中从肿瘤学的角度来看 IA PI3K 是最有意义的，它由一个调节亚基 p85 和一个催化亚基 p110 组成。p110 亚基的基因编码 α 同种型 PIK3CA 在癌症中经常产生突变。IA 的 3 种亚型的 p85 调节亚基是由 PIK3R1-3 基因编码的。此外，PI3K 的活化可以通过 Ras 信号发生，它是由 G 蛋白偶联受体介导的。IA PI3K 能使它们的底物磷脂酰肌醇 4,5-二磷酸酯 (PIP2)磷酸化生成磷脂酰肌醇 3,4,5-三磷酸酯(PIP3)。PIP3 随后会结合到各种信号蛋白的血小板-白细胞 C 激酶底物蛋白同源(PH)域上，引发它们的膜性定位并通过 AKT 蛋白(蛋白激酶 B)首先启动下游信号。这个通路能被蛋白酪氨酸磷酸酶 PTEN 直接拮抗，使 PIP3 去磷酸化生成 PIP2，从而终结进一步的下游信号[1,2]。PI3K/AKT 信号级联放大通过几个不同的机制促进细胞的生存和对细胞凋亡的抵抗，包括与 Bcl-2 家族成员BAD 和 BAX、NF-κB 以及 p53 拮抗剂 Mdm2 的相互作用。此通路的下游是西罗莫司靶蛋白(mTOR)复合体。mTOR 的激活会通过核糖体蛋白的磷酸化作用和转化延长因子引起蛋白质合成的增加。在这个基本通路中，mTOR 是细胞生长和分化的重要调节器。多重反馈环路和调节器控制 mTOR 信号，而且此通路从各类新陈代谢、生长因子和生存通路中整合输入信号[3]。

实验数据为研究前列腺癌中 PI3K 抑制剂和其下游靶点的作用提供了引人注目的数据基础。泰勒等人[4]对 218 例原发的及转移的前列腺癌患者做了基因分析，从评估 DNA 拷贝数、mRNA 表达配置和聚焦外显子测序中得到集成信息。一个核心通路分析显示，在 PI3K 通路中的变异信号存在于几乎一半原发性前列腺癌病例中和全部前列腺转移癌的检测中。大约 40%的案例通过缺失、沉默突变或表达减少出现 PTEN 的功能性丧失。和许多其他癌症(例如，乳腺癌)相比，PIK3CA 基因自身的激活突变是非常罕见的。然而在调节亚基 PIK3R1 和 PIK3R3 中基因突变的功能丧失是普遍的，这揭示了在前列腺癌中 PI3K 基本活化的另一个机制[4]。

尽管迄今为止，这些重要的实验室观察试图在前列腺癌患者中把 PI3K/AKT/mTOR 信号通路的一部分作为靶点的研究多少有点令人失望，至少这些药物作为单一疗法审查被通过。为此，当作为单一药物时，对mTOR 抑制剂西罗莫司、依维莫斯和替西罗莫司的研究未能在转移性去势抵抗性前列腺癌(CRPC)患者中显示出显著的临床疗效[5-7]。不过，根据临床前期数据，mTOR 抑制可以逆转 PTEN 缺乏性前列腺癌细胞系[8]中的化疗抵抗，检测 mTOR 抑制剂和多西他赛化疗结合疗法的效果的试验正在进行中[9,10]。其他的新的 mTOR 抑制剂和结合疗法同样也在调查研究中（表 17.1）。

单一药物 mTOR 抑制剂不能在前列腺癌中取得显著的治疗效果，其可能的解释是 mTOR 阻断会导致 PI3K 通路中信号分子上游的反馈驱动上调。例如，西罗莫司及其类似物是 mTORC1 的主要抑制剂，但不是mTORC2 的抑制剂。这可能导致 S473 的代偿性磷酸化，这也是 AKT 的一个活性位点。因此，利用 mTOR 活性位点有一个理论上的优势[11]。卡弗等人[12]做了一个精液分析，证明了 PI3K 通路和雄激素受体通路之间双向串道的存在。例如，在一个临床前期模型中，PI3K 通路的抑制会导致 PTEN 缺乏性前列腺癌细胞中 AR 信号的激活。相反，AR 拮抗剂恩杂鲁胺似乎通过降低标准磷酸酶PHLPP 的水平上调 AKT 信号。此外，使用 PI3K/mTOR 的双重抑制剂 BEZ235 和恩杂鲁胺联合阻滞可以导致人类前列腺癌异种移植物模型中肿瘤大小的缩减，这超过了使用任何单一药物所能获得的治疗效果[12]。这些工作为同时把雄激素（AR）通路和 PI3K/mTOR 通路都作为治

表 17.1 挑选出来的进行中的前列腺癌中将 PI3K/AKT/mTOR 通路作为靶点药物的临床试验

靶点	药物	阶段	摘要	鉴定
mTOR	依维莫司（多西他赛）（贝伐单抗）	Ib/Ⅱ	剂量研究结果 / 疗效研究；多西他赛 + 依维莫司 + 贝伐单抗在转移性 CRPC 中	NCT00574769
mTOR	替西罗莫司（贝伐单抗）	Ⅰ/Ⅱ	剂量研究结果 / 疗效研究；替西罗莫司 + 贝伐单抗在转移性 CRPC 中	NCT01083368
mTOR	依维莫司（多西他赛）	Ⅰ/Ⅱ	剂量研究结果 / 疗效研究；多西他赛 + 依维莫司在转移性 CRPC 中	NCT00459186
mTOR	替西罗莫司（西妥木单抗）	Ⅰ/Ⅱ	剂量研究结果 / 疗效研究；替西罗莫司 + 西妥木单抗（IGF-1R 抗体）在转移性CRPC 中	NCT01026623
mTOR AKT	地磷莫司 MK2206（MK0752）	Ⅰ	剂量结果研究；地磷莫司 +MK2206 或地磷莫司 +MK0752（轭位抑制剂）在转移性 CRPC 中	NCT01295632
PI3K+ mTOR	BEZ235（阿比特龙）	Ⅰ/Ⅱ	剂量研究结果 / 疗效研究；BEZ235+ 阿比特龙在转移性 CRPC 中	NCT01717898
PI3K+ mTOR	BEZ235 BKM120（阿比特龙）	Ⅰb	剂量结果研究；BEZ235+ 阿比特龙或阿比特龙 +BKM120 在 CRPC 中	NCT01634061
AKT	MK2206（比卡鲁胺）	Ⅱ	随机效果研究；阿比特龙 +/-MK2206 在 PSA 复发型（非转移型）前列腺癌中	NCT01251861
PI3K	BKM120	Ⅱ	单一处理效果研究；BKM120 在转移性 CRPC 中	NCT01385293
PI3K	BKM120（比卡鲁胺）	Ib	单一处理效果研究；阿比特龙 +BKM120 在转移性 CRPC 中	NCT01741753
PI3K	PX-866	Ⅱ	单一处理效果研究；PX-866 在转移性 CRPC 中	NCT01331083

注：mTOR，为西罗莫司靶蛋白；CRPC，去势抵抗性前列腺癌；IGF-1R，胰岛素生长因子-1 受体；PI3K，磷脂酰肌醇 3-激酶。

疗靶点提供了可靠的基本原理，这些发现开始被转化为临床实践(表 17.1)。

作为一个合适的例子，PI3K/mTOR 的双重抑制剂 BEZ235[13]与阿比特龙结合治疗转移性 CRPC 患者目前被研究。BEZ235 最先应用于人体的 I 期实验表明这个药物(作为单一治疗药物)是可以被人体接受的，而且在剂量测试中没有观察到与剂量有关的毒性反应。频繁被报道的不良反应包括疲乏和消化道症状。有几个肿瘤响应出现在 I 期实验中，主要出现在患有实体恶性肿瘤的患者中，包括晚期 CRPC。也许不是很意外，已证实其肿瘤的 PI3K 通路信号被激活了的患者似乎能从 BEZ235[14]中获得更好的治疗效果。由于药代动力学的变异性，药物被一再强调要提升其生物利用度，这也延缓了此药物的临床开发。尽管如此，为调查 BEZ235 在 CRPC 中的作用，众多 I 期实验和 I /Ⅱ期实验正在进行中。这些研究大多数都将重心集中在 androgen/AR 和 PI3K/mTOR 双重抑制通路上(表 17.1)。

致力于开发强有力的 AKT 特殊抑制剂 MK2206，同样也试图利用这些临床前期观察指标，同步 AR 阻滞和 PI3K 通路抑制可能有协同作用。之前的一个关于早期假定 AKT 抑制剂哌立福新的Ⅱ期研究结果是令人失望的[15,16]。然而相关的药效动力学研究却没有在使用哌立福新的患者中执行，所以我们并不清楚是否真正实现了靶点抑制肿瘤水平。相反，与 I 期相关的药效动力学研究已经证实了 MK2206 的安全性和最大的耐受剂量，这也证明了其在人体中抑制 AKT 和定靶的能力[17]。在对此 I 期研究的观察中 MK2206 最常出现的副作用是恶心、高血糖和腹泻，最常见的剂量限制性毒性是皮疹和口腔炎。我们仍需要观察在临床领域中 MK2206 是否比哌立福新更为有效。令人鼓舞的是，在一个合作小组试验中，目前正在研究MK2206 与比卡鲁胺协同治疗局部治疗失败以后的 PSA 复发性前列腺(非转移性)。此试验中的患者一部分正在接受单纯的比卡鲁胺疗法，另一部分则正接受比卡鲁胺与 MK2206 联合治疗(表 17.1)。

最后，泛 PI3K 抑制剂 BKM120 和 PX-866 正在一个转移性 CRPC 的Ⅱ期试验中被测试。这两种药物都能有效地抑制野生型和突变型类别 I PI3K 亚型。I 期实验包括仅仅 100 例患有转移性 CRPC 的患者，其中一名患有转移性 CRPC 的患者接受 PX-866 治疗患有持久的稳定的病症[18]。有趣的是，尽管这两种药有着同样的作用机制，但它们的副作用却多少有点差异。在 PX-866 I 期试验中，剂量限制性毒性主要是胃肠道的，包括腹泻和转氨酶升高。在 BKM120 的 I 期试验中，类似的消化道症状也会出现，但是药物还有着附加的毒性，包括皮疹、高血糖和神经精神系统影响。如情绪改变和抑郁症[19]。随着这两个药物的Ⅱ期试验的不断进展(表 17.1)，关注相关的药效动力学研究是非常重要的。

最后，在前列腺癌的治疗中，将 PI3K/AKT/mTOR 通路作为靶点似乎是一个合理性方法，特别要考虑到在晚期 CRPC 中这个通路活跃的过度频繁。然而由于相同通路内不同的节点的负反馈诱导型活化或由于其他相互起作用的通路，如雄激素(AR)信号的刺激，使用 mTOR 通路抑制剂作为单一疗法不大可能会有收获。未来最有希望的方法可能会依赖于 mTOR 通路和雄激素(AR)通路的同步抑制，尽管大量权威的实验检测这个假说，仍然要好多年才能实现。最后，所有将此通路作为靶点的 I 期和Ⅱ期实验的进展，必须结合肿瘤材料用以确认在已接受治疗的患者中出现了靶点抑制(甚至是相互的信号传递效应)。

(杨阔　译)

参考文献

1. Engelman JA. Targeting PI3K signaling in cancer; opportunities, challenges and limitations. Nat Rev Cancer. 2009;9:550–62.
2. Courtney KD, Corcoran RB, Engelman JA. The PI3K pathway as drug target in human cancer. J Clin Oncol. 2010;28:1075–83.
3. Dancey J. mTOR signaling and drug development in cancer. Nat Rev Clin Oncol. 2010;7:209–19.
4. Taylor BS, Schultz N, Hieronymus H, Gopalan A, Xiao Y, et al. Integrative genomic profiling of human prostate cancer. Cancer Cell. 2010;18:11–22.
5. Amato RJ, Jac J, Mohammad T, Saxena S. Pilot study of rapamycin in patients with hormone-refractory prostate cancer. Clin Genitourin Cancer. 2008;6:97–102.
6. Armstrong AJ, Shen T, Halabi S, Kemeny G, Bitting RL, et al. A phase II trial of temsirolimus in men with castration-resistant metastatic prostate cancer. Clin Genitourin Cancer 2013; doi:10.1016/j.clgc.2013.05.007. epub ahead of print.
7. Nakabayashi M, Werner L, Courtney KD, Buckel G, Oh WK, et al. Phase II trial of everolimus and bicalutamide for castration-resistant prostate cancer. BJU Int. 2012;110:1729–35.
8. Grunwald V, DeGraffenried L, Russel D, Friedrichs WE, Ray RB, et al. Inhibitors of mTOR reverse doxorubicin resistance conferred by PTEN status in prostate cancer cells. Cancer Res. 2002;62:6141–5.
9. Fung AS, Wu L, Tannock IF. Concurrent and sequential administration of chemotherapy and the mTOR inhibitor temsirolimus in human cancer cells and xenografts. Clin Cancer Res. 2009;15:5389–95.
10. Duran I, Montagut C, Calvo E, Galtes S, Navarrete A, et al. Overcoming docetaxel resistance in advanced castration-resistant prostate cancer (CRPC): a phase I/II trial of the combination of temsirolimus and docetaxel. J Clin Oncol. 2012;30(5 Suppl):Abstract 250.
11. Laplante M, Sabatini DM. mTOR signaling in growth control and disease. Cell. 2012;149(2):274–93.
12. Carver BS, Chapinski C, Wongvipat J, Hieronymus H, Chen Y, et al. Reciprocal feedback regulation of PI3K and androgen receptor signaling in PTEN-deficient prostate cancer. Cancer Cell. 2011;19:575–86.
13. Maira SM, Stauffer F, Brueggen J, Furet P, Schnell C, et al. Identification and characterization of BEZ235, a new orally available dual phosphatidylinositol 3-kinase/mammalian target of rapamycin inhibitor with potent in vivo antitumor activity. Mol Cancer Ther. 2008;7:1851–63.
14. Burris H, Rodon J, Sharma S, Herbst RS, Tabernero J, et al. First-in-human phase I study of the oral PI3K inhibitor BEZ235 in patients with advanced solid tumors. J Clin Oncol. 2010;28(15 Suppl):Abstract 3005.
15. Posadas EM, Gulley J, Arlen PM, Trout A, Parnes HL, et al. A phase II study of perifosine in androgen independent prostate cancer. Cancer Biol Ther. 2005; 4:1133–7.
16. Chee KG, Longmate J, Quinn DI, Chatta G, Pinski J, et al. The AKT inhibitor perifosine in biochemically-recurrent prostate cancer: a phase II California/Pittsburgh cancer consortium trial. Clin Genitourin Cancer. 2007;5:433–7.
17. Yap TA, Yan L, Patnaik A, Fearen I, Olmos D, et al. First-in-man clinical trial of the oral pan-AKT inhibitor MK-2206 in patients with advanced solid tumors. J Clin Oncol. 2011;29:4688–95.
18. Hong DS, Bowles DW, Falchook GS, Messersmith WA, George GC, et al. A multicenter phase I trial of PX-866, an oral irreversible phosphatidylinositol 3-kinase inhibitor, in patients with advanced solid tumors. Clin Cancer Res. 2012;18:4173–82.
19. Bendell JC, Rodon J, Burris HA, de Jonge M, Verweij J, et al. Phase I, dose-escalation study of BKM120, an oral pan-class-I PI3K inhibitor, in patients with advanced solid tumors. J Clin Oncol. 2012;30:282–90.

第 18 章

PARP 抑制剂

Joaquin Mateo, Timothy A. Yap, Johann S. De Bono

PARP 与 DNA 修复

细胞持续暴露于有毒物质,引起遗传物质的损伤是由于外界因素(有毒物质、放射物质)或者生理过程中产生的内部压力造成的。DNA 修复体系是通过特定细胞修补损伤或者当损伤无法修复时启动程序性细胞死亡来保护基因组的。总之,DNA 修复能力的破坏和基因组突变的积聚促进了肿瘤的形成。

DNA 修复多种体系是与基因组突变的特定类型联系在一起的:DNA 单股断裂(SSB),完整的互补 DNA 链作为模板,碱基切割修复(BER)或错配修复(MMR)途径被激活;另一方面,分裂期细胞的同源性重组(HR)和细胞周期 G0 期细胞的非同源性重组末端连接(NHEJ)途径在 DNA 双股断裂(DSB)修复中发挥作用[1]。本章中所讨论的 BRCA1/2 基因编码蛋白是同源重组(HR)介导的修复 DNA 所必需的,这一途径修复的 NHEJ 更好,因为它是零误差,并且不会导致基因出现不稳定性。

多聚(ADP-核糖)聚合酶(PARP)代表了由不同基因编码的酶家族,这些基因有共同的催化结构域,参与了不同蛋白的翻译后修饰,PARP 催化 ADP-核糖与其他蛋白的天冬氨酸或谷氨酸的残余部分共价聚合反应,以 NAD^+为底物,生成长线性的和分支状的多聚 ADP-核糖链[2]。在这些酶家族中,PARP-1 和 PARP-2 参与了 DNA 损伤细胞的应答过程,尽管它们的功能不完全重叠,但是在一定程度上显得有些多余。PARP-1 是 PARP 家族中含量最多的酶,并且参与了转录调节。它由 3 个主要结构域组成:DNA 结合结构域、自动修饰结构域和催化结构域[3,4]。DNA 断裂时,PARP-1 和 PARP-2 被激活,引起效应因子的募集,这有利于 DNA 修复,同时由于出现在复制叉处,抑制同源性 DNA 的不恰当重组[5]。PARP 抑制剂与酶的天然受体 NAD^+竞争结合 PARP,并且抑制它的功能。另外,一些 PARP 抑制剂能黏附、捕捉 PARP-DNA 复合物[6]。

PARP-1 和 2 都有 DNA 结合结构域,并且参与了 DNA 的修复过程,DNA 结合结构域使 PARP-1 和 2 定位于 DNA 损伤部位,起到基因损伤感受器的作用,这有助于在接近复制叉处与其他分子的信号传导,从而修复 DNA 断裂。不但 PARP 在单股 DNA 断裂修复中有广泛作用,对这一领域的认识也在不断进步,而且 PARP 酶参与 DNA 修复的其他机制,包括单股 DNA 断裂(SSB)和双股 DNA 断裂(DSB),现在也已经被认可[7,8]。

PARP 抑制剂作为治疗癌症的手段

2005 年,Farmer 及同事报道了来自临床前期的实验数据,为 PARP 抑制剂抗癌治疗的研发奠定了基础[9]。研究表明,PARP-1 和 siRNA 的沉默促进了 *BRCA1/2* 基因缺失细胞系的凋亡,而且观察到 *BRCA1/2* 基因缺失细胞系对 PARP-2 精确的抗肿瘤敏感度，但是在 *BRCA 1/2* 杂合子和 *BRCA 1/2* 野生型中没有发现相同的效应。除此之外，研究还发现 *BRCA 1/2* 基因的沉默促进了 PARP 抑制剂的敏感度。这些重要的发现为临床前期实验提供了基本原理，为 *BRCA 1/2* 基因携带者使用 PARP 抑制剂提供了一种合成杀死肿瘤的方法。同时，Bryant 合作提供的数据证实，PARP 抑制剂促进 rH2AX 和 RAD51 集落形成（克隆形成），并且与 *BRCA* 基因野生型比较，对 BRCA 基因突变细胞具有选择性的抗肿瘤效应[10]。

这一选择性是由于 PARP 和 BRCA 蛋白在 DNA 修复体系中的互补效应引起的。当单股 DNA 断裂时，PARP 酶启动修复程序，如果这些 PARP 酶被抑制（如暴露于一种 PARP 抑制性药物）在复制叉处，SSB 就会转换成 DSB。如果 DSB 修复机制是完好的，细胞仍能修复损伤。但是如果 DSB 修复体系也受损伤，就如 *BRCA 1/2* 基因缺失的细胞，DSB 将持续存在，直到引起一串导致细胞死亡的事件发生。因此，当 PARP 和 BRCA 缺失任何一个时，细胞是可以修复的，但是当两者的功能同时被抑制时，细胞将无法修复损伤，最终导致死亡。这一原则被称为“合成致死性”（图 18.1）。这一概念 60 多年前曾在生物学领域被描述过，那时Dobzhan-sky 首次发表了关于不同种群果蝇的变异性研究[11]。目前，PARP 抑制剂代表了合成致死性的一个主要应用，尤其是在癌症医学中作为一种治疗手段。这一方法利用 *BRCA 1/2* 基因突变是肿瘤细胞致癌的一个优势，通过增强细胞敏感性实现对 PARP 的抑制。重要的是，在正常细胞中，*BRCA 1/2* 突变系的载体将保留一个影响正常细胞 *BRCA 1/2* 基因的拷贝，而癌细胞将保留突变系的同源性。因为正常细胞可修复 DNA 损伤，使用 PARP 抑制剂治疗对癌细胞应该有选择性的抗肿瘤效应，这为

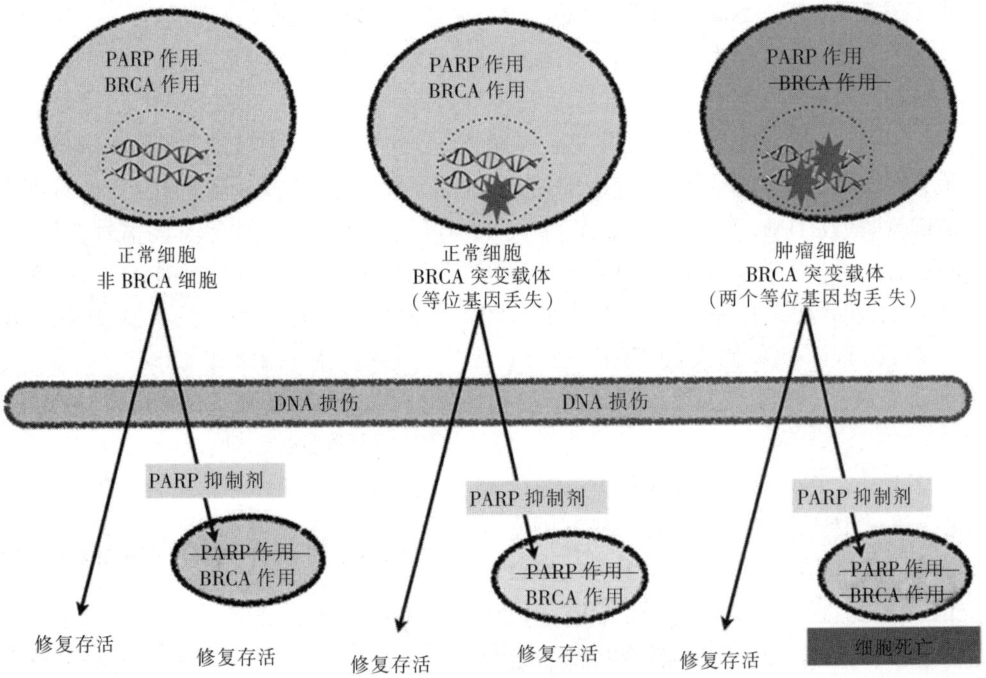

图 18.1 合成致死性的原则适用于癌症医学。当 PARP 或 BRCA 任何一个独立功能丢失时，都不能损害细胞修复 DNA 损伤的能力，PARP 抑制 BRCA 功能丢失的细胞，因此，细胞没有能力修复损伤，最终细胞死亡。（见彩插）

用极少量药物相关毒性选择性治疗的患者提供了一个较宽的治疗窗。临床前期实验表明,涉及 HR DNA 修复的其他蛋白(如 ATM、ATR、CHEK2 或 RAD51) 缺失的细胞也可引起 PARP 抑制剂的敏感性,导致像 BR-CA 类基因发生的一样[12]。

一些 PARP 抑制剂正处于临床药物研究的不同阶段,主要研究其在 HR 介导的DNA 修复中基因变异患者的抗肿瘤能力,一种替代途径是利用 PARP 抑制剂的能力增强 DNA 损伤剂的效力,例如某种化疗药物或者放疗,由于铂类药物或放疗引起的损伤,使肿瘤细胞无法修复,进而影响肿瘤细胞生存。有些临床前期研究如何联合 PARP 抑制剂的方案可增加肿瘤细胞对铂类、蒽环类、烷化剂和拓扑异构酶抑制剂的敏感性[13,14]。在放疗引起损伤时,PARP 是 DNA 链断裂修复的主要感受器,可能导致进一步的治疗抵抗,因此,这为 PARP 抑制剂作为放射增敏剂提供了重要依据。

除此之外,PARP-1 除了在 DNA 修复中的主要作用外,也参与了雄性激素受体(AR)的转录调节和特异性基因重排,如 ERG、ETV1 和 FLI1[16-18],临床前期研究表明,在模型中表达 TMPRSS2-ERG 重排和抑制 AR 目的基因的表达,这些抗肿瘤能力的强有力证据支持了 PARP 在前列腺癌中的应用[15-17]。

PARP 抑制剂的目标人群

尽管许多参与 DNA 修复的基因丢失可增加 PARP 抑制剂的敏感性,但至今为止,唯一经过临床实验证实的预测 PARP 反应性的生物学指标是 *BRCA1/2* 基因突变系的出现。

BRCA1 和 *BRCA2* 都是通过 HR 介导的 DNA 修复损伤应答协调机制中的肿瘤抑制基因,当 *BRCA2* 的功能不足以用 DNA 修复时,通常通过调节 *RAD51* 实现。*BRCA1* 可能有其他的功能,如对细胞调控体系的作用,染色质建模和对一些转录因子的调节作用[18-20]。

BRCA1/2 突变系携带者的前列腺癌患者与散发性前列腺癌患者进行了同样的治疗,*BRCA* 突变携带者的前列腺癌具有更强的侵袭性表型,这种前列腺癌通常表现为高格林森评分,更易进展为结节状和具有更差的生存期[21,22]。但是这类患者对紫杉类化疗药物的反应与普通患者类似[23],关于铂类化疗药物对这类具有特定基因的前列腺癌患者是否有效尚未阐明。

BRCA2 基因突变携带者在 65 岁前患前列腺癌有 8 倍风险率,而 *BRCA1* 有 3.5 倍风险率[24,25]。在动物模型中,*BRCA2* 功能异常表现为前列腺癌病变的出现,但其他基因事件也是癌症发生所必需的[26]。例如,仅次于 DNA 修复损伤的基因不稳定为其他致癌事件做准备,包括前列腺癌的发生。

有趣的是,当 BRCA 蛋白作为一个 AR 途径调节因子,与针对 AR 轴治疗的 DNA修复剂的联合受到更多关注。同样地,磷脂酰肌醇 3-激酶(PI3K)-AKT 途径和 BRCA1的相互作用为 PARP 抑制剂与针对 PI3K-AKT 信号通路药物的联合方案的研究提供了理论依据[27-29]。

基于扎实的临床前期实验的理论基础,发现 PARP 抑制剂对 *BRCA1/2* 突变的细胞具有特异性的抗肿瘤能力,已经开展奥拉帕尼(KU-0059436;AZD2281;阿斯利康)的第一阶段概念性验证实验。开始实验人群以 BRCA 基因突变携带者为主,但是随着对这些人群的抗肿瘤疗效的观察,第一阶段的剂量依赖性研究人群的招募仅限于这些特定基因的人群[30]。

从此,许多临床实验开始研究奥拉帕尼和其他 PARP 抑制剂在 *BRCA* 基因携带者和散发性癌症人群中的抗肿瘤效力[31-35];Gelmon 及其伙伴报道了一项关于奥拉帕尼对进展期卵巢癌和三阴性乳腺癌患者作用的临床实验，根据是否出现 *BRCA1/2* 基因突变进行分组[36]。结果表明，在散发性的患者中，*BRCA1/2* 野生型乳腺癌患者并无客观疗效，但是对铂类敏感的卵巢癌患者比较受益，这是由于 DNA 损伤引起的。某些 DNA 修复分子可能在 *BRCA1/2* 突变时细胞受损，这些分子的表达与化疗对铂类的敏感性增加相关[37]。

BRCA1/2 基因突变系以常染色体显性遗传，伴不完全外显，仅在<2%散发性前列腺癌的患者中出现[25,38]。与三阴性乳腺癌非选择性人群 10%~20%*BRCA1/2* 基因突变相比[39,40]，很少的目标人群可能有很大潜能从 PARP 抑制剂受益。因此，通过 DNA 修复体系的实验发现其他潜在的 PARP 抑制剂的疗效分子的生物学标记越来越受到关注。无 *BRCA1/2* 基因突变携带者的患者，如散发性高级别卵巢癌和去势治疗无效的前列腺癌（CRPC），这些患者的临床治疗证据支持PARP 抑制剂的广泛应用[36,41]。理论上，对 PARP 抑制剂的合成致死性概念的应用不仅限于 *BRCA1/2* 基因突变携带者，也应包括通过替代机制 DNA 修复功能缺失的患者[42]。重要的是，*BRCA1/2* 基因突变仅占 HR 介导的 DNA 修复所知缺失的一小部分。在参与 DNA 损伤应答的基因及表观遗传变异的临床前期模型中，PARP 抑制剂的敏感强度产生了一种可以评估临床情况的可能的分子指标，包括：①人的第 10 号染色体缺失的磷酸酶及张力蛋白同源（*PTEN*）基因不仅是 PI3K 的负性调节因子，而且还是染色体完整性的保障和 *RAD51* 转录的调节因子[43]；②其他 DNA 修复基因变异的肿瘤，包括 *ATM*、*ATR*、*CHEK2*、*RAD51*、*PALB2* 和其他 *FANC* 基因缺失[12,44]；③沉默野生型 *BRCA1/2* 基因和其他 DNA 修复基因的表观遗传性的改变[45]。*PARP1*、*DNA-PKc* 和基因融合产物蛋白重要的相互作用，尤其是 AR 应答基因跨膜丝氨酸蛋白酶 2（TMPRSS2）和肿瘤性成红细胞转化特异性转录因子（ETS）基因家族出现在近 50%的前列腺癌中。作为针对 DNA 修复敏感性的一种潜在的分子标记，人们对评估前列腺癌中这一循环融合蛋白产生了极大兴趣[16]。

为了选择性地应用 PARP 抑制剂，需要研究发现可以检验 HR 调节 DNA 修复体系功能的临床生物指标，可能通过分析基因表达和（或）蛋白转录谱来鉴别未知 *BRCA1/2* 突变的肿瘤，一种被称为“BRCA 类”的基因型，但是表现相同的生物学特征，一种可行方法是利用大量小干扰 RNA（siRNA）板筛出 PARP 抑制剂敏感性的预测因子[46]。

通过临床实验评估前列腺癌 PARP 抑制剂实现功能分析很关键，这将便于描述它们的药学动力学效应，有助于鉴别出 PARP 抑制的预测指标。此方法可评估肿瘤中局灶 RAD51 和 rH2AX 的形成，包括循环肿瘤细胞、外周血单核细胞和毛囊。

PARP 抑制剂的临床应用经验

奥拉帕尼的概念验证了实验阶段预先给予每个 *BRCA1/2* 基因突变患者依次递增剂量。研究发现剂量限制性毒性（DLTs）有疲劳、情绪改变、嗜睡和血小板减少症。*BRCA1/2* 基因突变携带者与野生型患者相比，毒副反应无明显差异，奥拉帕尼生物学活性剂量范围的建立是依据正常组织中类似的药物代谢动力学和药效学，包括血液中外周血单核细胞、毛囊和肿瘤组织标本。100mg 显示有生物学相关效应，剂量递增实验选择的剂量是 400mg，一日两次，后来研究证实了奥拉帕尼效能的剂量–反应关系，因此，400mg BD 将作为后期研究的最佳剂量[33,35]。

在实验阶段发现奥拉帕尼对 *BRCA1/2*

基因突变携带者抗肿瘤活性的有力证据，就像临床前期研究数据推测的一样，证据表明对 CRPC 患者中 *BRCA1/2* 基因突变携带者也有抗肿瘤活性，包括一个坚持了 3 年的患者，伴有骨转移的影像学完全消失和持续PSA肿瘤标志物的变化（图 18.2）。

奥拉帕尼阶段第二部分实验仍在进行。总之，作为唯一一种针对卵巢和乳腺癌 *BRCA1/2* 基因突变携带者的药剂，这种化合物发挥了重要的抗肿瘤作用，也包括一些散发性卵巢癌病例。对这种新的肿瘤类型，关于 *BRCA1/2* 基因突变携带者的一系列研究分析表明，先前的铂类治疗与 PARP 抑制剂间存在交叉敏感性[34]。相反地，使用 PARP 抑制剂病情仍进展的患者对以铂类为基础的化疗敏感[47]。

评估奥拉帕尼在卵巢癌和其他类型肿瘤不同时期作用的关键性研究正在进行或者已制订计划，有单药治疗，还有与其他抗肿瘤药剂的联合。评价奥拉帕尼对非选择性进展期 CRPC 患者的抗肿瘤作用的研究正进行到实验阶段二的第二期，实验目的是为了确定预测性的生物学指标，用于指导合理地选择患者，并将会在后续的队列研究（NCT01682772）中得到验证（图 18.3）。

维利帕尼，以前被命名为 ABT-888（雅培实验室），在临床前期模型中可抑制PARP-1/2，并能增强 DNA 损伤因子的效应，例如，

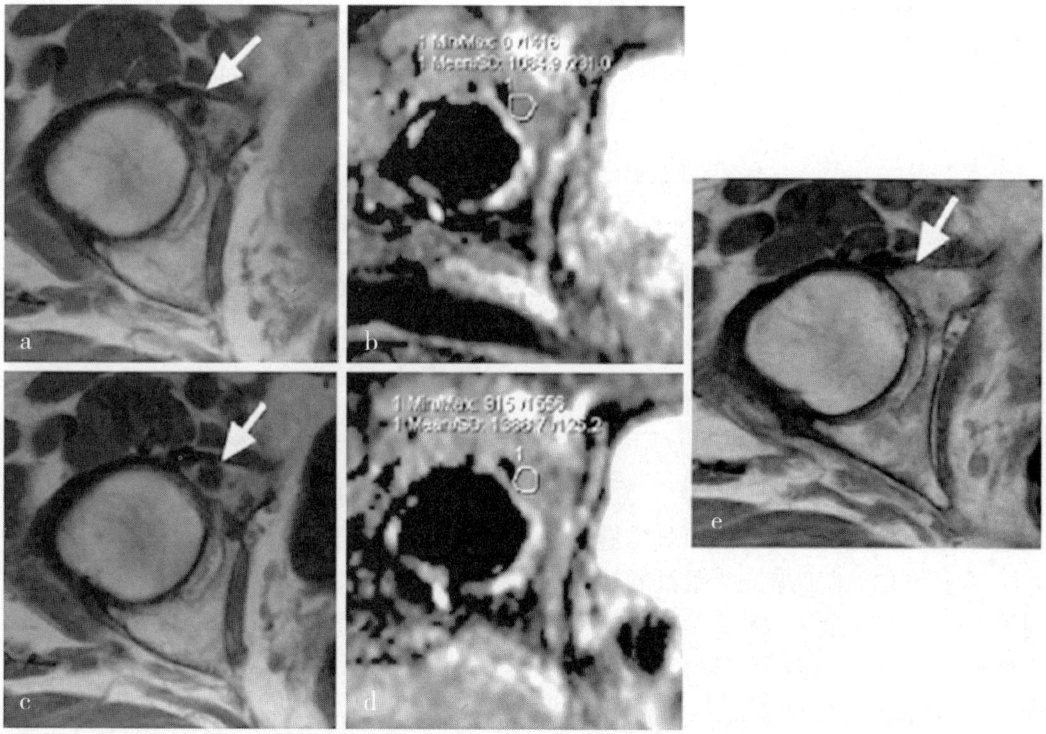

图 18.2 弥散加权核磁共振成像（MRI）显示，前列腺癌患者肿瘤的消退以及 *BRCA2* 基因突变与 PSA 水平下降 >50%有关。一位 63 岁男性前列腺癌患者，伴有 *BRCA2* 突变种系和阉割治疗抵抗。MRI T1 加权成像在骨盆右髂窝水平得到（a）先于（c）开始使用奥拉帕尼治疗 3 个月后，显示在右髂窝（箭头）的一个 13mm 低信号强度（黑色）的转移灶无明显变化。表观系数（ADC）值从治疗前增加（b）到治疗 3 个月后在转移灶（圈出）的位置（d）>30%，与肿瘤消退一致。（e）治疗 1 年后T1 加权成像显示肿瘤消失（箭头）。Images Courtesy of Dr. Dow-mu Koh, The Rayal Marsden NHS Trust, VK Adqpted from Fong et al. NEJM 2009

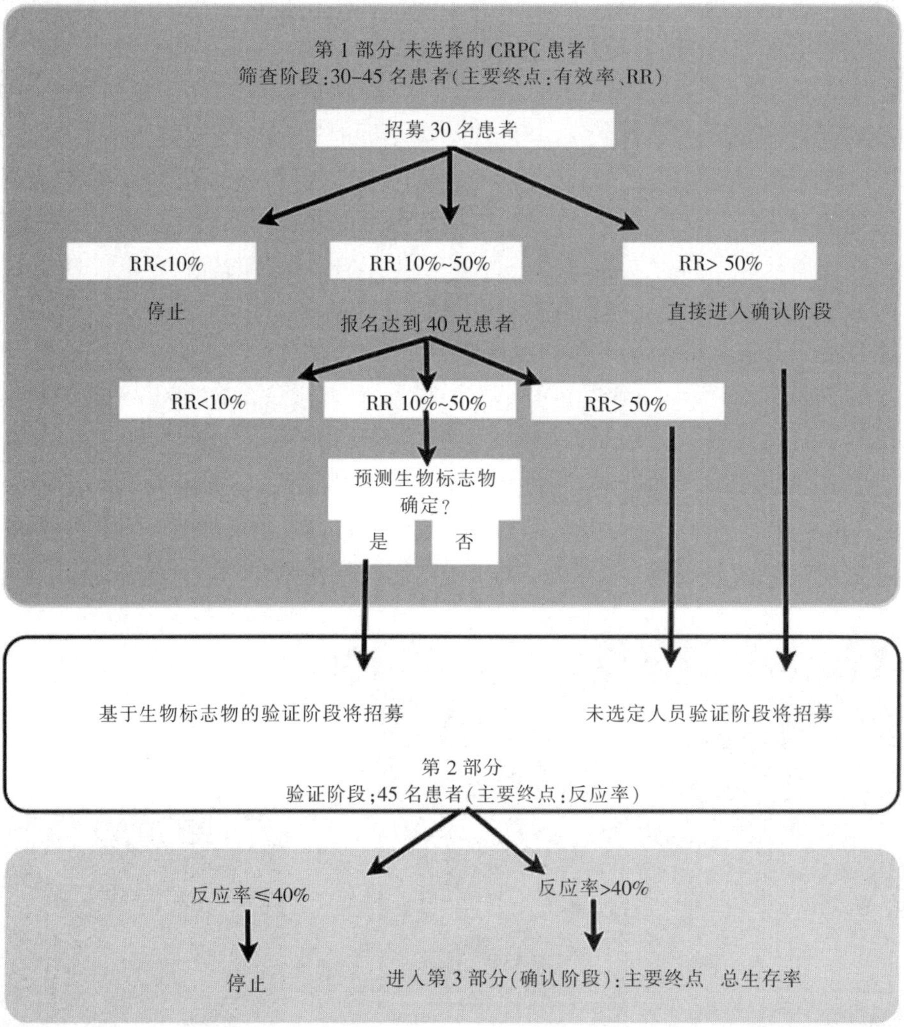

图 18.3　TOPARP 研究的适应性设计，一项评估奥拉帕尼对 CRPC 患者抗肿瘤活性和探索预测生物分子的Ⅱ期开放标记实验。

细胞毒性和放射物[13,48]。目前,0 期实验已经开展,包括了进展期癌症患者的维利帕尼单剂量管理,接着是通过一系列活检标本和替代组织的分析评估药物代谢动力学和药效学[49]。这将有助于维利帕尼联合不同化疗的剂量递增实验的设计。在不同类型肿瘤的众多联合实验中,二期实验是评估维利帕尼和阿比特龙醋酸盐联合对 CRPC 患者的效果(NCT01576172)。一项独立研究关于 25 名 CRPC 患者应用维利帕尼和替莫坐胺,1 名 PSA 下降 37%,另一名下降 97%,这与放疗的效应有关[50]。

尼拉帕尼(MK-4827,默克,Tesaro)一期扩展研究队列中 18 名散发性 CRPC 患者,给予最大耐受剂量(300 mg,QD),3 名在剂量递增实验中持续给药,这项实验在剂量递增阶段共招募 60 名进展期实性肿瘤患者,包括 29 名 *BRCA1/2* 基因突变, 其中 22 名进展期卵巢癌或原发腹膜癌、乳腺癌、胰腺癌、肺癌和前列腺癌各 1 名。根据 DNA 修复缺陷与这些疾病发病机制的相互性[41],实验的第二阶段又招募 22 名散发性卵巢癌和上述的 18 名散发性 CRPC 患者。

药效学研究发现,PARP 抑制剂最大剂量抑制外周血单核细胞大于 50%,远远超过 80mg/d,在循环肿瘤细胞和有限数量的配对肿瘤活检组织中诱导 rH2AX 集落形成已经得到论证,40%和 50%卵巢癌和乳腺癌 *BRCA 1/2* 基因突变携带者分别达到局部放疗反应,在 22 例中 5 例散发性卵巢癌中检测到抗肿瘤放疗反应和(或)生化反应,主要是那些对铂类敏感的病例。

在 21 例 CRPC 患者中有 9 例大于 4 个月的放疗稳定性,在此亚群中平均治疗时间是 254 天,一名患者经治疗后 PSA 水平下降 50%,继续治疗 10 个月,3 例患者有显著的 CTC 数量下降,在疾病进展之前能至少维持 8 个月。有趣的是,参加剂量递增阶段研究的 3 例患者中有 1 个 *BRCA 1/2* 基因携带者没有从尼拉帕尼获益,这项研究由发现前列腺癌中 PRCP 抑制剂生物学标记的一些实验组成,包括研究 18 例 CRPC 患者存档肿瘤标本及循环肿瘤细胞的 PTEN 功能评估和 ERG 融合物的出现。研究发现,PTEN 和 ERG 状态与 PSA 水平下降或肿瘤进展时间无相关性。

罗卡帕尼(AG-014699/CO-338,辉瑞/克洛维斯肿瘤公司)是另一种口服 PARP 抑制剂,该药已经经过两项剂量递增实验的评估,一种是单药治疗,另一种是联合一些化疗药物。研究人群主要是 *BRCA 1/2* 基因突变携带者,但不仅局限于这些人群[51,52]。临床前期研究证明,罗卡帕尼能诱导 HR 介导的 DNA 修复缺陷肿瘤细胞的选择性细胞毒性[53]。散发性癌症患者的招募有临床前期研究给予赞助,该研究表明,不同选择性基因失活的卵巢癌细胞系的化疗效果的提高与 DNA 修复机制有关,例如,*PTEN*基因功能的丢失、*RAD51* 的低表达或者野生型 *BRCA* 基因甲基化沉默[54]。一项对 *BRCA 1/2* 基因突变的卵巢癌和乳腺癌患者的剂量递增研究中,曾经评估了一种静脉内配方。最初的临床研究报道了通过评估剂量水平得到的 5%总体反应率,要低于研究得到的相同口服剂量。这种静脉配方联合化疗也被评价过,例如,在对晚期黑色素瘤的一项临床试验中与替莫唑胺的联合[55]。

2013 年,ASCO 年会报道了 PARP 抑制剂 BMN-673(Biomarin 公司)首次人类实验的最原始结果[56]。临床前期研究证实,BMN-673 具有高潜力抑制 PARP,并且对 *BRCA 1/2* 和 PTEN 基因缺陷的细胞具有抗肿瘤细胞毒性[57]。总之,实验的最初报道表明了 BMN-673 具有较好的口服生物利用度,并且可以诱导 *BRCA 1/2* 基因突变种系患者的肿瘤效应。由于血液学方面有剂量限制,所以选择 1000 mcg QD 作为进一步研究的剂量,这一剂量是出现调制目标最小剂量的 10 倍。

由于 PRAP 抑制剂在临床实践中已经开展,原发和继发性耐药潜在机制的理解更具有相关性,并且与这类药物的最佳应用起着关键作用。在过去 10 年发展的所有分子靶向药物都有一个必然的共同特征就是药物的耐药性,主要是通过长期用药引起的选择性压力环境下的肿瘤演变造成的。PARP 抑制剂的耐药机制可能包括减少细胞内药物利用度的排出泵、细胞对 DNA 修复选择性机制的进行性依赖,以及通过基因遗传回复的 *BRCA 1/2* 功能恢复[58,59]。

耐药性和副作用

基于合成致死性的概念,PARP 抑制剂的作用有望具有肿瘤特异性,对 *BRCA 1/2* 基因杂合突变的正常细胞作用极小,从而保留 DNA 修复功能。在奥拉帕尼早期实验可以辨认的 DTL 有:一个接受 400 mg bid 患者,第一天有 3 级情绪改变和疲劳,600mg bid 表现有 3 级嗜睡,600 mg bd 有 4 级血小板减少症[30]。重要的是，所有 DLT 是可恢复的。最重要的副作用包括恶心、呕吐和疲劳，这些副作用比较轻微，并且随着支持的药物可以受控制。在大量乳腺癌和卵巢癌的患者群体中，奥拉帕尼的进一步研究表明了相同的细胞毒性形式，高剂量时骨髓抑制的高发生率；3~4 级血液变化的总体发生率是 10%~15%[31,33,35]。

血小板减少症仅限于 BMN-673 剂量递增实验阶段的一期研究，有些病例高剂量时伴有 2~3 级贫血。疲劳是最常被观察到的毒性反应，据报道约占 30%，但是大部分病例表现为 1 级(12/22 病例)，仅有 1 例报道为 3 级疲劳[56]。

据报道，尼拉帕尼实验阶段二的剂量推荐为 300 mg QD，实验阶段一的 DLT 包括了 3 级疲劳(1/6 患者给予 30 mg qd)、3 级肺炎(1/7 患者给予 60 mg qd)和 4 级血小板减少症(1/3 患者给予 400 mg qd)。连续使用尼拉帕尼几个周期后，在使用比较高的剂量时，再次检测到了血液毒性。总之，首次给予实验阶段二推荐的尼拉帕尼剂量，由于其血液毒性，33%的患者在接受治疗期间需要减少剂量。研究没有发现嗜中性粒细胞减少症与发热有关。与近期批准的一项前列腺癌治疗方法间接比较，多西他赛治疗失败后的患者给予卡巴他赛化疗，这一注册实验报道了 3 级嗜中性粒细胞减少症的发生率为 82%，其中 8%的患者伴有发热性的嗜中性粒细胞减少症[60]。从这些 PARP 抑制剂的不同研究报道的毒性非常类似，与患者 *BRCA1/2* 基因突变状态无关。

PARP 抑制剂引起骨髓抑制的确切机制尚未完全明确，但是假设 PARP1 调节一些血液生长因子的表达，如促红细胞生成素[61]。一些观点提出，PARP 抑制剂的慢性作用有引起脊髓发育不良的危险，因此长期随访数据很重要。长期使用 PARP 抑制剂存在潜在危险性，对这一结果的充分理解是进行评估这些化合物作为细胞毒性药物治疗后维持治疗所需要的，也是 *BRCA1/2* 基因突变患者化疗预防策略所需要的。

就如所讨论的，PARP 抑制剂的另一种应用策略是与化疗药物或放疗的联合。细胞能修复细胞毒性药物或放疗导致的 DNA 损伤，如果 PARP 抑制剂损伤了这种能力，它可能具有增效作用，从而导致细胞死亡。但是，化疗或放疗引起的潜在的可能副作用也会接踵发生。化疗与 PARP 抑制剂(例如，罗卡帕尼、奥拉帕尼或维利帕尼)的不同联合方案的临床实验报道了潜在的血液毒性，经常限制了化疗标准剂量的使用[52,62-64]。实际上，选择 PARP 抑制剂最佳剂量和时刻表，还有选择与哪种细胞毒素联合可以增强化疗效果，将是面临的一个挑战，需要在每个独立联合方案的具体剂量探索中研究处理。

抗肿瘤制剂依尼帕尼(BSI-201；BiPar 科学公司，赛诺菲-安万特)，最开始临床实验中评估其作为一种“PARP 抑制剂”对晚期三阴型乳腺癌患者的疗效[65,66]，这种药没有明显的骨髓抑制作用，或者增强化疗介导的血液毒性作用。后续的临床前期研究证实依尼帕尼确实不是一种 PARP 抑制剂[67,68]。因此，依尼帕尼实验的任何结论都不应该推断出 PARP 抑制剂家族。

总结与展望

综上所述，抑制 PARP 的一些化合物表现了显著的抗肿瘤活性，伴有良好的耐受性和宽治疗指数。迄今为止，观察到的最常见的药物相关毒性包括骨髓抑制和疲劳。这类抗肿瘤药物的发展通常伴有合理的生物策略，基于合成致死性的概念。至今唯一证实的反应预测生物因子是 *BRCA1/2* 的状态。

包括晚期 CRPC 患者在内的这些人群的反应率非常显著。尽管长期生存数据尚未阐明，为了定义 PARP 抑制剂在晚期卵巢癌和乳腺癌治疗中的最佳位置，一些关键性研究的评估正在进行。

由于 CRPC 患者 *BRCA 1/2* 基因突变携带者在非选择性人群中的发病率低，特定实验的开发具有挑战性。在指定机构集中治疗这些患者比较恰当，或者在发病率高的特定地区进行实验。考虑到 PARP 抑制剂潜在的作用机制，主要沿着 DNA 修复途径，学者们渴望确认出其他的反应标记分子。现在理论研究和制药工业的努力仍要放在为了确认和证实临床治疗中潜在的预测生物分子上，为了这些药物对散发性癌症的治疗建立一个更广泛的用途。

此外，PARP 抑制剂还能通过增强某些化疗药物和放疗作用产生抗肿瘤活性，但是，由于药物毒性的增加，最佳的联合治疗方案面临着挑战。生物间的相互作用和 AR 途径、PI3K-AKT-mTOR 信号通路及 DNA 修复体系间的相互调节作用支持了临床前期和临床研究的进行，这些研究评估 PARP 抑制剂与雄激素轴靶向药物的联合疗效，包括了阿比特龙和恩杂鲁胺，还有与 PI3K-AKT-mTOR 信号通路抑制因子的联合。

（冯曼　译）

参考文献

1. Bernstein C, Bernstein H, Payne CM, Garewal H. DNA repair/pro-apoptotic dual-role proteins in five major DNA repair pathways: fail-safe protection against carcinogenesis. Mutat Res. 2002;511(2):145–78.
2. Dantzer F, Amé J-C, Schreiber V, Nakamura J, Ménissier-de Murcia J, de Murcia G. Poly(ADP-ribose) polymerase-1 activation during DNA damage and repair. Methods Enzymol. 2006;409:493–510.
3. Otto H, Reche P, Bazan F, Dittmar K, Haag F, Koch-Nolte F. In silico characterization of the family of PARP-like poly(ADP-ribosyl)transferases (pARTs). BMC Genomics. 2005;6:139.
4. D'Amours D, Desnoyers S, D'Silva I, Poirier GG. Poly(ADP-ribosyl)ation reactions in the regulation of nuclear functions. Biochem J. 1999;342:249–68.
5. Schultz N, Lopez E, Saleh-Gohari N, Helleday T. Poly(ADP-ribose) polymerase (PARP-1) has a controlling role in homologous recombination. Nucliec Acids Res. 2003;31(17):4959–64.
6. Murai J, Huang SN, Das BB. Trapping of PARP1 and PARP2 by clinical PARP inhibitors. Cancer Res. 2012;72:5588–99.
7. Patel AG, Sarkaria JN, Kaufmann SH. Nonhomologous end joining drives poly(ADP-ribose) polymerase (PARP) inhibitor lethality in homologous recombination-deficient cells. Proc Natl Acad Sci U S A. 2011;108(8):3406–11.
8. Dantzer F, Schreiber V, Niedergang C, Trucco C, Flatter E, De La Rubia G, et al. Involvement of poly(ADP-ribose) polymerase in base excision repair. Biochimie. 1999;81(1–2):69–75.
9. Farmer H, McCabe N, Lord CJ, Tutt ANJ, Johnson D, Richardson TB, et al. Targeting the DNA repair defect in BRCA mutant cells as a therapeutic strategy. Nature. 2005;434(7035):917–21.
10. Bryant HE, Schultz N, Thomas HD, Parker KM, Flower D, Lopez E, et al. Specific killing of BRCA2-deficient tumours with inhibitors of poly(ADP-ribose) polymerase. Nature. 2005;434(7035):913–7.
11. Dobzhansky T. Genetics of natural populations Xiii recombination and variability in populations of drosophila pseudoobscura. Genetics. 1946;31(3):269–90.
12. Mccabe N, Turner NC, Lord CJ, Kluzek K, Białkowska A, Swift S, et al. Deficiency in the repair of DNA damage by homologous recombination and sensitivity to Poly(ADP-Ribose)Polymerase inhibition. Cancer Res. 2006;16:8109–15.
13. Donawho CK, Luo Y, Luo Y, Penning TD, Bauch JL, Bouska JJ, et al. ABT-888, an orally active poly(ADP-ribose) polymerase inhibitor that potentiates DNA-damaging agents in preclinical tumor models. Clin Cancer Res. 2007;13(9):2728–37.
14. Calabrese CR, Almassy R, Barton S, Batey MA, Calvert AH, Canan-Koch S, et al. Anticancer chemosensitization and radiosensitization by the novel poly(ADP-ribose) polymerase-1 inhibitor AG14361. J Natl Cancer Inst. 2004;96(1):56–67.
15. Schiewer MJ, Goodwin JF, Han S, Brenner JC, Augello MA, Dean JL, et al. Dual roles of PARP-1 promote cancer growth and progression. Cancer Discov. 2012;2(12):1134–49.
16. Brenner JC, Ateeq B, Li Y, Yocum AK, Cao Q, Asangani I, et al. Mechanistic rationale for inhibition of poly(ADP-ribose) polymerase in ETS gene fusion-positive prostate cancer. Cancer Cell. 2011;19(5):664–78. Elsevier Inc.
17. Chatterjee P, Choudhary GS, Sharma A, Singh K, Heston WD, Ciezki J, et al. PARP inhibition sensitizes to low dose-rate radiation TMPRSS2-ERG fusion gene-expressing and PTEN-deficient prostate cancer cells. PLoS One. 2013;8(4):e60408.

18. Venkitaraman AR. Cancer susceptibility and the functions of BRCA1 and BRCA2. Cell. 2002;108(2):171–82.
19. Yoshida K, Miki Y. Role of BRCA1 and BRCA2 as regulators of DNA repair, transcription, and cell cycle in response to DNA damage. Cancer Sci. 2004;95(11):866–71.
20. Lord CJ, Garrett MD, Ashworth A. Targeting the double-strand DNA break repair pathway as a therapeutic strategy. Clin Cancer Res. 2006;12(15):4463–8.
21. Castro E, Goh C, Olmos D, Saunders E, Leongamornlert D, Tymrakiewicz M, et al. Germline BRCA mutations are associated with higher risk of nodal involvement, distant metastasis, and poor survival outcomes in prostate cancer. J Clin Oncol. 2013;31:1748–57.
22. Gallagher DJ, Gaudet MM, Pal P, Kirchhoff T, Balistreri L, Vora K, et al. Germline BRCA mutations denote a clinicopathologic subset of prostate cancer. Clin Cancer Res. 2010;16(7):2115–21.
23. Gallagher DJ, Cronin AM, Milowsky MI, Morris MJ, Bhatia J, Scardino PT, et al. Germline BRCA mutation does not prevent response to taxane-based therapy for the treatment of castration-resistant prostate cancer. BJU Int. 2012;109(5):713–9.
24. The Breast Cancer Linkage Consortium. Cancer risks in BRCA2 mutation carriers. J Natl Cancer Inst. 1999;91(15):1310–6.
25. Leongamornlert D, Mahmud N, Tymrakiewicz M, Saunders E, Dadaev T, Castro E, et al. Germline BRCA1 mutations increase prostate cancer risk. Br J Cancer. 2012;106(10):1697–701.
26. Francis JC, McCarthy A, Thomsen MK, Ashworth A, Swain A. Brca2 and Trp53 deficiency cooperate in the progression of mouse prostate tumourigenesis. PLoS Genet. 2010;6(6):e1000995.
27. Ibrahim YH, García-García C, Serra V, He L, Torres-Lockhart K, Prat A, et al. PI3K inhibition impairs BRCA1/2 expression and sensitizes BRCA-proficient triple-negative breast cancer to PARP inhibition. Cancer Discov. 2012;2(11):1036–47.
28. Juvekar A, Burga LN, Hu H, Lunsford EP, Ibrahim YH, Balmañà J, et al. Combining a PI3K inhibitor with a PARP inhibitor provides an effective therapy for BRCA1-related breast cancer. Cancer Discov. 2012;2(11):1048–63.
29. Xiang T, Ohashi A, Huang Y, Pandita TK, Ludwig T, Powell SN, et al. Negative regulation of AKT activation by BRCA1. Cancer Res. 2008;68(24):10040–4.
30. Fong PCP, Boss DDS, Yap TTA, Tutt A, Wu P, Mergui-Roelvink M, et al. Inhibition of poly (ADP-ribose) polymerase in tumors from BRCA mutation carriers. N Engl J Med. 2009;361(2):123–34.
31. Kaye SB, Lubinski J, Matulonis U, Ang JE, Gourley C, Karlan BY, et al. Phase II, open-label, randomized, multicenter study comparing the efficacy and safety of olaparib, a poly (ADP-ribose) polymerase inhibitor, and pegylated liposomal doxorubicin in patients with BRCA1 or BRCA2 mutations and recurrent ovarian cancer. J Clin Oncol. 2012;30(4):372–9.
32. Ledermann J, Harter P, Gourley C, Friedlander M, Vergote I, Rustin G, et al. Olaparib maintenance therapy in platinum-sensitive relapsed ovarian cancer. N Engl J Med. 2012;366(15):1382–92.
33. Tutt A, Robson M, Garber JE, Domchek SM, Audeh MW, Weitzel JN, et al. Oral poly(ADP-ribose) polymerase inhibitor olaparib in patients with BRCA1 or BRCA2 mutations and advanced breast cancer: a proof-of-concept trial. Lancet. 2010;376(9737):235–44.
34. Fong PC, Yap T, Boss DS, Carden CP, Mergui-Roelvink M, Gourley C, et al. Poly(ADP)-ribose polymerase inhibition: frequent durable responses in BRCA carrier ovarian cancer correlating with platinum-free interval. J Clin Oncol. 2010;28(15):2512–9.
35. Audeh MW, Carmichael J, Penson RT, Friedlander M, Powell B, Bell-McGuinn KM, et al. Oral poly(ADP-ribose) polymerase inhibitor olaparib in patients with BRCA1 or BRCA2 mutations and recurrent ovarian cancer: a proof-of-concept trial. Lancet. 2010; 376(9737): 245–51.
36. Gelmon K, Tischkowitz M, Mackay H, Swenerton K, Robidoux A, Tonkin K, et al. Olaparib in patients with recurrent high-grade serous or poorly differentiated ovarian carcinoma or triple-negative breast cancer: a phase 2, multicentre, open-label, non-randomised study. Lancet Oncol. 2011;12(9):852–61. Elsevier Ltd.
37. Olaussen KA, Dunant A, Fouret P, Brambilla E, André F, Haddad V, et al. DNA repair by ERCC1 in non-small-cell lung cancer and cisplatin-based adjuvant chemotherapy. N Engl J Med. 2006;355(10):983–91.
38. Kote-Jarai Z, Leongamornlert D, Saunders E, Tymrakiewicz M, Castro E, Mahmud N, et al. BRCA2 is a moderate penetrance gene contributing to young-onset prostate cancer: implications for genetic testing in prostate cancer patients. Br J Cancer. 2011;105(8):1230–4.
39. Gonzalez-Angulo AM, Timms KM, Liu S, Chen H, Litton JK, Potter J, et al. Incidence and outcome of BRCA mutations in unselected patients with triple receptor-negative breast cancer. Clin Cancer Res. 2011;17(5):1082–9.
40. Hartman A-R, Kaldate RR, Sailer LM, Painter L, Grier CE, Endsley RR, et al. Prevalence of BRCA mutations in an unselected population of triple-negative breast cancer. Cancer. 2012;118(11):2787–95.
41. Sandhu SK, Schelman WR, Wilding G, Moreno V, Baird RD, Miranda S, et al. The poly(ADP-ribose) polymerase inhibitor niraparib (MK4827) in BRCA mutation carriers and patients with sporadic cancer: a phase 1 dose-escalation trial. Lancet Oncol. 2013;2045(13):1–11. Elsevier Ltd.
42. Turner N, Tutt A, Ashworth A. Hallmarks of “BRCAness” in sporadic cancers. Nat Rev Cancer. 2004;4:1–6.
43. Yin Y, Shen WH. PTEN: a new guardian of the genome. Oncogene. 2008;27(41):5443–53.
44. Taniguchi T, Tischkowitz M, Ameziane N, Hodgson SV, Mathew CG, Joenje H, et al. Disruption of the Fanconi anemia-BRCA pathway in cisplatin-sensitive ovarian tumors. Nat Med. 2003;9(5):568–74.

45. Birgisdottir V, Stefansson OA, Bodvarsdottir SK, Hilmarsdottir H, Jonasson JG, Eyfjord JE. Epigenetic silencing and deletion of the BRCA1 gene in sporadic breast cancer. Breast Cancer Res. 2006;8(4):R38.
46. Lord CJ, McDonald S, Swift S, Turner NC, Ashworth A. A high-throughput RNA interference screen for DNA repair determinants of PARP inhibitor sensitivity. DNA Repair. 2008;7(12):2010–9.
47. Ang JE, Gourley C, Powell B, High H, Shapira-Frommer R, Castonguay V, et al. Efficacy of chemotherapy in BRCA1/2 mutation carrier ovarian cancer in the setting of poly(ADP-ribose) polymerase inhibitor resistance: a multi-institutional study. Clin Cancer Res. 2013;44:1–31.
48. Albert JM, Cao C, Kim KW, Willey CD, Geng L, Xiao D, et al. Inhibition of poly(ADP-ribose) polymerase enhances cell death and improves tumor growth delay in irradiated lung cancer models. Clin Cancer Res. 2007;13(10):3033–42.
49. Kummar S, Kinders R, Gutierrez ME, et al. Phase 0 clinical trial of the poly (ADP-ribose) polymerase inhibitor ABT-888 in patients with advanced malignancies. J Clin Oncol. 2009;27:2705–11.
50. Hussain M, Carducci Ma, Slovin SF, Cetnar J, Qian J, McKeegan E, et al. Pilot study of veliparib (ABT-888) with temozolomide (TMZ) in patients (pts) with metastatic castration-resistant prostate cancer (mCRPC). J Clin Oncol. 2012;30(suppl 5; abstr 224). [Abstract].
51. Kristeleit RS, Shapiro G, LoRusso PM, Infante J, Flynn M, Patel MR, et al. A phase I dose-escalation and PK study of continuous oral rucaparib in patients with advanced solid tumors [abstract]. J Clin Oncol. 2013;31(suppl; abstr 2585).
52. Molife LR, Roxburg P, Wilson RH, Gupta A, Middleton MR, Evans TRJ, et al. A phase I study of oral rucaparib in combination with carboplatin [abstract]. J Clin Oncol. 2013;31(suppl; abstr 2586).
53. Drew Y, Mulligan EA, Vong W-T, Thomas HD, Kahn S, Kyle S, et al. Therapeutic potential of poly(ADP-ribose) polymerase inhibitor AG014699 in human cancers with mutated or methylated BRCA1 or BRCA2. J Natl Cancer Inst. 2011;103(4):334–46.
54. Ihnen M, zu Eulenburg C, Kolarova T, Qi JW, Manivong K, Chalukya M, et al. Therapeutic potential of the poly(ADP-ribose) polymerase inhibitor rucaparib for the treatment of sporadic human ovarian cancer. Mol Cancer Ther. 2013;12(6):1002–15.
55. Plummer R, Lorigan P, Steven N, Scott L, Middleton MR, Wilson RH, et al. A phase II study of the potent PARP inhibitor, Rucaparib (PF-01367338, AG014699), with temozolomide in patients with metastatic melanoma demonstrating evidence of chemopotentiation. Cancer Chemother Pharmacol. 2013; 71(5):1191–9.
56. De Bono JS, Mina L, Gonzalez M, Curtin NJ, Wang E, Hensaw J, et al. First-in-human trial of novel oral PARP inhibitor BMN 673 in patients with solid tumors. J Clin Oncol. 2013;31(suppl; abstr 2580). [Abstract].
57. Shen Y, Rehman FL, Feng Y, Boshuizen J, Bajrami I, Elliott R, et al. BMN 673, a novel and highly potent PARP1/2 inhibitor for the treatment of human cancers with DNA repair deficiency. Clin Cancer Res. 2013;19:5003–15.
58. Fojo T, Bates S. Mechanisms of resistance to PARP inhibitors–three and counting. Cancer Discov. 2013; 3(1):20–3.
59. Barber LJ, Sandhu S, Chen L, Campbell J, Kozarewa I, Fenwick K, et al. Secondary mutations in BRCA2 associated with clinical resistance to a PARP inhibitor. J Pathol. 2013;229:422–9.
60. De Bono JS, Oudard S, Ozguroglu M, Hansen S, Machiels J-P, Kocak I, et al. Prednisone plus cabazitaxel or mitoxantrone for metastatic castration-resistant prostate cancer progressing after docetaxel treatment: a randomised open-label trial. Lancet. 2010;376(9747):1147–54. Elsevier Ltd.
61. Inbar D, Cohen-Armon M, Neumann D. Erythropoietin-driven signalling and cell migration mediated by polyADP-ribosylation. Br J Cancer. 2012;107(8):1317–26.
62. Samol J, Ranson M, Scott E, Macpherson E, Carmichael J, Thomas A, et al. Safety and tolerability of the poly(ADP-ribose) polymerase (PARP) inhibitor, olaparib (AZD2281) in combination with topotecan for the treatment of patients with advanced solid tumors: a phase I study. Invest New Drugs. 2012; 30(4):1493–500.
63. Rajan A, Carter CA, Kelly RJ, Gutierrez M, Kummar S, Szabo E, et al. A phase I combination study of olaparib with cisplatin and gemcitabine in adults with solid tumors. Clin Cancer Res. 2012;18(8): 2344–51.
64. Kummar S, Chen A, Ji J, Zhang Y, Reid JM, Ames M, et al. Phase I study of PARP inhibitor ABT-888 in combination with topotecan in adults with refractory solid tumors and lymphomas. Cancer Res. 2011; 71(17):5626–34.
65. O'Shaughnessy J, Osborne C, Pippen JE, Yoffe M, Patt D, Rocha C, et al. Iniparib plus chemotherapy in metastatic triple-negative breast cancer. N Engl J Med. 2011;364(3):205–14.
66. O'Shaughnessy J, Schwartzberg LS, Danso MA, Rugo HS, Miller K, Yardley DA, et al. A randomized phase III study of iniparib (BSI-201) in combination with gemcitabine/carboplatin (G/C) in metastatic triple-negative breast cancer (TNBC). J Clin Oncol. 2011;29(suppl; abstr 1007). [Abstract].
67. Patel AG, De Lorenzo SB, Flatten KS, De Lorenzo SB, Poirier GG, Kaufmann SH. Failure of iniparib to inhibit poly(ADP-Ribose) polymerase in vitro. Clin Cancer Res. 2012;18(6):1655–62.
68. Mateo J, Ong M, Tan DSP, Gonzalez M, de Bono JS. Appraising iniparib, the PARP inhibitor that never was—what must we learn? Nature reviews. Clin Oncol. 2013;15:1–9.

第 19 章

去势抵抗性前列腺癌的 C-Met/VEGF 靶点

Petros D. Grivas, David C. Smith

C-Met 是编码肝细胞生长因子受体(HGFR/MET)的原癌基因,HGFR/MET 是在上皮和内皮细胞中表达的受体酪氨酸激酶[1-3]。在正常情况下,MET 被基质细胞(例如,成纤维细胞)产生的 HGF 活化,从而产生旁分泌激活环路。MET 的磷酸化激活下游信号通路,包括 Ras 丝裂原活化蛋白激酶(MAPK)通路和磷酸肌醇 3-激酶(PI3K)-AKT 通路通过衔接蛋白 Gab-1 和生长因子受体结合蛋白 2 (GFRBP2)[4]。非受体 Src-酪氨酸激酶也被描述为 MET 信号传导中的下游靶分子[5]。HGF/MET 通路对于胚胎发生和组织稳态至关重要[6]。然而在致癌作用中,HGF/MET 轴与转移过程的调节相关[7]。体外研究表明,HGF 可以作为促分裂原,激活侵袭性细胞生长、增殖、分支形态发生、迁移、侵袭以及血管生成[8-10]。MET 异常已经在人类癌症中描述。MET 突变导致异常的配体非依赖性信号传导已经在乳头状肾细胞癌和头颈癌中被描述[11,12]。

在前列腺癌中,通过旁分泌模型,MET 激活似乎主要依赖于配体[13]。MET 已被发现在前列腺癌中比在良性前列腺增生中更呈现高度表达,并且与更高的肿瘤组织学分级相关[14-16]。尿液 MET 水平与前列腺癌转移相关[16]。MET 过表达是前列腺癌中侵袭和转移的独立预测因子,似乎在骨转移中更常见[13,17]。此外,血清 HGF 水平升高是晚期疾病阶段患者的独立预后标志[18,19]。雄激素抑制导致人类前列腺癌细胞系中 HGF 上调和 MET 的激活,伴随从旁分泌向自分泌信号转导,导致雄激素非依赖性生长。MET 表达显示与前列腺癌细胞系中的 AR 表达负相关,雄激素撤退导致 c-Met 表达的诱导[20,21]。总之,HGF/MET 通路似乎在前列腺癌对雄激素抑制的发展中起关键作用,因此,已经成为去势抵抗性前列腺癌(CRPC)中靶向治疗的合适候选药。

VEGF/VEGFR 和交联的作用与前列腺中的 HGF/MET 途径癌症

血管内皮生长因子(VEGF)信号传导对于血管生成至关重要,是肿瘤生长的关键步骤。与正常前列腺组织和高级前列腺上皮内瘤病变(PIN)相比,前列腺恶性组织显示出更高的微血管密度,这与更高的肿瘤等级和病理分期相关。VEGFR-2 表达似乎与诸多疾病相关,而 VEGF 在前列腺癌组织的新血管系统中表达,却不在良性前列腺上皮组织中表达[22,23]。静息前列腺癌患者的血浆VEGF水平较高,VEGF 血浆或尿液水平是转移性 CRPC 中总生存期(OS)的阴性独立预测因子[24-26]。VEGF 也可以调节前列腺癌细胞的上皮向间质转化(EMT)[27-29]。VEGF 促进前列腺癌细胞的成骨细胞活性,尽管事实上前列腺癌细胞本身可能不表达 VEGF 受体(VEGFR1、VEGFR2)[30,31]。VEGF 有助于转移部位的肿瘤诱导骨重建。VEGF 磷酸化 MET,从而通过其在前列腺癌细胞中高度表达的共受体神经毡蛋白-1(NRP1)激活 HGF/MET 通路[32]。NRP1 的过表达和 MET 的活化与人的前列腺癌标本和异种移植物中的进展和骨转移相关。在前列腺癌的细胞中,通过 NRP1 的 MET 激活似乎维持抗凋亡蛋白Mcl-1 的表达。在这些细胞中,使用小干扰 RNA(siRNA)的 MET 抑制减弱了 VEGF 诱导的 Mcl-1 表达[32]。

HGF/MET 的临床前数据和 VEGF/VEGFR 通路前列腺癌的抑制作用

通过多种方法抑制 MET 信号通路减少前列腺癌转移的发展和进展[33,34]。BMS-777607,小分子 MET 抑制剂通过体外 PI3K/AKT/mTOR 和 MAPK 通路抑制 HGF 刺激的细胞分散、迁移、侵袭,MET 自身磷酸化和下游信号的传导[35]。两种其他小分子 MET 抑制剂 PHA-665752 和 PF-2341066 导致 AR 敏感性和 AR 耐药性前列腺癌细胞的细胞增殖减少,但是在 AR 抗性细胞中其作用更有效[36]。PF-2341066 还在前列腺癌的小鼠模型中诱导前列腺肿瘤的生长抑制,在去势后具有更大的作用[36]。Cabozantinib(XL184)是抑制多种受体的酪氨酸激酶(包括 MET、VEGFR2 和 RET)的小分子,能快速诱导内皮细胞和肿瘤细胞凋亡,抑制异种移植模型中溶骨和成骨细胞病变的发展[37,38]。贝伐单抗是针对 VEGF 的人源化单克隆抗体,其抑制骨转移性 C4-2B 前列腺癌细胞系中的细胞增殖、血管生成和侵袭[39]。体外和体内数据表明,舒尼替尼(多受体激酶的抑制剂),包括VEGFR 和 PDGFR,对具有完整的 PTEN 表达或同时 PI3K/AKT/mTOR 抑制的前列腺癌模型具有活性[40]。总体而言,这些临床前数据提供了前列腺癌中 MET 和 VEGFR 抑制的理论依据。

HGF/MET 的临床数据和 VEGF/VEGFR 通路前列腺癌的抑制作用

图 19.1 显示了当前的多个化学药物在发展中靶向 HGF/MET 和(或)VEGF/VEGFR 通路。

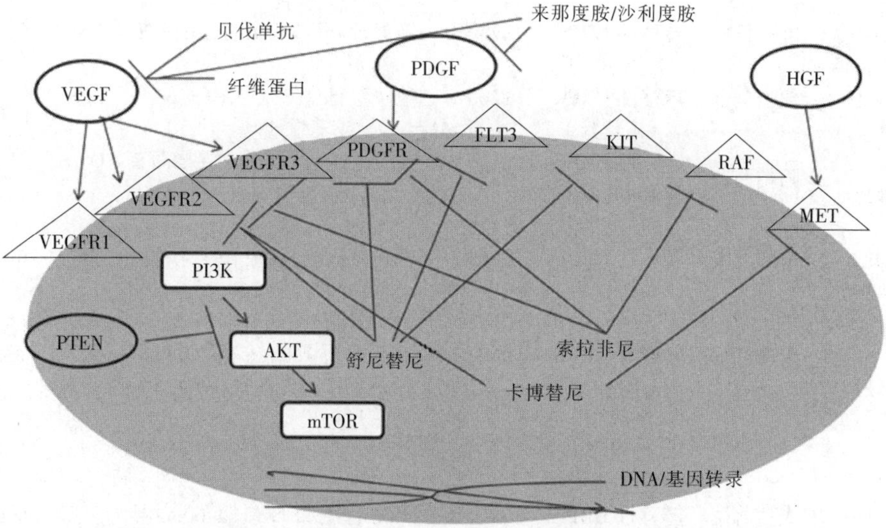

图 19.1 HGF/MET 或 VEGF/VEGFR 抑制剂作用机制示例。VEGFR/FMS,血管内皮生长因子受体;PDGFR,血小板源性生长因子受体;HGF,肝细胞生长因子;FLT3,样酪氨酸激酶 3;PI3K,磷脂酰肌醇三激酶;AKT,蛋白激酶 B;mTOR,哺乳动物类西罗莫司靶蛋白;PTEN,磷酸酶和紧张素同系物。

HGF/MET

使用单克隆抗体和小分子酪氨酸激酶抑制剂(TKI)靶向 HGF/MET 轴。利妥木单抗(AMG102)是针对 HGF 的人类单克隆抗体。Ⅱ期试验将 142 名具有进行性紫杉烷难治性 CRPC 的男性患者与泼尼松(5mg,每日,2次)加利妥木单抗(15mg/kg,每 3 周 1 次)、利妥木单抗(7.5mg//kg,每 3 周 1 次)或安慰剂(1:1:1,随机化)[41]。利妥木单抗不改善 OS 或无进展生存期(PFS)(中位 OS 为 12.2 个月:11.1 个月,HR 为 1.10;中位 PFS 为 3 个月:2.9 个月,HR 为 1.02,在利妥木单抗组与对照组中)。利妥木单抗耐受良好,与对照组相比,外周水肿(24%比 8%)更常见。MET TKI 替凡替尼(ARQ 197)目前正在进行研究无症状或微症状转移性 CRPC 随机、盲法、安慰剂对照Ⅱ期试验。计划招收 78 名患者,估计完成日期为 2014 年 7 月(NCT01519414)。在Ⅰ期研究中,以每天≤400 mg 的剂量测试另一种小分子 MET 抑制剂(AMG 208),并且具有可控的毒性,具有抗肿瘤活性的证据,特别是在前列腺癌中[42]。靶向 HGF/MET 信号传导的几种其他化合物处于临床开发的早期阶段,包括单克隆抗体 onartuzumab(MetMab),TAK-701 和 ficlatuzum-ab(SCH900105)和小分子 TKISGX523,PF-04217903,EMD1214063,EMD1204831,PF-02341066(克里唑蒂尼),BMS-777607,SAR125844,JNJ38877605。

VEGF/VEGFR

已经有四种抗血管生成化合物在 CRPC 的Ⅲ期试验中进行测试,但没有提高生存期。第五种药物当前正在进行Ⅲ期评价(表 19.1)。

表 19.1 CRPC 患者应用 HGF/MET 和(或)VEGF/VEGFR 抑制剂的Ⅲ期试验

试验名称	药物	疾病	患者数量	分组	主要终点	结果
(CALGB90401) NCT00110214	贝伐单抗	转移性 CRPC (未化疗)	1050	多西他赛/泼尼松+贝伐珠单抗 15 mg/kg 每 3 周静脉注射或安慰剂	OS	总生存没有差别
NCT00676650	舒尼替尼	转移性 CRPC (化学治疗)	873	舒尼替尼每日 37.5 mg po或安慰剂	OS	总生存没有差别
NCT01234311	他喹莫德	转移性 CRPC (未化疗)	1200 (target)	他喹莫德(0.25,0.5,1 mg po 每天)或安慰剂	PFS	正在进行
(VENICE) NCT00519285	阿柏西普	转移性 CRPC (未化疗)	1224	多西他赛/泼尼松+阿柏西普(12mg/千克 每 3 周)或安慰剂	OS	总生存没有差别
(MAINSAIL) NCT00988208	来那度胺	转移性 CRPC (未化疗)	1059	多烯紫杉醇/泼尼松+来那度胺(每日口服 25mg,第 1~14 天)或安慰剂	OS	总生存没有改进
(COMET-1) NCT01605227	卡博替尼	转移性 CRPC (用多西他赛和阿比特龙或恩扎鲁他胺治疗)	960	卡博替尼 60mg 口服每日或泼尼松每天两次,每次 5mg	OS	正在进行
(COMET-2) NCT01522443	卡博替尼	转移性 CRPC (用多西他赛和阿比特龙或恩扎鲁他胺治疗)	246	卡博替尼每日口服 60mg 或米托蒽醌/泼尼松(最大 10 次注射化疗或安慰剂)	疼痛反应	正在进行

贝伐珠单抗

基于多西他赛、贝伐珠单抗、沙利度胺和泼尼松以及贝伐珠单抗联合多西他赛/雌莫司汀的试验的Ⅱ期数据[43,44]，CALGB90401随机化、进行性、转移性 1050 例 CRPC 患者用多西他赛（75 mg/m² 每 3 周 1 次）、泼尼松（5 mg 每日 2 次）和贝伐珠单抗（15mg/kg，每 3 周 1 次）或安慰剂[45]。OS 没有显著差异（22.6 个月比 21.5 个月；HR 0.91；P=0.181）。中位 PFS（9.9 个月比 7.5 个月；P<0.001）和客观缓解率（49.4 %比 35.5%；P=0.0013）以及治疗相关毒性（75.4%比 56.2%；P≤0.001）贝伐珠单抗组的死亡率（4%比 1.2%；P=0.005）更高。建议在贝伐珠单抗组和更多的并发症患者中注射，作为本试验中不一致的 PFS 和 OS的潜在原因[46,47]。在 PSA 或放射治疗进展时，患者在实施共识指导之前停止使用贝伐珠单抗，阻止基于单独的 PSA 进展停止治疗，而没有临床进展。在本研究中，前瞻性收集的生物标志物的分析可以鉴定可能从联合治疗中获益的患者。

舒尼替尼

舒尼替尼在患有转移性 CRPC 的患者的两个阶段Ⅱ期试验中显示出抗肿瘤活性，所述患者在多西他赛治疗上进展[48,49]。来自这些试验之一的骨扫描的计划后，分析指出对舒尼替尼的骨扫描响应的相对高的速率，没有骨扫描响应的患者通过公认的标准经历 PSA 或 CT 响应的一致降低。A 期Ⅲ期试验将多西他赛后 873 名转移性 CRPC 进展性男性患者随机分配至舒尼替尼（每日 37.5 mg）或安慰剂（比例 2:1）。来自第二次中期分析的结果报道了 PFS，但没有改善 OS（中位 OS 为 13.1 个月比 12.8 个月；HR 为 1.03；P=0.58），并且试验由于无效而终止[51]。最常见的与治疗相关 3/4 级不良事件是疲劳（18.8%比7.3%）和贫血（6.2%比 5.5%）。在Ⅱ期试验中研究了对多西他赛响应后舒尼替尼维持策略（每天 50 mg，在 4/2 周开/关周期）[52]。入组的 23 名男性患者出现 3 名 4 级不良事件：肝炎、骨髓抑制和肺炎。大多数男性 PSA 立即增加，但没有疾病进展的证据。虽然舒尼替尼耐受性良好，具有可预测的毒性，但 133 天的中位 PFS 低于预定的 180 天的阈值。PSA 水平不是信息性的，因为早在第二周期显著增加。最后，Ⅰ~Ⅱ期试验评估舒尼替尼（2 周开，1 周关闭）与多西他赛（泼尼松）联合化疗初治转移性 CRPC [53]。推荐的舒尼替尼的Ⅱ期剂量为 37.5 mg/d，使用标准剂量化疗。在第二阶段期间，确定的 PSA 反应发生在 56.4%的患者中。PSA 进展的中位时间为 9.8 个月，42.4%的可评估男性确定部分反应。中位 PFS 和中位 OS 分别为 12.6 个月和 21.7 个月。最常见的治疗相关的 3/4 级不良事件是中性粒细胞减少（53%；15%发热）和疲劳、虚弱（16%）。

他克莫司

他克莫司是具有抗血管生成性质的口服喹诺酮-3-甲酰胺衍生物，导致血管密度降低。抗肿瘤活性的机制不完全清楚[54]。在双盲Ⅱ期试验中，201 名转移性 CRPC 患者在滴定期（每日 0.25 mg，持续 2 周，随后每日 0.5 mg，持续 2 周）或安慰剂后随机分配至每天 1 mg 的他克莫司[54]。在 6 个月的治疗后，盲选被打破，无症状的安慰剂的男性和那些没有疾病进展的他克莫司的男性被提供开放标签治疗。使用他克莫司的 6 个月无进展比例更高（69%比 37%；P<0.001），中位 PFS 更长（7.6 个月比 3.3 个月；P=0.0042）。更新的结果显示使用他克莫司的症状进展时间更长（HR 为 0.42；P=0.039）[55]。中位死亡时间

(34.2 个月比 30.2 个月)倾向于塔他喹酮,特别是在骨转移亚组(34.2 个月比25.6 个月)。这些结果使现在正在进行无症状或轻度症状的转移性化学治疗 CRPC 的患者的Ⅲ期试验。总共 1200 名男性患者将随机分配(2:1)达美他莫或安慰剂(NCT0123 4311);PFS 是主要终点,OS 是次要终点。预计研究完成日期是 2016 年 1 月。另一项研究(CATCH)试图确定与化疗难治性转移性 CRPC 患者(NCT01513733)联合使用的卡巴他赛(泼尼松)组合物的安全性、耐受性和推荐剂量。第三项研究评估他克莫司在转移性 CRPC 在多西他赛后疾病无进展的患者中的作用(NCT01732549)。

免疫球蛋白

免疫球蛋白是由 VEGFR-1/2 的胞外结构域和人类 IgG1 抗体的恒定区(Fc)组成的融合蛋白。受体作为诱饵受体,竞争性结合 VEGF。Ⅰ期剂量递增试验将多发性硬化症患者与多发性硬化症患者的晚期实体瘤联合使用,并在几种肿瘤类型包括前列腺癌中具有抗肿瘤活性的初步证据[56]。在前列腺癌特异性组合的Ⅱ期研究中不进一步评估,VENICE Ⅲ期试验将 1224 名 CRPC 患者随机分入多西他赛(每 3 周 $75mg/m^2$)/泼尼松(每日 10mg)和一种紫杉醇(6mg/kg,每 3 周一次)或安慰剂[57]。随着中位随访 35.4 个月和 873 例死亡,两组患者的骨骼相关事件,PFS 和 OS 没有差异,所有级别高血压、口腔炎、食欲障碍、腹泻、脱水、鼻出血、发音困难、咳嗽、头痛和臂部感染。

来那度胺

来那度胺是口服免疫调节化合物,其还抑制 VEGF 信号传导和血管新生[58]。与沙利度胺相比,它具有有利的安全性,并且在非转移性生化复发性前列腺癌中显示出作为单一药剂的活性[59]。双盲Ⅲ期试验(MA-IN-SAIL)将 1059 名具有化疗性、进行性、转移性 CRPC 的男性患者用泼尼松(5mg 每日 2 次)随机地与多西他赛(每 3 周 $75mg/m^2$)和来那度胺(每日 25mg,1~14 天)或安慰剂[60]进行对比。2011 年 11 月,数据监控委员会建议停止试验,因为它不太可能满足其主要操作系统终点。来那度胺组中位 OS 为 77 周。在安慰剂组中未达到中值。用来那度胺治疗伴随更多的中性粒细胞减少,发热性中性粒细胞减少与腹泻有关。化疗初期转移性 CRPC 联合来那度胺和贝伐珠单抗与多西他赛和泼尼松联合的Ⅱ期试验[61]。在 85.2%的患者(N=54)中报道了 PSA 反应>50%,在 86.7%的患有可测量疾病的患者中具有客观放射反应。最常见的≥2 级不良事件包括中性粒细胞减少症(63%)、贫血(43%)、血小板减少症(13%)、高血压(22%)和腭骨坏死(22%)。这项Ⅱ期试验预防性使用依诺肝素和聚乙二醇干扰素预防血栓栓塞事件和中性粒细胞减少,从而维持患者的治疗[62]。与MAIN SAIL 和CALGB 90401 试验相比,这些支持性治疗措施允许联合治疗进行更多的周期,可能导致更长的 PFS、ORR 和可能的 OS,具有改善的不良事件特征。这些数据表明,支持措施可以提高密集联合治疗方案的成功,并为未来的联合治疗试验提供假设。正在进行的试验进一步评估来那度胺在 CRPC 患者中的作用。

索拉非尼

索拉非尼是多靶点 TKI,被 FDA 批准用于治疗转移性肾细胞癌和晚期肝细胞癌。几项Ⅱ期试验评估了索拉非尼单药治疗在转移性 CRPC 报道模式活动中的作用,PSA 和放射照相应答之间有一些不一致[63-66]。索拉非尼联合比卡鲁胺与 39 例化疗无效的 CRPC 患者的Ⅱ期临床试验报道，47%的患者有 PSA 反应或稳定疾病≥6 个月[67]。PSA 降低≥50%发生于 32%的可评估患者，包括 26%的与以前进行的抗雄激素治疗。治疗失败的中位时间为 5.5 个月；≥3 级不良事件包括疲劳、皮疹和手足综合征。在转移性 CRPC 的男性患者中，索拉非尼和多西他赛的Ⅱ期研究被推出，但其状态是未知的(NCT00589420)。

其他药物

凡德他尼是选择性抑制 VEGFR 和表皮生长因子受体(EGFR)的口服药剂。在转移性 CRPC 的男性患者中，与安慰剂相比，凡德他尼联合多西他赛(泼尼松)不能提供任何益处[68]。目前正在评价凡德他尼与比卡鲁胺在 CRPC 中的组合(NCT00757692，NCT00659438)。一项Ⅱ期试验报道，西地尼布是一种高度有效的 VEGFR 抑制剂，在转移性 CRPC 的多次预处理男性患者中具有一些抗肿瘤活性，用多西他赛治疗后进展良好[69]。一项随机化Ⅱ期临床研究，在化疗无初期转移性 CRPC 的男性患者中，多西他赛(泼尼松)联合或不联合使用，报道了西地尼布联合化疗增加了毒性，但可能与更高的 PSA 反应率和临床反应相关[70]。两项试验目前正在评估西地尼布在转移性 CRPC 患者中的治疗效果(NCT01260688，NCT00436956)。Ⅰ期研究评估了具有抗 VEGFR 活性的口服有效的多靶点 TKI 与具有转移性，化疗无效 CRPC 的男性患者中的标准剂量的多西他赛(泼尼松)尼达尼布(BIBF 1120)，并报道了尼达尼布推荐剂量 200mg，每日 2 次[71]。这种组合耐受是良好的，具有了有效力的初步信号，并且没有指示尼达尼布和多西他赛的药代动力学之间的相互作用。另一项研究调查了雷莫芦单抗(IMC-1121B，针对 VEGFR2 的人单克隆抗体)比 IMC-A12(针对 IGF-1R 的单克隆抗体)与米托蒽醌(泼尼松)在多西他赛进行性前列腺癌[72]。雷莫芦单抗(米托蒽醌/泼尼松)是合理耐受的，而复合 PFS 和 OS 终点的出现令人鼓舞。在临床试验中，帕唑帕尼(VEGFR 多靶向 TKI)、TRC105(结合人内皮因子的嵌合 IgG1k 单克隆抗体)和AMG386(选择性血管生成素 1/2 中和肽；重组肽-FC 融合蛋白)前列腺癌(NCT00486642，NCT00454571，NCT01090765，NCT01553188)。

MET/VEGFR

如上所述，卡博替尼是这两条通路的作用靶点，这两条通路在发育通路上最有意义，抑制 MET 和 VEGFR 信号传导的其他药物也处于临床发展的早期阶段，包括foretinib(GSK1363089)，golvatinib(E7050)，GSK1363089(XL880)和 MGCD265。

卡博替尼

基于Ⅰ期数据，在 9 种选择的肿瘤类型(研究 XL184-203)中进行Ⅱ期随机化终止研究，包括 CRPC。患者在 12 周的导入期内每天接受卡博替尼 100mg。mRECIST 标准反应的患者继续开放卡博替尼标签，疾病进展的患者停止治疗，而具有稳定疾病的患者被随机分配到安慰剂组或卡博替尼组[73]。导入期的主要终点是 mRECIST 标准的反应率，随机化阶段的主要终点是 PFS。在 CRPC 队列中，招募总共 171 名具有进展性、转移性疾病的男性，通过 mRECIST 标准测量，≤1 种之前的标准化疗方案并维持雄激素剥夺。在该队列中的随机化由于在引入阶段的意外高度骨扫描响应率而在第一个 122 人累积后暂停。在基线时,87%的患者存在骨病,而之前用多西他赛治疗的患者为43%。卡博替尼治疗的中位时间排除随机分配到安慰剂的患者为4.2个月(0.5~17.2)。总共5%的患者在第12周内确定部分反应,75%患者的病情稳定。此外,4名在12周时疾病稳定的患者在引入阶段后确定部分反应。此外,72%的患者至少有一个评估显示软组织损伤减少。可测量的疾病的变化与先前的治疗无关。68%的男性记录了骨扫描的改善,其中12%具有完全分辨率。这些反应与临床获益相关,67%的可评估男性报道疼痛减少,56%的报道减少或停止麻醉药物。PSA变化与软组织和骨中的抗肿瘤效应没有相关性。所有男性至少有一种不良事件,最多经历超过一种。最常见的全部不良事件包括由疲劳、食欲降低、味觉改变、恶心、腹泻、体重减轻和PPE(手足综合征)组成的一组症状,导致62%的患者剂量减少。这些事件主要通过药物中断和(或)剂量减少进行管理。最常见的3级不良事件是疲劳(16%)、高血压(12%)、PPE(8%)、脱水(8%)、肺栓塞(7%)、食欲降低(6%)和恶心。作者得出结论,卡博替尼在具有可控毒性的晚期CRPC的男性中具有相当大的抗肿瘤活性。

一项Ⅱ期单一机构试验评估了卡博替尼在较低的起始剂量(60mg、40mg、20mg)和日常给药[74]的有效性和耐受性。主要终点是6周内的骨扫描反应,定义为骨扫描病变面积减少≥30%;次要终点是循环肿瘤细胞(CTC)的变化。在以40mg剂量招募的15/24可评价的患者中看到部分反应,1个人有完全反应,8个人有稳定疾病。在10名以20mg剂量登记的男性中,1个人有部分反应,5个人有稳定的疾病,4个人有疾病进展。没有患者需要在6或12周减少或中断剂量;3名每日40mg的男性由于不良事件12周停用。在40mg剂量时,中位治疗持续时间为27周;58%的基线时≥5CTC/7.5mL的男性转换为<5CTC/7.5mL。

另外的研究正在尝试探索卡博替尼活性的基础机制。一项关于卡博替尼、多西他赛和泼尼松联合的试验正在研究可溶性MET、血管生成因子、骨特异性碱性磷酸酶和肿瘤特异性MET信号的变化[75]。初步报道表明MET、骨转换和血管生成的可溶性标志物的变化与卡博替尼活性相关。骨髓样品的分析显示,在治疗前转移中高MET激活,并在6周报道卡博替尼介导的抑制。作者得出结论,MET可能有助于转移性CRPC中的“驱动”信号网络,并且应该进一步研究基质细胞生物标志物。一项旨在表征其对前列腺癌骨在病变中骨代谢和肿瘤活性的影响的Ⅱ期试验,目前正在进行中[76],利用灌注扩散加权MRI产生参数反应图以及靶向骨病变活检。本研究的主要终点是在12周时保持无进展的男性的比例;次要终点包括安全性、PFS、反应比例和持续时间、PSA反应和PSA进展时间。另外四项研究旨在探讨在卡博替尼在治疗转移性CRPC的患者(NCT01812668、NCT01703065、NCT01599793、NCT01834651)治疗期间骨、内脏转移和肿瘤成像的变化。

Ⅰ期试验旨在评估转移性CRPC患者中卡博替尼联合固定剂量的多西他赛(泼尼松)的安全性和推荐的Ⅱ期剂量[77]。正在测试三个逐渐增加的剂量(20mg、40mg、60 mg)卡博替尼。扩增队列将以最大耐受剂量登记。次要目的包括评估每种药物的药代动力学,评价联合治疗的抗肿瘤活性,以及评估受体酪氨酸激酶和血管生成途径的分子生物标志物的变化,以及骨代谢的生物标志物。另一个阶段Ⅰ期研究旨在评估卡博替尼与抗雄激素阿比特龙的组合在CRPC男性患者中的安全性(NCT01574937)。

两项卡博替尼的三期随机双盲对照试验

（COMET-1，COMET-2），每天剂量为 60mg 的卡博替尼开始应用在转移性 CRPC 和之前接受过多西他赛和阿比特龙或恩杂鲁胺治疗后进展的患者中。COMET-1（NCT01605227）比较了卡博替尼加强的松，主要终点是 OS。COMET-2（NCT01522443）比较了卡博替尼和米托蒽醌（泼尼松）在患者中疾病的症状，主要终点是 6 到 12 周的确定持久的疼痛反应。

总结

尽管 CRPC 中的生物学作用和支持 HGF/MET 和 VEGF/VEGFR 抑制的临床前数据，但是单独靶向任一途径的策略没有导致显著改善的结果。然而 MET/VEGFR2 与卡博替尼的联合靶向在Ⅱ期随机停药试验中显示出有希望的活性，并且该药物目前正在两个Ⅲ期试验中进行测试。了解潜在的疾病生物学和肿瘤-基质间的相互作用，发展生物标志物的预测反应和阐明抵抗机制将促进选择更好的患者，无疑会提高这种疾病中靶向治疗的成功率。

（郭占军 译）

参考文献

1. Bottaro DP, Rubin JS, Faletto DL, Chan AM, Kmiecik TE, Vande Woude GF, et al. Identification of the hepatocyte growth factor receptor as the met proto-oncogene product. Science. 1991;251(4995):802–4.
2. Galland F, Stefanova M, Lafage M, Birnbaum D. Localization of the 5′ end of the MCF2 oncogene to human chromosome 15q15–q23. Cytogenet Cell Genet. 1992;60(2):114–6.
3. Cooper CS. The met oncogene: from detection by transfection to transmembrane receptor for hepatocyte growth factor. Oncogene. 1992;7(1):3–7.
4. Migliore C, Giordano S. Molecular cancer therapy: can our expectation be MET? Eur J Cancer. 2008;44(5):641–51.
5. Zhu H, Naujokas MA, Fixman ED, Torossian K, Park M. Tyrosine 1356 in the carboxyl-terminal tail of the HGF/SF receptor is essential for the transduction of signals for cell motility and morphogenesis. J Biol Chem. 1994;269(47):29943–8.
6. Birchmeier C, Birchmeier W, Gherardi E, Vande Woude GF. Met, metastasis, motility and more. Nat Rev Mol Cell Biol. 2003;4(12):915–25.
7. Lesko E, Majka M. The biological role of HGF–MET axis in tumor growth and development of metastasis. Front Biosci. 2008;13:1271–80.
8. Liu X, Newton RC, Scherle PA. Developing c-MET pathway inhibitors for cancer therapy: progress and challenges. Trends Mol Med. 2010;16(1):37–45.
9. Matsumoto K, Nakamura T. Hepatocyte growth factor and the Met system as a mediator of tumor-stromal interactions. Int J Cancer. 2006;119(3):477–83.
10. Maulik G, Shrikhande A, Kijima T, Ma PC, Morrison PT, Salgia R. Role of the hepatocyte growth factor receptor, c-Met, in oncogenesis and potential for therapeutic inhibition. Cytokine Growth Factor Rev. 2002;13(1):41–59.
11. Schmidt L, Duh FM, Chen F, Kishida T, Glenn G, Choyke P, et al. Germline and somatic mutations in the tyrosine kinase domain of the MET proto-oncogene in papillary renal carcinomas. Nat Genet. 1997;16(1):68–73.
12. Di Renzo MF, Olivero M, Martone T, Maffe A, Maggiora P, Stefani AD, et al. Somatic mutations of the MET oncogene are selected during metastatic spread of human HNSC carcinomas. Oncogene. 2000;19(12):1547–55.
13. Humphrey PA, Zhu X, Zarnegar R, Swanson PE, Ratliff TL, Vollmer RT, et al. Hepatocyte growth factor and its receptor (c-MET) in prostatic carcinoma. Am J Pathol. 1995;147(2):386–96.
14. Pisters LL, Troncoso P, Zhau HE, Li W, von Eschenbach AC, Chung LW. c-Met proto-oncogene expression in benign and malignant human prostate tissues. J Urol. 1995;154(1):293–8.
15. Russo AL, Jedlicka K, Wernick M, McNally D, Kirk M, Sproull M, et al. Urine analysis and protein networking identify met as a marker of metastatic prostate cancer. Clin Cancer Res. 2009;15(13):4292–8.
16. Zhu X, Humphrey PA. Overexpression and regulation of expression of scatter factor/hepatocyte growth factor in prostatic carcinoma. Urology. 2000;56(6):1071–4.
17. Knudsen BS, Edlund M. Prostate cancer and the met hepatocyte growth factor receptor. Adv Cancer Res. 2004;91:31–67.
18. Gupta A, Karakiewicz PI, Roehrborn CG, Lotan Y, Zlotta AR, Shariat SF. Predictive value of plasma hepatocyte growth factor/scatter factor levels in patients with clinically localized prostate cancer. Clin Cancer Res. 2008;14(22):7385–90.
19. Yasuda K, Nagakawa O, Akashi T, Fujiuchi Y, Koizumi K, Komiya A, et al. Serum active hepatocyte growth factor (AHGF) in benign prostatic disease and prostate cancer. Prostate. 2009;69(4):346–51.
20. Maeda A, Nakashiro K, Hara S, Sasaki T, Miwa Y, Tanji N, et al. Inactivation of AR activates HGF/c-Met system in human prostatic carcinoma cells. Biochem Biophys Res Commun. 2006;347(4):1158–65.

21. Verras M, Lee J, Xue H, Li TH, Wang Y, Sun Z. The androgen receptor negatively regulates the expression of c-Met: implications for a novel mechanism of prostate cancer progression. Cancer Res. 2007;67(3): 967–75.
22. Pallares J, Rojo F, Iriarte J, Morote J, Armadans LI, de Torres I. Study of microvessel density and the expression of the angiogenic factors VEGF, bFGF and the receptors Flt-1 and FLK-1 in benign, premalignant and malignant prostate tissues. Histol Histopathol. 2006;21:857–65.
23. Ferrer FA, Miller LJ, Andrawis RI, Kurtzman SH, Albertsen PC, Laudone VP, et al. Vascular endothelial growth factor (VEGF) expression in human prostate cancer: in situ and in vitro expression of VEGF by human prostate cancer cells. J Urol. 1997;157: 2329–33.
24. Duque JLF, Loughlin KR, Adam RM, Kantoff PW, Zurakowski D, Freeman MR. Plasma levels of vascular endothelial growth factor are increased in patients with metastatic prostate cancer. Urology. 1999; 54:523–7.
25. Bok RA, Halabi S, Fei DT, Rodriquez CR, Hayes DF, Vogelzang NJ, et al. Vascular endothelial growth factor and basic fibroblast growth factor urine levels as predictors of outcome in hormone-refractory prostate cancer patients: a cancer and leukemia group B study. Cancer Res. 2001;61:2533–6.
26. George DJ, Halabi S, Shepard TF, Sanford B, Vogelzang NJ, Small EJ, et al. The prognostic significance of plasma interleukin-6 levels in patients with metastatic hormone- refractory prostate cancer results from cancer and leukemia group B 9480. Clin Cancer Res. 2005;11:1815–20.
27. Chen J, De S, Brainard J, Byzova TV. Metastatic properties of prostate cancer cells are controlled by VEGF. Cell Commun Adhes. 2004;11(1):1–11.
28. Ferrer FA, Miller LJ, Andrawis RI, Kurtzman SH, Albertsen PC, Laudone VP, et al. Angiogenesis and prostate cancer: in vivo and in vitro expression of angiogenesis factors by prostate cancer cells. Urology. 1998;51(1):161–7.
29. Yang AD, Camp ER, Fan F, Shen L, Gray MJ, Liu W, et al. Vascular endothelial growth factor receptor-1 activation mediates epithelial to mesenchymal transition in human pancreatic carcinoma cells. Cancer Res. 2006;66(1):46–51.
30. Kitagawa Y, Dai J, Zhang J, Keller JM, Nor J, Yao Z, et al. Vascular endothelial growth factor contributes to prostate cancer-mediated osteoblastic activity. Cancer Res. 2005;65(23):10921–9.
31. Wu D, Zhau HE, Huang WC, Iqbal S, Habib FK, Sartor O, et al. cAMP-responsive element-binding protein regulates vascular endothelial growth factor expression: implication in human prostate cancer bone metastasis. Oncogene. 2007;26(35):5070–7.
32. Zhang S, Zhau HE, Osunkoya AO, Iqbal S, Yang X, Fan S, et al. Vascular endothelial growth factor regulates myeloid cell leukemia-1 expression through neuropilin-1-dependent activation of c-MET signaling in human prostate cancer cells. Mol Cancer. 2010;9:9.
33. Davies G, Watkins G, Mason MD, Jiang WG. Targeting the HGF/SF receptor c-met using a hammerhead ribozyme transgene reduces in vitro invasion and migration in prostate cancer cells. Prostate. 2004;60(4):317–24.
34. Kim SJ, Johnson M, Koterba K, Herynk MH, Uehara H, Gallick GE. Reduced c-Met expression by an adenovirus expressing a c-Met ribozyme inhibits tumorigenic growth and lymph node metastases of PC3-LN4 prostate tumor cells in an orthotopic nude mouse model. Clin Cancer Res. 2003;9(14):5161–70.
35. Dai Y, Siemann DW. BMS-777607, a small-molecule met kinase inhibitor, suppresses hepatocyte growth factor-stimulated prostate cancer metastatic phenotype in vitro. Mol Cancer Ther. 2010;9(6):1554–61.
36. Tu WH, Zhu C, Clark C, Christensen JG, Sun Z. Efficacy of c-Met inhibitor for advanced prostate cancer. BMC Cancer. 2010;10:556.
37. Yakes FM, Chen J, Tan J, Yamaguchi K, Shi Y, Yu P, et al. Cabozantinib (XL184), a novel MET and VEGFR2 inhibitor, simultaneously suppresses metastasis, angiogenesis, and tumor growth. Mol Cancer Ther. 2011;10:2298–308.
38. Schimmoller F, Zayzafoon M, Chung LWK, Zhau HE, Fagerlund KM, Aftab DT. Cabozantinib (XL184), a dual MET–VEGFR2 inhibitor, blocks osteoblastic and osteolytic progression of human prostate cancer xenografts in mouse bone. Mol Cancer Ther. 2011;10:233 (suppl; abstract).
39. Yang L, You S, Kumar V, Zhang C, Cao Y. In vitro the behaviors of metastasis with suppression of VEGF in human bone metastatic LNCaP-derivative C4-2B prostate cancer cell line. J Exp Clin Cancer Res. 2012;31:40.
40. Makhov PB, Golovine K, Kutikov A, Teper E, Canter DJ, Simhan J, et al. Modulation of Akt/mTOR signaling overcomes sunitinib resistance in renal and prostate cancer cells. Mol Cancer Ther. 2012;11:1510–7.
41. Ryan CJ, Rosenthal M, Ng S, Alumkal J, Picus J, Gravis G, et al. Targeted MET inhibition in castration-resistant prostate cancer: a randomized phase II study and biomarker analysis with rilotumumab plus mitoxantrone and prednisone. Clin Cancer Res. 2013; 19(1):215–24.
42. Hong DS, Rosen PJ, Lockhart AC, Fu S, Janku F, Kurzrock R, et al. First-in-human study of AMG 208, an oral MET inhibitor, in adult patients (pts) with advanced solid tumors. J Clin Oncol. 2013;31(suppl 6; abstract 41).
43. Ning YM, Gulley JL, Arlen PM, Woo S, Steinberg SM, Wright JJ, et al. Phase II trial of bevacizumab, thalidomide, docetaxel, and prednisone in patients with metastatic castration-resistant prostate cancer. J Clin Oncol. 2010;28(12):2070–6.
44. Picus J, Halabi S, Kelly WK, Vogelzang NJ, Whang YE, Kaplan EB, et al. A phase 2 study of estramustine, docetaxel, and bevacizumab in men with castrate-resistant prostate cancer: results from cancer and leukemia group B study 90006. Cancer. 2011;

117(3):526–33.

45. Kelly WK, Halabi S, Carducci M, George D, Mahoney JF, Stadler WM, et al. Randomized, double-blind, placebo-controlled phase III trial comparing docetaxel and prednisone with or without bevacizumab in men with metastatic castration-resistant prostate cancer: CALGB 90401. J Clin Oncol. 2012;30(13):1534–40.
46. Halabi S, Kelly KW, George DJ, Morris MJ, Kaplan EB, Small EJ. Comorbidities predict overall survival (OS) in men with metastatic castrate-resistant prostate cancer (CRPC). J Clin Oncol. 2011;29(Suppl.7; abstract 189).
47. Antonarakis ES, Carducci MA. Targeting angiogenesis for the treatment of prostate cancer. Expert Opin Ther Targets. 2012;16:365–76.
48. Michaelson MD, Regan MM, Oh WK, Kaufman DS, Olivier K, Michaelson SZ, et al. Phase II study of sunitinib in men with advanced prostate cancer. Ann Oncol. 2009;20:913–20.
49. Sonpavde G, Periman PO, Bernold D, Weckstein D, Fleming MT, Galsky MD, et al. Sunitinib malate for metastatic castration-resistant prostate cancer following docetaxel-based chemotherapy. Ann Oncol. 2010;21:319–24.
50. Saylor PJ, Mahmood U, Kunawudhi A, Smith MR, Palmer EL, Michaelson MD. Multitargeted tyrosine kinase inhibition produces discordant changes between 99mTc-MDP bone scans and other disease biomarkers: analysis of a phase II study of sunitinib for metastatic castration-resistant prostate cancer. J Nucl Med. 2012;53:1670–5.
51. Michaelson MD, Oudard S, Ou Y, Sengelov F, Saad F, Houede N, et al. Randomized, placebo-controlled, phase III trial of sunitinib in combination with prednisone (SU + P) versus prednisone (P) alone in men with progressive metastatic castration resistant prostate cancer (mCRPC). J Clin Oncol. 2011;29(suppl; abstr 4515).
52. Eigl BJ, Eliasziw M, North SA, Trudeau MG, Winquist E, Chi KN, et al. Results of a phase II study of sunitinib (SU) maintenance after response to docetaxel in metastatic castration-resistant prostate cancer (mCRPC). J Clin Oncol. 2013;31(suppl 6; abstr 153).
53. Zurita AJ, George DJ, Shore ND, Liu G, Wilding G, Hutson TE, et al. Sunitinib in combination with docetaxel and prednisone in chemotherapy-naive patients with metastatic, castration-resistant prostate cancer: a phase 1/2 clinical trial. Ann Oncol. 2012; 23(3):688–94.
54. Pili R, Haggman M, Stadler WM, Gingrich JR, Assikis VJ, Bjork A, et al. Phase II randomized double-blind, placebo-controlled study of tasquinimod in men With minimally symptomatic metastatic castrate-resistant prostate cancer. J Clin Oncol. 2011;29:4022–8.
55. Armstrong AJ, Stadler HM, Gingrich WM, Gingrich JR, Assikis VJ, Polikoff J, et al. Tasquinimod and survival in men with metastatic castration-resistant prostate cancer: results of long-term follow-up of a randomized phase II placebo-controlled trial. J. Clin. Oncol. 2012;30(suppl. abstract 4550).
56. Isambert N, Freyer G, Zanetta S, You B, Fumoleau P, Falandry C, et al. Phase I dose-escalation study of intravenous aflibercept in combination with docetaxel in patients with advanced solid tumors. Clin Cancer Res. 2012;18:1743–50.
57. Tannock I, Fizazi K, Ivanov S, Karlsson CT, Flechon A, Skoneczna IA, et al. Aflibercept versus placebo in combination with docetaxel/prednisone for first-line treatment of men with metastatic castration-resistant prostate cancer (mCRPC): Results from the multinational phase III trial (VENICE). J Clin Oncol. 2013;31(suppl 6; abstr 13).
58. Lu L, Payvandi F, Wu L, Zhang L-H, Hariri RJ, Man H-W, et al. The anti-cancer drug lenalidomide inhibits angiogenesis and metastasis via multiple inhibitory effects on endothelial cell function in normoxic and hypoxic conditions. Microvasc Res. 2009;77:78–86.
59. Keizman D, Zahurak M, Sinibaldi V, Carducci M, Denmeade S, Drake C, et al. Lenalidomide in nonmetastatic biochemically relapsed prostate cancer: results of a phase I/II double-blinded, randomized study. Clin Cancer Res. 2010;16:5269–76.
60. Petrylak DP, Fizazi K, Sternberg CN, Budnik N, Wit Rd, Wiechno PJ, et al. A phase 3 study to evaluate the efficacy and safety of docetaxel and prednisone (DP) with or without lenalidomide in patients with castrate-resistant prostate cancer (CRPC): the MAINSAIL trial. In: ESMO 2012 congress. 2012; abstract LBA24.
61. Adesunloye B, Huang X, Ning YM, Madan RA, Gulley JL, Beatson M, et al. Dual antiangiogenic therapy using lenalidomide and bevacizumab with docetaxel and prednisone in patients with metastatic castration-resistant prostate cancer (mCRPC). J Clin Oncol. 2012;30(Suppl. abstract 4569).
62. Karzai FH, Madan RA, Apolo AB, Ning YM, Parnes HL, Arlen PM, et al. Use of supportive measures to improve outcome and decrease toxicity in docetaxel-based antiangiogenesis combinations. J Clin Oncol. 2013;31(suppl; abstract e16017).
63. Chi KN, Ellard SL, Hotte SJ, Czaykowski P, Moore M, Ruether JD, et al. A phase II study of sorafenib inpatients with chemo-naive castration-resistant prostate cancer. Ann Oncol. 2008;19:746–51.
64. Aragon-Ching JB, Jain L, Gulley JL, Arlen PM, Wright JJ, Steinberg SM, et al. Final analysis of a phase II trial using sorafenib for metastatic castration-resistant prostate cancer. BJU Int. 2009;103:1636–40.
65. Steinbild S, Mross K, Frost A, Morant R, Gillessen S, Dittrich C, et al. A clinical phase II study with sorafenib in patients with progressive hormone-refractory prostate cancer: a study of the CESAR Central European Society for Anticancer Drug Research-EWIV. Br J Cancer. 2007;97:1480–5.
66. Safarinejad MR. Safety and efficacy of sorafenib in patients with castrate resistant prostate cancer: a phase II study. Urol Oncol. 2010;28(1):21–7.
67. Beardsley EK, Hotte SJ, North S, Ellard SL, Winquist E, Kollmannsberger C, et al. A phase II study of

sorafenib in combination with bicalutamide in patients with chemotherapy-naive castration resistant prostate cancer. Invest New Drugs. 2012;30(4):1652–9.
68. Horti J, Widmark A, Stenzl A, Federico MH, Abratt RP, Sanders N, et al. A randomized, double-blind, placebo-controlled phase II study of vandetanib plus docetaxel/prednisolone in patients with hormone-refractory prostate cancer. Cancer Biother Radiopharm. 2009;24(2):175–80.
69. Dahut WL, Madan RA, Karakunnel JJ, Adelberg D, Gulley JL, Turkbey IB, et al. Phase II clinical trial of cediranib in patients with metastatic castration-resistant prostate cancer. BJU Int. 2013;111(8):1269–80.
70. Heath EI, Mannuel HD, Liu G, Lara P, Monk JP, Flaig TW, et al. Randomized phase II trial of docetaxel (Doc) and prednisone (Pred) with or without AZD2171 (cediranib), in chemotherapy-naive, metastatic castrate-resistant prostate cancer (mCRPC) (NCI 7451). J Clin Oncol. 2013;31(suppl 6; abstract 38).
71. Bousquet G, Alexandre J, Le Tourneau C, Goldwasser F, Faivre S, de Mont-Serrat H, et al. Phase I study of BIBF 1120 with docetaxel and prednisone in metastatic chemo-naive hormone-refractory prostate cancer patients. Br J Cancer. 2011;105(11):1640–5.
72. Hussain M, Rathkopf DE, Liu G, Armstrong AJ, Kelly WK, Ferrari AC, et al. A phase II randomized study of cixutumumab (IMC-A12: CIX) or ramucirumab (IMC-1121B: RAM) plus mitoxantrone (M) and prednisone (P) in patients (pts) with metastatic castrate-resistant prostate cancer (mCRPC) following disease progression (PD) on docetaxel (DCT) therapy. J Clin Oncol. 2012;30(suppl 5; abstr 97).
73. Smith DC, Smith MR, Sweeney C, Elfiky AA, Logothetis C, Corn PG, et al. Cabozantinib in patients with advanced prostate cancer: results of a phase II randomized discontinuation trial. J Clin Oncol. 2013;31(4):412–9.
74. Lee RJ, Saylor PJ, Michaelson MD, Rothenberg SM, Smas ME, Miyamoto DT, et al. A dose-ranging study of cabozantinib in men with castration-resistant prostate cancer and bone metastases. Clin Cancer Res. 2013;19(11):3088–94.
75. Corn PG, Varkaris A, Tapia EMLN, Araujo JC, Aparicio A, Tu S-M, et al. Modulation of soluble c-Met, bone turnover markers, angiogenic factors, and c-Met in men with mCRPC treated with cabozantinib. J Clin Oncol. 2013;31(suppl 6; abstract 58).
76. Grivas P, Daignault S, Cooney KA, Jacobson J, Yablon C, Ross BD, et al. A phase II trial of cabozantinib (Cabo) in patients (pts) with castrate-resistant prostate cancer (CRPC) metastatic to bone (NCT01428219). J Clin Oncol. 2013;31(suppl; abstract TPS5094).
77. Karzai FH, Madan RA, Apolo AB, Parnes HL, Wright JJ, Trepel JB, et al. A phase I study of cabozantinib (Cabo) plus docetaxel (D) and prednisone (P) in metastatic castrate resistant prostate cancer (mCRPC). J Clin Oncol. 2013;31(suppl; abstract TPS5095).

第 20 章
去势抵抗性前列腺癌的表观遗传学

Leigh Ellis, Sheng-Yu Ku, Elena Lasorsa, Roberto Pili

引言

去势抵抗性前列腺癌(CRPC)是一种异质性疾病的状态。直到最近,对 CRPC 的治疗方式还是局限在紫杉醇类化疗。然而令人振奋的进展是增加了 5 种对 CRPC 的临床治疗新药。尽管这些新的治疗方法已经作为对患者的治疗选择,但是在临床上对 CRPC 生长的持续抑制仍然是一个主要的挑战,还需要最新的治疗方案。已经证实表观遗传学机制包括 DNA 甲基化、组蛋白修饰和微小 RNA(miRs)在 CRPC 中起着重要作用。表观遗传学机制的抑制剂的快速发展给治疗 CRPC 的患者带来了可喜的发展前景。本章将要讨论这些表观遗传学机制和这些被作为 CRPC 最新治疗方案的靶点的可能性。

CRPC 中组蛋白乙酰化的作用

组蛋白去乙酰化酶(HDAC)

组蛋白的乙酰化和去乙酰化调控染色质结构和基因表达(图 20.1)。作为组蛋白作家,组蛋白乙酰基转移酶把乙酰基加到组蛋白尾部的赖氨酸残基上,形成更小更紧密的结构,使其能够允许转录因子和共激活因子驱动基因的表达。另外,作为橡皮擦,HDAC 从组蛋白尾部去除乙酰基,导致染色质的结构被压缩,从而抑制基因转录。组蛋白去乙酰化酶根据与酵母蛋白的同源性,细胞定位和酶活性划分成四种分类。分别是Ⅰ类(HDAC1,2,3 和 8)、Ⅱ类(HDAC 4,5,6,7,9 和 10)、Ⅲ类(SIRT1,2,3,4,5,6 和 7)和Ⅳ类(HDAC11)。Ⅰ、Ⅱ类 and ⅣHDAC 是锌依赖性去乙酰化酶,Ⅲ类 HDAC 具有 NAD^+依赖性并且不会被传统的 HDAC 抑制剂抑制。另外,HAT 和 HDAC 也调控着,如 p53、热休克蛋白 90[Hsp90]、α-微管蛋白和雄激素受体等非组蛋白的功能。HAT 和 HDAC 的失衡会导致异常的基因表达,引起肿瘤的发生。例如,已经证实在结肠癌、乳腺癌、前列腺癌和血液系统肿瘤中,HDAC 的超表达会导致疾病的进展[1,2]。

如上所述,组蛋白的去乙酰化通过压缩染色质结构来抑制抑癌基因、*p21* 和 *p53* 基因的表达,导致细胞生长失控[1]。例如,已经证实在去势抵抗性疾病中有 HDAC1 的过表达。HDAC1 表达的上调不仅促进细胞增殖,而且导致 CK18 的丢失,同时导致祖基底细胞标记物 CK5 表达的上调[3](表 20.1)。另外,最新研究表明,*HDAC1* 或者 *HDAC3* 的敲除导致雄激素受体调节基因(ARG)表达的抑制,如 *KLK2*、*PSA* 和 *NKX3.1*,但不会导致 TMPRSS2 的抑制。这说明 *HDAC1* 和*HDAC3* 是 ARG 表达所需要的[4]。另外一种Ⅰ类*HDAC2*,在 192 例前列腺癌患者的调查中说明 HDAC2 的高表达与短期无复发生存有关[5]。Welsbie 等人研究表明,HDAC2 不调节 ARG 的表达,指出 HDAC2 在前列腺癌进展中的作用不涉及 AR 的转录活性。而且 HDAC1 和 2

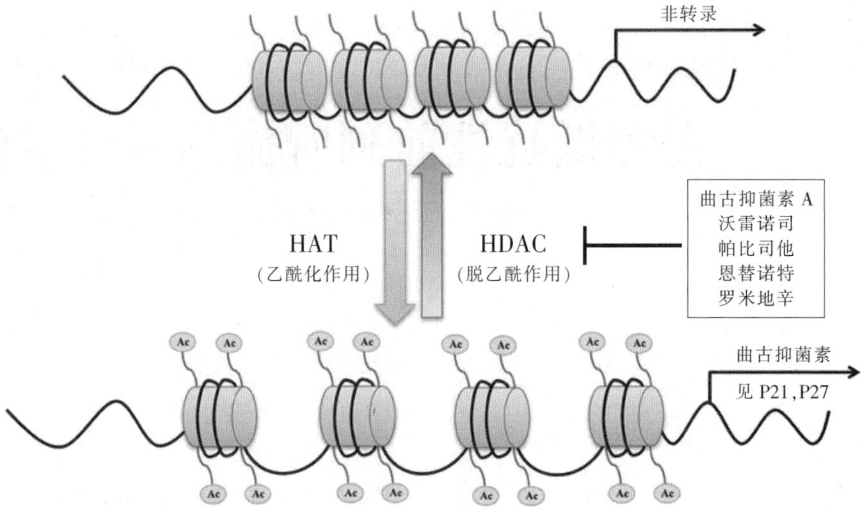

图 20.1 组蛋白乙酰化和脱乙酰化的机理。组蛋白的修饰能够调节基因转录。组蛋白乙酰化酶(HAT)将乙酰基添加到组蛋白的赖氨酸尾巴上,从而形成激活基因转录的开放结构,如 P21 和 P27。但是,组蛋白脱乙酰基酶(HDAC)会除去乙酰基,从而形成致密的结构来抑制基因表达。HDAC 抑制剂伏立诺他,TSA,帕比司他,恩替诺特和罗米地辛能抑制 HDAC 活性,使基因表达诱导细胞凋亡。AC,乙酰基,HAT 组蛋白乙酰化酶;HDAC,组蛋白脱乙酰基酶。(见彩插)

的活性与格林森评分相关,表明 HDAC1 和 HDAC2 能够成为前列腺癌潜在的预后指标。HDAC4 是雄激素调节的Ⅱ类 HDAC。它的核转位是通过良性前列腺增生和早期前列腺癌中配体诱导的。但在 CRPC 中,它主要位于核间隔,通过抑制分化来促使侵袭性疾病的进展[6]。*HDAC6* 是主要的控制分子伴侣 Hsp90 的 HDAC。在前列腺癌细胞中,Hsp90 最关键的作用就是调节 AR 的核转位和转录活性。Ai 等人已经证明*HDAC6* 的敲除阻止了 AR 通过乙酰化Hsp90 进行核定位,这说明 *HDAC6* 对 CRPC 中AR 的高敏感性起到了重要作用[7]。已经证实,去乙酰化酶 1(SIRT1),一种Ⅲ类 HDAC,与 PC3 和 DU145 的细胞增殖和化疗抵抗密切相关。Kojima 等人已经证明抑制 PC3 和 DU145 中 SIRT1 的表达能抑制细胞的增殖,增加对喜树碱和顺铂的敏感性[8]。其他的 *HDAC* 和它们在 CRPC 中的作用还依然不清楚。对前列腺癌和其他恶性肿瘤的不断研究最终会使我们完全阐明 *HDAC* 在

表 20.1 前列腺癌患者 HDAC 列表

分类	成员	定位	前列腺癌中地位
Ⅰ类	HDAC1	细胞核	过表达
	HDAC2	细胞核	过表达
	HDAC3	细胞核	过表达
	HDAC8	细胞核	不明确
Ⅱ类	HDAC4	细胞核(细胞质)	过表达
	HDAC5	细胞核(细胞质)	不清楚
	HDAC6	细胞质	诱发 AR 过敏
	HDAC7	细胞核(细胞质)	不清楚
	HDAC9	细胞核(细胞质)	不清楚
	HDAC10	细胞质	不清楚
Ⅲ类	SIRT1	细胞核	抑制 PC3 和 DU145 细胞生长
	SIRT2	细胞质	不清楚
	SIRT3	细胞核(线粒体)	不清楚
	SIRT4	线粒体	不清楚
	SIRT5	线粒体	不清楚
	SIRT6	细胞核	不清楚
	SIRT7	细胞核	不清楚
Ⅳ类	HDAC11	细胞核(细胞质)	不清楚

CRPC 中的作用，以及怎样把这些知识用于包括 HDAC 抑制的最新治疗策略中去。

CRPC 中组蛋白去乙酰化酶抑制剂（HDACi）

一些试剂已经被用作 HDACs 的靶点。这些抑制剂展现了多效的作用，包括细胞周期阻滞、DNA 损伤、自嗜和细胞凋亡[9-11]。迄今为止，在前列腺细胞系或动物模型的研究中，发现至少有 18 种 HDACi，被分成了 7 个类别[1]。特别是在临床试验中对伏立诺他、恩替诺特、帕比司他的研究。

伏立诺他又名辛二酰苯胺氧肟酸（SAHA），是一个异羟肟酸混合物，抑制Ⅰ类、Ⅱ类和Ⅳ类 HDAC，在 2006 年已经被 FDA 批准用于治疗皮肤 T 细胞淋巴瘤[1]。在前列腺癌的治疗中，它能导致体外培养细胞LNCaP、LAPC4、CWR22、DU145[12]的细胞死亡，体内 CWR22 的肿瘤负荷[12]。分子分析显示，伏立诺他抑制 AR、PSA 和 KLK2 的转录，但是不影响 AR 的降解[14]。此外，大量的研究显示，伏立诺他阻断细胞周期的 G2/M 期，抑制 EGFR 的表达。还报道了在 DU145 中与比卡鲁胺有协同效应[14]。

曲骨抑菌素 A（TSA）是一种抗真菌的抗生素，特别是能够阻断哺乳动物Ⅰ类和Ⅱ类 HDACs[1]。一项研究显示，TSA 诱导 LNCaP 和 CWR22R 的细胞死亡，对 PC3 和 DU145没有作用[15]。Suenaga 等人认为 TSA 抑制负责维持端粒酶完整性的端粒酶反转录 mRNA，从而抑制 LNCaP 和 PC3 的细胞增殖[16]。

帕比司他是异羟肟酸的衍生物，与 SAHA 属于同一个类别。在纳摩级别上它有很大的活性对抗Ⅰ类、Ⅱ类和Ⅳ类 HDAC[1]。一些研究已经证实，帕比司他导致 LNCaP[4]、MYC-CaP/AS[17]、MYC-CaP/CR[17]以及 PC3-AR 表达细胞的凋亡[18]，减少体内模型MYC-CaP[17]、CWR22RV1[4]和PC3-AR[18]的肿瘤细胞。一些研究团队已经揭示帕比司他阻断 AR 的转录活性，激活半胱氨酸蛋白酶，减弱 ATM-Akt-ERK DNA 损伤通路，导致细胞死亡[4,17,18]。

罗咪酯肽，又名 FK228，属于双环类，在细胞中能释放锌结合硫醇来抑制 HDAC 的活性[1]。Sasakawa 等人已经证实罗咪酯肽通过诱导 p21 的表达和下调 c-Myc 来阻止 PC3 和 DU145 的细胞生长，降低肿瘤负荷。此外，另一个团队表示在 22Rv1 模型中，罗咪酯肽能抑制肿瘤体积，延长生存率[20]。

恩替诺特是一个以苯甲酰胺为基础的 HDACi，特异性针对Ⅰ类 HDAC。已经被 FDA 批准用于雌激素受体阳性的乳腺癌的治疗，在 LNCaP、PC3 和 DU145 细胞的研究中表现出抗肿瘤活性[21]。另外，一项研究推断，像增加的伽马-H2AX 水平显示的一样，恩替诺特充当放射致敏剂增加放射物调节 DNA 双链断裂活性[22]。重要的是，Qian 等人证实在 TRAMP 模型中，恩替诺特能预防前列腺癌疾病的进展[21]。

CRPC 中联合 HDACi 的治疗策略

在不同的前列腺癌细胞系和体内模型中已经证实 HDACi 作为单一药物的功效。但 CRPC 的进展是由于多样的信号通路[24]（表 20.2）。由于这个原因，联合 HDACi 和其他药物已经在临床前期前列腺癌动物模型和前列腺癌住院患者的临床试验中做了研究。Marrocco 等人联合伏立诺他和雄激素受体拮抗剂比卡鲁胺，在 LNCaP 细胞系中显示出协同的细胞杀伤作用[14]。Roklhin 等人也展示了 TSA 和阿霉素在 LNCaP 和 CWR22R 细胞中的协同效应[15]。由于帕比司他导致 PI3K-AKT-mTOR 信号通路的抑制，Ellis 等人采用 Myc-CaP 和 PC3 模型来证明在体内和体外联合帕比司他和特异性 mTORC1 抑

表 20.2 主要的 HDAC 抑制剂体外研究列表

HDAC 抑制剂名称	联合治疗	细胞系或动物模型	总结	参考文献
沃雷诺司	RMT5625 HA14-1	LNCaP,DU145, LAPC4,PC3	导致 LNCaP 和 DU145 细胞系死亡，而 PC3 细胞系完好	[12]
		CWR22 xenograft	减轻了肿瘤负荷	[4]
	比卡鲁胺	LNCaP;PC3	这种结合增加量 LNCap 中细胞的死亡，但不增加 PC3 细胞的死亡	[14]
TSA	多柔比星	LNCaP;CWR22; PC3;DU145	联合治疗提高了 LNCaP 和 CWR22 细胞系的死亡率	[15]
		LNCaP;PC3	增加 p53 乙酰化作用	[23]
		LNCaP;PC3	下调端粒酶逆转录酶	[16]
帕比司他	依维莫司	MYC-CaP	同时治疗增加细胞凋亡，抑制肿瘤生长和 AR 转录，这项研究也抑制了 HIF-1α 的转录活性	[17]
	BEZ235	PC3;PC3AR	抑制 PC3 和 PC3 中的肿瘤生长，抑制 AKT-mTOR-PC3-AR 异种移植，ERK 通路增加双链断裂，DNA 增加对 ATm 的抑制作用	[18]
		CWR22Rv1	抑制肿瘤生长	[4]
罗米地辛		PC3;DU145	通过增加 P21 的表达，降低 c-Myc，抑制 PC3 和 DU145 的肿瘤负荷	[19]
		CWR22Rv1	延长生存率	[20]
恩替诺特		LUCaP;PC3;DU145; TRAMP	抑制 LNCaP DU145 和 PC3 肿瘤细胞生长，预防 TRAMP 的肿瘤进展	[21]
	放射疗法	DU145	体外实验证明提高了放射敏感性	[22]

制剂依维莫司以及 PI3K-mTOR 双重抑制剂 BEZ235[17,18]具有更好的疗效。

在不同前列腺癌模型中涉及 HDACi 的体外和体内临床预实验研究的预期结果是可观的。这些结果已经导致了大量的临床试验，来研究 HDACi 作为单独药物或者与放疗、比卡鲁胺、多西他赛、阿霉素和替西罗莫司联合应用的潜力[25]（表 20.3）。多西他赛联合帕比司他治疗患者的临床试验的例子证明了 PSA 的减少[26]。尽管大部分实验还在进行中，已经报道 CRPC 中帕比司他的单独治疗具有较高的毒性。低剂量 HDACi 或者联合其他药物可能还会提供治疗 CRPC 的其他途径。

CRPC 中的甲基化

与组蛋白的乙酰化和去乙酰化一样，DNA 和组蛋白的甲基化是可逆性的改变，导致细胞表型的稳定遗传而 DNA 序列不发生任何改变（图 20.2）。在 DNA 甲基化过程中，甲基（$-CH_3$）由 SAM 提供，转移到 CpG 二核苷酸胞嘧啶碱基的 5′碳端。CpG 的高频位点区域被定义为 CpG 岛，它们的甲基化作为基因启动子的稳定标签，导致大规模沉默相关基因的异染色质结构的形成。

组蛋白甲基化发生在组蛋白尾端的精氨酸和赖氨酸残基。它的甲基化是由组蛋白甲基转移酶催化的。一个赖氨酸残基能被甲

表 20.3　HDAC 抑制剂的临床试验列表

HDAC 抑制剂名称	联合治疗	分期	状况	剂量或方式	总结	参考文献
Vorinostat（SAHA）		Ⅱ	完成	400mg/d，口服	2/27 患者疾病稳定，毒性严重，效果有限	[27]
		Ⅰ	已完成	剂量爬坡研究	未公开发表	NCT00005634
		Ⅰ	已完成	剂就量爬坡	未公开发表	NCT00045006
	多西他赛	Ⅰ	终止	SAHA：100~500 mg/d，口服；多西他赛：50~75mg/m²	过度的毒性	[28]
	西罗莫司	Ⅰ	正在进行	400mg/d, 口服	未得到数据	NCT01174199
	阿霉素	Ⅰ	已完成	SAHA：400~1000mg/ 天 阿霉素：20mg/m²	1/2 的患者出现了部分反应	[29]
帕比司他（LBH589）	放射治疗	Ⅱ	已完成		未公开发表	NCT00667862
		Ⅰ	已完成		未公开发表	NCT00670553
	多西他赛	Ⅰ	已完成	LBH589：15mg/MWF，口服；多西他赛：75mg/m²	2/7 患者 PSA 下降了 50%（PR）；4/7 患者稳定（SD）	[26]
	比卡鲁胺	Ⅰ/Ⅱ	正在进行	LBH589：60 或 120mg/周，口服；比卡鲁胺：50mg/d，口服	未得到数据	NCT00878436
恩替诺特（MS-275）	13- 顺维 A 酸（CRA）	Ⅰ	已完成	MS-275：每周4mg/m²/；CRA：1mg(kg·d)，口服	耐受性好	[30]

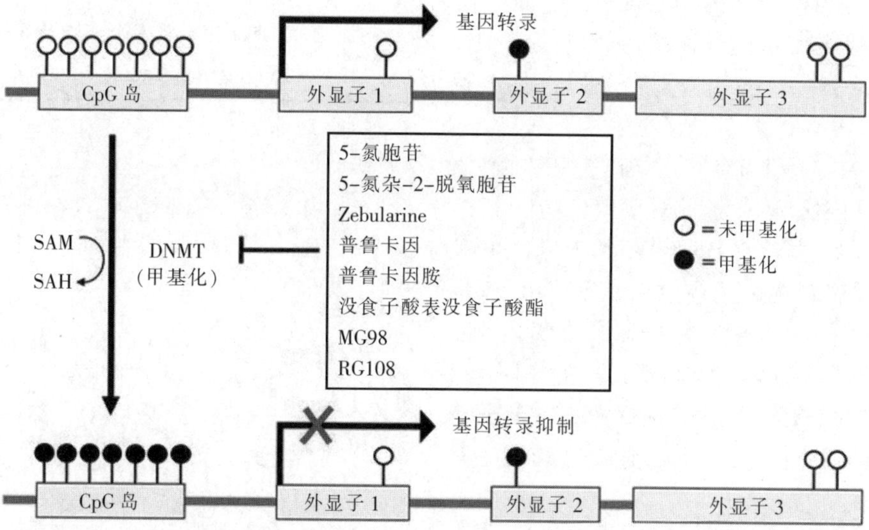

图 20.2　DNA 甲基化及其对基因转录调控作用的示意图。在 DNA 甲基化过程中，DNA 甲基转移酶（DNMT）催化 CpG 岛上的一个甲基（-CH3）加入一个胞嘧啶碱基。位于基因基因启动子区的 CpG 岛的高甲基化导致它的转录沉默。DNMT 抑制剂，恢复正常的甲基化模式，诱导与凋亡、细胞停滞和分化相关的特定基因的转录。DNMT，脱氧核糖核酸甲基转移酶；SAM，S- 腺苷蛋氨酸，SAH　S- 腺苷同型半胱氨酸。（见彩插）

基化三次，导致基因的抑制和激活。在各种人类肿瘤包括前列腺癌中，DNA 和组蛋白的甲基化都能使正常的基因转录过程中出现遗传不稳定性和改变[31]。因此，这些表观遗传学修饰能用于分子分类、检测、风险评估和前列腺癌的治疗。在下面的部分中，将要研究涉及前列腺癌进展的主要表观遗传学分子及它们相关的抑制剂。

CRPC 中 DNA 甲基转移酶（DNMT）的作用

DNMT 是一个在发展过程中负责 DNA 甲基化模式形成和分化的酶家族。这个家族的成员包括 DNMT1、DNMT3a 和 DNMT3b。DNMT1 被认为是关键的维持酶，作用于 DNA 合成过程中产生的半甲基化的 DNA 底物，通过染色质组的复制和有丝分裂来维持 CpG 甲基化模式。与此相反，DNMT3a 和 DNMT3b 执行从头合成甲基化。在人类癌细胞中，DNMT1 负责从头合成和维持抑癌基因的甲基化，导致它们的沉默。在恶性转化过程中显示有广义的 DNMT 活性的递增。Gravina 等人表示比卡鲁胺持续治疗或用低雄激素培养基培养的人类前列腺癌细胞逐渐获得 DNA 甲基转移酶的活性和表达，主要是 DNMT3a 和 DNMT3b，与它们的雄激素非依赖性成比例[32]。这些观察值也与用BCLT 的新辅助疗法导致 DNMT3a 和 DNMT3b 表达上调的患者相关。这些结果表明，BCLT 治疗能够调节 DNA 甲基化状态的改变，说明可能起到参与预防抗雄激素治疗的作用。另外，增加的 DNMT 表达和活性也与截断的雄激素受体亚型的上调相关，这些会影响激素依赖性表型的发展[33]。

DNA 甲基转移酶（DNMT）抑制剂

DNMT 抑制剂代表着一类有潜力的表观遗传修饰药物类型，在体内和体外对抗一些血液系统肿瘤和实体瘤中表现出有效的抗肿瘤活性（表 20.4）。DNMT 抑制剂再被分为核苷和非核苷抑制剂。在 DNA 复制过程中，核苷抑制剂被并入到 DNA 中，导致与 DNMT 的隔离。由于它的低诱导潜能被认为是相对安全的非核苷抑制剂不需要并入到 DNA 中。属于核苷抑制剂的是 5-氮杂胞苷和 5-氮杂-2′-脱氧胞苷。5-氮杂-2′-脱氧胞苷是最先被明确的 DNMT 抑制剂之一。这些药物在并入 DNA 之后与 DNMT1 形成不可逆的共价结合，因而导致 DNMT1 的降解。尽管不同的研究支持 5-氮杂胞苷或 5-氮杂-2′-脱氧胞苷在雄激素非依赖性前列腺癌细胞系治疗中的作用，在 CRPC 患者中，Ⅱ期临床试验对 5-氮杂-2′-脱氧胞苷进行了评估，但是它的抗肿瘤效果一般。总的来说，5-氮杂-2′-脱氧胞苷导致了 17%患者的疾病稳定，平均疾病进展时间只有 10 周[35]。在用 5-氮杂胞苷进行化疗的 CRPC 患者中也观察到同样不好的效果（平均无进展生存期只有 12.4 个星期）[36]。Zebulaerin 的另一种胞苷类似物，

表 20.4 DNMT 主要抑制剂实验及作用机制
（adapted from Cranina GL et al.）

DNMT 抑制剂	作用机制
核苷	
5-Azacytidine	抑制 mRNA 翻译，当与 DNA 结合时通过捕获 DNMTs 抑制甲基化
5-Aza-2′-dcoxycytidine/decitabine	当与 DNA 结合时，通过捕获 DNMT 抑制甲基化
Zebularine	当与 DNA 结合时，通过捕获 DNMT 抑制甲基化
非核苷	
普鲁卡因	与富含 CpG 的序列结合，阻断DNA 甲基转移酶与 DNA 的结合
普鲁卡因胺	降低 DNMT1 对 DNA 和 S -腺苷蛋氨酸的亲和力
EGCG3	
MG98	反义寡核苷酸以 DNMT1 的 3 UTR 为靶点
RG108	与 DNMT 的催化位点结合

已经证实与 5-氮杂-2′-脱氧胞苷相比，具有更小的急性毒性反应和更高的化学稳定性。Zebulaerin 已经在骨髓恶性肿瘤和挑选的肿瘤的临床预实验中被评价[37-40]，但是还没有对前列腺癌治疗进行检验。非核苷 DNMT 抑制剂像普鲁卡因和普鲁卡因胺降低 DNMT 对 DNA 和 S-腺苷甲硫氨酸的亲和力，导致 DNA 甲基化的减少。至今为止，非核苷抑制剂类似物在抑制 DNMT 中具有很小的作用，还没有在临床试验中评估。但是，表没食子儿茶素 3-没食子酸盐（EGCG3），绿茶中主要的石炭酸已经被认为是有效的 S-腺苷甲硫氨酸甲基转移酶抑制剂。它在前列腺癌中的肿瘤作用机制还一直不清楚。但安慰剂对照，双盲Ⅱ期临床试验已经评价了它预防高分级 PIN 病变患者向浸润性癌症进展的能力，但是尚没有可用的数据[41]。最终反义寡脱氧核苷酸 MG98 和 RG108，针对 DNMT1 的 3′非编码区和小分子，能够分别绑定到其相应的催化部位，已经证实在体外抗肿瘤效果好，然而这只是一个有限的临床成就。尽管对血液系统恶性肿瘤的抗癌活性有希望，涉及包括前列腺癌的实体瘤患者的早期临床试验证实作为单一疗法，DNMT 抑制剂有低的抗肿瘤活性和明显的毒性。但是最新的研究表明，低浓度的 DNMT 抑制剂如 5-氮杂胞苷和地西他滨，当联合化疗时，或许能起协同作用，在一些肿瘤的类型中，能克服固有的和获得性的化疗抵抗性[42]。

CRPC 中组蛋白甲基转移酶（HMT）的作用

组蛋白是染色体的主要结构构件。这些蛋白集合起来形成八聚体，缠绕 DNA 形成核小体。组蛋白是转录后修饰的精细的结构，需要能改变组蛋白与 DNA 和核蛋白相互作用的组蛋白密码来调节基因转录。通过被修饰的特殊的氨基酸和甲基化程度决定组蛋白能影响染色质重塑和功能，能够导致激活和抑制（图 20.3）[31]。两个与转录活性相关的组蛋白甲基化标志物是 H3K4Me3 和 H3K36 Me3。

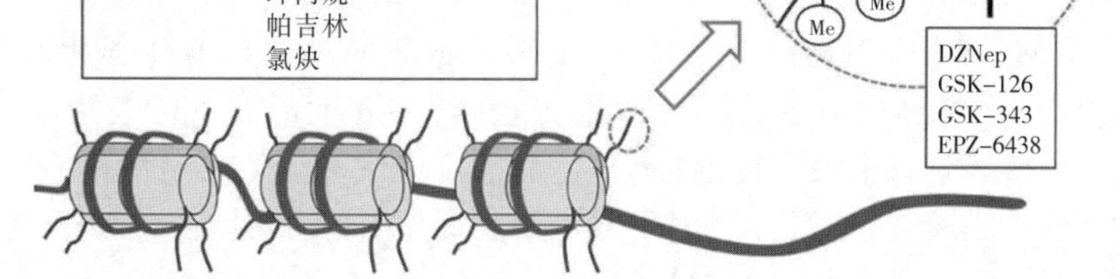

图 20.3　组蛋白甲基化：主要的甲基化位点的机制和功能。组蛋白是一种结构单位，DNA 被包裹和包装成核小体。组蛋白甲基化酶（HMT）和去甲基化酶（KDM）根据被修饰的特定氨基酸和甲基化程度影响染色质重塑和功能。促进甲基化标记导致基因转录，而抑制性标记诱导基因沉默。EZH2 抑制剂（DZNep、GSK-126、GSK-343 和 EPZ-6438）均作用于组蛋白 3 赖氨酸 27 的抑制性标记，KDMs 抑制剂在前列腺癌的治疗中具有很好的疗效。Me，甲基；HMT，组蛋白甲基转移酶；KDM，组蛋白赖氨酸脱甲基酶；SAM，S- 腺苷蛋氨酸；SAH，S- 腺苷同型半氨酸；EZG2，zeste 同系物增强因子。（见彩插）

抑制性标志物是 H3K27Me3、H3K9Me2/3 和 H3K20Me3。越来越多的证据证明组蛋白密码的改变在前列腺癌的发展中起着重要作用,在不同的肿瘤类型中,组蛋白甲基转移酶的表达水平会发生改变。2009 年,两个独立的研究小组表示,在 CRPC 模型中,表达水平增强的有活性组蛋白标志物H3K4me1/2/3 有选择性地富集在一些 AR 相关细胞周期基因增强的区域,来促进 CRPC 细胞的生长和生存[43,44]。另外,抑制性组蛋白标志物H3K27me3 的增加也被证明与前列腺癌的进展相关,造成不良的临床结果。H3K27me3 的增加是由于 EZH2 的超表达,导致大量基因沉默(如抑癌基因、GAS2、PIK3CG 和 ADRB2),这些基因的抑制导致肿瘤细胞的生长和侵袭。EZH2 是属于 PRC2 的组蛋白[46]甲基转移酶,它的超表达发生在负调节蛋白 microRNA-101 缺失的转移性前列腺癌中[45]。尽管一些研究已经关注 PCR2 介导的对 EZH2 抗癌功能的抑制,在 2012 年,Xu 等人已经证实 EZH2 在雄激素非依赖性前列腺癌中的超表达与其基因抑制活性到基因激活活性的转变相关。EZH2 被认为是在一个特别的丝氨酸残基(S21)上高度磷酸化,正是由于它的磷酸化,才作为转录共激活剂而能够相互作用。已经证实在 S21 上的磷酸化对雄激素敏感性细胞系 LNCaP 的雄激素非依赖性生长具有重要作用[47]。另外,H3K27me3 的水平在 CRPC 中是显著降低的,这进一步支持了 EZH2 的致癌活性与它的多聚抑制功能是相互独立的观点[47]。EZH2 表达的失控已经在一些实体瘤中被发现,如膀胱癌、胃癌、肺癌和肝细胞癌。有趣的是,最新研究表明,EZH2 能作为另外一个HMT,MMSET/NSD2 的上游激活剂。NSD2 调节一种与转录活性相关的组蛋白标志物 H3K36 me2 的表达,已经报道出在大部分人类的肿瘤中,它的表达和功能与 EZH2 紧密相关[48]。在 CRPC 中,NSD2 是超表达的,它作为 NF-κB 的强烈激促进细胞增殖、生存和肿瘤生长[49]。

组蛋白甲基转移酶(HMT)抑制剂

根据这些研究结果发现,靶向针对 HMT 的小分子对肿瘤的治疗具有重要的意义。在过去的几年中,已经研究出一些 HMT 抑制剂,并得以测试。3-Deazaneplano-cin A(DZNep)是一个细胞渗透性复合物,最初合成作为 S-腺苷同型半光氨酸水解酶抑制剂来间接抑制SAM 依赖性甲基化,也发现能够减少PRC2 组分(EZH2、EED 和 SUZ12)的水平。在人类急性髓性白血病细胞(AML)中,DZNep 治疗能够诱导细胞周期调节因子 p21、p27 和 FBXO32 的增加,导致细胞周期停滞和凋亡。另外,已经证实在人类 AML 细胞[50]中,DNZep 和 HDAC 抑制剂帕比司他具有协同效应。在其他 EZH2 抑制剂中,GSK-126 和 GSK-343 已经被证实能够分别有效抑制弥漫大 B 细胞淋巴瘤(DLBCL)和卵巢上皮细胞癌的生长。尽管在血液学恶性肿瘤中经常发现 EZH2 特定域的激活和失活突变,这两种抑制剂能有效抑制野生型和突变型 EZH2。另外一种小分子抑制剂(EPZ-6438)已经被发现用作 EZH2 致癌性点突变的非霍奇金淋巴瘤患者的治疗。基于在临床预实验中持续的肿瘤抑制,这个化合物被用作单一的治疗药物,在 2013 年 6 月,展开了对晚期实体瘤或难治性或难治性 B 细胞淋巴瘤患者用 EPZ-6438 治疗的第 1/2 期临床试验。鉴于对血液学恶性肿瘤研究的预期结果,EZH2 抑制剂现在用在前列腺癌检测中。

CRPC 中组蛋白赖氨酸脱甲基(KDM)的作用

KDM 是能够移除抑制或激活组蛋白标记物的酶(表 20.5)。KDM 被分成了 7 个主要

表 20.5 KDMs 分类和功能

KDMs 分类	目标组蛋白标记	转录调节
KDM1	H3K4me1/2	沉默
	H3K9me2/3	激活
KDM2	H3K36me2	沉默
KDM3	H3K9me2	激活
KDM4	H3K36me2/3	沉默
	H3K9me2/3	激活
KDM5	H3K4me2	沉默
KDM6	H3K27me3	激活
KDM7	H3K9me1/2 H3K27me1/2	激活

类别，每一个都针对特定的组蛋白甲基化位点。属于第一类的 KDM1，是黄素依赖性去甲基酶的两个亚型（KDM1A 和 B，也叫作 LSD1 和 LSD2），负责 H3K4me1/2 的去甲基化。因为 H3K4me1/2 是一个活跃的组蛋白标记，KDM1 有利于基因沉默。第二类的 KMDs 包括 6 个二价铁氧化戊二酸依赖性酶的聚类，包括一个特殊的 Jumonji C 结构域。大部分聚类包括至少两个成员，有 1~2 个靶点。

KDM 的过度表达或者突变与误清除组蛋白甲基修饰联系在一起，并且可能在一些肿瘤中发挥抑癌或者致癌作用。例如 KDM5A、KDM5C 和 KDM6A 这样的组蛋白去甲基酶参与多种恶性肿瘤（急性骨髓性白血病、食管癌、肾癌和鳞状细胞癌），KDM1A 被认为在包括 PCa[51]内的多种肿瘤中发挥着作用。在前列腺癌中，KDM1A 发挥作为 AR 活化剂的作用，其致癌活性部分是因为其触发 MYc 依赖性转录[51]和抑制 p53 促进细胞凋亡的功能[52]。在高雄激素的条件下，KDM1A 可以被 AR 活化（召集）从而介导基因沉默，因此可以充当共抑制因子[53]。在原发性前列腺癌中，KDM1A 高表达预示着在前列腺切除术后有高复发的风险[54]。其他的被观察到的 KDM 在 CRPC 中过度表达的有：KDM4C，是食管鳞状上皮癌细胞 A 的增殖[55]所需要的；PHF8 和 PCa 转移性癌[56]有关，与 KDM5B 一样，是AR 共活化剂[57]。相反，KDM2A 在前列腺癌中是被抑制的，表明其可以通过维持基因组的完整性起到抑癌作用（表 20.6）[58]。已经证实 KDM 表达和前列腺癌不同的发展阶段有关联，意味着 KDM 可以作为预测肿瘤发生，就是无进展生存期和雄激素依赖状态的一个新的生物标志物[59]。

表 20.6 已知与前列腺癌相关的 KDM
（Adapted from CreaFet et al.[59]）

KDM 分类	PCa 中表达	在 PCa 中地位
KDM1A	过表达	AR 共激活物（阻遏物）
KDM2A	下调	假定肿瘤抑制因子 AR 联合激活剂
KDM3A	过表达	AR 共活化剂
KDM4A	过表达	
KDM4B	过表达	
KDM4C	过表达	AR 共活化剂
KDM5B	过表达	AR 共活化剂
KDM5C	过表达	TGFB 信号抑制物
KDM6B	过表达	假定癌基因
PHF8	过表达	介导细胞侵袭

组蛋白赖氨酸去甲基化酶（KDM）抑制剂

可以通过选择性的小分子抑制剂确定 KDM，这已经在生化和临床前模型中被检测出来。由于 KDM1A 催化区和神经单胺氧化酶（MAO）具有同源性，因此药理学抑制剂作为抗抑郁药已经应用于靶向治疗癌细胞。的确，苯乙肼、反苯环丙胺和帕吉林已经报道其作为 KDM1A 抑制剂。帕吉林最先作为 KDM1A 抑制剂用于前列腺癌细胞，但是进一步研究并没有证实这项发现。反苯环丙胺和其类似物（NCL-1 和 NCL-2）已被证明能够更有效地抑制 H3K4me2，并且在一个安全毒性范围内。由于这个原因，反苯环丙胺类似物可能更有效地预防前列腺癌的复发和向雄激素非依赖状态转化[60]。另一个 MAO 抑制剂，氯吉兰，已经证实具有对抗来源于高级别的前列腺癌上皮细胞增殖和分化活性，最近，γ-pyronenamoline 被认为在体外实验和活体实验中通过抑制 KDM1A 来抑制前列腺癌增殖[61]。一小部分的 KDM4 抑制剂在过去的几年里已经被研发，但是没有任何一个在前列腺癌中进行实验。在 2010 年，一系列靶向作用 KDM4A/4C 的异羟戊酸已经被生产和测试。在体外试验中，这些化合物作为单一用药，在前列腺癌细胞中显示出非常低的效率，但是显示了同苯环丙胺类似物NCL-2 的协同作用[62]。

值得注意的是，在胶质母细胞瘤中，KDM1A 和 HDAC 抑制剂显示了协同抗肿瘤活性[63]。HDAC 抑制剂伏立诺他在低浓度的水平上，通过抑制 EZH2 和 H3K4 组蛋白去甲基化酶，显示出其是一个很有前景的治疗癌症的表观遗传药物。

微小 RNA 和CRPC

微小 RNA 是小的非编码 RNA，19~22个核苷酸序列。在 1993 和 2000 年，最先报道的微小 RNAlin-4 和 let-7c，是在秀丽隐杆线虫中发现的[64,65]。至今为止，在人类基因组中已经发现有 1872 个微小 RNA。而且已经证实微小 RNA 通过靶向作用目标 mRNA 的 3'非翻译区（3'UTR）来参与调控细胞的分化、生长、代谢，细胞周期和信号转导通路。这种绑定作用导致了目标 mRNA 的退化。微小 RNA 的异常调节在感染性疾病、心血管疾病、神经退行性疾病和癌症中已经有报道[66]。由于这个原因，很多研究调查微小 RNA 在不同类型疾病中的功能、潜在机制和靶向治疗。具体到 CRPC，miRNA 已经被证实参与疾病进展，建议其作为 CRPC 的诊断（预后）的指标，并且作为最新药物治疗靶点（表 20.7 和 20.8）。根据其促进细胞增殖或者诱导细胞死亡的功能，miRNA 可以分为两种不同的种类，即 oncomir 和肿瘤抑制 miRNA。

Oncomirs

在肿瘤中扩增的或上调的 miRNA 被称为 oncomirs[67]。包括 miR-21、miR-125b、miR-221 和 miR-222，参与 CRPC 的发展。miR-21 是一个雄激素受体调控的微小RNA，并且已经证实可以驱动细胞增殖、去势抵抗、转移和抵抗细胞凋亡 [68]。Ribas 等人认为在 LNCaP 和 LAPC4 细胞中 miR-21 过度表达可以介导雄激素非依赖性细胞生长，增强在体内去势治疗后的肿瘤生长，证实 miR-21的表达可以驱使 CRPC 发展[69]。另外，两项临床研究显示，在 CRPC 患者[70,71]的血清和血浆中 miR-21 水平有所提高，主要在多西他赛抵抗的患者中[71]。此外，在结肠癌和乳腺癌中，miR-21 还受到缺氧的调节。Liu 等人证实 miR-21 在 DU145 细胞中可以通过提高 HIF-1α 和 VEGF 的表达来诱发肿瘤血管的形成[72]。因此，miR-21 在 CRPC 的发展中涉及多方面机制。miR-125 是另一个涉及前列腺癌发生和雄激素非依赖的 oncomir[67]。Shi等人认为，miR-125b 促进 LNCaP 和 LNCaP-cds1 细胞（非雄激素依赖性细胞系）的增殖。另外，他们认为，miR-125b 在去势治疗的动物中通过靶向作用 BAK1、PUMA 和 p53 增加肿瘤的负荷，这三个基因是促细胞凋亡基因[73-75]。然而 Schaefer 等人发现在转移性前列腺癌患者中 miR-125b 是下调的。CRPC 中的 miR-125b 的作用还需要进一步研究。miR-221 和 miR-222 都是来自 X 染色体上同一群的基因，并且受到 AR 的调节。Sun 等人认为在雄激素非依赖性细胞系 C4-2B 和 LNCaP-abl 中，两种 miRNAs 都是下调的。miR-211 和 miR-222 在 LNCaP 细胞中的异位表达能够减少雄激素敏感的依赖性。而且他们认为，通过靶向作用 CDKNIB，RANIA和

表 20.7　miroRNAs 在前列腺癌中的体外研究

miroRNA	PCa 中	细胞系	靶点	功能	参考文献
miR-20a	Oncomir	PC3	E2F1-3	细胞凋亡	[82]
miR-21	Oncomir	LNCaP；LAPC4	PTEN；AKT；雄激素途径	mTOR 途径；雄激素非依赖性	[69]
miR-27a	Oncomir	LNCaP	Prohibition	雄激素受体途径	[96]
miR-32	Oncomir	LNCaP	BTG2	细胞凋亡	[83]
miR-106	Oncomir	LNCaP	p21	细胞周期控制	[97]
miR-125	Oncomir	PC3;DU145；PC-346C;LNCaP；LNCaP-P273H；	BAK1；PUMA；p53	细胞凋亡	[75]
miR-141	Oncomir	LNCaP；VCaP；LAPC4；PC3；DU145；22Rv1	p27	细胞凋亡	[98]
miR-221	Oncomir	LNCaP；LNCaP-abl	p27；HECTD2；RAB1A	细胞周期调控和雄激素非依赖	[76]
miR-222	Oncomir	LNCaP；LNCaP-abl	p27；HECTD2；RAB1A	细胞周期调控和雄激素非依赖	[76]
miR-1	肿瘤抑制因子	PC3；RWPE-1；LNCaP；22Rv1	F-actin	细胞组装	[99]
miR-15a-16 cluster	肿瘤抑制因子	RWPE-1；LNCaP	Bcl2；CyclinD；WNT3A	细胞周期调控和凋亡	[100]
miR-23b/-27b	肿瘤抑制因子	ALVA31；LNCaP；PC3-ML	Rac1	转移过程	[101]
miR-31	肿瘤抑制因子	RWPE-1；PC-3；LNCaP；22Rv1；VCaP；DU145	E2F6	凋亡与化疗耐药	[102]
miR-34a	肿瘤抑制因子	PC3	SIRT1	细胞周期调控和化疗耐药	[91]
miR-101	肿瘤抑制因子	DU145	EZH2	基因表达；增殖	[92]
miR-143	肿瘤抑制因子	DU145；PC3	K-RAS；pERK1/2；cyclinD	多西他赛对细胞增殖迁移和化疗敏感性的影响	[103]
miR-145	肿瘤抑制因子	PWR-1E；PC3；LNCaP；DU145	TNFSF10	细胞凋亡	[104]
miR-146a	肿瘤抑制因子	DU145；PC3	ROCK1	细胞增殖、迁移和致瘤性	[105]
miR-200 family	肿瘤抑制因子	PC3	ZEB1；ZEB2；Snail2	EMT	[106]
miR-205	肿瘤抑制因子	RWPE-1；PC-3；LNCaP；22Rv1；VCaP；DU145	Bcl-w	凋亡和化疗耐药	[102]
miR-449	肿瘤抑制因子	RWPE-1；PC-3；LNCaP；DU145	HDAC1	细胞增殖和基因表达	[107]

表 20.8 miroRNAs 在 CRPC 患者中表达水平的研究

MiRNA	表达水平	样本数目	来源	方法	显著性	参考文献
let-7f	下降	15	前列腺切除术	qRT-PCR	P=0.0286	[88]
miR-15a	下降	17	骨髓	qRT-PCR	P<0.001	[78]
miR-16	上调	25	血浆	qRT-PCR	P<0.01	[70]
miR-18a	上调	14	TURP	Microarray	P<0.001	[108]
miR-19b	下降	15	前列腺切除术	qRT-PCR	P=0.0286	[88]
miR-21	上调	25	血浆	qRT-PCR	P<0.001	[70]
	上调	14	TURP	Microarray	P=0.00694	[83]
	上调	10	血清	qRT-PCR	P=0.016	[71]
miR-22	下降	15	前列腺切除术	qRT-PCR	P=0286	[88]
miR-23b	下降	17	骨髓	qRT-PCR	P<0.001	[78]
miR-26b	下降	15	前列腺切除术	qRT-PCR	P=0.0286	[88]
miR-27a	下降	16	前列腺切除术	qRT-PCR	P=0.0286	[88]
miR-27b	下降	17	骨髓	qRT-PCR	P<0.001	[78]
	下降	15	前列腺切除术	qRT-PCR	P=0.0286	[88]
miR-29a	下降	15	前列腺切除术	qRT-PCR	P=0.0286	[88]
miR-29b	下降	15	前列腺切除术	qRT-PCR	P=0.0286	[88]
miR-30a-5p	下降	15	前列腺切除术	qRT-PCR	P=0.0286	[88]
miR-30b	下降	15	前列腺切除术	qRT-PCR	P=0.0286	[88]
miR-30c	下降	15	前列腺切除术	qRT-PCR	P=0.0286	[88]
miR-32	上调	14	TURP	Microarray	P=0.00126	[83]
miR-96	上调	4	血清	qRT-PCR	P=0.0022	[109]
miR-99a	下降	14	TURP	Microarray	P=0.04490	[83]
miR-99b	下降	14	TURP	Microarray	P=0.00126	[83]
miR-100	下降	15	前列腺切除术	qRT-PCR	P=0.0286	[88]
miR-124	上调	4	血清	qRT-PCR	P=0.025	[109]
miR-126	上调	25	血浆	qRT-PCR	P<0.001	[70]
miR-141	上调	25	血浆	qRT-PCR	P<0.001	[70]
	上调	14	TURP	Microarray	P<0.01	[108]
	上调	25	血清	qRT-PCR	P<0.05	[80]
	上调	18	血清	qRT-PCR	P=0.0276	[109]
	上调	25	血清	qRT-PCR	P<0.0001	[110]
	下降	15	前列腺切除术	qRT-PCR	P=0.0286	[88]
miR-146	下降	5	TURP	qRT-PCR	P<0.05	[105]
miR-148a	上调	14	TURP	Microarray	P=0.04345	[83]
	下降	15	前列腺切除术	qRT-PCR	P=0.0286	[88]
miR-151-3p	上调	25	血浆	qRT-PCR	P<0.01	[70]
miR-152	上调	25	血浆	qRT-PCR	P<0.01	[70]
miR-184	上调	6	前列腺切除术	qRT-PCR	P=0.0286	[88]
miR-198	上调	6	前列腺切除术	qRT-PCR	P=0.0286	[88]
miR-200a	上调	25	血清	qRT-PCR	P=0.007	[110]
miR-200c	上调	25	血浆	qRT-PCR	P<0.001	[70]
	上调	25	血清	qRT-PCR	P=0.017	[110]
miR-203	上调	17	骨髓	qRT-PCR	P=0.068	[78]
miR-205	上调	25	血浆	qRT-PCR	P<0.05	[70]
	下降	14	TURP	qRT-PCR	P<0.001	[80]
	下降	15	前列腺切除术	qRT-PCR	P=0.0286	[88]
miR-210	上调	25	血清	qRT-PCR	P=0.022	[110]

（待续）

表 20.8(续)

MiRNA	表达水平	样本数目	来源	方法	显著性	参考文献
miR-221	下降	14	TURP	Microarray	$P<0.01$	[108]
	下降	14	TURP	Microarray	$P=0.00280$	[83]
	上调	17	骨髓	qRT-PCR	$P<0.001$	[78]
miR-222	上调	17	骨髓	qRT-PCR	$P<0.001$	[78]
miR-298	上调	25	血清	qRT-PCR	$P<0.05$	[80]
miR-302b	上调	4	血清	qRT-PCR	$P=0.0192$	[109]
miR-302c	上调	6	前列腺切除术	qRT-PCR	$P=0.0286$	[88]
miR-345	上调	6	前列腺切除术	qRT-PCR	$P=0.0286$	[88]
miR-346	上调	25	血清	qRT-PCR	$P<0.05$	[80]
miR-375	上调	25	血浆	qRT-PCR	$P<0.001$	[70]
	上调	14	TURP	Microarray	$P<0.05$	[108]
	上调	25	血清	qRT-PCR	$P<0.05$	[80]
	上调	25	血清	qRT-PCR	$P<0.0001$	[109]
	上调	25	血清	qRT-PCR	$P=0.009$	[110]
miR-378	上调	13	血清	qRT-PCR	$P=0.0057$	[109]
miR-409-3p	下降	24	血清	qRT-PCR	$P=0.0297$	[109]
miR-423-3p	上调	25	血浆	qRT-PCR	$P<0.001$	[78]
miR-489	上调	8	血清	qRT-PCR	$P=0.0466$	[109]
miR-491	上调	6	前列腺切除术	qRT-PCR	$P=0.0286$	[88]
miR-513	上调	6	前列腺切除术	qRT-PCR	$P=0.0286$	[88]
miR-520d-5p	上调	26	血清	qRT-PCR	$P=0.414$	[109]
miR-548a-3p	上调	25	血清	qRT-PCR	$P=0.0302$	[109]
miR-548c-3p	上调	25	血清	qRT-PCR	$P=0.0216$	[109]
miR-590-5p	上调	14	TURP	Microarray	$P=0.00356$	[83]
miR-623	下降	15	血清	qRT-PCR	$P=0.0362$	[109]
miR-875-5p	上调	20	血清	qRT-PCR	$P=0.0287$	[109]
miR-892b	上调	8	血清	qRT-PCR	$P=0.004$	[109]

HECTD2[76,77]，微小 RNAs 在LNCaP 中的过度表达能够显著地减少细胞的增殖。重要的是，他们发现了在 CPRC 中 miR-221 和miR-222 显著增高的表达水平。结果是，miR-221 和 miR-222 通过抑制 RABIA 和 HECTD2 的表达[77]，在CRPC 的发展中可能起着重要的作用。miR-141 被认为是具有良好前景的前列腺癌标志物，其在前列腺癌中比正常值高46倍[79]。两个独立实验室证实在转移性 CRPC 患者中 miR-141 的水平提高[70,80]。其他两个 oncomirs，即 miR-20a 和 miR-32，参与细胞周期调控和抗细胞凋亡[79]。miR-20a 是 miR-1792 家族中的一员，其直接由 c-MYC 激活并且在前列腺癌患者中过度表达[81]。Sylvestre 等人证实，miR-20a 通过诱导 E2F1、2 和 3 的表达促进细胞增长和阻止细胞凋亡[82]。miR-32 受到雄激素的调控，针对抑癌基因 BTG2，并且证实了其在 CRPC 患者中有所提高，导致 BTG2 减少并且缩短无进展生存率[83]。

抑癌基因 miRNA

在癌症中被抑制或剔除的 miRNA，被称为抑癌基因 miRNA。已经证实这些小 RNA 有抑制致癌基因的功能，导致细胞周期停滞、细胞凋亡、丧失肿瘤浸润和转移能力。然而在肿瘤细胞中，miRNA 在表观遗传学中被调控或者剔除，导致肿瘤发生[67]。一些抑癌基因 miRNA 在很多的癌症中表达，如 let-7、miR-15/16、miR-34、miR-101、miR-143/145

和 miR-200 家族[66,84]。Let-7c 属于 let-7 家族，其 13 个编码位于基因位点上的同源miRNA，并且在癌症中经常丢失[85]。Nadiminty 等人指出，let-7c 下调 AR 转录和翻译抑制 LNCaP、C4-2B 和 DU145 细胞增殖。在一些前列腺癌的样本中，他们指出 let-7c 的表达水平和 AR 呈负相关。也指出 let-7c 异位表达可以阻止体内 C4-2B 和 DU145 肿瘤细胞生长[86,87]。另外，两项研究通过miRNA 序列和实时 PCR 分析技术显示前列腺癌样本中的 let-7c 丢失，发现 let-7c 在前列腺癌进展中的肿瘤有抑制作用[88,89]。miR-34 是 p53 诱导的 miRNA，是被 DNA 损伤和肿瘤胁迫激活的，在缺乏 p53 表达的一些肿瘤中发现它的抑制[79,90]。在不同的前列腺癌细胞系中，Mir-34 的过度表达通过抑制 AR、PSA 和 Notch-1 来抑制细胞增殖和自我更新的能力。Fujita 等人也证实在 p53 缺陷的细胞系 PC3 中，miR-34 的异位表达能够增加肿瘤对喜树碱的敏感性，其认为 miR-34 能够作为一个标志物来预测肿瘤的化疗效果。miR-15a 和 miR-16-1 来自同一组染色体 13q14，在前列腺癌中经常是下调的，并且与肿瘤进展有关[70,79]。组蛋白甲基转移酶EZH2 已经被证实是重要的向 CRPC 进展的调节因子，并且受 miR-101 的调节[45]。Varambally 等人指出，miR-101 的缺失发生在 6/17 的局限性前列腺癌和 25/33 的转移性前列腺癌患者中，其认为 miR-101 可能是一个了解疾病进展的潜在标志[79]。此外，他们揭示了在DU-145 细胞中，miR-101 的异位表达可以减少不贴壁细胞的增殖，并且可以在体内减缓肿瘤生长，其表明了 miR-101 抑癌基因的功能[92]。

上皮间质转化（EMT）是肿瘤细胞获得间质细胞特征的过程，使其获得更大转移和浸润的能力，导致发生转移性癌。多个抑癌基因 miRNA 已经证实不仅可以控制细胞生长，并且重要的是能调节 EMT。miR-200 是 miR-200 家族的一员，可以通过抑制 ZEB1和 ZEB2 的功能来阻断 EMT 通路[93]。Kong 等人展示 miR-200 在 PC3-PDGF-D 表达细胞（有高转移潜能的前列腺癌细胞）中的表达水平是要下调的。同时，他们认为，miR-200能够通过抑制 Notch-1 和 lin-28B 通路来消除干细胞[94]。其他两个转移抑制剂小 RNA 是miR143 和 145。Peng 等人展示这两个 miRNA 与 16 个原发性前列腺癌相比，在 13 个骨转移组织中表达减少。此外，他们指出，在动物中 PC3 细胞中的 miR-143 和 145 的异位表达能够阻止骨转移，说明了 miR-143 和 145 在转移性疾病中的作用[95]。

在肿瘤研究中，miRNA 是一个引人注意的领域。很多 miRNA 在人类基因组中已经得到证实，可以调节生理功能和疾病进展。尽管研究者已经阐述了微小 RNA 在去势难治性前列腺癌中的作用，并且建议其作为诊断和预后指标，但是仍存在很多争议。例如，miR-222 已经被认为是 oncomir，也有报道称在患者中是降低的[88,111]。这也许可以通过不同技术和收集样本来证实。出于这个原因，需要新的先进的技术提供更精确的信息来应用于 CRPC 的治疗。

总结

表观遗传学代表着治疗和干预包括 CRPC 在内的肿瘤的一个新领域。一些关键酶调节涉及已经被确认的肿瘤形成的基因表达，并被作为药物靶点。在 CRPC 中，HDAC、HMT、DM 和 MIR 功能的临床前数据为一个复杂但是有前景的药物开发计划提供了方案。在 CRPC 中表观遗传治疗与其他合理的联合方案所取得的临床成就将通过这些最适合遗传治疗方案的确诊患者来发现。

（杜君 译）

参考文献

1. Abbas A, Gupta S. The role of histone deacetylases in prostate cancer. Epigenetics. 2008;3(6):300–9.
2. Ellis L, Pili R. Histone deacetylase inhibitors: advancing therapeutic strategies in hematological and solid malignancies. Pharmaceuticals (Basel). 2010;3(8):2411–69.
3. Halkidou K et al. Upregulation and nuclear recruitment of HDAC1 in hormone refractory prostate cancer. Prostate. 2004;59(2):177–89.
4. Welsbie DS et al. Histone deacetylases are required for androgen receptor function in hormone-sensitive and castrate-resistant prostate cancer. Cancer Res. 2009;69(3):958–66.
5. Weichert W et al. Histone deacetylases 1, 2 and 3 are highly expressed in prostate cancer and HDAC2 expression is associated with shorter PSA relapse time after radical prostatectomy. Br J Cancer. 2008;98(3):604–10.
6. Halkidou K et al. Nuclear accumulation of histone deacetylase 4 (HDAC4) coincides with the loss of androgen sensitivity in hormone refractory cancer of the prostate. Eur Urol. 2004;45(3):382–9. author reply 389.
7. Ai J et al. HDAC6 regulates androgen receptor hypersensitivity and nuclear localization via modulating Hsp90 acetylation in castration-resistant prostate cancer. Mol Endocrinol. 2009;23(12):1963–72.
8. Kojima K et al. A role for SIRT1 in cell growth and chemoresistance in prostate cancer PC3 and DU145 cells. Biochem Biophys Res Commun. 2008; 373(3):423–8.
9. Johnstone RW. Histone-deacetylase inhibitors: novel drugs for the treatment of cancer. Nat Rev Drug Discov. 2002;1(4):287–99.
10. Minucci S, Pelicci PG. Histone deacetylase inhibitors and the promise of epigenetic (and more) treatments for cancer. Nat Rev Cancer. 2006;6(1):38–51.
11. Shankar S, Srivastava RK. Histone deacetylase inhibitors: mechanisms and clinical significance in cancer: HDAC inhibitor-induced apoptosis. Adv Ex Med Biol. 2008;615:261–98.
12. Xu W et al. Intrinsic apoptotic and thioredoxin pathways in human prostate cancer cell response to histone deacetylase inhibitor. Proc Natl Acad Sci USA. 2006;103(42):15540–5.
13. Butler LM et al. Suberoylanilide hydroxamic acid, an inhibitor of histone deacetylase, suppresses the growth of prostate cancer cells in vitro and in vivo. Cancer Res. 2000;60(18):5165–70.
14. Marrocco DL et al. Suberoylanilide hydroxamic acid (vorinostat) represses androgen receptor expression and acts synergistically with an androgen receptor antagonist to inhibit prostate cancer cell proliferation. Mol Cancer Ther. 2007;6(1):51–60.
15. Rokhlin OW et al. Mechanisms of cell death induced by histone deacetylase inhibitors in androgen receptor-positive prostate cancer cells. Mol Cancer Res. 2006;4(2):113–23.
16. Suenaga M et al. Histone deacetylase inhibitors suppress telomerase reverse transcriptase mRNA expression in prostate cancer cells. Int J Cancer. 2002;97(5):621–5.
17. Ellis L et al. Concurrent HDAC and mTORC1 inhibition attenuate androgen receptor and hypoxia signaling associated with alterations in microRNA expression. PLoS One. 2011;6(11):e27178.
18. Ellis L et al. Combinatorial antitumor effect of HDAC and the PI3K–Akt–mTOR pathway inhibition in a Pten deficient model of prostate cancer. Oncotarget. 2013;4(12):2225–36.
19. Sasakawa Y et al. Effects of FK228, a novel histone deacetylase inhibitor, on tumor growth and expression of p21 and c-myc genes in vivo. Cancer Lett. 2003;195(2):161–8.
20. Lai MT et al. Depsipeptide (FK228) inhibits growth of human prostate cancer cells. Urol Oncol. 2008;26(2):182–9.
21. Qian DZ et al. Antitumor activity of the histone deacetylase inhibitor MS-275 in prostate cancer models. Prostate. 2007;67(11):1182–93.
22. Camphausen K et al. Enhancement of xenograft tumor radiosensitivity by the histone deacetylase inhibitor MS-275 and correlation with histone hyperacetylation. Clin Cancer Res. 2004;10(18 Pt 1): 6066–71.
23. Roy S et al. Histone deacetylase inhibitors differentially stabilize acetylated p53 and induce cell cycle arrest or apoptosis in prostate cancer cells. Cell Death Differ. 2005;12(5):482–91.
24. Scher HI, Sawyers CL. Biology of progressive, castration-resistant prostate cancer: directed therapies targeting the androgen-receptor signaling axis. J Clin Oncol. 2005;23(32):8253–61.
25. Sharma NL et al. The emerging role of histone deacetylase (HDAC) inhibitors in urological cancers. BJU Int. 2013;111(4):537–42.
26. Rathkopf D et al. A phase I study of oral panobinostat alone and in combination with docetaxel in patients with castration-resistant prostate cancer. Cancer Chemother Pharmacol. 2010;66(1):181–9.
27. Bradley D et al. Vorinostat in advanced prostate cancer patients progressing on prior chemotherapy (National Cancer Institute Trial 6862): trial results and interleukin-6 analysis: a study by the Department of Defense Prostate Cancer Clinical Trial Consortium and University of Chicago Phase 2 Consortium. Cancer. 2009;115(23):5541–9.
28. Schneider BJ et al. Phase I study of vorinostat (suberoylanilide hydroxamic acid, NSC 701852) in combination with docetaxel in patients with advanced and relapsed solid malignancies. Invest New Drugs. 2012;30(1):249–57.
29. Munster PN et al. Phase I trial of vorinostat and doxorubicin in solid tumours: histone deacetylase 2 expression as a predictive marker. Br J Cancer. 2009;101(7):1044–50.
30. Pili R et al. Phase I study of the histone deacetylase inhibitor entinostat in combination with 13-cis retinoic acid in patients with solid tumours. Br J Cancer.

2012;106(1):77–84.
31. Koochekpour S. Genetic and epigenetic changes in human prostate cancer. Iran Red Crescent Med J. 2011;13(2):80–98.
32. Gravina GL et al. Hormonal therapy promotes hormone-resistant phenotype by increasing DNMT activity and expression in prostate cancer models. Endocrinology. 2011;152(12):4550–61.
33. Hu R et al. Ligand-independent androgen receptor variants derived from splicing of cryptic exons signify hormone-refractory prostate cancer. Cancer Res. 2009;69(1):16–22.
34. Fialova B et al. Effect of histone deacetylase and DNA methyltransferase inhibitors on the expression of the androgen receptor gene in androgen-independent prostate cancer cell lines. Oncol Rep. 2013;29(5):2039–45.
35. Thibault A et al. A phase II study of 5-aza-2′deoxycytidine (decitabine) in hormone independent metastatic (D2) prostate cancer. Tumori. 1998;84(1):87–9.
36. Sonpavde G et al. Azacitidine favorably modulates PSA kinetics correlating with plasma DNA LINE-1 hypomethylation in men with chemonaive castration-resistant prostate cancer. Urol Oncol. 2011;29(6):682–9.
37. Savickiene J et al. Epigenetic changes by zebularine leading to enhanced differentiation of human promyelocytic leukemia NB4 and KG1 cells. Mol Cell Biochem. 2012;359(1–2):245–61.
38. Nakamura K et al. DNA methyltransferase inhibitor zebularine inhibits human hepatic carcinoma cells proliferation and induces apoptosis. PLoS One. 2013;8(1):e54036.
39. Tan W et al. The DNA methyltransferase inhibitor zebularine induces mitochondria-mediated apoptosis in gastric cancer cells in vitro and in vivo. Biochem Biophys Res Commun. 2013;430(1):250–5.
40. Chen M et al. DNA methyltransferase inhibitor, zebularine, delays tumor growth and induces apoptosis in a genetically engineered mouse model of breast cancer. Mol Cancer Ther. 2012;11(2):370–82.
41. Fang MZ et al. Tea polyphenol (–)-epigallocatechin-3-gallate inhibits DNA methyltransferase and reactivates methylation-silenced genes in cancer cell lines. Cancer Res. 2003;63(22):7563–70.
42. Gravina GL et al. Biological rationale for the use of DNA methyltransferase inhibitors as new strategy for modulation of tumor response to chemotherapy and radiation. Mol Cancer. 2010;9:305.
43. Wang Q et al. Androgen receptor regulates a distinct transcription program in androgen-independent prostate cancer. Cell. 2009;138(2):245–56.
44. Ke XS et al. Genome-wide profiling of histone h3 lysine 4 and lysine 27 trimethylation reveals an epigenetic signature in prostate carcinogenesis. PLoS One. 2009;4(3):e4687.
45. Varambally S et al. The polycomb group protein EZH2 is involved in progression of prostate cancer. Nature. 2002;419(6907):624–9.
46. Cao P et al. MicroRNA-101 negatively regulates Ezh2 and its expression is modulated by androgen receptor and HIF-1alpha/HIF-1beta. Mol Cancer. 2010;9:108.
47. Xu K et al. EZH2 oncogenic activity in castration-resistant prostate cancer cells is Polycomb-independent. Science. 2012;338(6113):1465–9.
48. Asangani IA et al. Characterization of the EZH2–MMSET histone methyltransferase regulatory axis in cancer. Mol Cell. 2013;49(1):80–93.
49. Yang P et al. Histone methyltransferase NSD2/MMSET mediates constitutive NF-kappaB signaling for cancer cell proliferation, survival, and tumor growth via a feed-forward loop. Mol Cell Biol. 2012;32(15):3121–31.
50. Fiskus W et al. Combined epigenetic therapy with the histone methyltransferase EZH2 inhibitor 3-deazaneplanocin A and the histone deacetylase inhibitor panobinostat against human AML cells. Blood. 2009;114(13):2733–43.
51. Rotili D, Mai A. Targeting histone demethylases: a new avenue for the fight against cancer. Genes Cancer. 2011;2(6):663–79.
52. Huang J et al. p53 is regulated by the lysine demethylase LSD1. Nature. 2007;449(7158):105–8.
53. Cai C et al. Androgen receptor gene expression in prostate cancer is directly suppressed by the androgen receptor through recruitment of lysine-specific demethylase 1. Cancer Cell. 2011;20(4):457–71.
54. Kahl P et al. Androgen receptor coactivators lysine-specific histone demethylase 1 and four and a half LIM domain protein 2 predict risk of prostate cancer recurrence. Cancer Res. 2006;66(23):11341–7.
55. Cloos PA et al. The putative oncogene GASC1 demethylates tri- and dimethylated lysine 9 on histone H3. Nature. 2006;442(7100):307–11.
56. Bjorkman M et al. Systematic knockdown of epigenetic enzymes identifies a novel histone demethylase PHF8 overexpressed in prostate cancer with an impact on cell proliferation, migration and invasion. Oncogene. 2012;31(29):3444–56.
57. Xiang Y et al. JARID1B is a histone H3 lysine 4 demethylase up-regulated in prostate cancer. Proc Natl Acad Sci U S A. 2007;104(49):19226–31.
58. Frescas D et al. KDM2A represses transcription of centromeric satellite repeats and maintains the heterochromatic state. Cell Cycle. 2008;7(22):3539–47.
59. Crea F et al. The emerging role of histone lysine demethylases in prostate cancer. Mol Cancer. 2012;11:52.
60. Lee MG et al. Histone H3 lysine 4 demethylation is a target of nonselective antidepressive medications. Chem Biol. 2006;13(6):563–7.
61. Zhao H, Flamand V, Peehl DM. Anti-oncogenic and pro-differentiation effects of clorgyline, a monoamine oxidase A inhibitor, on high grade prostate cancer cells. BMC Med Genomics. 2009;2:55.
62. Hamada S et al. Design, synthesis, enzyme-inhibitory activity, and effect on human cancer cells of a novel series of jumonji domain-containing pro-

tein 2 histone demethylase inhibitors. J Med Chem. 2010;53(15):5629–38.
63. Singh MM et al. Inhibition of LSD1 sensitizes glioblastoma cells to histone deacetylase inhibitors. Neuro Oncol. 2011;13(8):894–903.
64. Lee RC, Feinbaum RL, Ambros V. The C. elegans heterochronic gene lin-4 encodes small RNAs with antisense complementarity to lin-14. Cell. 1993; 75(5):843–54.
65. Reinhart BJ et al. The 21-nucleotide let-7 RNA regulates developmental timing in Caenorhabditis elegans. Nature. 2000;403(6772):901–6.
66. Hassan O et al. Recent updates on the role of microRNAs in prostate cancer. J Hematol Oncol. 2012;5:9.
67. Sevli S et al. The function of microRNAs, small but potent molecules, in human prostate cancer. Prostate Cancer Prostatic Dis. 2010;13(3):208–17.
68. Ribas J, Lupold SE. The transcriptional regulation of miR-21, its multiple transcripts, and their implication in prostate cancer. Cell Cycle. 2010;9(5): 923–9.
69. Ribas J et al. MiR-21: an androgen receptor-regulated microRNA that promotes hormone-dependent and hormone-independent prostate cancer growth. Cancer Res. 2009;69(18):7165–9.
70. Watahiki A et al. Plasma miRNAs as biomarkers to identify patients with castration-resistant metastatic prostate cancer. Int J Mol Sci. 2013;14(4):7757–70.
71. Zhang HL et al. Serum miRNA-21: elevated levels in patients with metastatic hormone-refractory prostate cancer and potential predictive factor for the efficacy of docetaxel-based chemotherapy. Prostate. 2011; 71(3):326–31.
72. Liu LZ et al. MiR-21 induced angiogenesis through AKT and ERK activation and HIF-1alpha expression. PLoS One. 2011;6(4):e19139.
73. Shi XB et al. An androgen-regulated miRNA suppresses Bak1 expression and induces androgen-independent growth of prostate cancer cells. Proc Natl Acad Sci U S A. 2007;104(50):19983–8.
74. DeVere White RW et al. MicroRNAs and their potential for translation in prostate cancer. Urol Oncol. 2009;27(3):307–11.
75. Shi XB et al. MiR-125b promotes growth of prostate cancer xenograft tumor through targeting pro-apoptotic genes. Prostate. 2011;71(5):538–49.
76. Sun T et al. The role of microRNA-221 and microRNA-222 in androgen-independent prostate cancer cell lines. Cancer Res. 2009;69(8):3356–63.
77. Sun T et al. MiR-221 promotes the development of androgen independence in prostate cancer cells via downregulation of HECTD2 and RAB1A. Oncogene. 2014;33:2790–800.
78. Sun T et al. The altered expression of MiR-221/-222 and MiR-23b/-27b is associated with the development of human castration resistant prostate cancer. Prostate. 2012;72(10):1093–103.
79. Coppola V, De Maria R, Bonci D. MicroRNAs and prostate cancer. Endocr Relat Cancer. 2010;17(1): F1–17.
80. Selth LA et al. Discovery of circulating microRNAs associated with human prostate cancer using a mouse model of disease. Int J Cancer. 2012;131(3):652–61.
81. Volinia S et al. A microRNA expression signature of human solid tumors defines cancer gene targets. Proc Natl Acad Sci U S A. 2006;103(7):2257–61.
82. Sylvestre Y et al. An E2F/miR-20a autoregulatory feedback loop. J Biol Chem. 2007;282(4):2135–43.
83. Jalava SE et al. Androgen-regulated miR-32 targets BTG2 and is overexpressed in castration-resistant prostate cancer. Oncogene. 2012;31(41):4460–71.
84. Sarkar FH et al. Implication of microRNAs in drug resistance for designing novel cancer therapy. Drug Resist Updat. 2010;13(3):57–66.
85. Calin GA et al. Human microRNA genes are frequently located at fragile sites and genomic regions involved in cancers. Proc Natl Acad Sci U S A. 2004;101(9):2999–3004.
86. Nadiminty N et al. MicroRNA let-7c suppresses androgen receptor expression and activity via regulation of Myc expression in prostate cancer cells. J Biol Chem. 2012;287(2):1527–37.
87. Nadiminty N et al. MicroRNA let-7c is downregulated in prostate cancer and suppresses prostate cancer growth. PLoS One. 2012;7(3):e32832.
88. Porkka KP et al. MicroRNA expression profiling in prostate cancer. Cancer Res. 2007;67(13):6130–5.
89. Ozen M et al. Widespread deregulation of microRNA expression in human prostate cancer. Oncogene. 2008;27(12):1788–93.
90. Lodygin D et al. Inactivation of miR-34a by aberrant CpG methylation in multiple types of cancer. Cell Cycle. 2008;7(16):2591–600.
91. Fujita Y et al. Effects of miR-34a on cell growth and chemoresistance in prostate cancer PC3 cells. Biochem Biophys Res Commun. 2008;377(1): 114–9.
92. Varambally S et al. Genomic loss of microRNA-101 leads to overexpression of histone methyltransferase EZH2 in cancer. Science. 2008;322(5908):1695–9.
93. Park SM et al. The miR-200 family determines the epithelial phenotype of cancer cells by targeting the E-cadherin repressors ZEB1 and ZEB2. Genes Dev. 2008;22(7):894–907.
94. Kong D et al. Epithelial to mesenchymal transition is mechanistically linked with stem cell signatures in prostate cancer cells. PLoS One. 2010;5(8):e12445.
95. Peng X et al. Identification of miRs-143 and -145 that is associated with bone metastasis of prostate cancer and involved in the regulation of EMT. PLoS One. 2011;6(5):e20341.
96. Fletcher CE et al. Androgen-regulated processing of the oncomir miR-27a, which targets prohibition in prostate cancer. Hum Mol Genet. 2012;21(14): 3112–27.
97. Li B et al. Down-regulation of microRNA 106b is involved in p21-mediated cell cycle arrest in response to radiation in prostate cancer cells.

Prostate. 2011;71(6):567–74.
98. Fendler A et al. MicroRNAs as regulators of signal transduction in urological tumors. Clin Chem. 2011;57(7):954–68.
99. Hudson RS et al. MicroRNA-1 is a candidate tumor suppressor and prognostic marker in human prostate cancer. Nucleic Acids Res. 2012;40(8):3689–703.
100. Bonci D et al. The miR-15a-miR-16-1 cluster controls prostate cancer by targeting multiple oncogenic activities. Nat Med. 2008;14(11):1271–7.
101. Ishteiwy RA et al. The microRNA -23b/-27b cluster suppresses the metastatic phenotype of castration-resistant prostate cancer cells. PLoS One. 2012;7(12):e52106.
102. Bhatnagar N et al. Downregulation of miR-205 and miR-31 confers resistance to chemotherapy-induced apoptosis in prostate cancer cells. Cell Death Dis. 2010;1:e105.
103. Xu B et al. MiR-143 decreases prostate cancer cells proliferation and migration and enhances their sensitivity to docetaxel through suppression of KRAS. Mol Cell Biochem. 2011;350(1–2):207–13.
104. Zaman MS et al. The functional significance of microRNA-145 in prostate cancer. Br J Cancer. 2010;103(2):256–64.
105. Xu B et al. MiR-146a suppresses tumor growth and progression by targeting EGFR pathway and in a p-ERK-dependent manner in castration-resistant prostate cancer. Prostate. 2012;72(11):1171–8.
106. Kong D et al. MiR-200 regulates PDGF-D-mediated epithelial–mesenchymal transition, adhesion, and invasion of prostate cancer cells. Stem Cells. 2009;27(8):1712–21.
107. Noonan EJ et al. miR-449a targets HDAC-1 and induces growth arrest in prostate cancer. Oncogene. 2009;28(14):1714–24.
108. Waltering KK et al. Androgen regulation of micro-RNAs in prostate cancer. Prostate. 2011;71(6):604–14.
109. Nguyen HC et al. Expression differences of circulating microRNAs in metastatic castration resistant prostate cancer and low-risk, localized prostate cancer. Prostate. 2013;73(4):346–54.
110. Cheng HH et al. Circulating microRNA profiling identifies a subset of metastatic prostate cancer patients with evidence of cancer-associated hypoxia. PLoS One. 2013;8(7):e69239.
111. Tong AW et al. MicroRNA profile analysis of human prostate cancers. Cancer Gene Ther. 2009;16(3):206–16.

第21章 未分化型的前列腺癌和神经内分泌型前列腺癌

Himisha Beltran, Gurveen Kaur, Myriam Kossai,
David M. Nanns, Satt T. Tagawa

引言

正常的前列腺组织和前列腺癌细胞一样,都是受雄激素受体(AR)信号途径调节的。当前,雄激素剥夺治疗(ADT)仍然是进展期前列腺癌的标准治疗方案。在大多数患者中,初始治疗后可以明显见到肿瘤缩小,但是经过1~2年,随着AR信号途径的重新激活,疾病会发生进展,转变为去势抵抗的状态。尽管睾酮处于较低的去势水平,去势抵抗性前列腺癌(CRPC)一个较为关键的步骤是AR信号途径的再激活[1-3]。对AR激活的重要的许多潜在机制,包括通过基因扩增对AR进行组成性激活、替代基因剪接[4]、AR激活基因突变、肿瘤内雄激素产生。与替代类固醇激素结合AR配体,通过转录因子的失调激活下游靶标[5],以及其他尚未确定的机制。这为治疗转移性CRPC患者的AR信号途径精准靶向药物的临床开发和FDA批准提供了基础[5,6]。然而,在一部分患者中,CRPC可能不需要通过雄激素信号而发展为未分化、AR阴性或AR浓度低的肿瘤,这些肿瘤可以表现或不表现为神经内分泌分化(NED)的特征。他们通常被称为神经内分泌前列腺癌(NEPC)或间变性前列腺癌。NEPC或未分化前列腺癌的诊断通常是基于存在的某些独特的临床特征,如低或中度升高血清前列腺特异性抗原(PSA),主要是内脏或溶解性骨转移,NED肿瘤标志物升高[如CgA,神经元特异性烯醇酶(NSE)],和(或)其他临床特征暗示激素非依赖性的疾病(表21.1)。在这种情况下,活检可发现一系列的组织学改变,包括低分化或未分化癌、混合腺癌-NEPC、单纯小细胞癌或大细胞神经内分泌癌。神经内分泌标志物的免疫组织化学经常应用,但对怀疑有NEPC或间变性临床特征的患者不一定都是阳性的,而且对阳性肿瘤细胞的百分比没有标准定义。因此,在这种疾病表型的识别和管理中仍然存在许多挑战。

正常前列腺组织的神经内分泌分化(NE)细胞

正常前列腺的上皮是由三种类型的上皮细胞组成的,分别为基底细胞(增殖)、分泌细胞(管腔)和散布在基底细胞内的NE细胞。神经内分泌细胞占所有上皮细胞的<1%,是终末分化细胞。因此,NE细胞通常存在于正常前列腺中,缺乏增殖活性,不表达与增殖相关的Ki-67(MIB-1)抗原。神经内分泌细胞也呈AR阴性,因此不表达包括PSA在内的AR下游靶蛋白[7-9]。神经内分泌细胞的延伸方式类似于神经元样投射形式,可以帮助建立NE细胞和周围上皮细胞间的通讯[10,11]。这就使得有效的旁分泌信号除包括其分泌的产物的神经内分泌颗粒外还包

括 5-羟色胺、组织胺、CgA，降钙素基因家族的肽类（降钙素、催化剂和降钙素相关基因肽）、神经肽 Y-血管活性肠肽、铃蟾肽（蛙皮素）、胃泌素释放肽（GRP）、甲状旁腺激素相关的蛋白质（PTHrP）、NSE、促甲状腺激素样肽、血管内皮生长因子等出现在中。这种旁分泌信号通路在以雄激素非依赖的方式调节周围正常前列腺上皮细胞的生长、存活和分化中起重要作用。应用 NSE、CgA 和突触素抗体特异性免疫染色法可以分离出正常前列腺中的神经内分泌细胞[12,13]，这可能在非裔美国人中更为普遍[14]。

前列腺癌的神经内分泌分化

在临床局限性前列腺腺癌中，NE 细胞通常以单细胞或小巢状分布于恶性前列腺上皮细胞群中。除了罕见的小细胞前列腺癌或者前列腺类癌外，NE 细胞一般不超过所有肿瘤细胞的 1%。世界卫生组织（WHO）将前列腺癌中的 NED 分为三种类型：①传统前列腺腺癌的局灶性 NED；②类癌（NE 分化良好的肿瘤）；③小细胞 NE 癌（低分化 NE 癌）[5]。根据所采用的检测方法的类型，NED 在前列腺癌中的患病率为 10%~100%，并且可能具有预后意义[13,16–20]。

前列腺癌中 NED 的数量随着疾病进展和去势抵抗而增加（图 21.1）。同样，伴随着疾病的进展，去势抵抗患者的前列腺和血清 CgA 的表达也随之增加[17]。前列腺癌进展阶段的活检通常可以发现低分化的肿瘤或兼有上皮和神经内分泌特征的混合特征的肿瘤。在一小部分患者中，可以转变为雄激素不依赖的 NEPC。在这一转变过程中，AR 表达可能低或不存在。这通常与间变性前列腺癌的临床特征有关（表 21.1）。临床定义的间

表 21.1 “间变性”前列腺癌的临床特征（参与研究的纳入标准）

去势抵抗性前列腺癌至少有如下 1 个特征
C1：小细胞前列腺癌的组织学证据（纯或者混合）
C2：仅内脏转移
C3：X 线片或 CT 扫描以溶性骨转移为主
C4：前列腺（盆部肿块）（≥5 cm）或淋巴结病变（≥5 cm）为高危评分（Gleason≥8）
C5：初诊时（ADT 前或去势症状进展）低 PSA 水平（≤10ng/mL），加之大量骨转移
C6：在最初诊断或进展时，组织学上（嗜铬粒蛋白 A 或突触素染色阳性）或血清中（嗜铬粒蛋白 A 或 GRP 的异常升高）存在神经内分泌标志物：①血清乳酸脱氢酶（≥2×IULN）升高；②恶性高钙血症；③血清 CEA 升高（≥2×IULN）
C7：在启动激素治疗后，无论是否存在神经内分泌标志物，进展到不依赖雄激素的状态间隔时间短（6 个月）

GRP，胃泌素释放肽；[a] 对小细胞前列腺癌进行组织学评估的患者不需要去势抵抗性的表现。

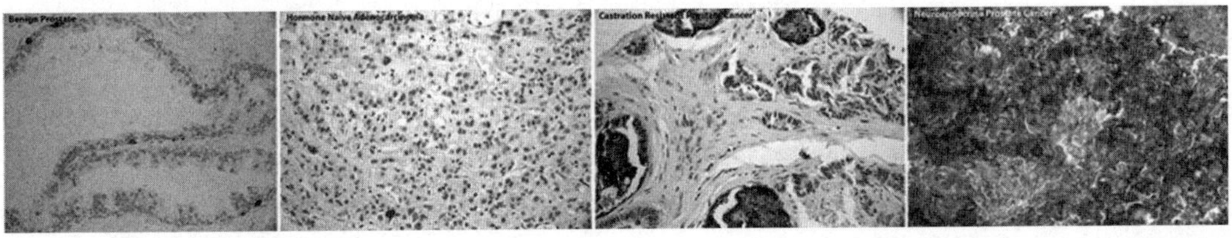

图 21.1 染色颗粒免疫组化显示了前列腺癌进展谱的典型例子：CgA 免疫组化在良性前列腺中为阴性（第一组），在激素依赖性前列腺癌中为局部阳性（第二组），在 CRPC 中呈上升趋势（第三组），在 NEPC 中呈弥漫性阳性（第四组）。（见彩插）

变表型的发展预测了不良的预后和对铂类化疗药物的反应[21]。这些肿瘤通常低分化，缺乏 AR 表达，可能表现为纯小细胞或以NE为主的特征。

组织学

在 CRPC 的特定背景中，NEPC 通常指的是在肿瘤活检中发现小细胞癌的组织学存在。前列腺小细胞癌由小而均匀的细胞呈片状或巢状组成，细胞核成型，胞浆稀疏。细胞核圆形，深染，含有精细的染色质图案和不明显的核仁。核分裂象数目众多，每高倍镜视野有 5~10 个核分裂象。肿瘤坏死也很常见。肿瘤浸润是广泛弥漫性，边缘不清。经常侵犯淋巴管和血管。大细胞神经内分泌癌也可见，但这是 NEPC 极为罕见的变异。大细胞神经内分泌前列腺癌的结构提示神经内分泌分化。肿瘤由大的多边形细胞呈片状或带状分布，胞浆丰富，常呈嗜酸性，细胞核染色质粗糙，核仁多见。有丝分裂率高，坏死明显。可以观察到玫瑰状结构。在大约 50%的病例中，NEPC 肿瘤与传统的腺癌混合。如今，NEPC 的诊断主要基于形态学，但免疫组织化学可能有助于诊断。神经内分泌癌细胞通常具有一种或多种神经内分泌标志物阳性，如突触素、NSE、CgA、CD56，而 AR 和雄激素依赖标志物阴性，如 PSA、前列腺酸磷酸酶（PAP）和 ETS 相关基因（ERG）。在大约 10%的病例中，所有神经内分泌标志物的 NEPC 均为阴性。转移性 NEPC 的诊断可能具有挑战性。对于低分化的转移性腺癌，有长期 ADT 治疗的原发性前列腺癌病史，有早期内脏转移和（或）正常或轻微血清 PSA 水平升高时，临床医生应考虑 NEPC 而进行免疫组织化学染色来评估。对于原发灶不明的小细胞癌患者，区分前列腺小细胞癌和其他来源的小细胞癌也很困难，因为它们在形态上很相似，并且都表达常见的 NE 标记物。FISH 方法检测出约 50%的 NEPC 中存在前列腺特异性 ERG 基因融合，此方法可以帮助确认前列腺起源并排除其他原发部位的神经内分泌癌[25,26]。

NEPC 的分子机制

前列腺癌中导致 NED 的机制和途径，以及已知前列腺癌患者转化为低 AR 或 AR 阴性、低分化或神经内分泌表型的触发因素目前尚不清楚。我们认为，NED 的诱导和维持过程不是单一通路，而是一个协同的功能通路网络[27]。在 LNCaP 前列腺癌细胞中，雄激素停用是 NED 最有效的刺激因子，但也有多种细胞因子被报道可诱发 NE[28-32]。神经内分泌细胞也可能在肿瘤内建立旁分泌网络，并刺激腺癌的增殖、侵袭、转移和进展到去势抵抗阶段。这可能是通过在非 NE（腺癌）的大体积肿瘤细胞上增加 NE 细胞分泌的神经肽、生物胺和细胞因子的受体表达而介导的[10,11,33]。

加入白细胞介素-8（IL-8）或白细胞介素-6（IL-6）可通过激活信号转导、转录、丝裂原活化蛋白激酶、环腺苷单磷酸依赖性蛋白激酶等下游信号通路，以诱导 LNCaP 细胞内的 NED[34]。IL-6 也可激活磷脂酰肌醇-3-激酶（PI3K）依赖的信号通路[35-37]。也有报道，在 LNCaP 细胞中，ERK 和 PI3K-AKT-mTOR 信号通路的激活及雄激素的剥夺可以诱导 NED[38]。Cortes 等报道 LNCaP 细胞经表皮生长因子处理后（EGF）在 PI3K-AKT 通路抑制剂 LY294002 的作用下，内皮细胞 ErbB2 的水平和活性增加。这一发现与细胞存活和 NE 分化有关。

IL-8CXCR1 的过表达与 CRPC 进展有关。CXCR2 与 CXCR1 同源，仅表达于 NE 肿瘤细胞上。正常情况下 IL-8/CXCR2/P53 信号通路使 NE 肿瘤细胞处于静止状态[39]，而*TP53*在介导这一通路中起关键作用。*TP53* 缺失和(或)其他机制导致 IL-8/CXCR2/*P53* 信号通路失调，可能是 NE 细胞增殖的一种机制[40]。使用 siRNA 敲除 *TP53* 可以消除 IL-8 对 LNCaP/ CXCR2 和 PC-3 细胞生长的抑制作用[40,41]。小鼠前列腺转基因腺癌(TRAMP)模型进一步支持 *TP53* 在 NEPC 中的作用，在该模型中，SV40 T 抗原使得 *TP53* 和 Rb 失活导致小细胞前列腺癌的发生。同样，Nikitin 等研发了 $TP53^{-/-}Rb^{-/-}$ 双敲除小鼠模型，可能会促进 Cre- 重组酶的表达，由此肿瘤表现出与 NEPC 相似的形态[42]。

最近，在 NEPC 的发展过程中，其他基因和途径也被发现。细胞周期激酶、极光激酶 A (AURKA)和转录因子的扩增、癌基因 N-myc(MYCN)已在 NEPC 组织中被检测到，这些可能会联合诱导 NEPC[43]。重要的是小分子极光激酶抑制剂的使用，是潜在的治疗靶点[43]。其余转录复合体的丢失是 NEPC 发展的另一个潜在的关键驱动因素[44]。MDK 是一种维 A 酸诱导的肝素结合生长因子，在胚胎发生过程中高表达，参与神经发生和上皮-间充质转化(EMT)。在包括前列腺癌在内的各种癌症中，MDK 的表达与较差的临床结果相关[45-49]。对 53 例 PCa(激素敏感型和 CRPC)患者进行 MDK、神经元标志物微管蛋白 βⅢ(TUBB3)和 NE 标志物 CgA 的免疫组化分析，与初始治疗激素敏感型肿瘤相比，CRPC 中 MDK、TUBB3 和 CgA 表达上调。MDK 表达与 CgA 和 TUBB3 的表达均高度相关，MDK 阳性 NE 样细胞共表达 CgA，更常见的是 CgA 与 TUBB3 同时表达。研究认为，CRPC 中 MDK 的上调与 NED 相关(通过 CgA 和 TUBB3 表现)，并推测其可能是前列腺癌治疗的潜在靶点[50]。

临床表现

神经内分泌型前列腺癌常见的是小细胞前列腺癌，原发性 NEPC 很少见(<1%)，并且大多数患者存在明显的转移。与前列腺腺癌不同，NEPC 常表现为内脏转移(肝、脑)和(或)溶骨性病变。NEPC 与其他原发部位的小细胞癌具有相似的组织学和免疫组织化学特征，即雄激素调节基因的缺失和神经内分泌标志物的存在，因此区分 NEPC 与其他原发部位的小细胞癌具有挑战性。在这种情况下，通过 FISH 检测 TMPRSS2-ERG 基因重排可能是有帮助的，因为它存在于约 50%的前列腺癌中，但在其他原发部位的小细胞癌中普遍缺失。罕见的是，NEPC 还可能出现其他症状，如肾积水、骨疼痛、腹痛、便血或血尿。肿瘤异位产生促肾上腺皮质激素、抗利尿激素(ADH)、甲状腺素等激素，有时表现为副肿瘤综合征，临床表现为甲状腺毒症、抗利尿激素分泌不当、高钙血症和(或)肾上腺功能亢进。大约有 10%的 NEPC 患者有副瘤综合征。NEPC 很少出现在多发性内分泌肿瘤 2A(Sipple)中，包括恶性嗜铬细胞瘤和甲状腺髓样癌[51]。

NED 标志物在初始治疗前列腺癌中作为预后因素是有争议的。一些研究已经发现 NED 和不良预后有关[52-54]，然而其他一些研究又证明两者无关[55,56]。免疫组的化学检测到的 CgA 与血清 CgA 水平之间存在相关性[53,57]。血清 CgA 和 NSE 水平似乎是检测 CRPC 患者 NED 的有效指标[58]。在疾病早期阶段升高的水平可能预示着对激素治疗的抵抗[59]。在治疗过程中发现血清中 CgA、NSE 的水平与治疗反应相关[57]。非前列腺特异性肿瘤标志物(CEA)[60,61]，也经常在 NEPC 患者中升高[62]。然而，在血清 CEA 水平和 PSA 及其他神经内分泌标志物之间的相关性还没有得到明确的结论。

治疗

小细胞肺癌的患者对于化疗和放疗都是敏感的，大多数的 NEPC 或者间变性前列腺癌患者对于治疗只有短暂的反应，最终都在 1 年内死于疾病进展[63,64]。在疾病早期介入化疗改善了一定的症状，显示了适度的生存优势。在早年的一项研究中，20%的患者经过化疗后，存活了两年[65]。在接受化疗、外科手术和放射治疗的患者中，很少有短暂缓解的报道。

由于很少有 NEPC 患者最初表现为局限性疾病，目前关于内脏器官受累患者的资料有限。这些患者很可能有隐匿性转移性疾病，骨扫描或计算机断层扫描都没有发现。正电子发射断层扫描(PET)可用于局部疾病的诊断。建议采用多途径治疗，类似患者小细胞肺癌，包括化疗与同步或合并放射治疗控制局部疾病及全身微转移[66]。在这种临床情况下，使用手术的数据也非常有限。

大多数晚期 NEPC 或间变性前列腺癌患者都有 NEPC 和前列腺癌肿瘤组织学成分或混合特征。因此，初始进行 ADT 治疗是合理的。这种方法可以治疗任何对雄激素有反应的癌症，而化疗可以治疗 NEPC 中通常对雄激素没有反应的成分。以铂类为基础的化疗方案，最常见的方案是用于小细胞肺癌的顺铂和依托泊苷的方案，已证明是 NEPC 的主要治疗方案。其他药物如异环磷酰胺和阿霉素也显示出抗肿瘤活性。2002 年 Papandreou 等人报道了阿霉素、顺铂和依托泊苷在 38 例有显著特征的前列腺小细胞癌患者中的应用，无完全缓解的有效率为 61%，没有改善中位进展时间(5.8 个月)和总生存期(10.8 个月)。与顺铂和依托泊苷相比，其反应具有更大的毒性[63]。2011 年 Flechon 等报道了 60 例卡铂和依托泊苷的Ⅱ期研究结果。结论是由于不良反应和毒性较高，该方案的效益与风险比似乎是不利的。最近，Aparicio 等人前瞻性地选择了 120 名患者进行单臂序贯Ⅱ期临床试验(表 21.1，C1~C7)，指出了 7 个被认为是 NEPC 或间变性前列腺癌特征的临床特征。符合其中一项或多项标准的男性在疾病进展中接受卡铂和多西他赛(CD)以及依托泊苷和顺铂(EP)方案治疗，两组患者四个周期的 CD 和 EP 后无进展率分别为 65.4%和 33.8%。中位总生存期(OS)报道为 16 个月(95% CI 为 13.6~19.0 个月)，肿瘤体积与较差的预后显著相关。乳酸脱氢酶(LDH)可以预测 OS 和快速进展速度。血清 CEA 浓度与 OS 密切相关，但不能预测快速进展。神经内分泌标志物不能预测治疗[21]的结果或反应。由于 AURKA 和 MYCN 的扩增可诱发 NED，目前正在进行一项使用AURKA 抑制剂 MLN8237(Alisertib)的Ⅱ期试验，以确定这种潜在治疗方法对 NEPC 患者的反应。

参考文献

1. Debes JD, Tindall DJ. Mechanisms of androgen-refractory prostate cancer. N Engl J Med. 2004;351(15):1488–90.
2. Chen CD, Welsbie DS, Tran C, Baek SH, Chen R, Vessella R, et al. Molecular determinants of resistance to antiandrogen therapy. Nat Med. 2004;10(1):33–9.
3. Isaacs JT, Isaacs WB. Androgen receptor outwits prostate cancer drugs. Nat Med. 2004;10(1):26–7.
4. Sun S, Sprenger CC, Vessella RL, Haugk K, Soriano K, Mostaghel EA, et al. Castration resistance in human prostate cancer is conferred by a frequently occurring androgen receptor splice variant. J Clin Invest. 2010;120(8):2715–30.
5. Knudsen KE, Scher HI. Starving the addiction: new opportunities for durable suppression of AR signaling in prostate cancer. Clin Cancer Res. 2009;15(15):4792–8.
6. de Bono JS, Logothetis CJ, Molina A, Fizazi K, North S, Chu L, et al. Abiraterone and increased survival in metastatic prostate cancer. N Engl J Med. 2011;364(21):1995–2005.
7. Bonkhoff H, Wernert N, Dhom G, Remberger K. Relation of endocrine-paracrine cells to cell proliferation in normal, hyperplastic, and neoplastic human prostate. Prostate. 1991;19(2):91–8.

8. Alberti C. Neuroendocrine differentiation in prostate carcinoma: focusing on its pathophysiologic mechanisms and pathological features. G Chir. 2010;31(11–12): 568–74.
9. Tarjan M. Prognostic significance of focal neuroendocrine differentiation in prostate cancer: cases with autopsy-verified cause of death. Indian J Urol. 2010;26(1):41–5.
10. Vashchenko N, Abrahamsson PA. Neuroendocrine differentiation in prostate cancer: implications for new treatment modalities. Eur Urol. 2005;47(2):147–55.
11. Sun Y, Niu J, Huang J. Neuroendocrine differentiation in prostate cancer. Am J Transl Res. 2009;1(2): 148–62.
12. di Sant'Agnese PA. Neuroendocrine differentiation in carcinoma of the prostate. Diagnostic, prognostic, and therapeutic implications. Cancer. 1992;70(1 Suppl): 254–68.
13. Abrahamsson PA. Neuroendocrine differentiation in prostatic carcinoma. Prostate. 1999;39(2):135–48.
14. Daneshmand S, Dorff TB, Quek ML, Cai J, Pike MC, Nichols PW, et al. Ethnic differences in neuroendocrine cell expression in normal human prostatic tissue. Urology. 2005;65(5):1008–12.
15. di Sant'Agnese PA, Egevad L, Epstein JI. Neuroendocrine tumors. In: Eble JN, Sauter G, Epstein JI, editors. World health organization classification of tumors. Pathology and genetics of the urinary system and male genital organs. Lyon: IARC Press; 2004. p. 207–8.
16. di Sant'Agnese PA. Neuroendocrine differentiation in prostatic carcinoma: an update on recent developments. Ann Oncol. 2001;12 Suppl 2:S135–40.
17. Hirano D, Okada Y, Minei S, Takimoto Y, Nemoto N. Neuroendocrine differentiation in hormone refractory prostate cancer following androgen deprivation therapy. Eur Urol. 2004;45(5):586–92. discussion 592.
18. Theodoropoulos VE, Tsigka A, Mihalopoulou A, Tsoukala V, Lazaris AC, Patsouris E, et al. Evaluation of neuroendocrine staining and androgen receptor expression in incidental prostatic adenocarcinoma: prognostic implications. Urology. 2005;66(4): 897–902.
19. Quek ML, Daneshmand S, Rodrigo S, Cai J, Dorff TB, Groshen S, et al. Prognostic significance of neuroendocrine expression in lymph node-positive prostate cancer. Urology. 2006;67(6):1247–52.
20. Sciarra A, Di Silverio F, Autran AM, Salciccia S, Gentilucci A, Alfarone A, et al. Distribution of high chromogranin A serum levels in patients with nonmetastatic and metastatic prostate adenocarcinoma. Urol Int. 2009;82(2):147–51.
21. Aparicio AM, Harzstark AL, Corn PG, Wen S, Araujo JC, Tu SM, et al. Platinum-based chemotherapy for variant castrate-resistant prostate cancer. Clin Cancer Res. 2013;19(13):3621–30.
22. Evans AJ, Humphrey PA, Belani J, van der Kwast TH, Srigley JR. Large cell neuroendocrine carcinoma of prostate: a clinicopathologic summary of 7 cases of a rare manifestation of advanced prostate cancer. Am J Surg Pathol. 2006;30(6):684–93.
23. Spieth ME, Lin YG, Nguyen TT. Diagnosing and treating small-cell carcinomas of prostatic origin. Clin Nucl Med. 2002;27(1):11–7.
24. Wang W, Epstein JI. Small cell carcinoma of the prostate. A morphologic and immunohistochemical study of 95 cases. Am J Surg Pathol. 2008;32(1):65–71.
25. Scheble VJ, Braun M, Wilbertz T, Stiedl AC, Petersen K, Schilling D, et al. ERG rearrangement in small cell prostatic and lung cancer. Histopathology. 2010; 56(7):937–43.
26. Scheble VJ, Braun M, Beroukhim R, Mermel CH, Ruiz C, Wilbertz T, et al. ERG rearrangement is specific to prostate cancer and does not occur in any other common tumor. Mod Pathol. 2010;23(8):1061–7.
27. Cindolo L, Cantile M, Vacherot F, Terry S, de la Taille A. Neuroendocrine differentiation in prostate cancer: from lab to bedside. Urol Int. 2007;79(4):287–96.
28. Ito T, Yamamoto S, Ohno Y, Namiki K, Aizawa T, Akiyama A, et al. Up-regulation of neuroendocrine differentiation in prostate cancer after androgen deprivation therapy, degree and androgen independence. Oncol Rep. 2001;8(6):1221–4.
29. Ismail AHR, Landry F, Aprikian AG, Chevalier S. Androgen ablation promotes neuroendocrine cell differentiation in dog and human prostate. Prostate. 2002;51(2):117–25.
30. Wright ME, Tsai MJ, Aebersold R. Androgen receptor represses the neuroendocrine transdifferentiation process in prostate cancer cells. Mol Endocrinol. 2003;17(9):1726–37.
31. Marchiani S, Tamburrino L, Nesi G, Paglierani M, Gelmini S, Orlando C, et al. Androgen-responsive and -unresponsive prostate cancer cell lines respond differently to stimuli inducing neuroendocrine differentiation. Int J Androl. 2010;33(6):784–93.
32. Yuan TC, Veeramani S, Lin FF, Kondrikou D, Zelivianski S, Igawa T, et al. Androgen deprivation induces human prostate epithelial neuroendocrine differentiation of androgen-sensitive LNCaP cells. Endocr Relat Cancer. 2006;13(1):151–67.
33. Yuan TC, Veeramani S, Lin MF. Neuroendocrine-like prostate cancer cells: neuroendocrine transdifferentiation of prostate adenocarcinoma cells. Endocr Relat Cancer. 2007;14(3):531–47.
34. Lee LF, Louie MC, Desai SJ, Yang J, Chen HW, Evans CP, et al. Interleukin-8 confers androgen-independent growth and migration of LNCaP: differential effects of tyrosine kinases Src and FAK. Oncogene. 2004;23(12):2197–205.
35. Deeble PD, Murphy DJ, Parsons SJ, Cox ME. Interleukin-6- and cyclic AMP-mediated signaling potentiates neuroendocrine differentiation of LNCaP prostate tumor cells. Mol Cell Biol. 2001;21(24):8471–82.
36. Wang Q, Horiatis D, Pinski J. Interleukin-6 inhibits the growth of prostate cancer xenografts in mice by the process of neuroendocrine differentiation. Int J Cancer. 2004;111(4):508–13.
37. Mori R, Xiong S, Wang Q, Tarabolous C, Shimada H, Panteris E, et al. Gene profiling and pathway analysis of neuroendocrine transdifferentiated prostate cancer

cells. Prostate. 2009;69(1):12–23.
38. Wu C, Huang J. Phosphatidylinositol 3-kinase-AKT-mammalian target of rapamycin pathway is essential for neuroendocrine differentiation of prostate cancer. J Biol Chem. 2007;282(6):3571–83.
39. Acosta JC, O'Loghlen A, Banito A, Raguz S, Gil J. Control of senescence by CXCR2 and its ligands. Cell Cycle. 2008;7(19):2956–9.
40. Chen H, Sun Y, Wu C, Magyar CE, Li X, Cheng L, et al. Pathogenesis of prostatic small cell carcinoma involves the inactivation of the P53 pathway. Endocr Relat Cancer. 2012;19(3):321–31.
41. Li Z, Chen CJ, Wang JK, Hsia E, Li W, Squires J, et al. Neuroendocrine differentiation of prostate cancer. Asian J Androl. 2013;15(3):328–32.
42. Zhou Z, Flesken-Nikitin A, Corney DC, Wang W, Goodrich DW, Roy-Burman P, et al. Synergy of p53 and Rb deficiency in a conditional mouse model for metastatic prostate cancer. Cancer Res. 2006;66(16):7889–98.
43. Beltran H, Rickman DS, Park K, Chae SS, Sboner A, MacDonald TY, et al. Molecular characterization of neuroendocrine prostate cancer and identification of new drug targets. Cancer Discov. 2011;1(6):487–95.
44. Lapuk AV, Wu C, Wyatt AW, McPherson A, McConeghy BJ, Brahmbhatt S, et al. From sequence to molecular pathology, and a mechanism driving the neuroendocrine phenotype in prostate cancer. J Pathol. 2012;227(3):286–97.
45. Konishi N, Nakamura M, Nakaoka S, Hiasa Y, Cho M, Uemura H, et al. Immunohistochemical analysis of midkine expression in human prostate carcinoma. Oncology. 1999;57(3):253–7.
46. Muramatsu T. Midkine and pleiotrophin: two related proteins involved in development, survival, inflammation and tumorigenesis. J Biochem. 2002;132(3):359–71.
47. Kadomatsu K, Muramatsu T. Midkine and pleiotrophin in neural development and cancer. Cancer Lett. 2004;204(2):127–43.
48. Ruan M, Ji T, Wu Z, Zhou J, Zhang C. Evaluation of expression of midkine in oral squamous cell carcinoma and its correlation with tumour angiogenesis. Int J Oral Maxillofac Surg. 2007;36(2):159–64.
49. You Z, Dong Y, Kong X, Beckett LA, Gandour-Edwards R, Melamed J. Midkine is a NF-kappaB-inducible gene that supports prostate cancer cell survival. BMC Med Genomics. 2008;1:6-8794-1-6.
50. Nordin A, Wang W, Welen K, Damber JE. Midkine is associated with neuroendocrine differentiation in castration-resistant prostate cancer. Prostate. 2013;73(6):657–67.
51. Ishida E, Nakamura M, Shimada K, Matsuyoshi S, Tada K, Okajima E, et al. Autopsy case of prostate cancer with multiple endocrine neoplasia 2A. Pathol Int. 2004;54(12):918–23.
52. Taplin ME, George DJ, Halabi S, Sanford B, Febbo PG, Hennessy KT, et al. Prognostic significance of plasma chromogranin a levels in patients with hormone-refractory prostate cancer treated in Cancer and Leukemia Group B 9480 study. Urology. 2005;66(2):386–91.
53. Berruti A, Mosca A, Tucci M, Terrone C, Torta M, Tarabuzzi R, et al. Independent prognostic role of circulating chromogranin A in prostate cancer patients with hormone-refractory disease. Endocr Relat Cancer. 2005;12(1):109–17.
54. Berruti A, Bollito E, Cracco CM, Volante M, Ciccone G, Porpiglia F, et al. The prognostic role of immunohistochemical chromogranin a expression in prostate cancer patients is significantly modified by androgen-deprivation therapy. Prostate. 2010;70(7):718–26.
55. Cabrespine A, Guy L, Gachon F, Cure H, Chollet P, Bay JO. Circulating chromogranin a and hormone refractory prostate cancer chemotherapy. J Urol. 2006;175(4):1347–52.
56. Ishida E, Nakamura M, Shimada K, Tasaki M, Konishi N. Immunohistochemical analysis of neuroendocrine differentiation in prostate cancer. Pathobiology. 2009;76(1):30–8.
57. Angelsen A, Syversen U, Haugen OA, Stridsberg M, Mjolnerod OK, Waldum HL. Neuroendocrine differentiation in carcinomas of the prostate: do neuroendocrine serum markers reflect immunohistochemical findings? Prostate. 1997;30(1):1–6.
58. Berruti A, Dogliotti L, Mosca A, Bellina M, Mari M, Torta M, et al. Circulating neuroendocrine markers in patients with prostate carcinoma. Cancer. 2000;88(11):2590–7.
59. Wu JT, Astill ME, Liu GH, Stephenson RA. Serum chromogranin A: early detection of hormonal resistance in prostate cancer patients. J Clin Lab Anal. 1998;12(1):20–5.
60. Kinebuchi Y, Noguchi W, Irie K, Nakayama T, Kato H, Nishizawa O. Relapsed prostate cancer with neuroendocrine differentiation and high serum levels of carcinoembryonic antigen without elevation of prostrate-specific antigen: a case report. Int J Urol. 2007;14(2):147–9.
61. Massaccesi M, Forni F, Spagnuolo P, Macchia G, Mignogna S, De Ninno M, et al. Multiple tumor marker elevation in androgen ablation-refractory prostate cancer with long-term response to metronomic chemotherapy: a case report. Int J Biol Markers. 2010;25(4):243–7.
62. Feuer JA, Lush RM, Venzon D, Duray P, Tompkins A, Sartor O, et al. Elevated carcinoembryonic antigen in patients with androgen-independent prostate cancer. J Invest Med. 1998;46(2):66–72.
63. Papandreou CN, Daliani DD, Thall PF, Tu SM, Wang X, Reyes A, et al. Results of a phase II study with doxorubicin, etoposide, and cisplatin in patients with fully characterized small-cell carcinoma of the prostate. J Clin Oncol. 2002;20(14):3072–80.
64. Flechon A, Pouessel D, Ferlay C, Perol D, Beuzeboc P, Gravis G, et al. Phase II study of carboplatin and etoposide in patients with anaplastic progressive metastatic castration-resistant prostate cancer (mCRPC) with or without neuroendocrine differentiation: results of the French Genito-Urinary Tumor Group (GETUG) P01 trial. Ann Oncol. 2011;22(11):2476–81.

65. Oesterling JE, Hauzeur CG, Farrow GM. Small cell anaplastic carcinoma of the prostate: a clinical, pathological and immunohistological study of 27 patients. J Urol. 1992;147(3 Pt 2):804–7.

66. Bishop JF, Raghavan D, Stuart-Harris R, Morstyn G, Aroney R, Kefford R, et al. Carboplatin (CBDCA, JM-8) and VP-16-213 in previously untreated patients with small-cell lung cancer. J Clin Oncol. 1987; 5(10):1574–8.

第5部分

临床治疗

第 22 章

提高生活质量的策略：患者报告结局和症状

Channing J. Paller, Thomas J. Smith

引言

前列腺癌是第一个基于患者报告结局(PRO)而选择治疗方案，但其生存时间并未发生改变的癌症。这就兴起了以患者为中心进行测量的浪潮。在 19 世纪 90 年代，Dr.Ian Tannock 和他的同事们随机抽取了 161 名去势抵抗性前列腺癌(CRPC)患者，给他们静脉注射米托蒽醌和泼尼松片，再将其疗效与单独注射泼尼松的患者进行比较[1]。他们发现这两组患者的总体生存率没有区别，但是注射米托蒽醌患者的总体生活质量(QOL)显著提高(P=0.009)，并且身体机能等其他方面也得到改善。他们的疼痛可控制 43 周，相比之下，单独注射泼尼松的患者，疼痛控制仅能维持 18 周[2]。Dr.Ian Tannock 和他的同事们使用了一种对于大多数肿瘤学家来说完全新奇的新方法，通过询问患者的经历来测量 QOL。随后，患者完成最终肿瘤学家非常熟悉的表格——欧洲组织制定的研究与治疗癌症患者生活质量量表 C30[3](EORTC QLQ-C30，适用于所有癌症的普遍测量量表)和前列腺癌生活质量量表 14(QOLM-P14，专门用于前列腺癌的测量量表，因为 PC 患者有不同于乳腺癌或白血病患者的症状)。PRO 试验数据经调查显示：米托蒽醌不仅可以提高 QOL，而且通过减少患者住院率可节约费用[4]。在这项试验的基础上，美国[5]也进行了类似的试验，食品与药品管理局认为，药物不能提高患者的整体生存率[6]，仅仅能明显改善患者的生活质量，随之人们对前列腺癌化疗产生了极大兴趣。

什么是 PRO，为什么它们如此重要，如何将 PRO 治疗 CRPC 患者应用于临床试验和日常实践中？我们将首先解释 PRO，列举人们所熟知的 PRO 在治疗方面的应用，然后提出建议，以备将来应用。我们不提供详尽的文献回顾，而是希望强调临床医生可能遇到的 PRO 和患者报告结局的措施(PROM)，以及如何评估它们。

PRO 和 PROM

PRO 和 PROM 旨在收集患者的看病经历，通常缺失以下内容：反应率、毒性数据、生存数据。例如，多西他赛的化疗和伴随发生的疲劳、神经病变和脓毒症的风险可以加重疼痛和其他前列腺癌的症状，这难道不足以证明使用多西他赛没有一例患者可以治愈吗？在睾丸癌中，如果有一半的患者治愈，毒性和症状将显得不重要。但是，如果仅能延长患者 2~3 个月的生存期，从患者而不是医生或研究者的角度来说，能证明使用该药物可以改善症状吗？众所周知，现在的答案是：可以！因为患者生存率的改善与生活质量的提高是密切相关的，而 22%~23%使用了多西他赛的患者，生活质量提高了[7]，而对照组的该比例仅为 13%。这就再次证明了 FDA 的观点：多西他赛能改善患者的生存期，并且提高了 PROM[8]。事实上，在现代使用药物之前,随机试验显示:与健康相关的生活质量(HRQOL)比抗癌反应表现出更多的不同点[9]。

唯一了解患者看病经历的途径是询问患者,但是这个过程在 19 世纪 90 年代早期才出现。在这 20 年间,对于每个新药或治疗试验来说,从没有 PRO 数据到有 PRO 数据支持的转变是必不可少的。所有 PRO 的一个共同点是:他们用患者理解的方式,对其进行问卷调查。这和我们通过 NCI 不良事件的通用术语标准(CTCAE)[10](通常称为通用毒性标准)所收集的毒性、标准反应率、无进展生存率、总体生存率是不同的。NCI-CTCAE 测量工具在相同问题和项目间的得分更为有效,但是它不能直接评估患者症状[11]。大多数患者想用自己理解的方式知道他们将要发生什么。告诉他们"你可能已经患上神经病了,但仅仅是一级或是二级"(通过 NCI-CTCAE 评估)不如告诉他们"多数患者有神经问题,通常是麻痹,但几乎所有患者都可以拿铅笔,也可以开车"(通过 EORTC QLC-30[13]的部分—CIPN-20[12]评估)更为有效。

自 PRO 成为患者在等候室里填写的按等级划分的表格以后,措施就在不断改进。如今,PRO 可以在掌上电脑和平板电脑上记录,也可使用计算机自适应测试(CAT)在线咨询,这种方式可以根据患者的反应自行改变问题。NCI-CTCAE 是第一批测试工具之一,为了实时报告患者结局,它记录的是患者登记电子的数据[14]。PRO 的实时监测既有优点也有缺点。优点是数据具有高度有效性和再现性,缺点是有些重要的数据需要一直监测。如果有患者的电子数据显示,他们有严重的疼痛、呕吐,甚至是发烧,在凌晨 2 点打冷战,这将导致患者出现疾病甚至死亡的严重后果。使用实时 PRO 的组织不得不改进答案管理机制。那就是随着环境的改变,答案也要及时发生变化,例如,通过电话进行实时监测[15]。

现有的数据表明:当患者的症状以电子的形式报告给临床医生时,他们将会采取更多的临床操作。位于安大略的麦克马斯特大学的癌症中心创立了关于埃德蒙顿症状评估量表(ESAS)的通用电子筛查项目[16]。针对 912 名患者进行评估,由于疼痛或呼吸困难而记录临床操作的患者比例,随着自我报告症状的严重程度而逐步增加(从没有疼痛到严重疼痛,患者比例分别是 36.9%、49.2%、55.2% 与 71.4%;$P<0.001$);然而分数不到一半"严重"程度的患者也记录有临床操作。

患者非常感兴趣,不管采取什么形式,他们都愿意做 PROM。美国国立卫生研究院(NIH)研发了患者报告结局测量信息系统(PROMIS),并将其作为通用 PRO,这是他们规划的一部分[17]。随机交叉的试验数据表明:使用交互式话音响应系统(IVR)技术、问卷调查、个人数字助手、在线的个人计算机(PC)和来自电脑的第二份表格所得的数据都没有区别[18]。患者与家庭作为与收益相关者,对这些都非常感兴趣,93%的人还说:PROMIS 不仅可以增加利益,而且能达到这些利益。

PRO 工具是全面的,它完全从患者的角度来测量治疗方案或患者的特殊症状或疾病。一些首批的仪器全面收集患者的看病经历,可以将其分为多个领域或是多组问题,包括身体症状、心理健康、性功能、情感压抑、精神适应等。我们通常用"构造"这一词来代替特征,所以,"单构造"的仪器可测量类似悲伤或疼痛的症状,而"多构造"的仪器可测量对整个健康状况的影响。类似于医学结局研究简表 36 和癌症治疗功能评估(FACT)的仪器收集了所有的结局,但是太广泛了。例如,如果一种治疗方案能明显减轻骨头疼痛,或是减弱性功能,难道能说它什么都没有改变吗? 我们将答案平均分解成 36 个问题,将会发现这种方案根本没有使人受益。

随后对患者的具体模块进行修饰设计，来收集患者具体的改变，如恶心、疼痛、恶性血液系统疾病症状。普遍和特殊的仪器列于表22.1。

根据普通的PRO，我们将症状的范围划分为两类（表22.2）。FACT、PRO-CT-CAE和QLQ-C30测量了普通HRQOL研究中提到的多数症状，然而PROMISE和EQ-5D仅仅测量了一小部分症状，但是额外补充了一些评估，例如，身体机能、对社会地位及活动的满意度。

在使用PRO和PROM时都有困难，既表现在科学方面，也表现在行政管理方面。从科学上来讲，许多试验者都想在实验开始时测量患者的平均生活质量指数，然后将其与治疗两个月以后的指数进行比较。起初，试验者将患者治疗初期与两个月后的指数取平均数，这将不可避免地造成患者的QOL没有差别。这就好像是将所有患者的肿瘤反应情况取平均值，而不能体现每个癌症患者的情况。更好的报告和计算机输入已经修正了这个问题。

另一个重要的科学问题是患者生活质量的最低改变。即使已经证实了使用药物可以给患者总体生存率和无进展生存率带来略微的收益，但仅有一小部分人认同药物可以“改善生活质量”的说法。在之前的会议上[35]，人们统一了他们的测量方法：首先，向患者咨询医学上对QOL指标改变有重要影响的症状，如占20%影响的疼痛。其次，确定达到这种改变水平的患者比例。这些易于理解和报告的测量方法可以用作比较研究。

还有一个问题就是该用患者评分还是临床评分或是两者的评分均使用？如果两者的评分均使用，那么顺序应该是什么？谁的评分该优先考虑？当前数据表明，临床评分与患者症状的评分结合，比任何一种单独评分对患者生存期的预测更准确[36]。针对161名肺癌患者进行研究，并对其随访12年，表明用Euro-QOL 5评估患者报告症状和QOL与使用NCI CTAEC评估临床报告毒性是互补的。在以下几方面，临床报告评分比患者报告评分能很好地预测急诊室的就诊与死亡率，包括疲劳（$P<0.001$）、恶心（$P=0.01$）、便秘（$P=0.038$）以及KPS评分（$P<0.001$），但患者评分能更准确地描述其日常功能[37]（这项研究也表明：当患者报告的症状评分达到临床识别水平时，说明疾病已经严重了，急需解决）。

在临床试验中，使用PRO和PROM，出现了主要的行政管理问题。因为大多数试验在制药公司进行，以此来满足登记（新药批准）的需求。到目前为止，只有一种药物是基于纯粹的姑息治疗而被批准的，那就是米托蒽醌。所有其他的药物都是基于生存期的改变而被批准的，有的仅能延长两周（平均改变0.33个月）生命，如给晚期胰腺癌的患者加服埃罗替和吉西他滨[38]。作为补充，大多数试验将从主要研究结果方面，分别报告PRO评分。77%去势抵抗的转移性前列腺癌的试验中，只有18%进行了PRO评分或耐受性的比较研究[39]。例如，使用sipuleucel-T可以使患者生存期延长4个月[40]，在治疗过程中，由于疲劳导致QOL出现预测性的下降，但到了26周以后，实验组与安慰剂组[41]中患者的QOL相同。直到FDA改变了其规定，PRO和PROM才用于试验中，而不是某些药物的附加物中[42]。

在行政管理中出现的第二个问题是电子医疗记录，这能够将有点难度或者没有难度的PRO进行整合，然后再进行有效性的比对研究。例如，出现充血性心力衰竭等并发症的患者使用卡巴他赛，是否会和临床试验对象的结果[43]一样，收到良好的效果。主要的问题是在可能性与花销不太大的前提下，为了大家都能访问，应该去测量和记录什么指标。最近的一项研究[44]探索了能够决策的体系结构并提出合理化建议，在这之前人们企图增加使用多仪器的患者人数。目前还没有一种标准的仪器，仅仅是把它们进行混合。当 EMR 厂商尝试着开拓市场份额时，需要使用一个或者几个可交叉对话或者可判读的仪器，这既需要有高度隐私，也需要花费更多的费用。以上的这些改进是有可能的，但主要需要政府的干预，类似于“合理使用”这样的要求。

表 22.1　患者报告结局通用量表（PROM）的用途、结局、评论

PROM 名称	用途	说明内容	评论	作者及参考文献
普通 *PROM*				
健康调查的医疗结局研究简表（SF-36和 SF-12）	多种疾病患病人口的研究	所有的分数差别不大	已被特异性疾病模块取代	Ware 等人[19]
EORTC QLQ-C30	评估癌症患者的生活质量，并提出可选疾病和有伴随症状并与下文症状相符	仅与 FACT[20]达成一致协议	已被 3000 个以上的研究使用，当前的版本是 3.0	Aaronson 等人[3]
使用不良事件的通用术语标准的患者报告结局（PRO-CT-CAE）	NCI 企图开发 PROM，使其扩展到 CTCAE	目前还没有广泛使用 Pubmed 搜索 PRO-CTCAE 仅有四篇文章，用 EORTC-QLQ-C30 可以搜索出 1343 篇	用于多种临床试验	Basch 等人[21]
Euroquol-5（EQ-5D）	基于普通人群样本的健康状态 EQ-5D 的评估，应用体重来提供一种单一的摘要索引	措施要有实用性，或是改变与 QOL 额外花销相关的“实用性”。通常需要依靠癌症治疗的欧洲监测局	该测试在制药公司进行，推荐华盛顿小组使用成本效益分析，该小组谈论健康与医学的成本效益	Rabin 等人[22]
癌症治疗的功能评估（FACT）	评估癌症患者的生活质量，给伴随症状的患者选择特殊的模块	FACT 肺癌的得分可以显示非小细胞肺癌患者的生存时间[23]	广泛应用于美国	Cella 等人[24]
PROMIS	测量选择的一些症状和 HRQOL	慢性疾病患者比未明确诊断患者的 HRQOL 更低，N=21113[25]		Cella 等人[26]
特殊的 PROM				
姑息治疗结局量表（POS）	晚期癌症患者的 PROM 可以用来评估姑息治疗	用于测量即将死亡患者的治疗质量		Hearn 等人[27]
EORTC QLQ-30 中的前列腺模块（QLQ-PAN26）	特殊疾病的 QLQ-C30	普遍用来测量前列腺癌患者的生活质量		Fizsimmon等人[28]

（待续）

表 22.1(续)

PROM 名称	用途	说明内容	评论	参考作者
FACT-前列腺癌(FACT-P)	FACT 中的一个有 12 项内容的前列腺癌子量表	共同评估阿比特龙的效用[29]		Esper 等人[30]
肺癌症状量表	对 9 位患者及 6 个观察项进行的 8 个调查	用来评估疾病所导致的一些特殊症状——疲劳、咳嗽、呼吸困难。服用培美曲塞的患者比服用安慰剂的患者 QOL 更高[31]	用于制药公司，用来减轻症状带来的压力[32]	Hollen 等人[33]
扩大前列腺癌的复合指数(EPIC-26)	治疗前列腺癌后,评估患者的功能和其他方面（泌尿、性、肠道、激素方面）	受到人们的欢迎，用来评估症状严重的患者在手术后的恢复情况		Wei 等人[34]

表 22.2 普通患者报告结局量表(PROM)中所包含的症状

症状	FACT	PROMIS	PRO-CTCAE	QLQ-C30	EQ-5D
厌食	X		X	X	
焦虑	X	X	X	X	X
便秘	X		X	X	
压抑	X	X	X	X	X
腹泻	X		X	X	
呼吸困难	X		X	X	
疲劳	X	X	X	X	X
失眠	X	X	X	X	
恶心	X		X	X	
疼痛	X	X	X	X	X
神经病变	X		X	X	
呕吐	X		X	X	

CPRC 患者疼痛的测量

几乎所有的 PROM 均测量了疼痛,它与 CRPC 患者生存率的下降是分不开的[45],疼痛既可以使患者身体虚弱,也可以使其生活质量下降[46]。的确,这个说法在之前 FDA 批准的米托蒽醌中已经得到例证。在临床试验中,疼痛的改善成为治疗有效的一个有力指标。然而在 PRO 中疼痛指标的测量具有一定的挑战性。FDA 已经提出测量疼痛的标准,那就是如何确定 PRO 的测量措施是否可用于临床试验,并用来支持疾病诉求[47]。尽管该公布的指南,在 17 年前已经批准米托蒽醌可用来治疗疼痛,但 FDA 仍不允许在治疗前列腺癌的药物中加入止痛成分,尽管这段时间,已在药物中使用了多种止痛成分[48]。以多西他赛和醋酸阿比特龙为主的试验均测量了疼痛[7],但 FDA 担心他们仅关注了试验中的测量技术而没有关注药物对疼痛的减轻作用[49]。

目前仍没有一种测量疼痛可行且统一的方法,研究人员开发出了个人的疼痛问卷调查,但没有考虑试验之间的相似性。然而得到了 FDA 的批准的五站点临床试验开始于 2013 年末。该试验旨在研究一种简单的

PRO 疼痛测量方法:"最近 24 小时内发生的最严重的疼痛[50]"。这种新方法因两方面的方法是比较有前途的。其一是:试验设计团队中有这样一些研究员，他们开发了最常用的肿瘤疼痛问卷调查——简易疼痛量表(BPI)。其二是:该试验得到了 FDA 的积极鼓励。预计将于 2016 年获得试验结果。

临床医生在治疗 CRPC 患者的过程中，可能遇到的其他类型的 PRO 和 PROM

虽然在 CRPC 患者的 PRO 中,疼痛占了主导地位,但在其他与 CRPC 患者及其治疗最相关的 PRO 方面,研究者几乎没有达成一致意见。谢尔等人表明:"在试验和实践中,所能考虑到的一些重要的 PRO 包括：厌食(食欲下降)、焦虑、便秘、腹泻、睡眠障碍、黏膜炎、恶心、疼痛、周围感觉神经病变、皮疹、呕吐、泌尿系症状、全球健康相关的 QOL 和干扰日常生活的症状"[51]。为了开发出 CRPC 患者 PRO 的概念框架,伊顿等人通过查找文献综述，回访患者与医生，列出了与 CRPC 患者相关的 PRO 最初的清单。然后将结果清单与Ⅲ期临床试验中随机抽出的 PRO 存

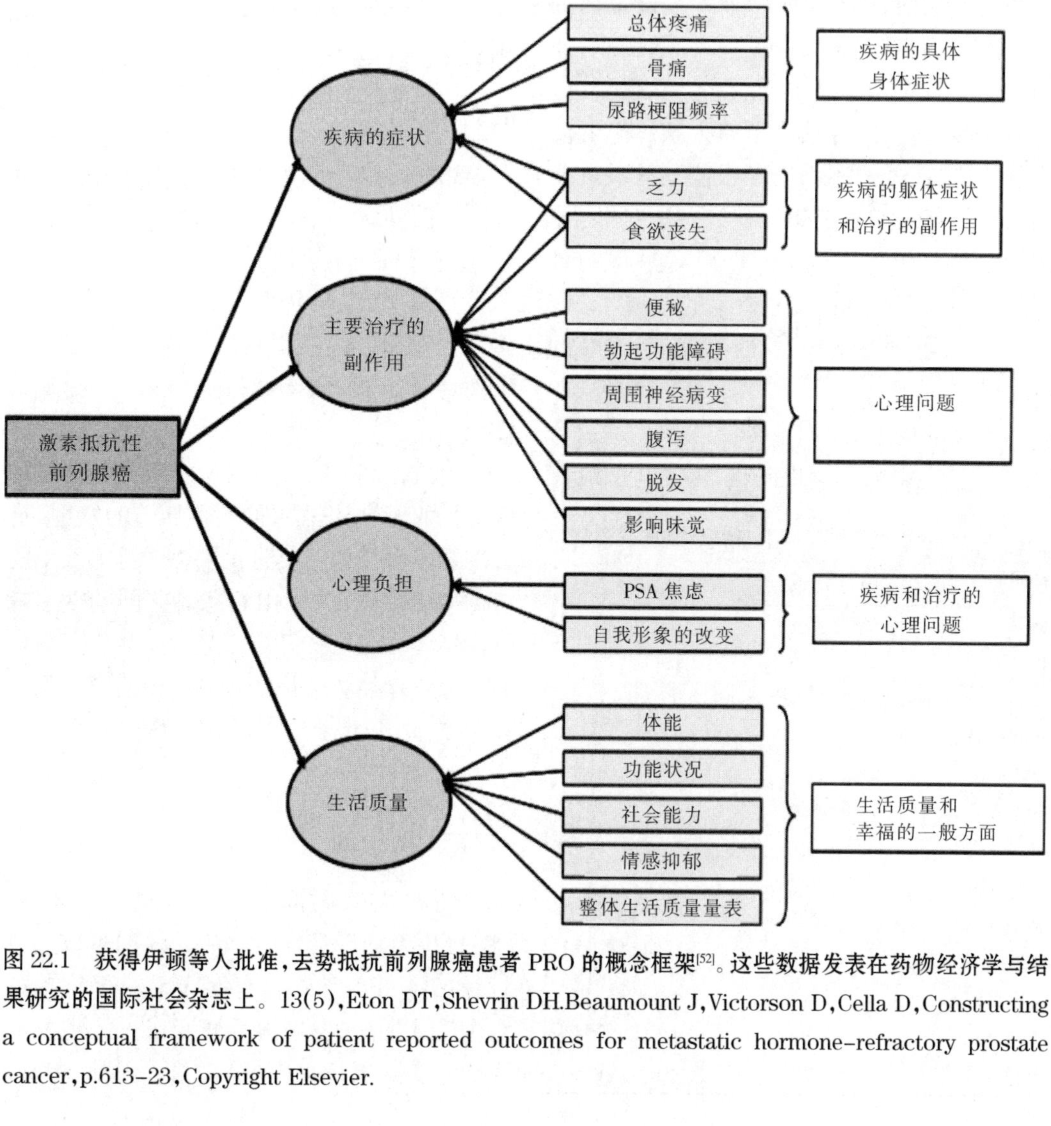

图 22.1　获得伊顿等人批准,去势抵抗前列腺癌患者 PRO 的概念框架[52]。这些数据发表在药物经济学与结果研究的国际社会杂志上。13(5),Eton DT,Shevrin DH.Beaumount J,Victorson D,Cella D,Constructing a conceptual framework of patient reported outcomes for metastatic hormone-refractory prostate cancer,p.613-23,Copyright Elsevier.

档数据进行比对，这些存档的数据来自注射米托蒽醌与泼尼松一同注射和单独注射泼尼松的试验组。这些数据既包括仪器所测出的前列腺癌生活质量（PROSQOLI），也包括QOLM-P14。这些结果最终形成了与CRPC患者相关的PRO概念框架，列于图22.1。

伊顿等人针对临床试验中的CRPC患者，总结了治疗前与治疗后的PRO变化（表22.3）。在我们主要关注的前列腺癌患者中，疼痛与QOL是最常见的。

早些时候，Yount等人从常用的多维前列腺癌特殊QOL的调查研究（前列腺癌治疗的功能评估，FACT-P）中抽取了最重要的PRO来监测晚期前列腺癌。有44名医生，他们每个人都在3年内诊治了至少100名患者。这些医生在“评估晚期前列腺癌患者治疗的价值时，选出不少于5个监测的最重要症状与体征”，组成清单。研究者通过“对使用阿曲生坦的288名CRPC患者进行的Ⅲ期随机临床试验”，证实了专家的选择[53]。表22.4列出了至少被17%的专家所认可的PRO排名列表。

下面的内容，我们主要回顾一下每一个PRO的特点，文中所提到的策略也是最有效的。

表22.3 患者报告结局显示HRPC临床试验的变化

问题	病例个数
疼痛	10
特殊前列腺癌的问题	9
全球QOL	8
情感问题	5
普遍的QOL（FACT-P测量）	5
疲劳	4
身体机能	4
恶心/呕吐	3
使用止痛剂	2
幸福感	2
焦虑	1
食欲	1

表22.4 由临床医生选出的大多数CRPC患者的重要体征

症状/问题	支持率（前五名）
疼痛	68
疲劳（没有精力）	64
疼痛影响了行动	43
排尿困难	32
担心功能会更糟糕	27
骨骼疼痛	25
体重下降	18
排尿困难致行动不便	18

CRPC患者常见的疼痛综合征及其治疗策略

80%的晚期前列腺癌患者发生了骨转移[54]。前列腺癌最常见的转移部位是骨骼，尤其是脊柱、骨盆、肱骨与股骨的转移，很少发生于类似颅骨斜坡等其他部位的转移。骨转移会使患者发生频繁的剧烈疼痛、病理性骨折，如果继续发展，还有可能导致脊髓压迫[55]。

有效控制CRPC患者的疼痛，既可以降低骨折的风险，也可减少脊髓压迫的发生。这就需要医生们能够及时识别患者身上发生的特殊疼痛综合征。CRPC患者共同的疼痛综合征见表22.5。

治疗疼痛综合征的具体措施清晰地列于表22.5，此外还需要后面所描述的一些评估。

局灶性骨疼痛

外射线的局部放疗通常能有效控制CRPC患者的局灶性骨疼痛。我们可以通过对骨扫描不正常并且有疼痛感的部位拍摄X线片，以此来发现溶骨病变或者病理性的骨折病变。当负重部位与四肢受到影响时，

表 22.5　转移性去势抵抗前列腺癌的疼痛综合征[56]

疼痛综合征	首先治疗方案	其他治疗选择
局灶性骨疼痛	药物治疗疼痛(毒品) 局部放疗(尤其要注意负重部位、溶解性转移部位、四肢)	病理学骨折或是广泛性骨转移时，考虑手术固定 局部背部疼痛的患者要评估硬膜外转移与脊髓压迫 如果局部放疗失败，可以考虑进行药物放疗
广泛的骨疼痛	药物治疗疼痛(类固醇、毒品) 多点或广泛区域的放疗 药物放疗 化疗	RANK 配体抑制剂 双磷酸盐 降钙素
硬膜外转移与脊髓压迫	高剂量的糖皮质激素 放疗 高档硬膜外阻滞、广泛骨转移、放疗后复发时，考虑减压手术与固定	药物治疗疼痛
肿瘤的直接侵犯或之前的治疗所致的神经病变(罕见的)	药物治疗疼痛 放疗(如果之前没有使用) 神经阻滞	三环抗抑郁药(阿米替林) 抗癫痫药
其他神经病变： 带状疱疹后神经痛 周围神经痛	仔细进行神经功能评估 药物治疗疼痛 终止使用对神经有毒性的药物：紫杉醇、多西他赛、长春花生物碱、铂化合物	三环抗抑郁药(阿米替林) 抗癫痫药
其他不常见的疼痛综合征： 侵犯颅神经的颅骨广泛转移 广泛肝脏转移及盆腔转移所致疼痛	放疗 药物治疗疼痛 糖皮质激素(脑神经侵犯时)	化疗 靶内化疗可能改善脑膜侵犯的症状也可以考虑进行区域注射

上述评估显得尤为重要。

硬膜外转移与脊髓压迫

硬膜外转移是前列腺癌所发生的潜在且具有毁灭性的并发症。另外，硬膜外的脊髓压迫是前列腺癌的高发疾病，因为患者经常发生椎骨与骨椎旁区域的转移。硬膜外的脊髓压迫是前列腺癌的紧急并发症，所以，为了预防截瘫，硬膜外转移的早期诊断与治疗显得尤为重要。同样，背部疼痛的预防与肠道和膀胱功能的保存，也需要早期诊断[57,58]。

当背部的中部或上部疼痛有所进展时，通常预示着即将发生脊髓压迫[59]。当 CRPC 患者说他们的后背疼痛时，我们应该积极评估硬膜外脊髓压迫的风险。脊髓磁共振成像(MRI)几乎完全取代了其他方法，如 CT 脊髓造影术与传统脊髓造影术。通过 MRI，排除明显的发生硬膜外疾病的可能性。大部分硬膜外脊髓压迫起源于椎体，很少起源于椎旁的软组织结构，它们通常只有在进行神经系统的检查时才会被发现异常。

静脉注射皮质激素是最常见的治疗方法。通常，我们静脉注射高剂量的糖皮质激素，例如，开始先静脉注射 10 mg 负荷剂量的地塞米松，随后每 6 个小时注射 4~10 mg。目前还没有报道最佳使用剂量。通常，使用类固醇激素会很快地改善症状，但 2~3 周后进入减量期。

放疗是硬膜外转移和脊髓压迫明确的治疗方案。调强放疗可以在治疗过程中改变剂量。该放疗不能照射到脊髓与脊髓旁组织，而更高剂量的射线可以进入病变靶位[60]，也就是说，以最小的毒性将射线照进近距离的脊髓中。如果患者出现以下情况，可以考虑进行环脊髓减压术[61]，包括：①在放疗过程中，患者症状与体征进一步发展；②出现不稳定的病理性骨折；③放疗后复发。如果考虑进行手术，那么还要考虑 CRPC 患者的总体预后。通常，我们并不使用化疗方案来治疗硬膜外脊髓压迫（表 22.6）。

针对 CRPC 患者经常遇到的 PRO 而提出的治疗策略

焦虑与压抑

正如表 22.2 所示，多数 PROM 测量了焦虑与压抑。像 FATC-P 这样的前列腺癌特殊的 PRO 也测量了患者们所关心的疾病进展，这正反映出与 CRPC 患者关心的症状是一样的。我们应该鼓励那些有焦虑和（或）压抑症状的患者去锻炼身体，或是让他们加服一些规定的抗抑郁药。此外，他们可以拜访一些社会工作者或是拥有灵活应对技巧的支持团队。对于那些病情严重的患者，应该建议他们咨询心理医生。

疲劳

几乎所有的 PROM 都测量了疲劳，因为许多癌症的治疗措施，包括放疗、化疗、分子靶向治疗，如果它们导致患者疲劳，那么它们有可能被禁用。根据疲劳的原因，医生选择相应的治疗对策。例如，如果患者的疲劳源自化疗所致的贫血，就要给他们输血。更为普遍的是，癌症患者感到累的时候要建议其休息。然而缺乏运动可能会导致肌肉萎缩，我们还要鼓励患者参与规律的体育锻

表 22.6　比较不同止痛治疗方案的疗效，包括激素治疗、化疗、放疗、骨靶向药物、靶向药物试验

类别	试验	疼痛比较
二线激素治疗	醋酸阿比特龙组与安慰剂组进行比较[62]	疼痛的减轻：45%比 28.8%（P=0.0005）；缓解速度：5.6 个月比 13.7 个月（P=0.0018）
	醋酸阿比特龙组与安慰剂组进行比较[29]	疼痛进展的中位时间：26.7 个月比 18.4 个月。干扰日常生活行为的疼痛进展中位时间：10.3 个月比 7.4 个月（P=0.005）
化疗	恩杂鲁胺胶囊组与安慰剂组进行比较[63]	疼痛严重程度：-7.5%比 +23%（P<0.001）
	多西他赛组与米托蒽醌组进行比较[64]	没有显著差别
	卡把它赛组与米托蒽醌组进行比较[43]	没有显著差别：9.2%比 7.7%（P=0.63）
放疗	^{153}Sm 与安慰剂组进行比较[65]	72%的患者疼痛减轻了（P<0.034）
	^{89}Sr[66]	完全疼痛的平均反应率为 32%，部分疼痛的平均反应率为 44%
	^{223}Ra 与安慰剂组进行比较[68]	NE
骨靶向药物治疗	唑米膦酸组与安慰剂组进行比较[68]	疼痛的平均分数：0.43 比 0.88（P=0.026）
	地诺单抗组与唑米膦酸组进行比较[69]	NE
靶向药物试验	卡波替尼胶囊[70]	67%的患者疼痛有进展

注：NE= 没有评估。

炼，这既可以减轻疲劳，也可以储备能量[71]。虽然之前发表的试验只用于根治性化疗后康复的患者而不是 CRPC 患者。像哌甲酯和右旋安非他命的药物兴奋剂治疗不能减少癌症相关的疲劳，但是它们用于其他疾病，可以有效减少患者严重的疲劳(范围为 0~10 分，已超过 8 分)[72,73]。在 364 个参与者的随机试验中，我们发现每天给患者服用没有毒性的 2000mg 威斯康里西洋参，可以有效地减少癌症相关的疲劳。然而这其中只有不到 10 个患者患有前列腺癌 [74]。像甲基泼尼松龙、地塞米松、泼尼松这样的类固醇既可以减轻疲劳，也可以缓解疼痛与恶心症状[75,76]。

泌尿系统症状

大多数普通的 PROM 并没有测量泌尿系统症状，但像 FACT-P 和 EPIC 这样的前列腺癌 PROM 却测量了泌尿系统疾病。因为出现排尿功能障碍可能有多种原因，包括良性前列腺增生症所致的膀胱出口梗阻、膀胱过度活动症、由外照射放疗或者放疗所引起前列腺癌的局部复发导致的尿路梗阻或者感染，患者通常要找泌尿外科医生进行诊断与治疗。然而前列腺癌的局部复发所致的梗阻与血尿，通常需要进行化疗。

体重减轻

普通的 PROM 并没有测量体重的减轻与否，而 FACT-P 却测量了体重减轻。标准的治疗方案是食欲刺激剂，例如，醋酸甲地孕酮与糖皮质激素，大麻酚(屈大麻酚)没有醋酸甲地孕酮有效[77]。

CRPC 患者未来的 PRO 和 PROM

PRO 是 CRPC 患者选择治疗措施的有效因素。尤其是有进展的背部疼痛，这可能预示着毁灭性脊髓压迫的发生。这时需要立即采取评估，排除脊髓压迫的发生。PRO 下面的两个优点能促使患者与肿瘤学家之间更好地交流，也能促使医生对灾难性并发症的早期指征做出更快的反应。首先，要对包括疼痛的 PRO 的可靠测量措施达成一致；其次，PRO 使用先进的电子解决方案，做到更快、更可靠的报告结果。所以，患者可以在现有的基础上进行报告，并且及时进行评估，从而提出恰当的治疗方案。同时，PRO 将电子健康记录与临床试验进行了整合，从而可以进行有效的对比研究[44]。

(王丽丽　译)

参考文献

1. Osoba D, Tannock IF, Ernst DS, Neville AJ. Health-related quality of life in men with metastatic prostate cancer treated with prednisone alone or mitoxantrone and prednisone. J Clin Oncol. 1999;17(6):1654–63.
2. Tannock IF, Osoba D, Stockler MR, Ernst DS, Neville AJ, Moore MJ, et al. Chemotherapy with mitoxantrone plus prednisone or prednisone alone for symptomatic hormone-resistant prostate cancer: a Canadian randomized trial with palliative end points. J Clin Oncol. 1996;14(6):1756–64.
3. Aaronson NK, Ahmedzai S, Bergman B, Bullinger M, Cull A, Duez NJ, et al. The European organization for research and treatment of cancer QLQ-C30: a quality-of-life instrument for use in international clinical trials in oncology. J Natl Cancer Inst. 1993;85(5):365–76.
4. Bloomfield DJ, Krahn MD, Neogi T, Panzarella T, Smith TJ, Warde P, et al. Economic evaluation of chemotherapy with mitoxantrone plus prednisone for symptomatic hormone-resistant prostate cancer: based on a Canadian randomized trial with palliative end points. J Clin Oncol. 1998;16(6):2272–9.
5. Kantoff PW, Halabi S, Conaway M, Picus J, Kirshner J, Hars V, et al. Hydrocortisone with or without mitoxantrone in men with hormone-refractory prostate cancer: results of the cancer and leukemia group B 9182 study. J Clin Oncol. 1999;17(8):2506–13.
6. Petrylak DP. Chemotherapy for advanced hormone refractory prostate cancer. Urology. 1999;54(6A Suppl):30–5.
7. Tannock IF, de Wit R, Berry WR, Horti J, Pluzanska A, Chi KN, et al. Docetaxel plus prednisone or mitoxantrone plus prednisone for advanced prostate can-

cer. N Engl J Med. 2004;351(15):1502–12.
8. Dagher R, Li N, Abraham S, Rahman A, Sridhara R, Pazdur R. Approval summary: docetaxel in combination with prednisone for the treatment of androgen-independent hormone-refractory prostate cancer. Clin Cancer Res. 2004;10(24):8147–51.
9. Efficace F, Bottomley A, Osoba D, Gotay C, Flechtner H, D'Haese S, et al. Beyond the development of health-related quality-of-life (HRQOL) measures: a checklist for evaluating HRQOL outcomes in cancer clinical trials-does HRQOL evaluation in prostate cancer research inform clinical decision making? J Clin Oncol. 2003;21(18):3502–11.
10. Common Terminology Criteria for Adverse Events (CTCAE) Version 4.0, Published: May 28, 2009 2010. Version 4.03 June 14, 2010. Available from: http://ctep.cancer.gov/protocolDevelopment/electronic_applications/ctc.htm.
11. Basch E, Iasonos A, McDonough T, Barz A, Culkin A, Kris MG, et al. Patient versus clinician symptom reporting using the National Cancer Institute Common Terminology Criteria for Adverse Events: results of a questionnaire-based study. Lancet Oncol. 2006;7(11): 903–9.
12. Chemotherapy-Induced Peripheral Neuropathy: EORTC QLQ-CIPN20. Available from: http://groups.eortc.be/qol/chemotherapy-induced-peripheral-neuropathy-eortc-qlq-cipn20. Cited 29 Sept 2013.
13. EORTC QLQ-C30. Available from: http://groups.eortc.be/qol/eortc-qlq-c30. Cited 29 Sept 2013.
14. Basch EM, Reeve BB, Mitchell SA, Clauser SB, Minasian L, Sit L, et al. Electronic toxicity monitoring and patient-reported outcomes. Cancer J. 2011; 17(4):231–4.
15. Badalucco S, Reed KK. Supporting quality and patient safety in cancer clinical trials. Clin J Oncol Nurs. 2011;15(3):263–5.
16. Seow H, Sussman J, Martelli-Reid L, Pond G, Bainbridge D. Do high symptom scores trigger clinical actions? An audit after implementing electronic symptom screening. J Oncol Pract. 2012;8(6): e142–8.
17. Garcia SF, Cella D, Clauser SB, Flynn KE, Lad T, Lai JS, et al. Standardizing patient-reported outcomes assessment in cancer clinical trials: a patient-reported outcomes measurement information system initiative. J Clin Oncol. 2007;25(32):5106–12.
18. Bjorner JB, Rose M, Gandek B, Stone AA, Junghaenel DU, Ware Jr JE. Difference in method of administration did not significantly impact item response: an IRT-based analysis from the Patient-Reported Outcomes Measurement Information System (PROMIS) initiative. Quality of Life Res. 2014;23: 217–27.
19. Ware Jr JE, Sherbourne CD. The MOS 36-item short-form health survey (SF-36). I. Conceptual framework and item selection. Med Care. 1992;30(6):473–83.
20. Kemmler G, Holzner B, Kopp M, Dunser M, Margreiter R, Greil R, et al. Comparison of two quality-of-life instruments for cancer patients: the functional assessment of cancer therapy-general and the European Organization for Research and Treatment of Cancer Quality of Life Questionnaire-C30. J Clin Oncol. 1999;17(9): 2932–40.
21. Basch E. Patient-Reported Outcomes version of the CTCAE (PRO-CTCAE). Available from: https://wiki.nci.nih.gov/pages/viewpage.action?pageId=10857328. Cited 2 Oct 2013.
22. Rabin R, de Charro F. EQ-5D: a measure of health status from the EuroQol Group. Ann Med. 2001;33(5): 337–43.
23. Eton DT, Fairclough DL, Cella D, Yount SE, Bonomi P, Johnson DH, et al. Early change in patient-reported health during lung cancer chemotherapy predicts clinical outcomes beyond those predicted by baseline report: results from Eastern Cooperative Oncology Group Study 5592. J Clin Oncol. 2003;21(8): 1536–43.
24. Cella DF, Tulsky DS, Gray G, Sarafian B, Linn E, Bonomi A, et al. The functional assessment of cancer therapy scale: development and validation of the general measure. J Clin Oncol. 1993;11(3):570–9.
25. Rothrock NE, Hays RD, Spritzer K, Yount SE, Riley W, Cella D. Relative to the general US population, chronic diseases are associated with poorer health-related quality of life as measured by the Patient-Reported Outcomes Measurement Information System (PROMIS). J Clin Epidemiol. 2010;63(11): 1195–204.
26. Cella D, Riley W, Stone A, Rothrock N, Reeve B, Yount S, et al. The Patient-Reported Outcomes Measurement Information System (PROMIS) developed and tested its first wave of adult self-reported health outcome item banks: 2005–2008. J Clin Epidemiol. 2010;63(11):1179–94.
27. Hearn J, Higginson IJ. Development and validation of a core outcome measure for palliative care: the palliative care outcome scale. Palliative care core audit project advisory group. Qual Health Care. 1999;8(4):219–27.
28. Fitzsimmons D, Johnson CD, George S, Payne S, Sandberg AA, Bassi C, et al. Development of a disease specific quality of life (QoL) questionnaire module to supplement the EORTC core cancer QoL questionnaire, the QLQ-C30 in patients with pancreatic cancer. EORTC study group on quality of life. Eur J Cancer. 1999;35(6):939–41.
29. Basch E, Autio K, Ryan CJ, Mulders P, Shore N, Kheoh T, et al. Abiraterone acetate plus prednisone versus prednisone alone in chemotherapy-naive men with metastatic castration-resistant prostate cancer: patient-reported outcome results of a randomised phase 3 trial. Lancet Oncol. 2013;14:1193–9.
30. Esper P, Mo F, Chodak G, Sinner M, Cella D, Pienta KJ. Measuring quality of life in men with prostate cancer using the functional assessment of cancer therapy-prostate instrument. Urology. 1997;50(6): 920–8.
31. Belani CP, Brodowicz T, Ciuleanu TE, Krzakowski

M, Yang SH, Franke F, et al. Quality of life in patients with advanced non-small-cell lung cancer given maintenance treatment with pemetrexed versus placebo (H3E-MC-JMEN): results from a randomised, double-blind, phase 3 study. Lancet Oncol. 2012; 13(3):292–9.

32. Iyer S, Roughley A, Rider A, Taylor-Stokes G. The symptom burden of non-small cell lung cancer in the USA: a real-world cross-sectional study. Support Care Cancer. 2014;22:181–7.
33. Hollen PJ, Gralla RJ, Kris MG, Potanovich LM. Quality of life assessment in individuals with lung cancer: testing the Lung Cancer Symptom Scale (LCSS). Eur J Cancer. 1993;29A Suppl 1:S51–8.
34. Wei JT, Dunn RL, Litwin MS, Sandler HM, Sanda MG. Development and validation of the expanded prostate cancer index composite (EPIC) for comprehensive assessment of health-related quality of life in men with prostate cancer. Urology. 2000;56(6): 899–905.
35. Guyatt GH, Osoba D, Wu AW, Wyrwich KW, Norman GR, Clinical Significance Consensus Meeting G. Methods to explain the clinical significance of health status measures. Mayo Clin Proc. 2002;77(4): 371–83.
36. Quinten C, Maringwa J, Gotay CC, Martinelli F, Coens C, Reeve BB, et al. Patient self-reports of symptoms and clinician ratings as predictors of overall cancer survival. J Natl Cancer Inst. 2011; 103(24):1851–8.
37. Basch E, Jia X, Heller G, Barz A, Sit L, Fruscione M, et al. Adverse symptom event reporting by patients vs clinicians: relationships with clinical outcomes. J Natl Cancer Inst. 2009;101(23):1624–32.
38. Senderowicz AM, Johnson JR, Sridhara R, Zimmerman P, Justice R, Pazdur R. Erlotinib/gemcitabine for first-line treatment of locally advanced or metastatic adenocarcinoma of the pancreas. Oncology. 2007;21(14):1696–706. discussion 706–9, 712, 715.
39. Seal BS, Asche CV, Puto K, Allen PD. Efficacy, Patient-Reported Outcomes (PROs), and tolerability of the changing therapeutic landscape in patients with Metastatic Prostate Cancer (MPC): a systematic literature review. Value Health. 2013;16(5):872–90.
40. Higano CS, Schellhammer PF, Small EJ, Burch PA, Nemunaitis J, Yuh L, et al. Integrated data from 2 randomized, double-blind, placebo-controlled, phase 3 trials of active cellular immunotherapy with sipuleucel-T in advanced prostate cancer. Cancer. 2009;115(16):3670–9.
41. Beer TM, Schellhammer PF, Corman JM, Glode LM, Hall SJ, Whitmore JB, et al. Quality of life after sipuleucel-T therapy: results from a randomized, double-blind study in patients with androgen-dependent prostate cancer. Urology. 2013;82(2):410–5.
42. Tannock IF. Personal Communication on September 29. 2013.
43. de Bono JS, Oudard S, Ozguroglu M, Hansen S, Machiels JP, Kocak I, et al. Prednisone plus cabazitaxel or mitoxantrone for metastatic castration-resistant prostate cancer progressing after docetaxel treatment: a randomised open-label trial. Lancet. 2010;376(9747):1147–54.
44. Wu AW, Kharrazi H, Boulware LE, Snyder CF. Measure once, cut twice-adding patient-reported outcome measures to the electronic health record for comparative effectiveness research. J Clin Epidemiol. 2013;66(8 Suppl):S12–20.
45. Halabi S, Vogelzang NJ, Kornblith AB, Ou SS, Kantoff PW, Dawson NA, et al. Pain predicts overall survival in men with metastatic castration-refractory prostate cancer. J Clin Oncol. 2008;26(15):2544–9.
46. Berthold DR, Pond GR, Roessner M, de Wit R, Eisenberger M, Tannock AI, et al. Treatment of hormone-refractory prostate cancer with docetaxel or mitoxantrone: relationships between prostate-specific antigen, pain, and quality of life response and survival in the TAX-327 study. Clin Cancer Res. 2008; 14(9):2763–7.
47. FDA Guidance for Industry. Patient-reported outcome measures use in medical product development to support labeling claims. U.S. Department of Health and Human Services; Silver Spring, MD, 2009.
48. Basch E, Trentacosti AM, Burke L, Kane R, Atkinson T, Rappaport B, et al. Measurement of pain in metastatic prostate cancer: FDA perspective. In: 2010 genitourinary cancers symposium (ASCO, ASTRO, SUO); March 5–7; San Francisco, 2010.
49. Docetaxel Prescribing Information (drug label). Available from: http://products.sanofi-aventis.us/Taxotere/taxotere.html. Cited 1 Oct 2013.
50. Basch E. Observational Longitudinal Study of Pain in Men With Metastatic Castrate-Resistant Prostate Cancer. Available from: http://clinicaltrials.gov/show/NCT01617174. Cited Oct 3 2013.
51. Scher HI, Morris MJ, Basch E, Heller G. End points and outcomes in castration-resistant prostate cancer: from clinical trials to clinical practice. J Clin Oncol. 2011;29(27):3695–704.
52. Eton DT, Shevrin DH, Beaumont J, Victorson D, Cella D. Constructing a conceptual framework of patient-reported outcomes for metastatic hormone-refractory prostate cancer. Value Health. 2010; 13(5):613–23.
53. Yount S, Cella D, Banik D, Ashraf T, Shevrin D. Brief assessment of priority symptoms in hormone refractory prostate cancer: the FACT Advanced Prostate Symptom Index (FAPSI). Health Qual Life Outcomes. 2003;1:69.
54. Carlin BI, Andriole GL. The natural history, skeletal complications, and management of bone metastases in patients with prostate carcinoma. Cancer. 2000;88(12 Suppl):2989–94.
55. Scher HI, Chung LW. Bone metastases: improving the therapeutic index. Semin Oncol. 1994;21(5):630–56.
56. Antonarakis E, Carducci M, Eisenberger M. Treatment of castration-resistant prostate cancer. In: Partin A, editor. Campbell-Walsh urology 10th edition review. Philadelphia: Elsevier Saunders; 2012.
57. Grossman SA, Lossignol D. Diagnosis and treatment

of epidural metastases. Oncology. 1990;4(4):47–54. discussion 5, 8.
58. Gabriel K, Schiff D. Metastatic spinal cord compression by solid tumors. Semin Neurol. 2004;24(4): 375–83.
59. Spinazze S, Caraceni A, Schrijvers D. Epidural spinal cord compression. Crit Rev Oncol Hematol. 2005;56(3):397–406.
60. Rock JP, Ryu S, Yin FF, Schreiber F, Abdulhak M. The evolving role of stereotactic radiosurgery and stereotactic radiation therapy for patients with spine tumors. J Neurooncol. 2004;69(1–3):319–34.
61. Klimo Jr P, Kestle JR, Schmidt MH. Treatment of metastatic spinal epidural disease: a review of the literature. Neurosurg Focus. 2003;15(5):E1.
62. Logothetis CJ, Basch E, Molina A, Fizazi K, North SA, Chi KN, et al. Effect of abiraterone acetate and prednisone compared with placebo and prednisone on pain control and skeletal-related events in patients with metastatic castration-resistant prostate cancer: exploratory analysis of data from the COU-AA-301 randomised trial. Lancet Oncol. 2012;13(12):1210–7.
63. Fizazi K, Scher H, Saad F, Sternberg CN, Miller K, Mulders P, et al. Impact of enzalutamide, an androgen receptor signaling inhibitor, on time to first skeletal related event (SRE) and pain in the phase 3 AFFIRM study. In: 37th European society for medical oncology congress, Vienna; 2012.
64. Petrylak DP, Tangen CM, Hussain MH, Lara Jr PN, Jones JA, Taplin ME, et al. Docetaxel and estramustine compared with mitoxantrone and prednisone for advanced refractory prostate cancer. N Engl J Med. 2004;351(15):1513–20.
65. Lewington VJ, McEwan AJ, Ackery DM, Bayly RJ, Keeling DH, Macleod PM, et al. A prospective, randomised double-blind crossover study to examine the efficacy of strontium-89 in pain palliation in patients with advanced prostate cancer metastatic to bone. Eur J Cancer. 1991;27(8):954–8.
66. Finlay IG, Mason MD, Shelley M. Radioisotopes for the palliation of metastatic bone cancer: a systematic review. Lancet Oncol. 2005;6(6):392–400.
67. Parker, C, Nilsson S, Heinrich D, Helle SI, O'Sullivan JM, Fossa SD, et al., Alpha emitter radium-223 and survival in metastatic prostate cancer. N Engl J Med, 2013. 369(3): p. 213–223.
68. Saad F, Gleason DM, Murray R, Tchekmedyian S, Venner P, Lacombe L, et al. A randomized, placebo-controlled trial of zoledronic acid in patients with hormone-refractory metastatic prostate carcinoma. J Natl Cancer Inst. 2002;94(19):1458–68.
69. Smith MR, Saad F, Coleman R, Shore N, Fizazi K, Tombal B, et al. Denosumab and bone-metastasis-free survival in men with castration-resistant prostate cancer: results of a phase 3, randomised, placebo-controlled trial. Lancet. 2012;379(9810): 39–46.
70. Smith DC, Smith MR, Sweeney C, Elfiky AA, Logothetis C, Corn PG, et al. Cabozantinib in patients with advanced prostate cancer: results of a phase II randomized discontinuation trial. J Clin Oncol. 2013; 31(4):412–9.
71. Adamsen L, Quist M, Andersen C, Moller T, Herrstedt J, Kronborg D, et al. Effect of a multimodal high intensity exercise intervention in cancer patients undergoing chemotherapy: randomised controlled trial. BMJ. 2009;339:b3410.
72. Bruera E, Valero V, Driver L, Shen L, Willey J, Zhang T, et al. Patient-controlled methylphenidate for cancer fatigue: a double-blind, randomized, placebo-controlled trial. J Clin Oncol. 2006;24(13):2073–8.
73. Lower EE, Fleishman S, Cooper A, Zeldis J, Faleck H, Yu Z, et al. Efficacy of dexmethylphenidate for the treatment of fatigue after cancer chemotherapy: a randomized clinical trial. J Pain Symptom Manage. 2009;38(5):650–62.
74. Barton DL, Liu H, Dakhil SR, Linquist B, Sloan JA, Nichols CR, et al. Wisconsin Ginseng (Panax quinquefolius) to improve cancer-related fatigue: a randomized, double-blind trial, N07C2. J Natl Cancer Inst. 2013;105(16):1230–8.
75. Bruera E, Roca E, Cedaro L, Carraro S, Chacon R. Action of oral methylprednisolone in terminal cancer patients: a prospective randomized double-blind study. Cancer Treat Rep. 1985;69(7–8):751–4.
76. Yennurajalingam S, Frisbee-Hume S, Palmer JL, Delgado-Guay MO, Bull J, Phan AT, et al. Reduction of cancer-related fatigue with dexamethasone: a double-blind, randomized, placebo-controlled trial in patients with advanced cancer. J Clin Oncol. 2013; 31(25):3076–82.
77. Jatoi A, Windschitl HE, Loprinzi CL, Sloan JA, Dakhil SR, Mailliard JA, et al. Dronabinol versus megestrol acetate versus combination therapy for cancer-associated anorexia: a North Central Cancer Treatment Group study. J Clin Oncol. 2002;20(2):567–73.

第 23 章

mCRPC 患者的循证疗法：合理的序贯疗法以及未来药物的开发设计

JacobA.Martin, William K.Oh

引言

在过去的 3 年里，至少有 5 种转移性去势抵抗前列腺癌（mCRPC）的新型抗癌药物获得批准，包括卡巴他赛、sipuleucel-T、阿比特龙、恩杂鲁胺胶囊与 223 镭。这些治疗药物与 2004 年批准的多西他赛一样都可以提高 mCRPC 患者的生存期。每种药物都可以延长去势抵抗前列腺癌（CRPC）患者的生存时间，但是都不能治愈癌症。因此，进行多种不同疗法后，mCRPC 的治疗仍然离不开其进展。的确，恰当的序贯疗法与可能的结合疗法对于延长患者的生存期与减少不良事件的发生是非常重要的。

不幸的是，目前几乎没有可靠的证据证明每种疗法该何时使用。药物研发的速度很快，当前每一种药物的批准，要么进行实验组与安慰剂组的对比；要么和细胞毒性的化疗试验一样，随机化给予米托蒽醌，这是一种不能延长患者生存期的化疗药物。序贯疗法的临床试验，逻辑上应该在证实药物的安全性与有效性后再进行。因此，序贯疗法与结合疗法的研究预计要落后于每种药物疗效的单独试验。此外，多个序贯疗法的研究比安慰剂或现存的单个疗法试验更难完成。最后，特殊序贯疗法的临床前模型很少能完成，且通常达不到他们的预期效果。例如，通过现在的动物模型证实免疫疗法后，很难在临床患者身上构建出同样的模型。

现存 mCRPC 的治疗方法，根据治疗机制，将其分为四大类别：①雄激素信号通路抑制剂；②免疫疗法；③细胞毒性化疗；④骨靶向治疗。虽然已经证实，每种疗法都可以延长患者的生存期，但在肿瘤细胞产生耐药性后，每种疗法都会失效。因为治疗药物本身可以促进肿瘤耐药性的发生，最终也会影响序贯疗法的疗效。为了明确疗法的优先次序，了解肿瘤敏感性的变化显得尤为重要。

此外，我们并不知道应该一同服用什么药物来创建附加或协同组合。有效的药物组合可能是同类药物，如两种抗雄激素药物；也可能是不同类别的药物，如骨靶向治疗与雄激素通路抑制剂的结合。这两种结合，都试图阻止或预防耐药性的发生，从而创建减少肿瘤细胞死亡的有效方法。

通过研究这些新型疗法，我们清晰地发现：前列腺癌无论是在最初的表现、进展的方式，还是对治疗的反应，都表现出极大的不同。例如，有些临床试验，他们的试验组并不能提高患者的总体生存率，但据证实，有些患者却发生了戏剧性的反应。虽然只有一小部分 mCRPC 患者，但为了限制疗法的有不必要的副作用，也为了产生最好的疗效，我们有必要了解特殊疗法的好反应与坏反应的区别。生物标志物的出现，可能帮助我们预测患者的生存率[1]。接下来要进行的是：发现生物学标志物，它们可以预测最有效与最安全的治疗反应，从而有助于研究序贯疗法。

尽管这些疾病是非常致命的，但是药物开发的最新进展已经改善了 mCRPC 患者的治疗前景。在过去的几年里，序贯疗法与结合疗法的试验旨在现有的疗法基础上，来研究新的治疗方法。此外，我们必须研发出适应个体肿瘤与产生最佳疗效更好的方案。本章我们讨论一些可靠的数据，来帮助 mCRPC 患者选择药物及其使用时机。

免疫治疗的最佳时机

Sipuleucel-T 是第一个被批准的免疫疗法，它可以用来治疗 mCRPC 或其他癌症。IMPACT 研究已经证实：Sipuleucel-T 可以延长无症状或轻微症状 mCRPC 患者 4.1 个月的总体生存时间[2,3]。选择这一人群的原因是：免疫反应在几个月或几年的时间里可以抑制肿瘤的发展。早期给 mCRPC 患者使用 Sipuleucel-T，有望得到最好的疗效。在 IMPACT 的研究中，令人感到反常的是：与安慰剂组相比，Sipuleucel-T 并没有延缓疾病的进展，也没有提高临床疗效。实际上，Sipuleucel-T 很少引起 PSA 的显著下降，也不会减轻转移性疾病的症状。因此，有症状的患者通常要采取化疗、雄激素通路药物这样的治疗，来更为有效地改善癌症相关症状。

mCRPC 患者开始使用 Sipuleucel-T 的最佳治疗时机仍然不确定。Schellhammer 等人最近报道了 IMPACT 试验的因果分析，在这项试验中，他们根据研究初期患者的 PSA 水平，将其分成四组[4]。该项研究表明：PSA 在下四分位数的患者，无论是绝对生存差异还是生存风险比均显著提高了。基线 PSA 是疾病是否发生的一项测量指标，该研究表明：PSA 的水平越低，Sipuleucel-T 的使用越有效，mCRPC 整体的疾病负担也越低。

无症状的 mCRPC 患者早期使用 Sipuleucel-T，可能也有一些其他优点。Sipuleucel-T 的有些副作用是有利的，如 IM-PACT 的临床试验中所报道，有 6.8%的患者可发生 3 级及以上的不良事件，而安慰剂组仅有 1.8%[3]。大多数副作用是常见的流感症状，例如，发热、寒冷、冷战。Sipuleucel-T 与其他 mCRPC 的治疗方法相比，更为有利，因为化疗可以发生许多不良事件，相比之下，Sipuleucel-T 却能改善患者的生活质量。

需要考虑的另一个重要因素是：当应用 Sipuleucel-T 序贯疗法与其他的免疫疗法时，是否可以同时在患者身上服用几种抑制免疫系统的药物。因为 Sipuleucel-T 的作用机制是，作用于免疫系统，抵抗肿瘤特异性抗原前列腺酸性磷酸酶。它需要患者具备完整的免疫系统才能起到一定疗效。患者一同服用醋酸阿比特龙酯与泼尼松，将会对免疫系统产生抑制效应。化疗时通常联合应用糖皮质激素，它们二者对于正在使用的免疫疗法，都有着相同的问题[5]。

我们对化疗与 Sipuleucel-T 的相互作用了解甚少。目前还没有这两种疗法的序贯治疗与结合治疗的随机试验。一方面，我们已经了解，化疗可以促进细胞的凋亡（凋亡是一种不能被视为免疫原性的破坏形式）。此外，众所周知，化疗可使免疫抑制。然而，最近的一项研究表明，化疗所破坏的肿瘤细胞与增强免疫疗法的免疫系统可以发生重要的相互作用[5]。

还需要进一步的研究，将 Sipuleucel-T 与 mCRPC 的其他可靠疗法进行准确的序贯治疗。然而，我们现有的知识允许给予一线激素治疗后仍有进展，但还没有出现症状的转移性患者使用 Sipuleucel-T，但我们要保证治疗药物可以诱导直接的抗癌反应，如化疗、雄激素通路抑制剂。这些人群，与安慰剂组的患者相比，使用 Sipuleucel-T 可以提高患者的总体生存率，并且很少产生副作用——使无症状或者症状轻微的 mCRPC 患者达到一种成本与收益平衡的理想状态。

相对于化疗来说，什么时候该用雄激素通路治疗？

尽管已经证实 Sipuleucel-T 不能缓解有症状 mCRPC 患者的病情，但雄激素通路治疗、细胞毒性化疗、223 镭都可以延长患者的生存期，且它们可以引起 mCRPC 患者的症状反应。2013 年 5 月已经批准了 223 镭的使用，但几乎没有人知道什么时候可以将其正确投入使用。然而我们在"雄激素通道治疗与化疗的关系"方面已有几年的研究经验和数据。这两种类型治疗方案的序贯疗法存在很大困难。在 2004 年，多西他赛成为改善Ⅲ期临床试验 mCRPC 患者生存率的首剂药物[6,7]。在过去的 3 年里，阿比特龙已经在化疗后被批准使用，之后也被用于首次化疗的患者[8,9]。与其相类似的是，恩杂鲁胺胶囊也在化疗后被批准使用，一项最近在首次化疗患者身上正在进行的Ⅲ期试验中发现，已经达到他们的治疗标准（NCT01212991）。因为目前还没有化疗与雄激素通路治疗的准确序贯疗法，所以我们要进行一项可直接研究这一问题的试验，现存的数据已经为这两类药物合理的序贯疗法提供了一些提示。

对两个注册的Ⅲ期试验进行了比较，一个联合使用阿比特龙与泼尼松，另一个单独使用泼尼松。COU-AA-301 选择了先前接受多西他赛化疗的患者[8]，而 COU-AA-302 选择了首次接受化疗的患者[9]。虽然通过比较Ⅲ期试验，不可能得到准确的结论，但这些研究表明，化疗前使用阿比特龙对患者可能产生一些益处。尽管化疗前与化疗后的生存风险比是相同的，但在化疗前的试验中，放疗无进展生存期（rPFS）的绝对利益与风险比明显好于化疗后的试验。化疗前使用阿比特龙，患者的 rPFS 可以延长 8 个月（HR 为 0.53），而化疗后使用阿比特龙仅能延长患者 2 个月（HR 为 0.65）的生存期[8,9,11]。尽管没有明确的证据，但已有研究表明，化疗前使用阿比特龙可能获得的收益最大。

此外，基于阿比特龙更为有利的毒性，它可能是疾病早期阶段更好的选择。据报道，大约有 1/3 使用阿比特龙与泼尼松的首次化疗患者，发生了严重不良事件[9]。对于那些使用阿比特龙的患者来说，最常见的不良事件包括周围性水肿、关节痛和疲劳。此外，使用多西他赛可以增加患者发生严重不良事件的风险。对于每 3 周接受多西他赛与泼尼松化疗的患者来说，大约有 26%的患者会发生严重的副作用，例如，神经病变、腹泻、呼吸困难、感觉神经病变、周围性水肿和疲劳。联合使用阿比特龙和泼尼松，可以使细胞毒性化疗起始的中位时间增加 50%（$P<0.001$）[9]。因此，化疗前使用阿比特龙可能是将 mCRPC 患者的无进展生存期最大化的一种方式，但推迟使用阿比特龙又可能会产生更大的化疗毒性。

两项阿比特龙Ⅲ期试验的生存分析证实了一些有趣的发现。在多西他赛的化疗后，我们对患者进行了 20.2 个月的随访，发现使用阿比特龙的患者总体生存的风险比值是 0.75[11]。从首次使用阿比特龙进行化疗的研究中，我们发现他们的总体生存风险比也是 0.75[9]。这两组的风险比是相同的，表明化疗不可能影响雄激素通路序贯疗法的耐药率。很显然，这一类型的对比试验也有非常重要的限制条件，包括这两个研究组所选择的患者具有本质上的差别。在化疗完成后，使用阿比特龙的患者病情更为严重，疾病进展也更快。而对于化疗前的患者来说，不管是否使用阿比特龙，他们都可以存活相当长的时间。此外，有 46%的首次化疗的患者，他们在阿比特龙治疗完成后，继续进行多西他赛与卡巴他赛的治疗[9]，这也可能延长患者的生存期。在现有数据的基础上，我们不能得出确切的结论，在多西他赛的化疗前与化疗后，使用阿比特龙对患者的总体生存率影响不同。

令人感兴趣的是，临床前研究已经表明，紫杉类的化疗可能与雄激素通路治疗发生相互作用，产生交叉耐药性[12]。紫杉类化疗影响微管装配，尤其影响有丝分裂纺锤体的稳定过程，而它在细胞分裂过程中，基因物质的分离是非常重要的。然而最近有研究表明：多西他赛在体外可以向下调节AR与PSA的表达，相反，AR的过度表达可以减轻多西他赛化疗对细胞的毒性[13]。还有一些研究表明，紫杉类药物可以引起AR抑制因子的积累，细胞核内的FOXO1可能是抑制AR易位到细胞核的信号[14-16]。有临床数据支持这些发现。一项回顾性的研究表明，对阿比特龙没有反应的患者，在随后的研究中对多西他赛的反应也很差[17]。35个使用阿比特龙的患者中，有8个患者的PSA丝毫没有下降。这些人对多西他赛同样具有耐药性。因此，虽然化疗前或化疗后使用阿比特龙，疾病恶化的风险比是相同的，但在这两种治疗中，还有一些我们还未认识到的相互作用，这在未来的试验研究中，可能会更为清晰。

尽管现有的数据已经表明，化疗前使用阿比特龙可能会给患者的rPFS带来最大好处，但据风险比的测量试验，患者在多西他赛化疗前与化疗后使用阿比特龙的总体生存率是相同的。并且临床前数据已经表明，化疗与阿比特龙共同使用，可能会产生交叉耐药性。由于缺失检测这一问题的随机试验，得出“应该在多西他赛化疗前或化疗后使用阿比特龙”这一确切结论，仍然是不可能的。

另外一个需要考虑的重要雄激素通路治疗是恩杂鲁胺胶囊（这是被批准的另一种药物）。AFFIRM的Ⅲ期试验表明，化疗后使用恩杂鲁胺胶囊可以显著延长患者的生存时间。对首次化疗患者进行的PREVAIL（NCT01212991）Ⅲ期研究，最初报道发现：恩杂鲁胺胶囊能提高患者的总体生存率和无进展生存率。一旦将这些试验进行全面报道，我们会发现，雄激素通路治疗与化疗的序贯疗法能更有效地改善mCRPC患者的预后。

最新雄激素通路抑制剂的序贯疗法

自2012年以来，阿比特龙与恩杂鲁胺胶囊已经成为mCRPC患者雄激素通路抑制疗法的二线药物。相对于其他如化疗一样的可靠疗法来说，目前还没有进行相对于其他或是如上面所讨论的临床试验来确定最佳的序贯疗法。然而回顾性的研究可能为前列腺癌的治疗提供使用优化方案的原则。例如，每一个回顾性随机试验中的患者，要继续使用替代雄激素通路抑制剂（如恩杂鲁胺胶囊的Ⅲ期试验后，还要继续使用阿比特龙）。总而言之，总的反应似乎是非常轻微的。然而有些患者在交叉使用雄激素通路替代疗法后，反应非常好。这恰巧反映了肿瘤治疗的一种类似情况，他们都描述了这样的事实，肿瘤的生物学是多种多样的，有些治疗方案可以在患者身上重复利用。未来的研究一定要搞清楚耐药性的机制，并揭示反应的相关因素。

据第一个雄激素通路抑制剂的序贯疗法报道，给恩杂鲁胺胶囊化疗后仍有进展的患者使用阿比特龙具有一定疗效。两组回顾性研究均参与恩杂鲁胺胶囊的Ⅲ期研究AFFIRM，在患者疾病有所进展后，再给他们使用阿比特龙[18,19]。这两组研究均把PSA的下降作为首要指标。总而言之，临床的反应是非常轻微的。然而有少部分参与者，从阿比特龙的治疗中受益颇多。在 68 名患者中，有 10（15%）名患者的 PSA 至少下降 30%，有 4（6%）名患者的 PSA 至少下降 50%。患者对恩杂鲁胺胶囊的最初反应与随后对阿比特龙的反应没有明显的相关性。在 4 名使用阿比特龙后 PSA 至少下降 50%的患者中，有 2 名患者在使用了恩杂鲁胺胶囊后，PSA 就至少下降了 50%，有 1 名患者 PSA 最多下降 50%；有 1 名患者的 PSA 上升了 8%。

为了评估接受相反治疗次序的患者情况，我们进行了一项类似的回顾性研究：应用阿比特龙化疗后的患者，如果疾病继续发生进展时，要使用恩杂鲁胺胶囊[20]。同样，有些患者对雄激素通路抑制疗法的二线药物有反应。在 35 名患者中，有 10 名患者（29%）PSA 的下降超过 50%。这些数字比阿比特龙的回顾性研究更好一些。然而研究还表明，大多数患者也产生雄激素通路抑制剂的交叉耐药性，随之多数患者要么对恩杂鲁胺胶囊没有反应，要么仅有轻微反应。阿比特龙与恩杂鲁胺胶囊之间的重叠机制似乎可以解释这些发现。

这些回顾性研究的结果表明，有些患者在化疗与一线的雄激素通路抑制剂治疗失败后，那些雄激素敏感的肿瘤细胞就潜伏在体内。这就需要我们更好地去识别那些对雄激素通路成瘾的肿瘤细胞。一般情况下，转移性肿瘤趋向于去分化[21]，但有些癌症仍然是分化表型，至少在某种程度上，他们能继续对雄激素信号通路的药物产生反应。

总之，这些研究并不支持常规的药物疗法，即在一线雄激素通路疗法失败后，再使用二线雄激素通路抑制剂治疗。临床前的研究表明，恩杂鲁胺胶囊与阿比特龙在体外可上调雄激素受体剪接变异体的活性[22,23]。当 AR 信号通路与 PI3K 信号通路是彼此独立时，他们之间的相互作用可以概括前列腺肿瘤生长所需要的信号[24]。耐药性的肿瘤还需要其他的药物来阻断这些替代通路。

哪类患者适合使用 ^{223}镭以及什么时候使用？

^{223}镭用于骨靶向治疗，已有研究表明，它可以提高骨转移 CRPC 患者的生存率。此外，它还会产生一些有利的副作用。^{223}镭针对的是骨代谢高的组织，它释放强大但短程的辐射波。因此，尽管骨有强大的抗肿瘤作用，但还会产生最小的副作用。在 ALSYMPCA 的研究中，^{223}镭可以延长患者 3.6 个月的生存期（HR 为 0.70；$P<0.01$）[25]。它也显著增加了骨骼发生首次症状的时间（HR 为 0.70）和 PSA 升高的时间（HR 为 0.64）。与对照组相比，使用 ^{223}镭照射实验组中的患者，不良事件的发生率更低，且都是比较轻微的症状。

现存的数据支持这一观点，CRPC 和有症状的骨转移患者可以使用 ^{223}镭。除了改善症状和提高生存率以外，^{223}镭还有两个优点，一是不良事件的发生风险很低，二是总体生存率有所提高。因此，^{223}镭可以用于有症状的转移性 CRPC 患者。然而为了将 ^{223}镭与其他疗法组合进行序贯治疗，我们仍然需要解决重要的问题。首先，ALSYMPCA 研究中，将内脏转移的患者排除在外。因此，骨与内脏转移的患者使用 ^{223}镭，是否受益还不清楚。其次，我们也将不适宜使用多西他赛的患者和拒绝接受此治疗的患者排除在外。“哪些人不适宜使用多西他赛？”这个问题是有争议的，尤其是考虑到许多患者在接受 ^{223}镭放疗后接受了多西他赛化疗。最后，^{223}镭与其他治疗方法的序贯疗法与结合疗法，还需要进一步研究。AL-SYMPCA 试验允许同时使用其他治疗方法，包括外照射治疗、雄激素通路疗法、双磷酸盐类药物。然而不可以同时使用细胞毒性药物。尽管批准的其他药物与 ^{223}镭的作用通路不同，但目前几乎没有人知道哪种序贯疗法会产生最好的临床结局。

合理的方法

目前还没有 mCRPC 的治愈方案，也没有最佳序贯疗法与结合疗法的确凿数据，所以最合理的策略就是根据患者年龄、性能状态、个人喜好、药物副作用、癌症转移部位、治疗史及反应情况、成本相关问题等，为患者制定个性化的治疗方案。因为每一个Ⅲ期试验的危险比是相同的，所以从有效性的角度来看，很难说哪种药物明显优于其他药物。同样，从临床试验的报告中，我们了解了每种疗法的不良反应，从而选择毒性较小的疗法，它在延缓病情的同时也最大限度地减少了对患者生活质量的影响。

首次确诊 CRPC 的方法是：记录去势血清睾酮水平（<50ng/dL），然后给患者进行持续终身的 LHRH 拮抗或拮抗剂治疗，再进行下面所述的序贯疗法。

（1）早期治疗（无症状或症状轻微的患者）

a. 抗雄激素药物，如比卡鲁胺；

b. Sipuleucel-T；

c. 醋酸阿比特龙 / 泼尼松；

d. 恩杂鲁胺胶囊；

（2）晚期治疗（有症状的患者）

a. ^{223}镭（骨转移患者）；

b. 多西他赛化疗；

c. 阿比特龙或恩杂鲁胺胶囊（如果之前没有用过）；

d. 卡巴他赛（使用多西他赛后）。

（3）其他的考虑方案

a. 骨支持治疗（唑来膦酸或地诺塞麦）；

b. 铂化疗（小细胞 / 神经内分泌分化）；

c. 姑息性骨放疗；

d. 其他化疗（很少使用米托蒽醌、长春瑞滨、环磷酰胺）；

e. 其他雄激素通路治疗（比卡鲁胺、尼鲁米特、酮康唑）；

f. 尽可能使用临床试验。

（王丽丽 译）

参考文献

1. Ross RW, Galsky MD, Scher HI, Magidson J, Wassmann K, Lee G-SM, et al. A whole-blood RNA transcript-based prognostic model in men with castration-resistant prostate cancer: a prospective study. Lancet Oncol. 2012;13(11):1105–13.
2. Higano CS, Schellhammer PF, Small EJ, Burch PA, Nemunaitis J, Yuh L, et al. Integrated data from 2 randomized, double-blind, placebo-controlled, phase 3 trials of active cellular immunotherapy with sipuleucel-T in advanced prostate cancer. Cancer. 2009; 115(16):3670–9.
3. Kantoff PW, Higano CS, Shore ND, Berger ER, Small EJ, Penson DF, et al. Sipuleucel-T immunotherapy for castration-resistant prostate cancer. N Engl J Med. 2010;363(5):411–22.
4. Schellhammer PF, Chodak G, Whitmore JB, Sims R, Frohlich MW, Kantoff PW. Lower baseline prostate. Specific antigen is associated with a greater overall survived benefit from sipuleucel-T in the immunotherapy for prostate Adeno carcunorns Treatment (IMPACT) trial. Urology 2013 Jun;81(16):1297–302.
5. Lake RA, Robinson BWS. Immunotherapy and chemotherapy—a practical partnership. Nat Rev Cancer. 2005;5(5):397–405.
6. Petrylak DP, Tangen CM, Hussain MHA, Lara PN, Jones JA, Taplin ME, et al. Docetaxel and estramustine compared with mitoxantrone and prednisone for advanced refractory prostate cancer. N Engl J Med. 2004;351(15):1513–20.
7. Tannock IF, de Wit R, Berry WR, Horti J, Pluzanska s, Chi KN, et al. Docetaxel plus prednisone or mitoxantrone plus prednisone for advanced prostate cancer. N Engl J Med. 2004;351(15):1502–12.
8. De Bono JS, Logothetis CJ, Molina A, Fizazi K, North S, Chu L, et al. Abiraterone and increased survival in metastatic prostate cancer. N Engl J Med. 2011;364(21):1995–2005.
9. Ryan CJ, Smith MR, de Bono JS, Molina A, Logothetis CJ, de Souza P, et al. Abiraterone in metastatic prostate cancer without previous chemotherapy. N Engl J Med. 2013;368(2):138–48.
10. Scher HI, Fizazi K, Saad F, Taplin M-E, Sternberg CN, Miller K, et al. Increased survival with enzalutamide in prostate cancer after chemotherapy. N Engl J Med. 2012;367(13):1187–97.
11. Fizazi K, Scher HI, Molina A, Logothetis CJ, Chi KN, Jones RJ, et al. Abiraterone acetate for treatment of metastatic castration-resistant prostate cancer: final overall survival analysis of the COU-AA-301 ran-

domised, double-blind, placebo-controlled phase 3 study. Lancet Oncol. 2012;13(10):983–92.
12. Mistry SJ, Oh WK. New paradigms in microtubule-mediated endocrine signaling in prostate cancer. Mol Cancer Ther. 2013;12(5):555–66.
13. Kuroda K, Liu H, Kim S, Guo M, Navarro V, Bander NH. Docetaxel down-regulates the expression of androgen receptor and prostate-specific antigen but not prostate-specific membrane antigen in prostate cancer cell lines: implications for PSA surrogacy. Prostate. 2009;69(14):1579–85.
14. Zhu M-L, Horbinski CM, Garzotto M, Qian DZ, Beer TM, Kyprianou N. Tubulin-targeting chemotherapy impairs androgen receptor activity in prostate cancer. Cancer Res. 2010;70(20):7992–8002.
15. Gan L, Chen S, Wang Y, Watahiki A, Bohrer L, Sun Z, et al. Inhibition of the androgen receptor as a novel mechanism of taxol chemotherapy in prostate cancer. Cancer Res. 2009;69(21):8386–94.
16. Darshan MS, Loftus MS, Thadani-Mulero M, Levy BP, Escuin D, Zhou XK, et al. Taxane-induced blockade to nuclear accumulation of the androgen receptor predicts clinical responses in metastatic prostate cancer. Cancer Res. 2011;71(18):6019–29.
17. Mezynski J, Pezaro C, Bianchini D, Zivi A, Sandhu S, Thompson E, et al. Antitumour activity of docetaxel following treatment with the CYP17A1 inhibitor abiraterone: clinical evidence for cross-resistance? Ann Oncol. 2012;23(11):2943–7.
18. Loriot Y, Bianchini D, Ileana E, Sandhu S, Patrikidou A, Pezaro C, et al. Antitumour activity of abiraterone acetate against metastatic castration-resistant prostate cancer progressing after docetaxel and enzalutamide (MDV3100). Ann Oncol. 2013;24(7):1807–12.
19. Noonan KL, North S, Bitting RL, Armstrong AJ, Ellard SL, Chi KN. Clinical activity of abiraterone acetate in patients with metastatic castration-resistant prostate cancer progressing after enzalutamide. Ann Oncol. 2013;24(7):1802–7.
20. Schrader AJ, Boegemann M, Ohlmann C-H, Schnoeller TJ, Krabbe L-M, Hajili T, et al. Enzalutamide in castration-resistant prostate cancer patients progressing after docetaxel and abiraterone. Eur Urol [Internet]. Available from: http://www.sciencedirect.com/science/article/pii/S030228381300657X. Cited 6 Aug 2013.
21. Cheng L, Slezak J, Bergstralh EJ, Cheville JC, Sweat S, Zincke H, et al. Dedifferentiation in the metastatic progression of prostate carcinoma. Cancer. 1999; 86(4):657–63.
22. Hu R, Lu C, Mostaghel EA, Yegnasubramanian S, Gurel M, Tannahill C, et al. Distinct transcriptional programs mediated by the ligand-dependent full-length androgen receptor and its splice variants in castration-resistant prostate cancer. Cancer Res. 2012;72(14):3457–62.
23. Mostaghel EA, Marck BT, Plymate SR, Vessella RL, Balk S, Matsumoto AM, et al. Resistance to CYP17A1 inhibition with abiraterone in castration-resistant prostate cancer: induction of steroidogenesis and androgen receptor splice variants. Clin Cancer Res. 2011;17(18):5913–25.
24. Carver BS, Chapinski C, Wongvipat J, Hieronymus H, Chen Y, Chandarlapaty S, et al. Reciprocal feedback regulation of pi3k and androgen receptor signaling in pten-deficient prostate cancer. Cancer Cell. 2011;19(5):575–86.
25. Parker C, Nilsson S, Heinrich D, Helle SI, O'Sullivan JM, Fosså SD, et al. Alpha emitter radium-223 and survival in metastatic prostate cancer. N Engl J Med. 2013;369(3):213–23.

索 引

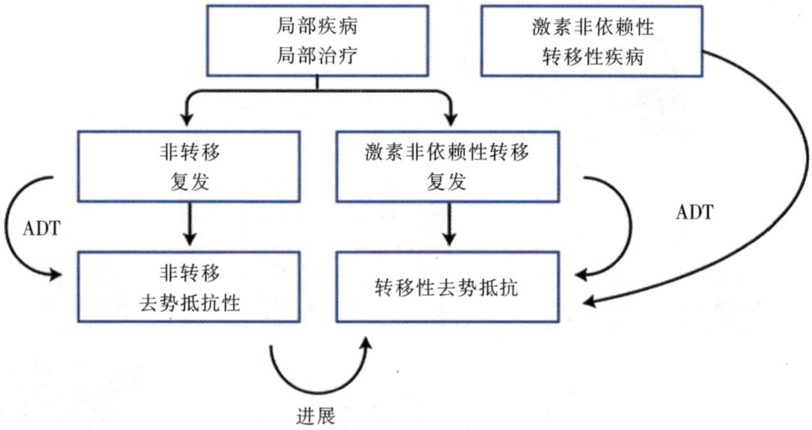
局部疾病
局部治疗
激素非依赖性
转移性疾病
非转移
复发
激素非依赖性转移
复发
ADT
ADT
非转移
去势抵抗性
转移性去势抵抗
进展

图 1.1

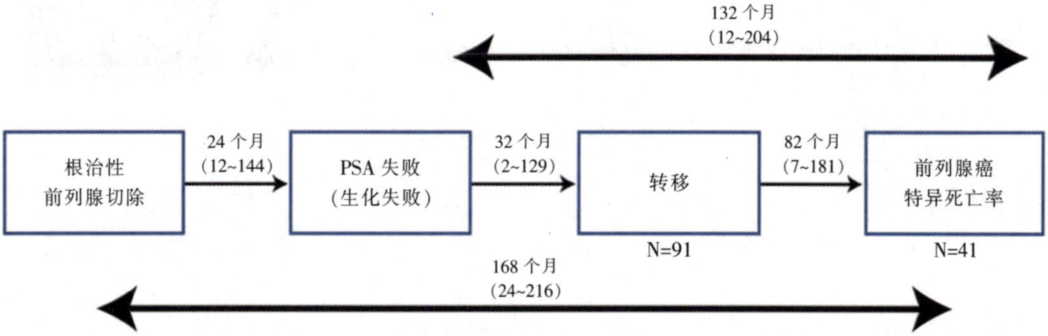
132 个月
(12~204)
根治性
前列腺切除
24 个月
(12~144)
PSA 失败
(生化失败)
32 个月
(2~129)
转移
N=91
82 个月
(7~181)
前列腺癌
特异死亡率
N=41
168 个月
(24~216)

图 1.2

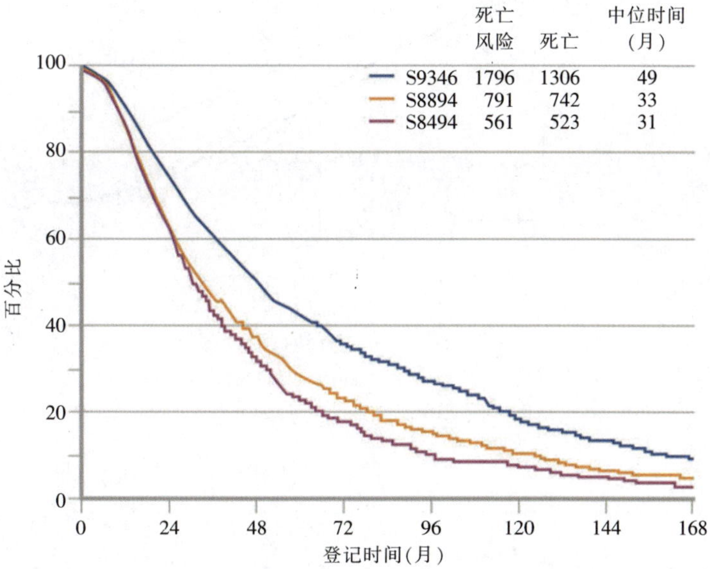
死亡
风险
死亡
中位时间
(月)
S9346 1796 1306 49
S8894 791 742 33
S8494 561 523 31
百分比
100
80
60
40
20
0
0
24
48
72
96
120
144
168
登记时间(月)

图 1.3

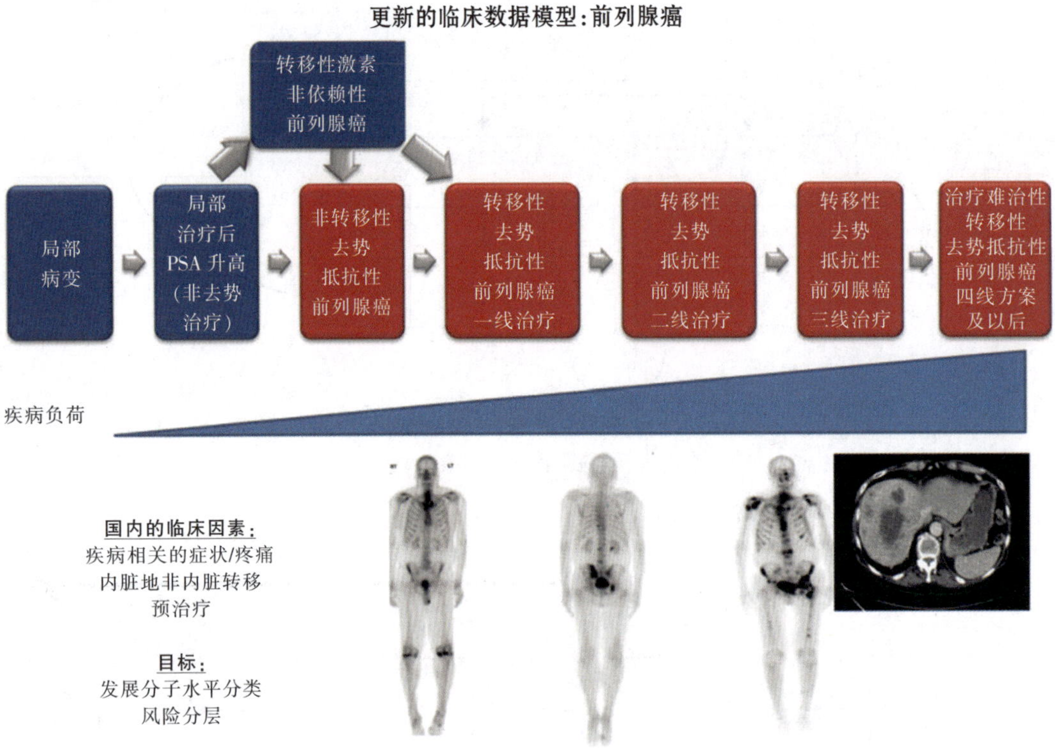
更新的临床数据模型:前列腺癌
转移性激素
非依赖性
前列腺癌
局部
病变
局部
治疗后
PSA 升高
(非去势
治疗)
非转移性
去势
抵抗性
前列腺癌
转移性
去势
抵抗性
前列腺癌
一线治疗
转移性
去势
抵抗性
前列腺癌
二线治疗
转移性
去势
抵抗性
前列腺癌
三线治疗
治疗难治性
转移性
去势抵抗性
前列腺癌
四线方案
及以后
疾病负荷
国内的临床因素:
疾病相关的症状/疼痛
内脏地非内脏转移
预治疗
目标:
发展分子水平分类
风险分层

图 2.1

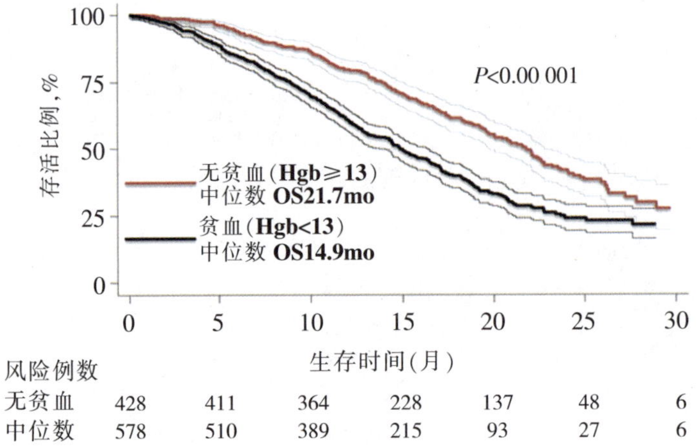
100
75
50
25
0
存活比例,%
P<0.00 001
无贫血(Hgb≥13)
中位数 OS21.7mo
贫血(Hgb<13)
中位数 OS14.9mo
0
5
10
15
20
25
30
生存时间(月)
风险例数
无贫血 428 411 364 228 137 48 6
中位数 578 510 389 215 93 27 6

图 2.3

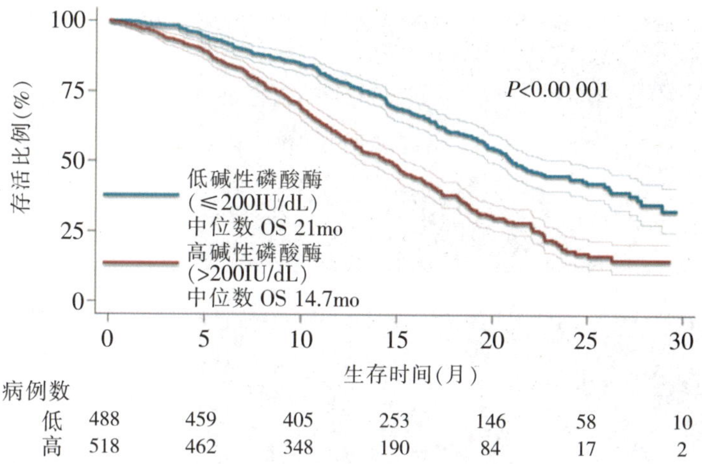
100
75
50
25
0
存活比例(%)
P<0.00 001
低碱性磷酸酶
(≤200IU/dL)
中位数 OS 21mo
高碱性磷酸酶
(>200IU/dL)
中位数 OS 14.7mo
0
5
10
15
20
25
30
生存时间(月)
病例数
低 488 459 405 253 146 58 10
高 518 462 348 190 84 17 2

图 2.4

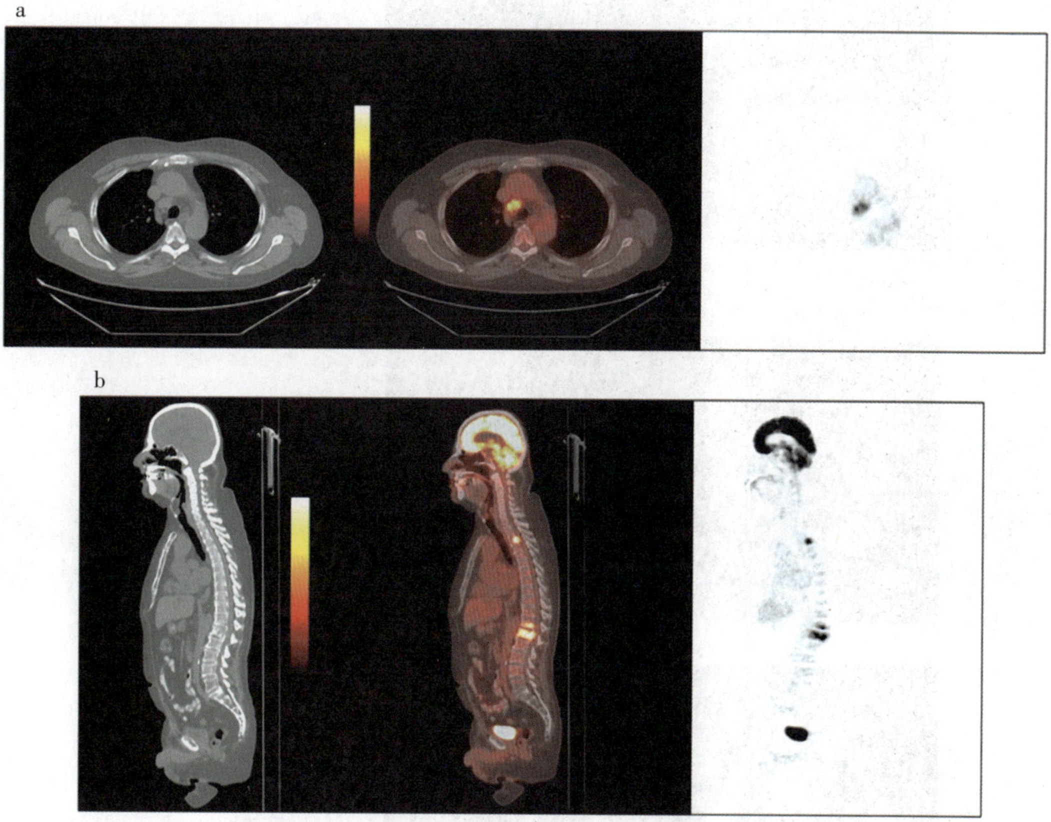
a
b

图 4.1

a

b

c

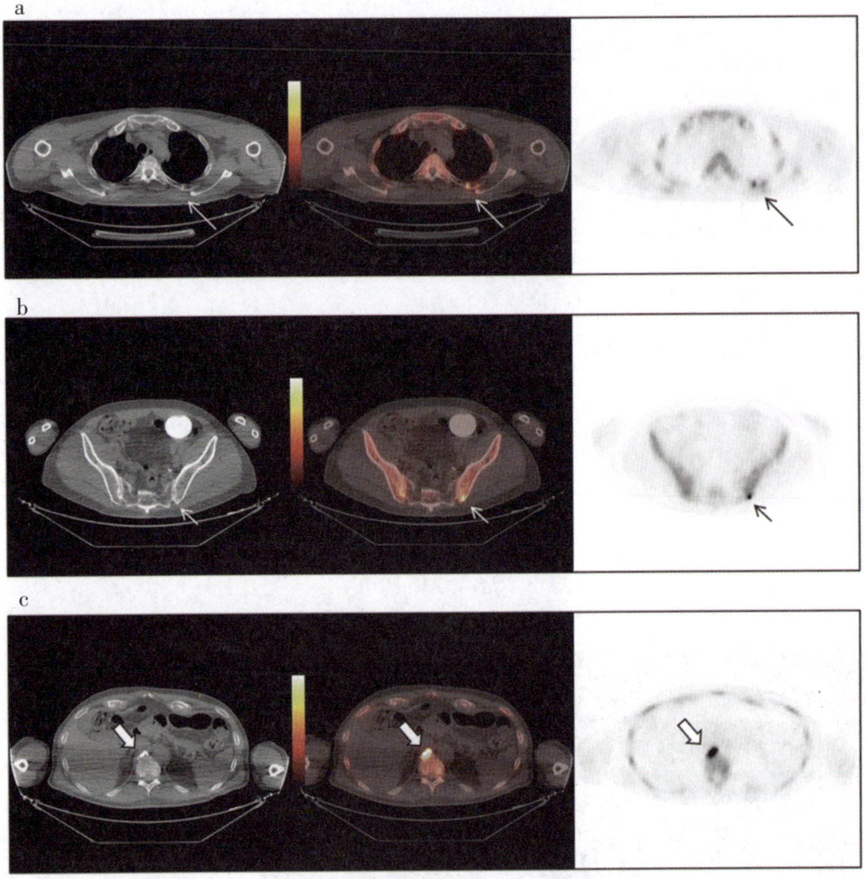

图 4.2

a

b

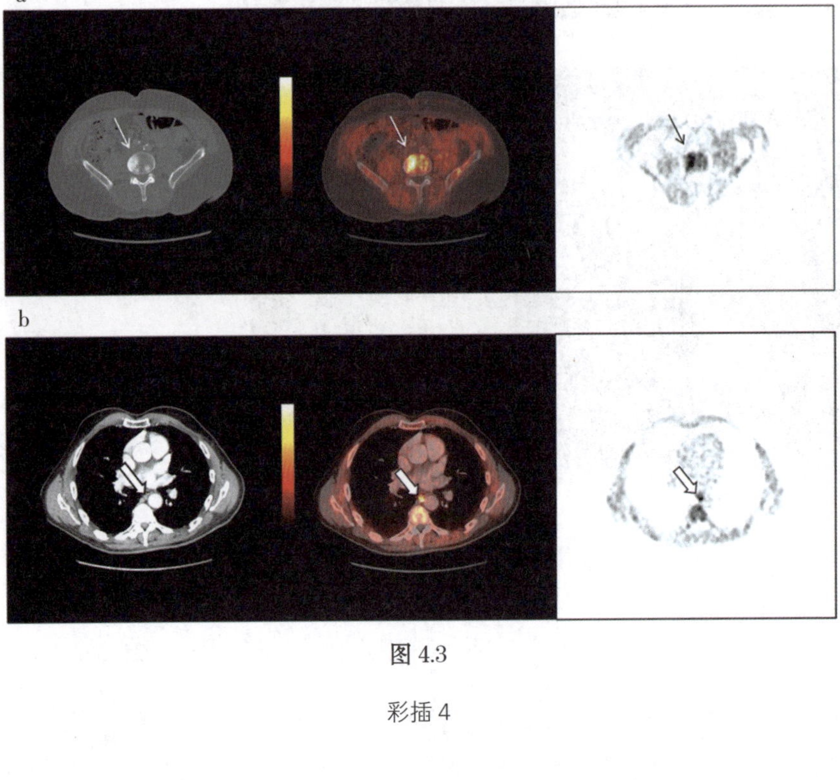

图 4.3

a

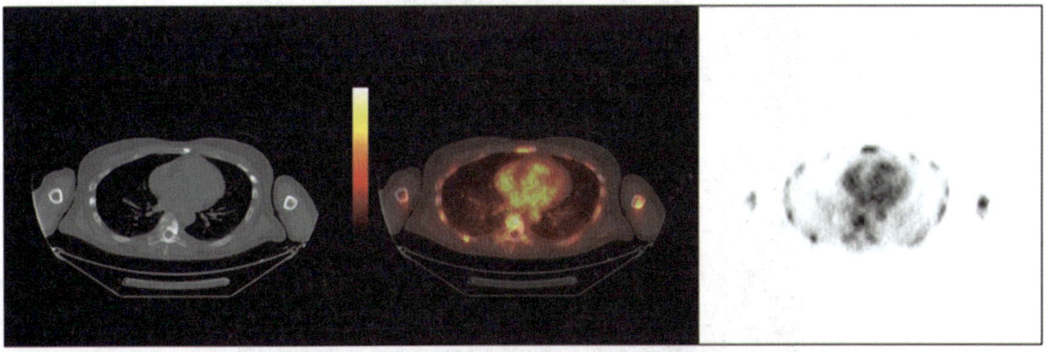

b

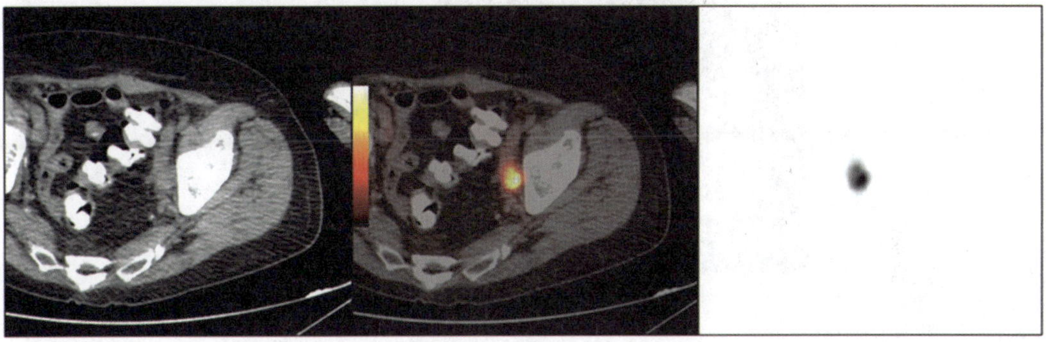

图 4.4

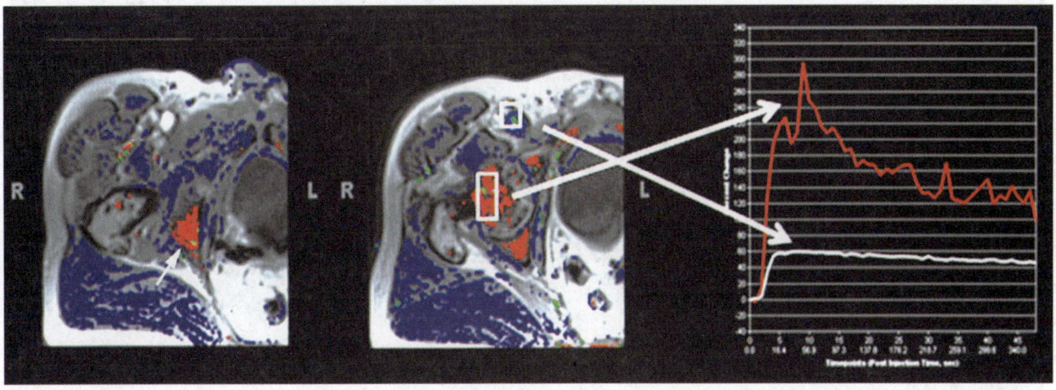

图 4.6

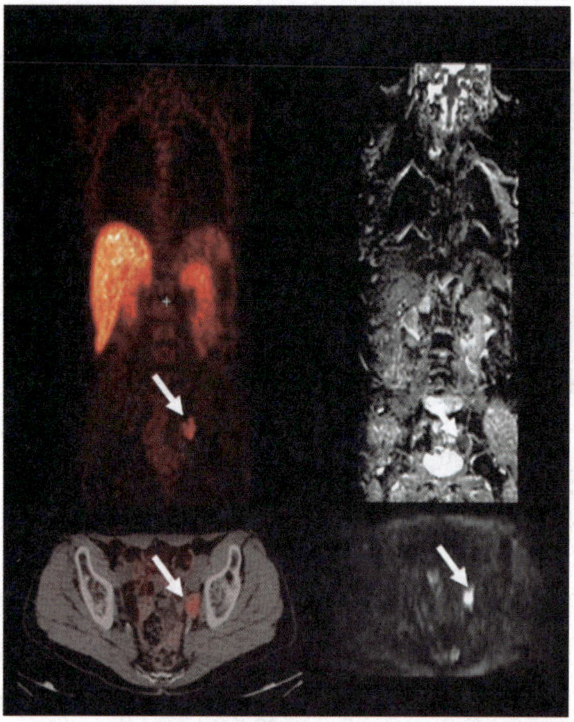

图 4.8

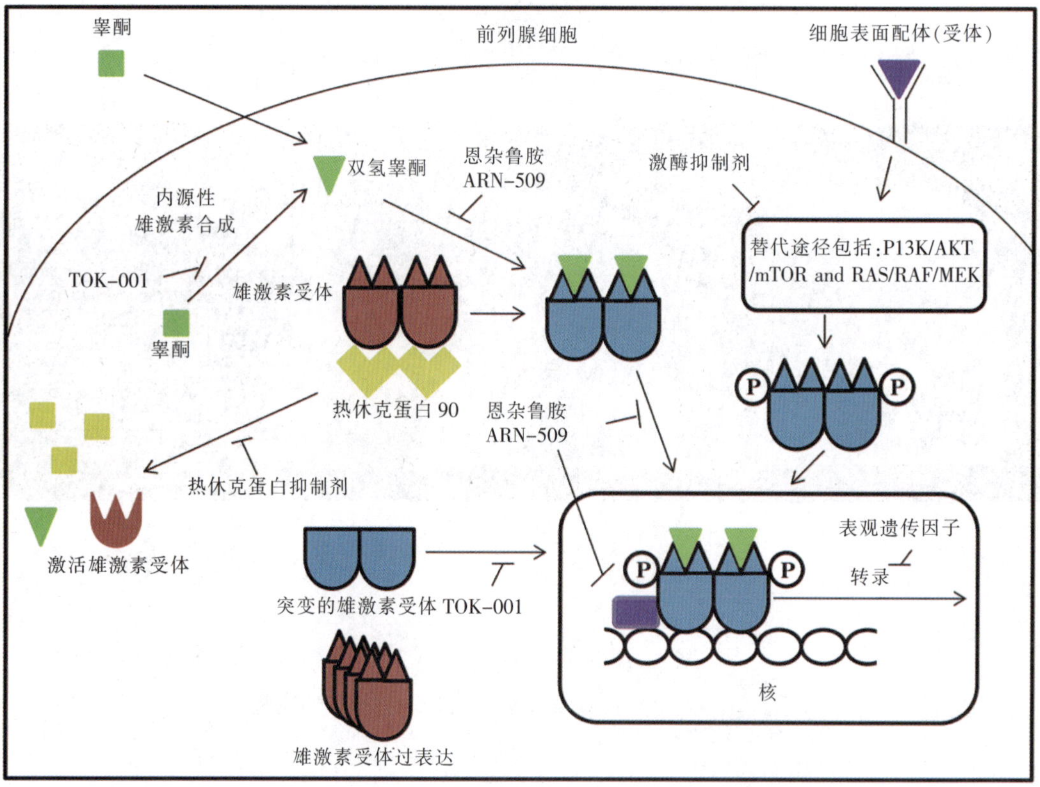
睾酮
前列腺细胞
细胞表面配体(受体)
双氢睾酮
恩杂鲁胺
ARN-509
激酶抑制剂
内源性
雄激素合成
替代途径包括:P13K/AKT
/mTOR and RAS/RAF/MEK
TOK-001
雄激素受体
睾酮
P
P
热休克蛋白 90
恩杂鲁胺
ARN-509
热休克蛋白抑制剂
表观遗传因子
激活雄激素受体
P
P
转录
突变的雄激素受体 TOK-001
核
雄激素受体过表达

图 6.1

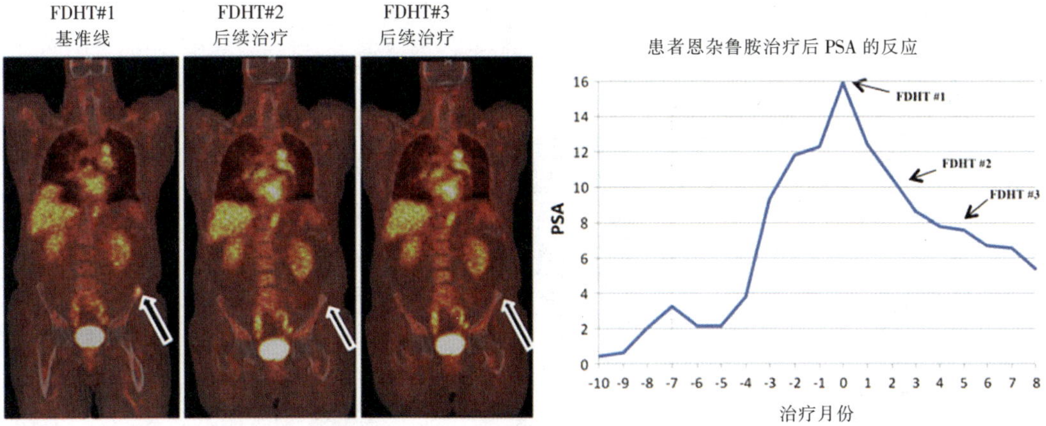
FDHT#1
基准线
FDHT#2
后续治疗
FDHT#3
后续治疗
患者恩杂鲁胺治疗后 PSA 的反应
FDHT #1
FDHT #2
FDHT #3
PSA
治疗月份

图 6.2

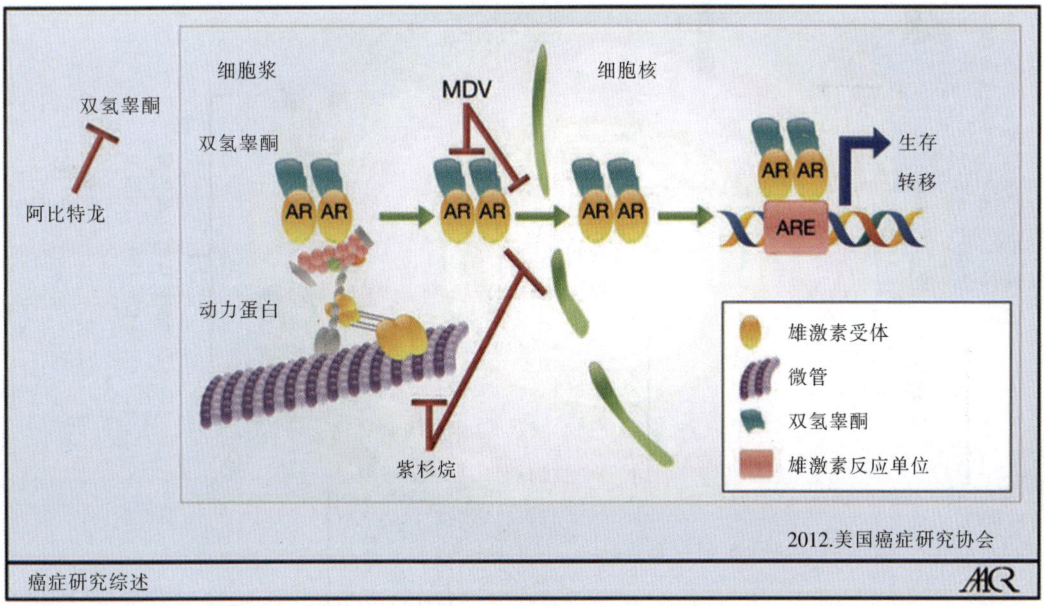
细胞浆
细胞核
MDV
双氢睾酮
阿比特龙
双氢睾酮
AR AR
ARE
生存
转移
动力蛋白
紫杉烷
雄激素受体
微管
双氢睾酮
雄激素反应单位
2012.美国癌症研究协会
癌症研究综述

图 8.1

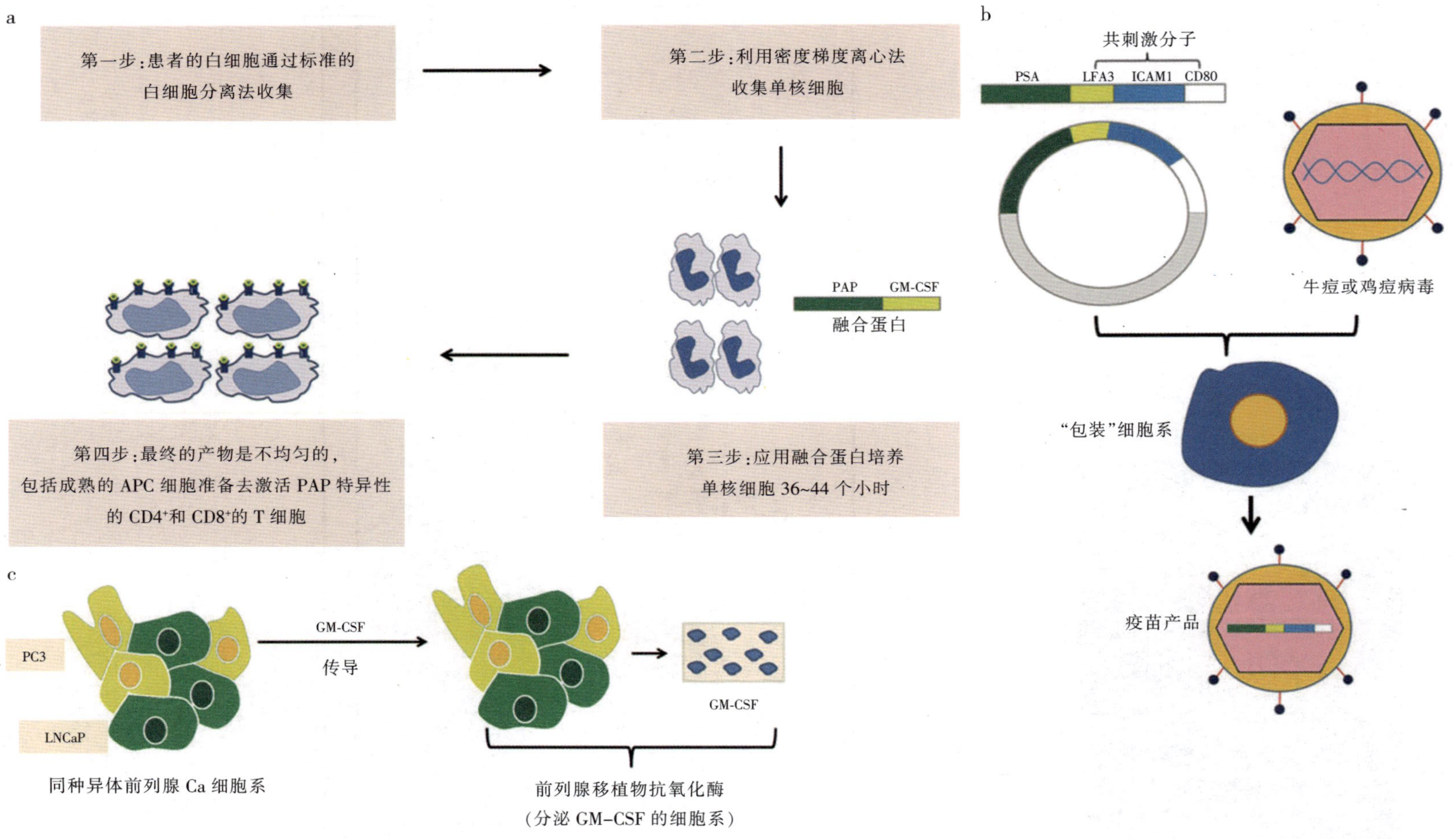
a
第一步：患者的白细胞通过标准的
白细胞分离法收集
第二步：利用密度梯度离心法
收集单核细胞
PAP
GM-CSF
融合蛋白
第三步：应用融合蛋白培养
单核细胞 36~44 个小时
第四步：最终的产物是不均匀的，
包括成熟的 APC 细胞准备去激活 PAP 特异性
的 CD4+和 CD8+的 T 细胞
b
共刺激分子
PSA
LFA3
ICAM1
CD80
牛痘或鸡痘病毒
“包装”细胞系
疫苗产品
c
PC3
LNCaP
同种异体前列腺 Ca 细胞系
GM-CSF
传导
GM-CSF
前列腺移植物抗氧化酶
（分泌 GM-CSF 的细胞系）

图 9.1

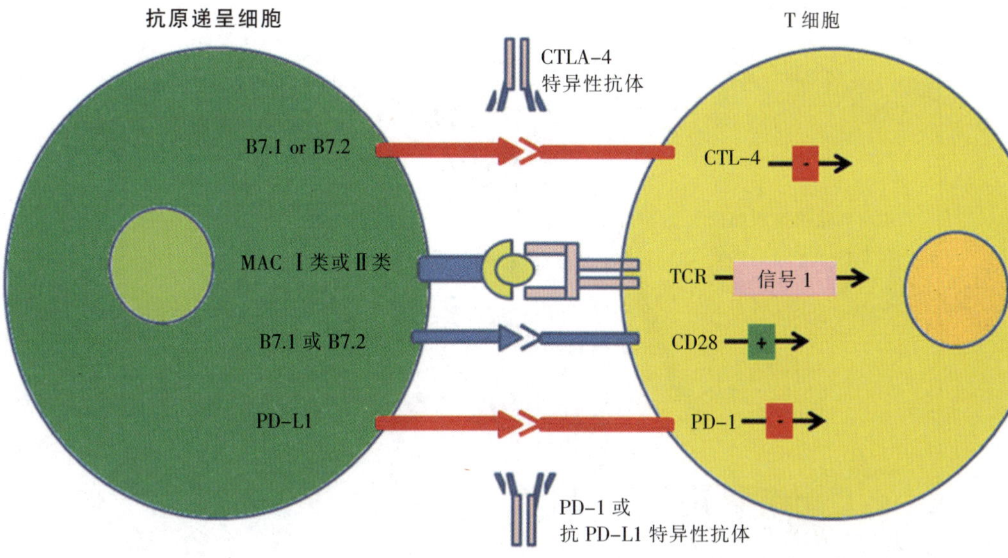
抗原递呈细胞
T 细胞
CTLA-4
特异性抗体
B7.1 or B7.2
CTL-4
MAC Ⅰ类或Ⅱ类
TCR
信号 1
B7.1 或 B7.2
CD28
+
PD-L1
PD-1
PD-1 或
抗 PD-L1 特异性抗体

图 9.2

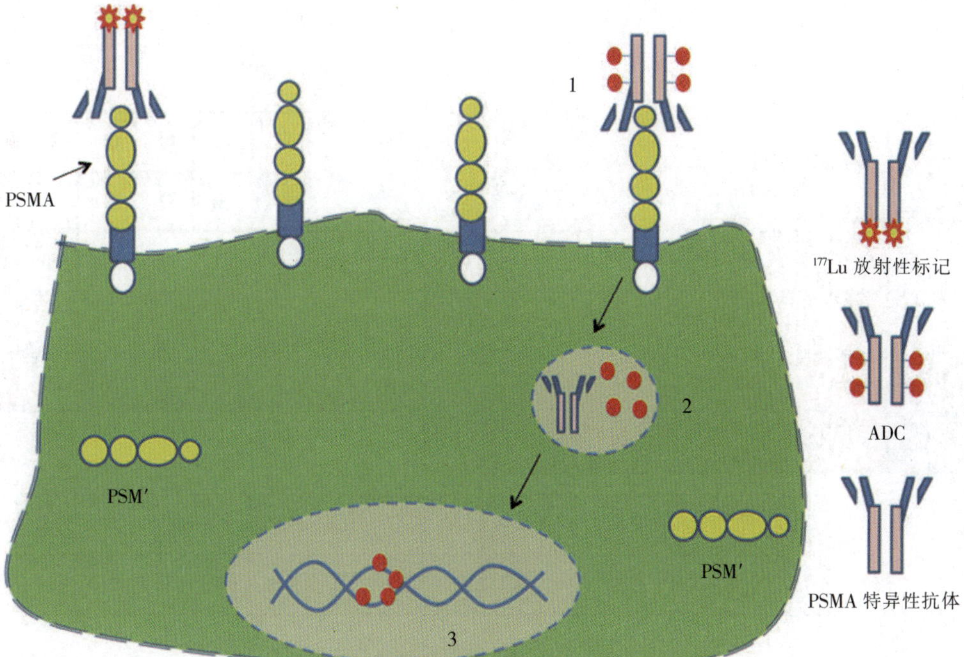
1
PSMA
177Lu 放射性标记
2
ADC
PSM′
PSM′
PSMA 特异性抗体
3

图 9.3

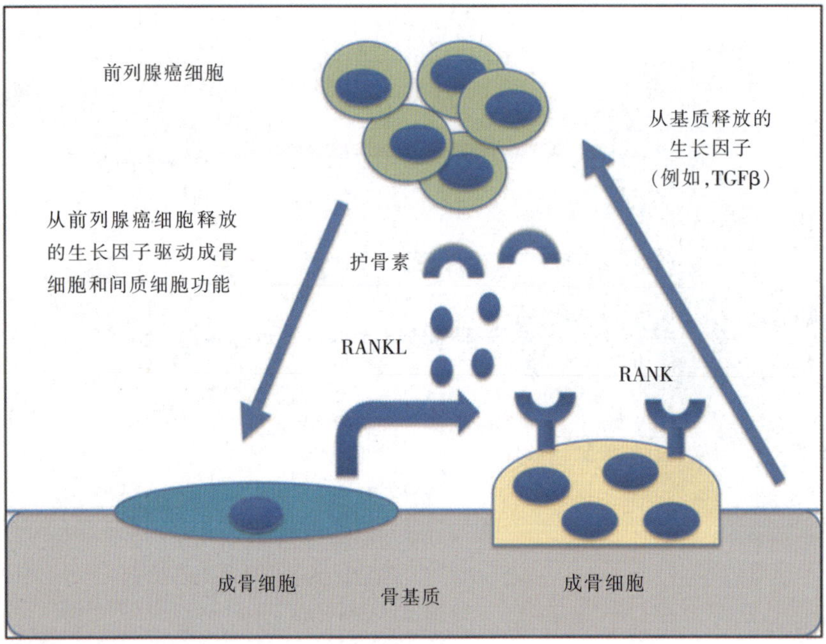
前列腺癌细胞
从基质释放的
生长因子
(例如,TGFβ)
从前列腺癌细胞释放
的生长因子驱动成骨
细胞和间质细胞功能
护骨素
RANKL
RANK
成骨细胞
骨基质
成骨细胞

图 10.1

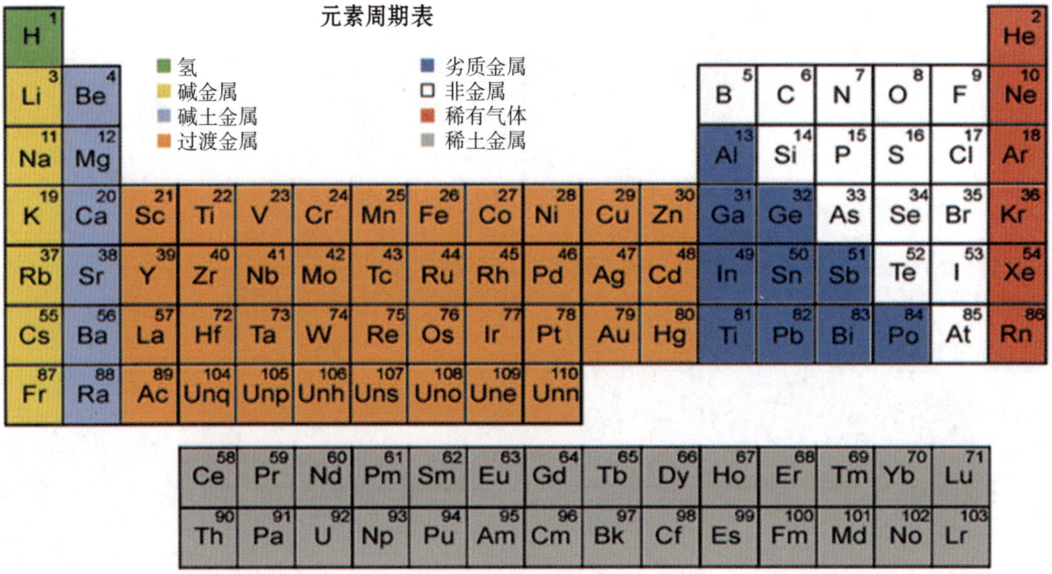
元素周期表
氢
碱金属
碱土金属
过渡金属
劣质金属
非金属
稀有气体
稀土金属
H 1
He 2
Li 3
Be 4
B 5
C 6
N 7
O 8
F 9
Ne 10
Na 11
Mg 12
Al 13
Si 14
P 15
S 16
Cl 17
Ar 18
K 19
Ca 20
Sc 21
Ti 22
V 23
Cr 24
Mn 25
Fe 26
Co 27
Ni 28
Cu 29
Zn 30
Ga 31
Ge 32
As 33
Se 34
Br 35
Kr 36
Rb 37
Sr 38
Y 39
Zr 40
Nb 41
Mo 42
Tc 43
Ru 44
Rh 45
Pd 46
Ag 47
Cd 48
In 49
Sn 50
Sb 51
Te 52
I 53
Xe 54
Cs 55
Ba 56
La 57
Hf 72
Ta 73
W 74
Re 75
Os 76
Ir 77
Pt 78
Au 79
Hg 80
Ti 81
Pb 82
Bi 83
Po 84
At 85
Rn 86
Fr 87
Ra 88
Ac 89
Unq 104
Unp 105
Unh 106
Uns 107
Uno 108
Une 109
Unn 110
Ce 58
Pr 59
Nd 60
Pm 61
Sm 62
Eu 63
Gd 64
Tb 65
Dy 66
Ho 67
Er 68
Tm 69
Yb 70
Lu 71
Th 90
Pa 91
U 92
Np 93
Pu 94
Am 95
Cm 96
Bk 97
Cf 98
Es 99
Fm 100
Md 101
No 102
Lr 103

图 11.1

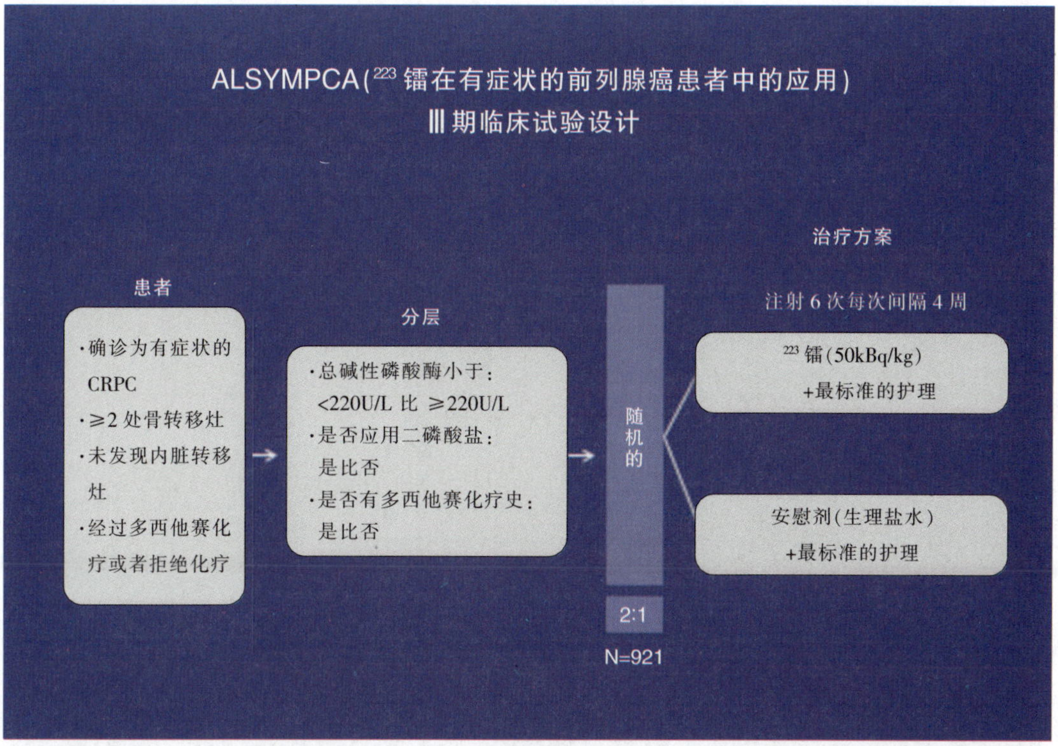
ALSYMPCA(223镭在有症状的前列腺癌患者中的应用)
Ⅲ期临床试验设计
患者
·确诊为有症状的CRPC
·≥2处骨转移灶
·未发现内脏转移灶
·经过多西他赛化疗或者拒绝化疗
分层
·总碱性磷酸酶小于:<220U/L 比 ≥220U/L
·是否应用二磷酸盐:是比否
·是否有多西他赛化疗史:是比否
随机的
2:1
N=921
治疗方案
注射6次每次间隔4周
223镭(50kBq/kg)
+最标准的护理
安慰剂(生理盐水)
+最标准的护理

图 11.2

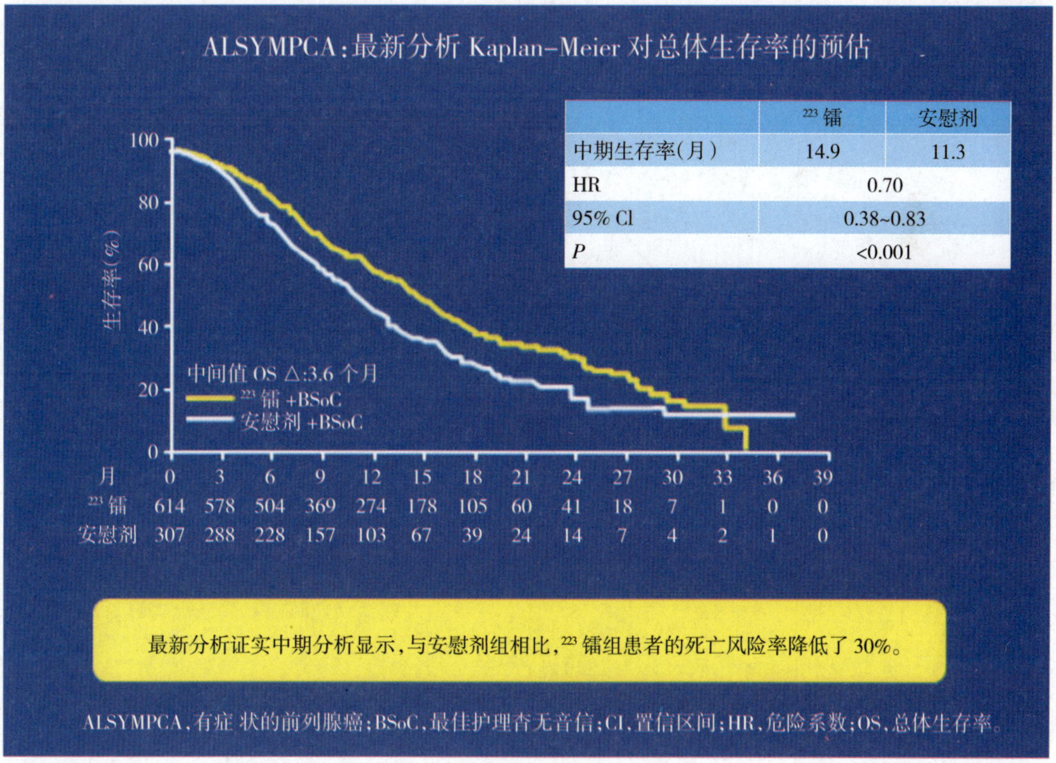
ALSYMPCA:最新分析 Kaplan-Meier 对总体生存率的预估
223镭
安慰剂
中期生存率(月)
14.9
11.3
HR
0.70
95% Cl
0.38~0.83
P
<0.001
生存率(%)
100
80
60
40
20
0
中间值 OS △:3.6 个月
223镭 +BSoC
安慰剂 +BSoC
月 0 3 6 9 12 15 18 21 24 27 30 33 36 39
223镭 614 578 504 369 274 178 105 60 41 18 7 1 0 0
安慰剂 307 288 228 157 103 67 39 24 14 7 4 2 1 0
最新分析证实中期分析显示,与安慰剂组相比,223镭组患者的死亡风险率降低了30%。
ALSYMPCA,有症 状的前列腺癌;BSoC,最佳护理杳无音信;CI,置信区间;HR,危险系数;OS,总体生存率。

图 11.3

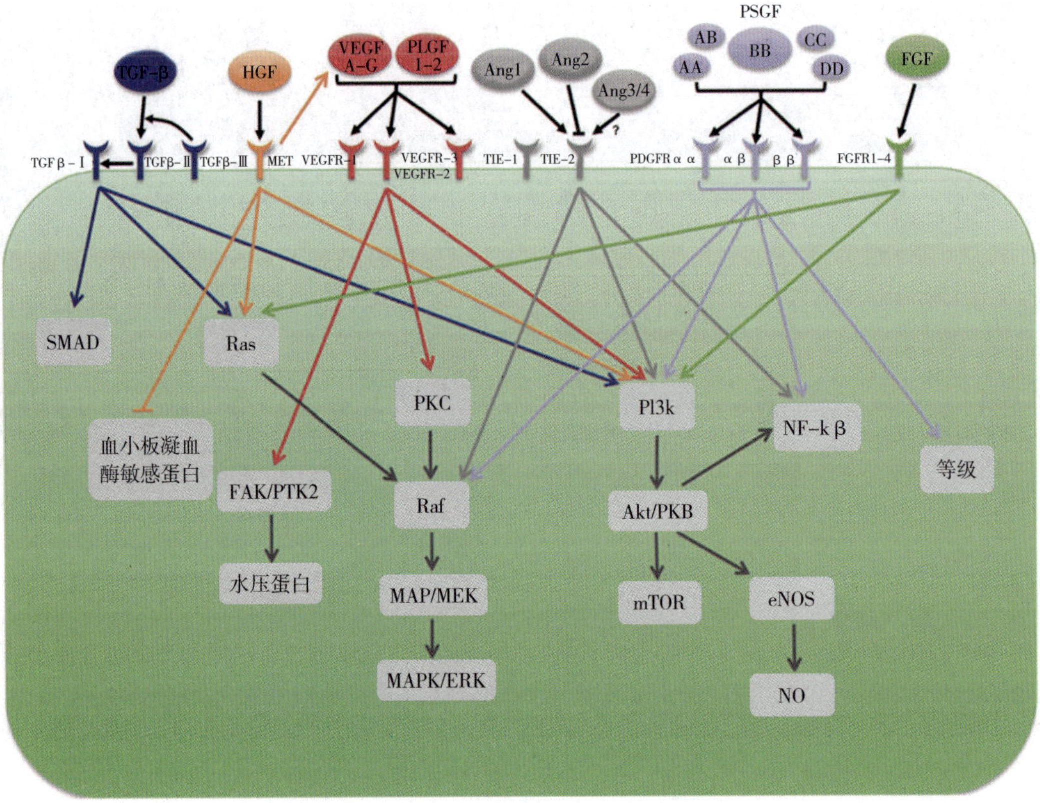
PSGF
TGF-β
HGF
VEGF A-G
PLGF 1-2
Ang1
Ang2
Ang3/4
AB
BB
CC
AA
DD
FGF
TGFβ-I
TGFβ-II
TGFβ-III
MET
VEGFR-1
VEGFR-3
VEGFR-2
TIE-1
TIE-2
PDGFRαα
αβ
ββ
FGFR1-4
SMAD
Ras
PKC
Pl3k
NF-kβ
血小板凝血酶敏感蛋白
FAK/PTK2
Raf
Akt/PKB
等级
水压蛋白
MAP/MEK
mTOR
eNOS
MAPK/ERK
NO

图 15.1

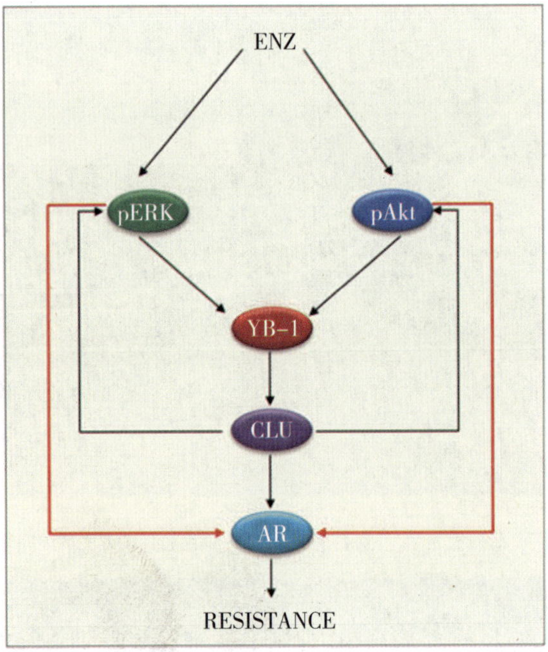
ENZ
pERK
pAkt
YB-1
CLU
AR
RESISTANCE

图 16.1

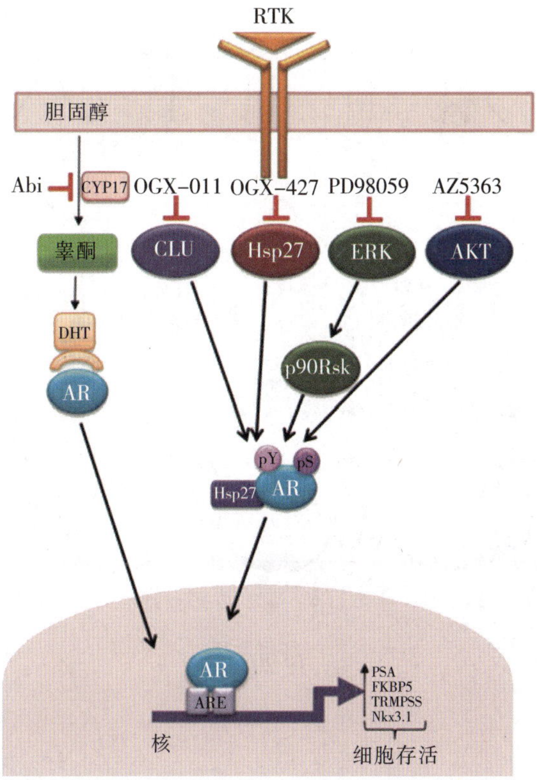
RTK
胆固醇
Abi
CYP17
OGX-011
OGX-427
PD98059
AZ5363
睾酮
CLU
Hsp27
ERK
AKT
DHT
AR
p90Rsk
pY
pS
Hsp27
AR
AR
ARE
PSA
FKBP5
TRMPSS
Nkx3.1
核
细胞存活

图 16.2

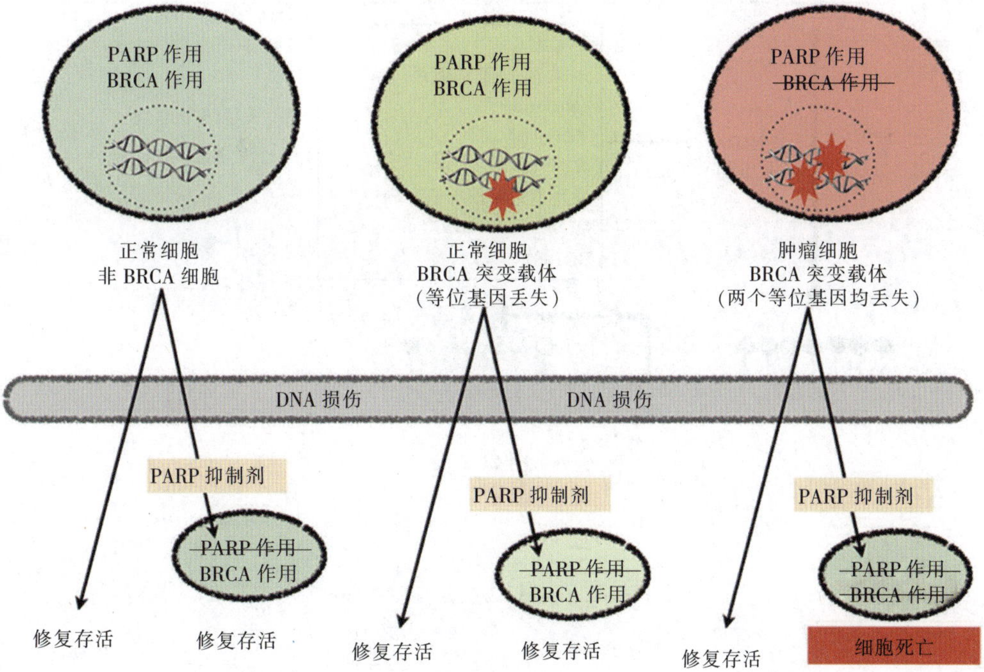
PARP 作用
BRCA 作用
PARP 作用
BRCA 作用
PARP 作用
~~BRCA 作用~~
正常细胞
非 BRCA 细胞
正常细胞
BRCA 突变载体
（等位基因丢失）
肿瘤细胞
BRCA 突变载体
（两个等位基因均丢失）
DNA 损伤
DNA 损伤
PARP 抑制剂
~~PARP 作用~~
BRCA 作用
PARP 抑制剂
~~PARP 作用~~
BRCA 作用
PARP 抑制剂
~~PARP 作用~~
~~BRCA 作用~~
修复存活
修复存活
修复存活
修复存活
修复存活
细胞死亡

图 18.1

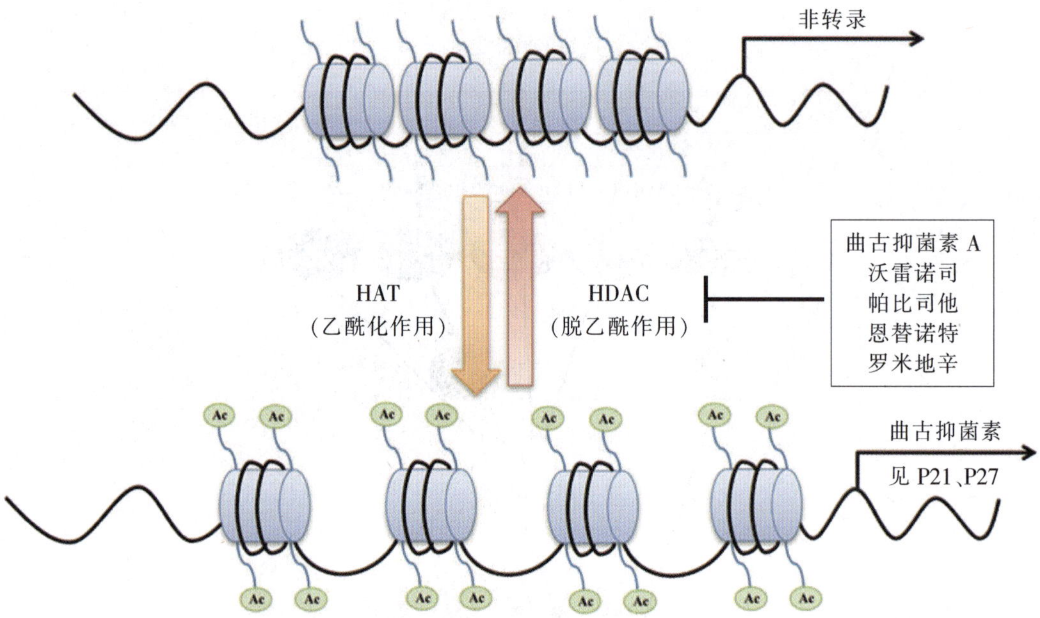
非转录
HAT
（乙酰化作用）
HDAC
（脱乙酰作用）
曲古抑菌素 A
沃雷诺司
帕比司他
恩替诺特
罗米地辛
Ac
曲古抑菌素
见 P21、P27

图 20.1

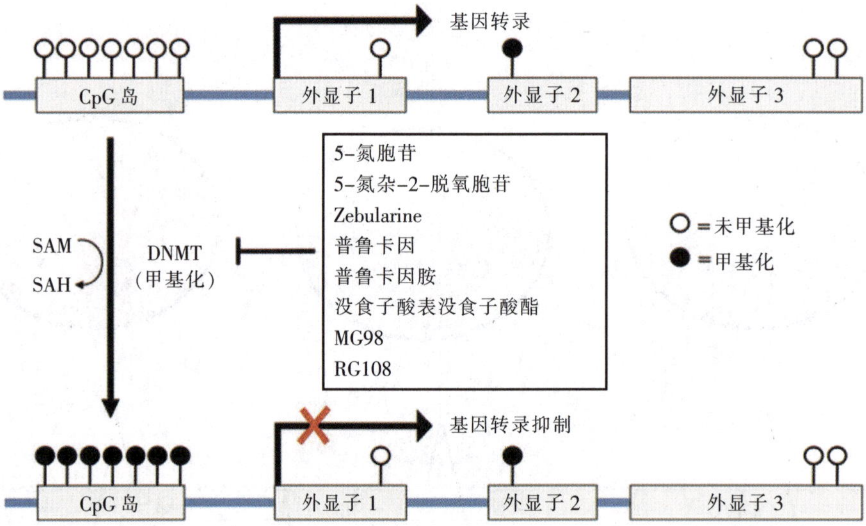
基因转录
CpG 岛
外显子 1
外显子 2
外显子 3
SAM
SAH
DNMT
（甲基化）
5-氮胞苷
5-氮杂-2-脱氧胞苷
Zebularine
普鲁卡因
普鲁卡因胺
没食子酸表没食子酸酯
MG98
RG108
=未甲基化
=甲基化
基因转录抑制

图 20.2

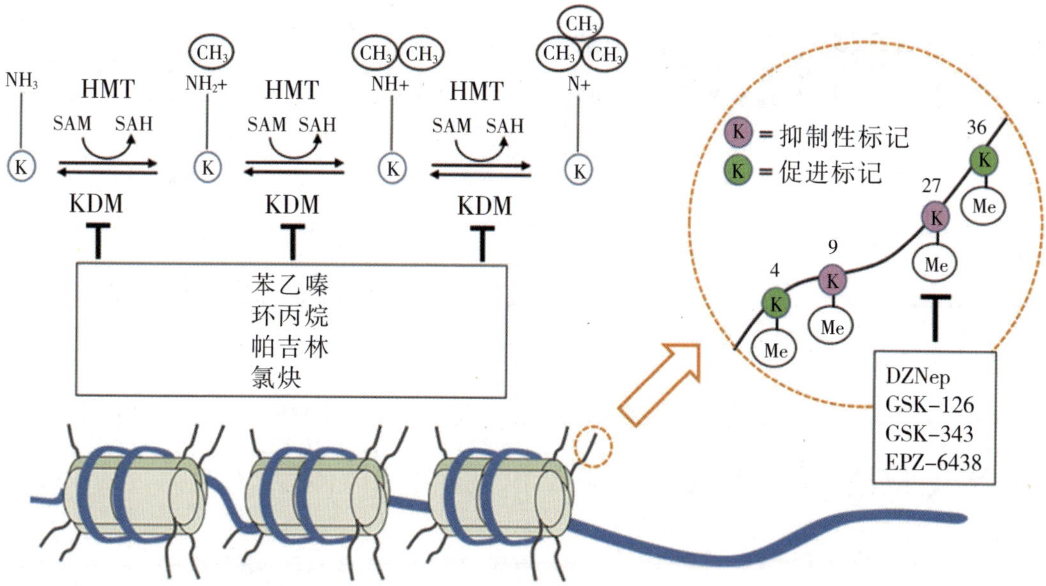
NH3
HMT
SAM SAH
K
KDM
CH3
NH2+
NH+
N+
苯乙嗪
环丙烷
帕吉林
氯炔
K = 抑制性标记
K = 促进标记
4
9
27
36
Me
DZNep
GSK-126
GSK-343
EPZ-6438

图 20.3

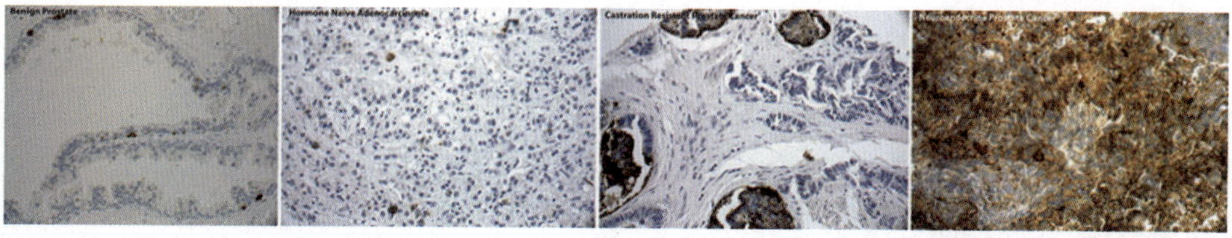

图 21.1